编委会

主　　审：林丽珠

主　　编：陈汉锐　陈壮忠　余　玲

编　　委：郑心婷　肖志伟　孙玲玲
林洁涛　李佳殷　罗智杰
黄子菁　黎丽花　罗嘉敏
李雪维　古楚莹

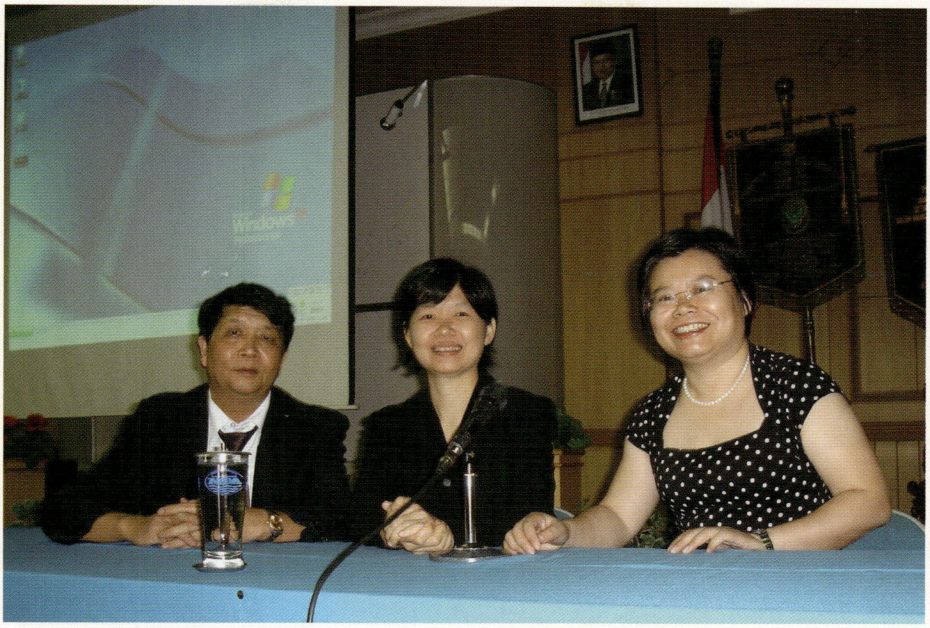

2006 年，林丽珠教授赴印尼进行学术交流

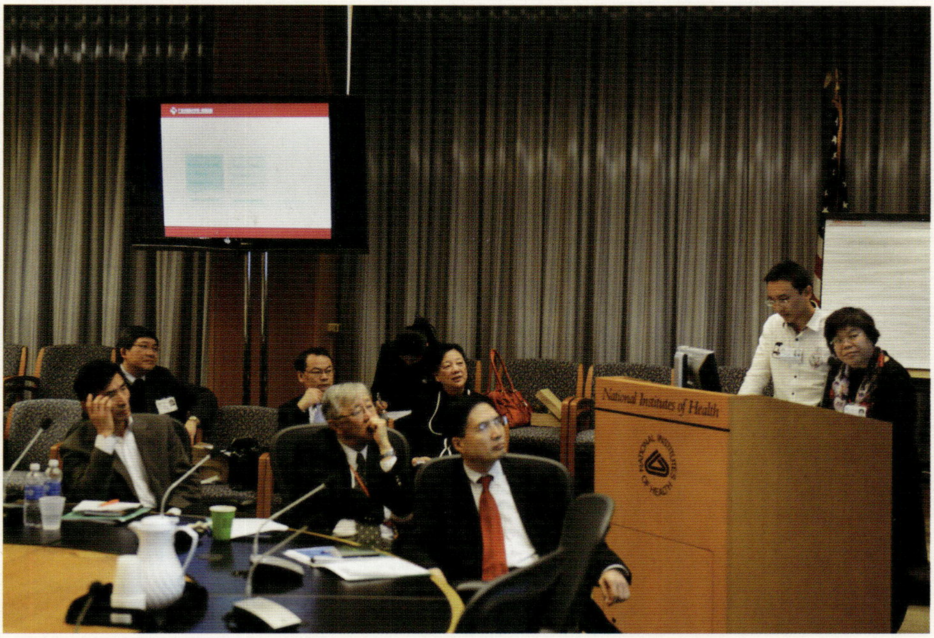

2014 年，林丽珠教授在美国国立卫生研究院做学术报告

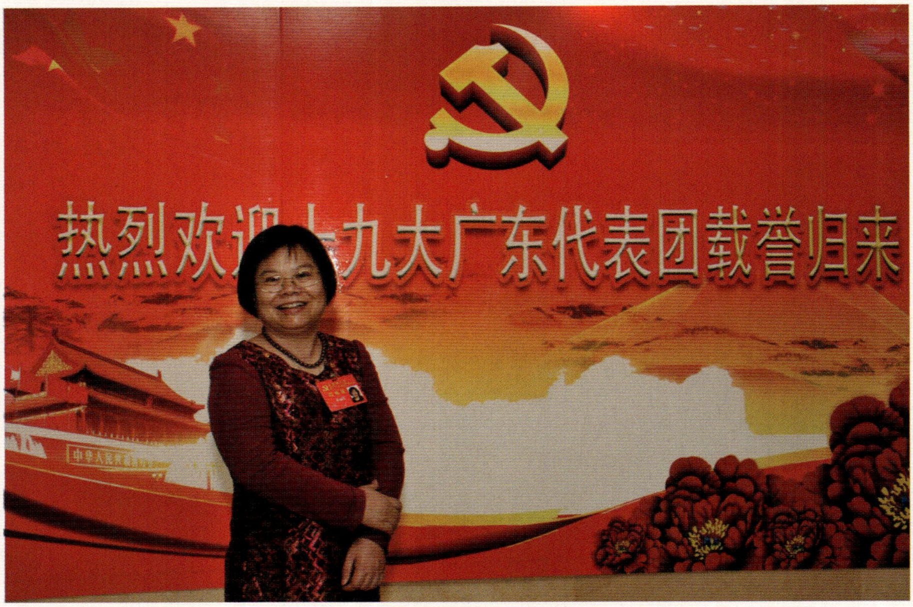

2017 年，林丽珠教授当选党的十九大代表

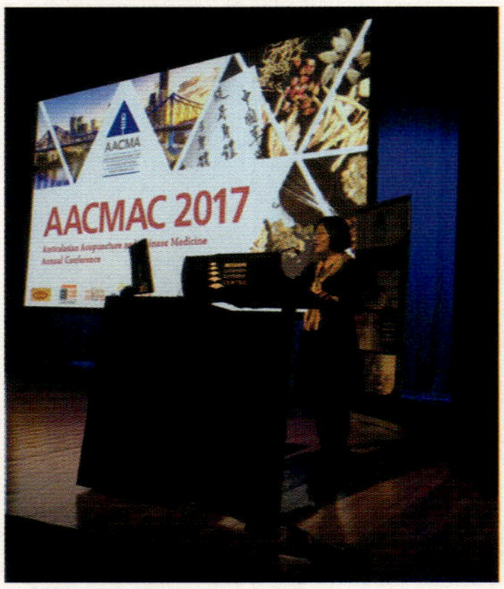

2017 年，林丽珠教授应邀赴澳大利亚进行学术交流

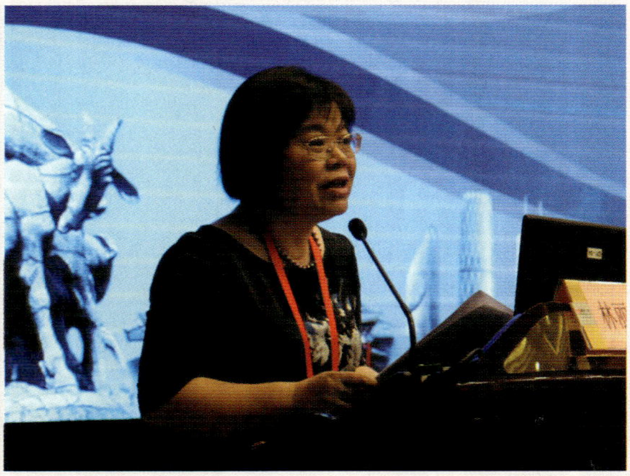

2018 年，林丽珠教授担任第十五届全国肿瘤综合治疗新进展学术大会主席

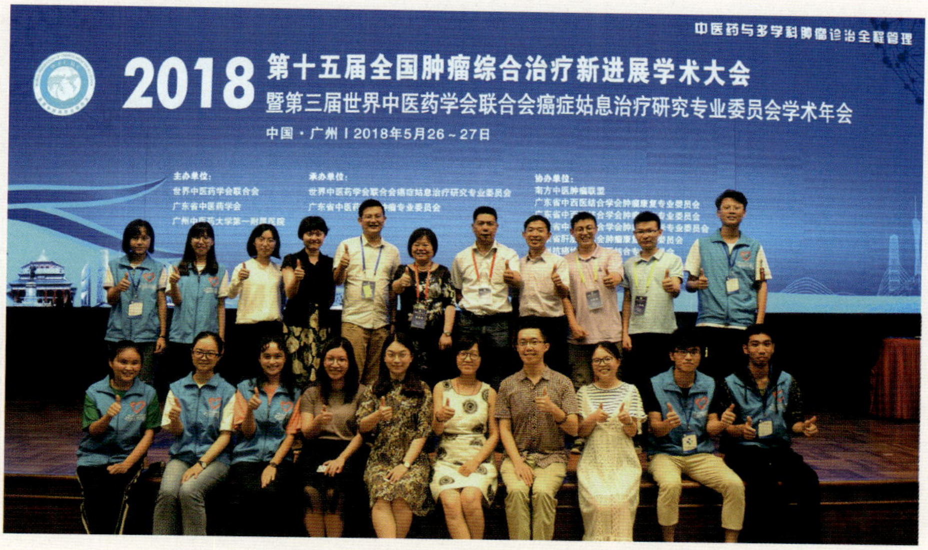

2018 年，林丽珠教授带领团队主办肿瘤学术会议

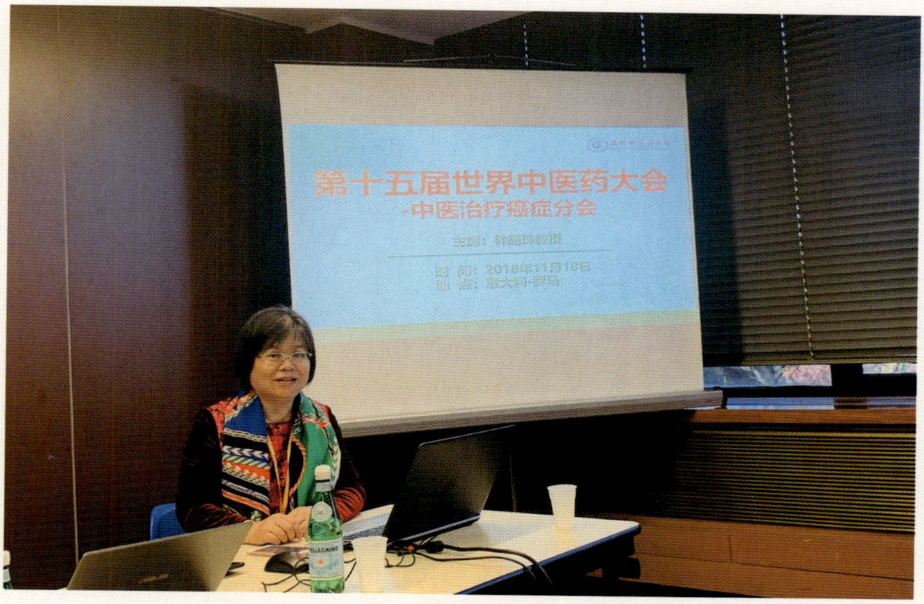

2018 年，林丽珠教授担任第十五届世界中医药大会中医治疗癌症分会主席

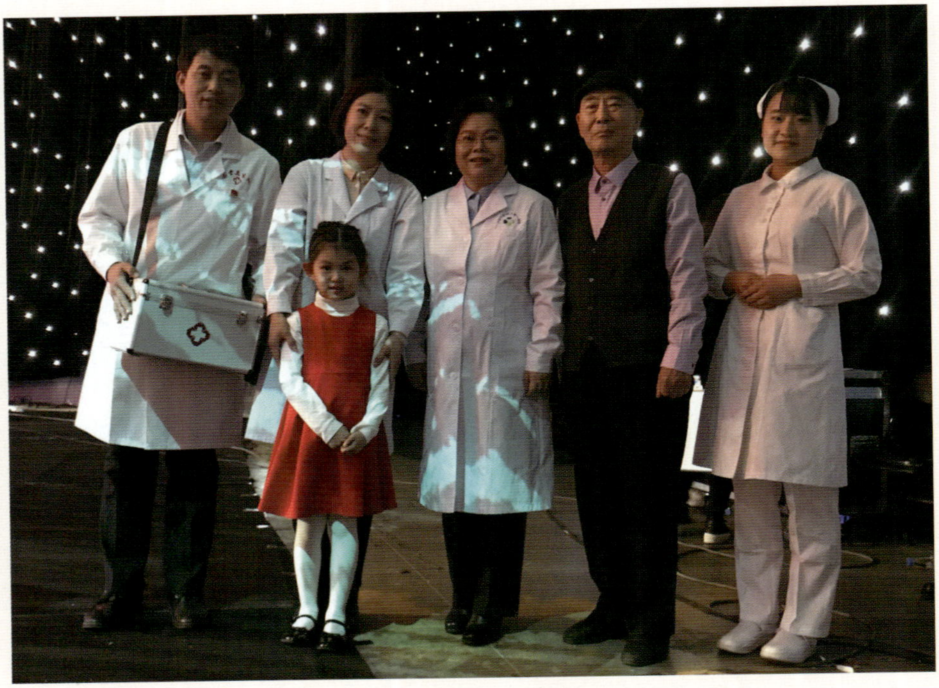

2018 年，八旬患者治愈后，在中央电视台感恩林丽珠教授

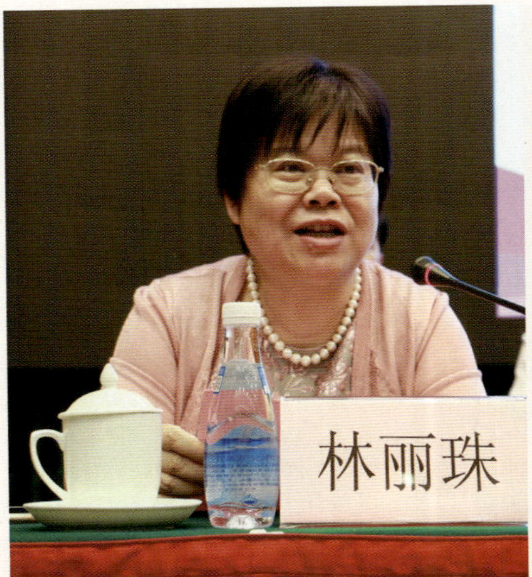

2019 年，林丽珠教授在第十六届全国肿瘤综合治疗新进展学术大会致辞

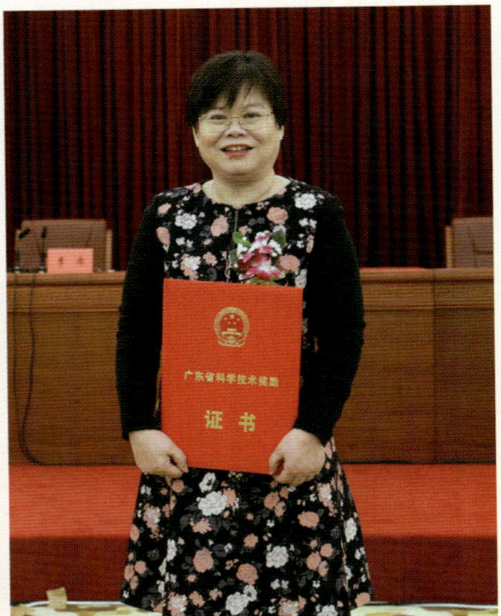

2019 年，林丽珠教授荣获广东省科学技术进步一等奖

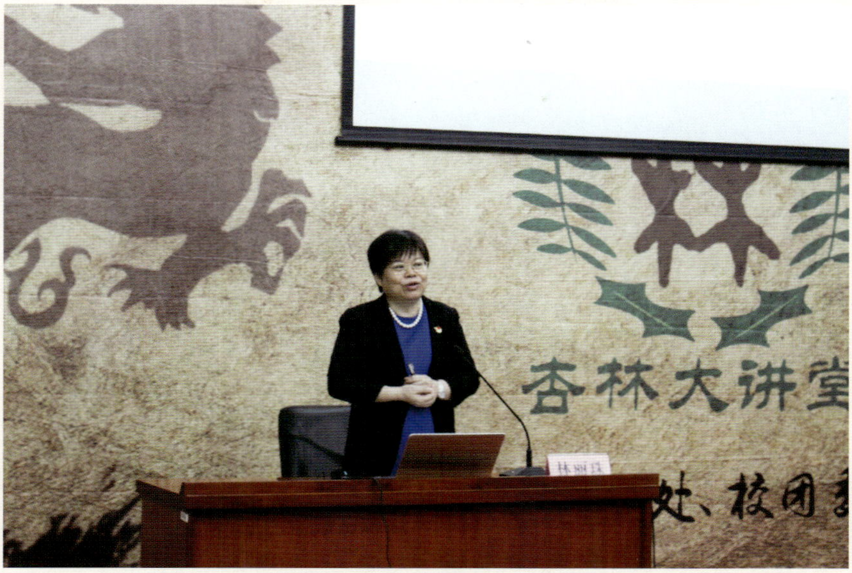

2019 年，林丽珠教授在杏林大讲堂开讲《中西汇通，传承创新——浅谈如何成为一名名医》

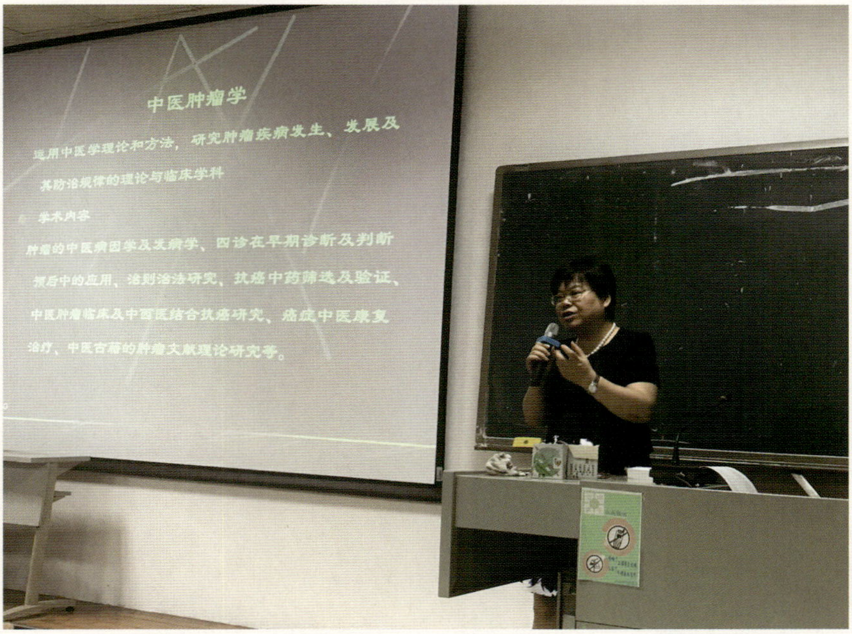

2019 年，林丽珠教授在硕士班讲授《中医肿瘤学》

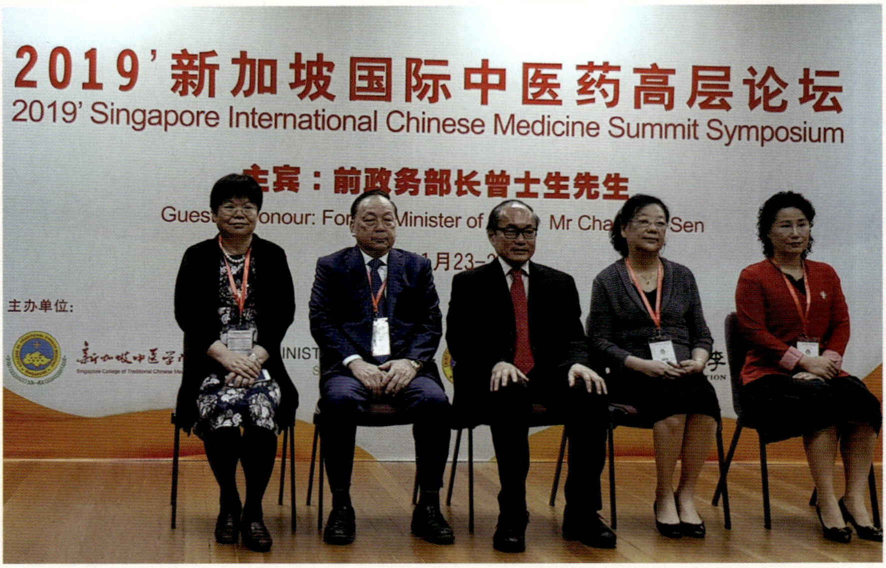

2019 年，林丽珠教授受邀参加 2019' 新加坡国际中医药高层论坛

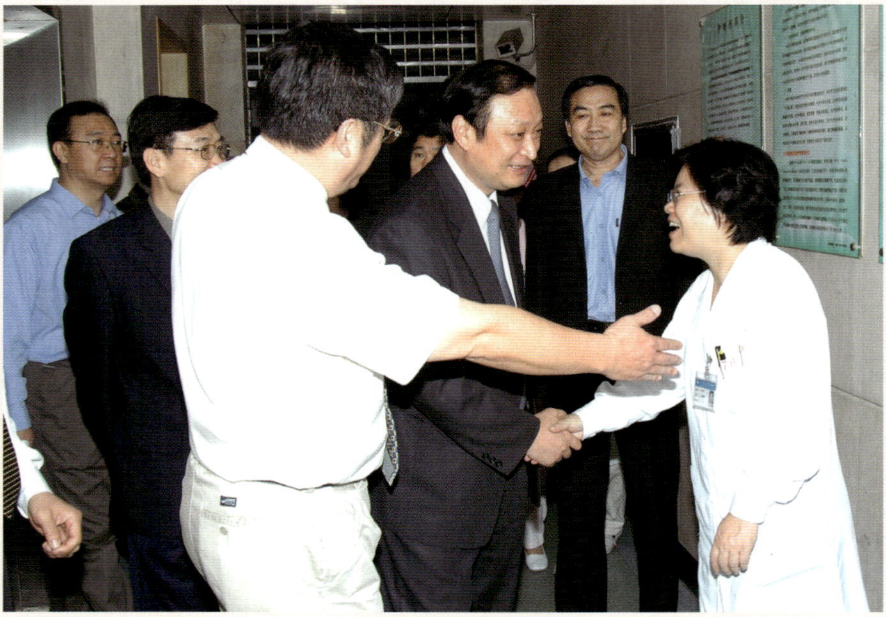

国家中医药管理局王国强局长视察广州中医药大学第一附属医院肿瘤中心

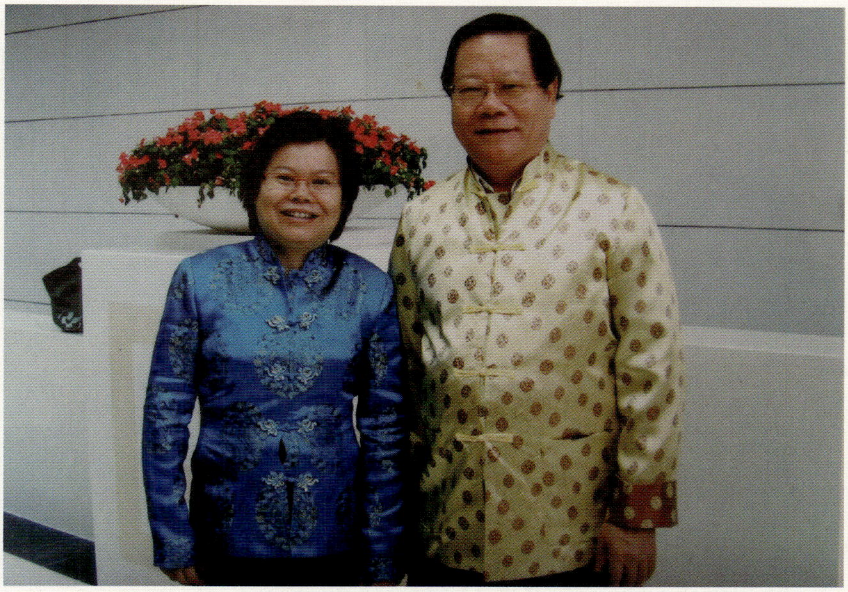

林丽珠教授与周岱翰教授合影

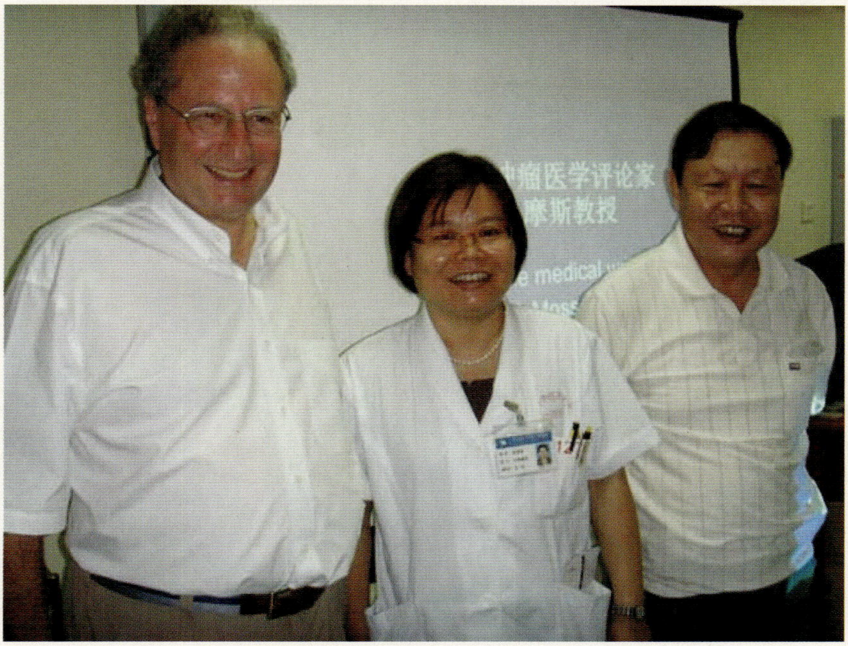

林丽珠教授与美国学者拉尔夫·摩斯合影

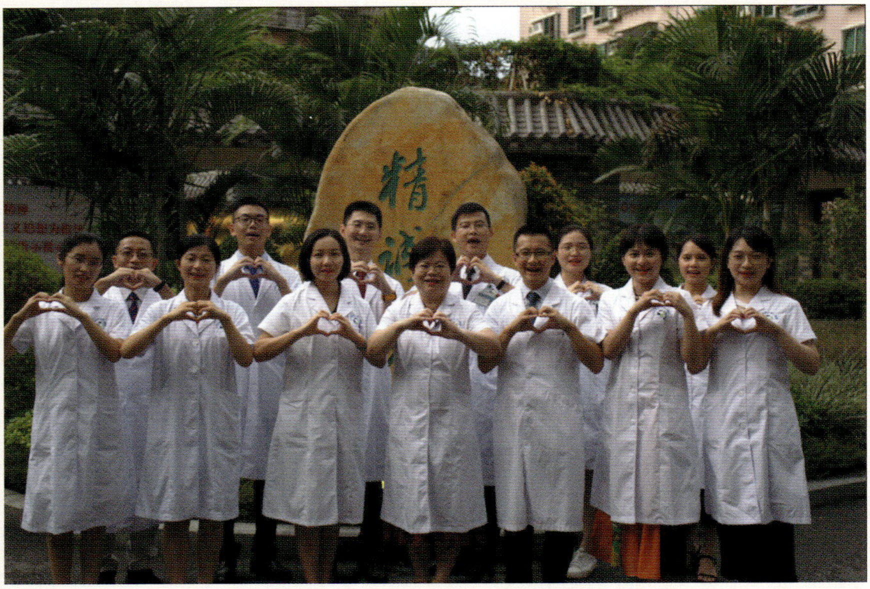

林丽珠广东省名中医传承工作室团队合影

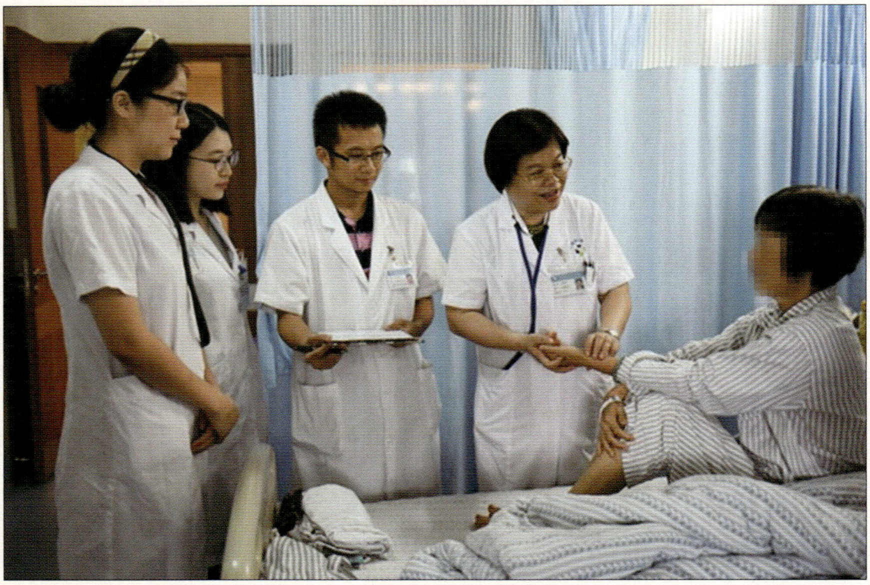

林丽珠教授带领年轻医生查房

林丽珠广东省名中医传承工作室

藏珠集

中医研究

林丽珠教授杏坛耕耘三十载学术经验集

主审 林丽珠
主编 陈汉锐 陈壮忠 余玲

广东高等教育出版社
Guangdong Higher Education Press
·广州·

图书在版编目（CIP）数据

藏珠集：林丽珠教授杏坛耕耘三十载学术经验集/陈汉锐，陈壮忠，余玲主编．—广州：广东高等教育出版社，2021.5
ISBN 978-7-5361-6983-8

Ⅰ.①藏… Ⅱ.①陈… ②陈… ③余… Ⅲ.①肿瘤-中西医结合-防治-文集 Ⅳ.①R73-53

中国版本图书馆CIP数据核字（2020）第037102号

CANG ZHU JI：LIN LIZHU JIAOSHOU XINGTAN GENGYUN SANSHI ZAI XUESHU JINGYAN JI

出版发行	广东高等教育出版社 地址：广州市天河区林和西横路 邮政编码：510500　电话：（020）87553335 http://www.gdgjs.com.cn
印　　刷	佛山市浩文彩色印刷有限公司
开　　本	787毫米×1 092毫米　1/16
印　　张	21.25
插　　页	5
字　　数	503千
版　　次	2021年5月第1版
印　　次	2021年5月第1次印刷
定　　价	68.00元

MULU

目录

学术渊源篇

临床实践篇

MULU

目录

生存质量篇

实验研究与理论探索篇

总结思辨篇

目录

学术传承篇

MULU

目录

教学相长篇

学术渊源篇

中医肿瘤学家周岱翰的学术思想

林丽珠

周岱翰教授，男，广东省汕头市人。中医内科主任医师，广州中医药大学中医肿瘤学首席教授。1966 年本科毕业于广州中医学院（1995 年更名为“广州中医药大学”）医疗系。现任广州中医药大学第一临床医学院中医肿瘤研究所所长，兼任中华中医药学会理事，中华中医药学会肿瘤分会主任委员，广东省中医药学会肿瘤专业委员会主任委员，澳大利亚皇家墨尔本理工大学中医部博士生导师。

1　研究《伤寒杂病论》，师其法而不泥其方

周氏从事临床研究肿瘤 30 余载，攻读中医各家学说，认为肿瘤的辨证施治规范形成始于《伤寒杂病论》，如《五脏风寒积聚病脉证并治第十一》曰：“积者，脏病也，终不移；聚者，腑病也，发作有时，展转痛移。”《呕吐哕下利病脉证治第十七》曰：“朝食暮吐，暮食朝吐，宿谷不化，名曰胃反。脉紧而涩，其病难治。”《伤寒杂病论》是论伤寒而辨杂病，言杂病以明伤寒，开拓了中医辨证论治规范。因此，中医肿瘤学的辨证施治遵循《伤寒杂病论》的法度。在临证时，须灵活变通，治病既不离法，又不为法所拘；且辨证须与辨病结合，辨明病属寒热虚实，病在何脏何腑，属何经脉，而灵活运用六经的辨证方法，如腹腔肿瘤，不论原发或继发的，出现“腹大满不通”“腹胀满”，伴呕吐、腹痛、纳谷不下，属胃（肠）燥热津伤而致的痞满燥实证；或“无表里证”，仅为“大难，身微热”，并有“目中不了了，睛不和”的真阴耗竭，目失所养证候；虽前者多为体质壮实者，后者多为年老体虚者，但查体均有肠鸣音亢进，腹部平片均提示不完全性肠梗阻，病位同在阳明者，均可用大承气汤急下存阴，通腑祛邪，荡涤积滞。再如痰证有湿痰、燥痰、热痰、寒痰、风痰、老痰、痰瘀等，同为肺癌患者，见咳喘，痰涎壅盛，胸胁硬满而痛，大便滞下或稀溏，舌暗淡，苔白厚腻，脉弦滑，属“寒实结胸”者，用三物白散方治疗；若见咳嗽、发热、痰黄黏稠，舌红或暗，苔黄腻，脉滑数，属痰热壅盛，或热结血瘀者，用千金苇茎汤；若肺癌合并有胸水，“喘不得卧”者，用葶苈大枣泻肺汤。因此，深刻领会张仲景的六经辨证精神，而不拘泥于表面上属某经某证，是周氏对《伤寒杂病论》“思病之源，思过半矣”的独到体会。

2　首倡“放射病”按“热毒”论，发展温病学说

放射治疗肿瘤组织的同时，也不可避免地照射到一部分正常组织而产生一系列毒副反应，周氏称之为“放射病”，具有热象偏重、化燥伤阴的病理特点。按照中医理论、病理病机、临床特点而把放射线的中医属性辨为“火邪”“热毒”，属“温病”范畴。清代名医高锦庭亦曾将温病学说引入外科领域，在《疡医心得集》中提到：“盖以疡科

之证，在上者俱属风温风热，风性上行故也；在下者俱属湿火湿热，水性下趋故也；在中者俱属气郁火郁，以气火俱发于中也。”根据“火邪”、“热毒”、易耗伤津液的特点，若能“存得一分津液，便有一分生机”，故养阴保津法在肿瘤放射病治疗中贯穿始终。如对放射性皮炎的治疗，宜辛凉宣肺、苦甘养阴，用牛蒡解肌汤加减，外涂碧玉散。放射性口咽炎，宜清热凉血、清心育阴，用清营汤加减。由于口腔溃疡，影响进食，可用五汁饮频频呷吸。放射性肺炎，宜清热养阴，宣肺理气，用沙参麦门冬汤加减，热盛加用竹叶石膏汤。放射性食管炎，宜滋养胃阴，清热保津，用清代雷丰《时病论》的清热保津法。放射性胃炎，宜苦甘化阴、燥湿醒胃，用冬地三黄汤合薛氏五叶芦根汤化裁。放射性肠炎，宜清肠解毒、凉血导滞，用白头翁汤合黄连白芍汤方加减。放射性膀胱炎，宜清泄瘀毒，滋阴利水，用茵陈蒿汤合猪苓汤加减。放射性脑脊髓炎，宜滋肾填精，通络祛瘀，用左归饮合补阳还五汤加减。临床上，还须根据夹痰、夹瘀、气虚、阳虚的情况，综合辨证，以求“阴平阳秘”。

3 论治不忘补中，药治食疗并重

癌症各种治疗手段如手术、放疗、化疗等，除耗气伤血外，还导致脾胃不和，出现呃逆、呕吐、饮食不下，造成患者形神俱损，大肉尽脱，身体柴瘦。周氏遵从“脾旺不受邪”学说，认为“养正积自除”是治病根本，临证遣方用药，皆不忘顾护胃气，于疾病之初健脾养胃，能维护正气；至中晚期，虚象已露，甚则虚衰不支，此时健脾养胃，有利于带瘤生存。若投方以大剂苦寒峻烈霸道之药以期祛邪逐瘤，则有伤脾败胃之虞，结果适得其反，只能收到事倍功半的效果。

顾护胃气，专注饮食调摄，在药物辨治的同时，重视饮食调养。周氏所著的《癌症的中医饮食调养》一书，便是从营养学和中医营养治疗学的角度，探讨癌症的饮食宜忌，强调饮食营养对于癌瘤调治的重要意义。其核心内容，强调的是辨证配膳。癌症初起，多呈热证、实证；病至晚期，则每每出现气血两虚。术后患者，亦为气血两虚；放疗患者，多见气阴两虚，或阴虚火旺；化疗之中，多为脾胃不和，脾肾两虚。根据食物性味，结合病证的寒热虚实，选用相应的食物，达到辨证配膳的目的。

4 诠解中医肿瘤学，致力中医现代化

中医肿瘤学产生于经验医学时代，在殷墟甲骨文上已有“瘤”的病名，宋代以后有了“嵒”（癌）字，指肿块硬实如山岩，溃破翻花难收口，能烂及五脏的恶疮毒瘤。周氏立足中医自身的学术优势，感受现代科学发展和中西医学渗透交融，提出中医肿瘤学的学术内涵源于《黄帝内经》《难经》《神农本草经》《伤寒杂病论》，历代各家学说和临床经验奠定了以脏腑经络学说为核心的认病辨证施治原则，其学科内容涉及病因、病机、诊法、治则、认病、辨证、方药、食疗、治未病、康复与防复发。中医肿瘤学对现代医学与高科技结合的辨病之长兼收并蓄，又充分发挥自身的辨证优势，形成有鲜明中医特色，又涵盖肿瘤相关学科知识的独特的学术体系。

孕育中医肿瘤学的中医药学蕴含着丰富的哲理，由于中医理论是在自然科学尚不发达的时代逐步形成，在学科分化、证候诊断、疗效评定等的深入精细、量化标准上存在不足。从原发性肝癌的临床评价看到，中医药对中晚期肝癌有较好的疗效，可以减轻痛苦，带瘤生存。但是，中医肿瘤学科未能建立适合自身学术优势的疗效评价标准，采用世界卫生组织（WHO）实体瘤标准评定则变为“无效”。周氏强调中医药现代化关键在于继承发扬、变通创新，使中医药向定量化、规范化、标准化过渡。如在肝癌研究中，建立“肝郁”“肝火”“肝虚”等证候模型揭示“证”的实质，逐渐走向客观化的定量检测，并与肝脏储备功能程度衔接，对肝癌舌象通过舌诊仪、比色板、图像摄影、病理、酶学、细胞学、血液流变学等把舌苔、舌质、舌下静脉的变化客观地反映出来；在临床研究中引进循证医学，制定符合中医认病辨证论治诊疗体系的客观疗效评价方案；并身体力行，组织全国有关专家酝酿和编写中医肿瘤疗效评价标准讨论稿。这些探索和实践，必将促进中医肿瘤学的学科建设和学术发展。

本文原载《中国肿瘤》，2000，9（8）：352－353，有删改.

周岱翰教授从痰辨治癌症经验介绍

林丽珠

周岱翰是广州中医药大学中医肿瘤学首席教授，博士生导师，全国第三批老中医药专家学术经验继承工作指导教师，现任广州中医药大学肿瘤教研室主任，兼任中华中医药学会理事，中华中医药学会肿瘤分会主任委员，广东省中医药学会肿瘤专业委员会主任委员，澳大利亚皇家墨尔本理工大学中医部博士生导师。周教授从事临床、教学和科研工作40年，对肿瘤的中医治疗研究颇有建树，是较早从事中医中药治疗癌症、中西医结合抗肿瘤临床研究和开设中医肿瘤学课程的学者之一，并提出中医肿瘤学的辨证论治规范始于《伤寒杂病论》，放射性损害属于“火邪”“热毒”等观点，倡导诊治肿瘤要辨病与辨证相结合，药物治疗与食物调养并重，内治、外治兼顾。现将周教授从痰辨治癌症经验介绍如下。

1　癌瘤皆由痰生

痰既是多种疾病致病因素，又是某些疾病的病理产物，无论因痰致病，或是因病生痰，皆与肺、脾两脏密切相关，故有“脾为生痰之源，肺为贮痰之器”之说。“痰”古文同“淡”，从水，受火炎灼作痰，故痰因水湿停留而成，其清稀者为饮，稠浊者成痰。广义的痰包括有形和无形之痰，有形之痰指从口中咯出的痰液，亦包括瘰疬、痰核；而停留在脏腑经络组织中的痰，影响生化，阻塞气机，变生百病，则为无形之痰，痰饮病证可及全身。周教授认为，癌肿发生，皆因痰作祟。如朱丹溪谓：“痰之为物，随气升降，无处不到”，“凡人身上中下有块者多是痰”。痰浊凝结头面颈项，可出现结核肿块，可致口腔肿瘤、鼻咽癌、甲状腺癌、恶性淋巴瘤等，且痰瘀胶结则成“窠囊”；痰与死血停留食管胃脘，致胸痛彻背，噎塞呕逆，或隔食呕吐，呕唠痰涎，如食管癌、胃癌等；痰热互结，阻塞肺络，或痰饮泛滥，悬于胸中，出现咳嗽痰血，发热胸痛，心悸短气，甚则喘息抬肩、颈项壅肿，见于肺癌、纵膈肿瘤或各种癌瘤转移致胸腔恶性积液等；痰浊瘀滞乳络，致乳中结核，肿块硬实，甚则溃破渗液流血，疮口翻花，如乳腺癌；痰与寒邪凝泣胞中，致下腹肿痛，五色带下，血水臭秽，甚则有阴疮交肠，见于子宫内膜癌、子宫颈癌，以及继发阴道直肠瘘或膀胱瘘。癌症晚期多转移至脑，系由痰浊夹风邪循经入脑，阻塞清窍，致头痛呕吐，昏花复视，肢体偏瘫，甚则昏迷不醒，见于脑瘤或脑转移癌；痰毒流注或痰癖留着骨骼，出现骨骼畸形或肿块，疼痛如锥，痛处固定，肢体废用，甚则骨折瘫痪，见于骨癌或骨转移瘤。痰是多数癌肿的致病因素，癌瘤发展又可形成内痰与外痰，因此，除痰散结是其治疗癌症的常用方法。临证时又须顾及痰邪常夹杂六淫、瘀毒为患，形成风痰、寒痰、热痰、燥痰、湿痰、老痰、痰核、痰癖、窠囊等，强调辨证孰轻孰重，常中有变，或用温化寒痰，或清热化痰，或燥湿化痰，为辨治痰饮的变法。

2 常见癌瘤从痰辨治

2.1 恶性淋巴瘤

恶性淋巴瘤是指原发于淋巴网状组织的恶性肿瘤，常表现为全身浅表淋巴结肿大，尤以颈部好发。古籍中有“痰核”“恶核”“瘰疬”等癌瘤记载，与恶性淋巴瘤的症状及预后相似，如清代林佩琴《类证治裁》曰：“结核经年，不红不痛，坚而难移，久而渐肿疼者为痰核，多生耳、项、肘、腋等处。”周教授认为，恶性淋巴瘤主要责于痰结与内虚，故祛痰和补虚为治疗关键，属脾湿痰凝者，治以健脾祛湿、除痰散结，方用四君子汤加夏枯草、薏苡仁、川贝母、连翘、海藻、昆布、守宫、僵蚕、露蜂房等；属痰瘀互结者，治以消痰散结、解毒祛瘀，方用海藻玉壶汤（海藻、昆布、川贝母、连翘、陈皮、法半夏、当归、川芎、青皮、独活、甘草）、犀黄丸（牛黄、麝香、乳香、没药）加大黄、生天南星、生半夏、守宫、僵蚕、露蜂房等；属痰毒虚损者，治以解毒涤痰、扶正补虚，方用人参养营汤（人参、甘草、当归、白芍、熟地黄、肉桂、大枣、黄芪、白术、茯苓、五味子、远志、橘皮、生姜）、犀黄丸加女贞子、桑葚、枸杞子、菟丝子、守宫、僵蚕、露蜂房、土鳖虫等。周教授强调，恶性淋巴瘤种种症状与不同预后皆源于痰、虚两途。痰与热相搏者，常用葶苈子、薏苡仁、鱼腥草、败酱草、大黄清痰热，尤推崇生大黄，认为其为清热逐痰之要药，《药性论》谓其“破痰实冷热积聚”；痰夹瘀血者，常用生天南星、生半夏、守宫、露蜂房、僵蚕、土鳖虫等攻坚破积，此症较难消除属顽痰，元代朱丹溪《丹溪心法》谓“痰夹瘀血，遂成窠囊”。此等顽痰非攻坚破积类药物而无法直达窠囊。周教授认为，人体脏腑虚损及阴阳气血失调，可致癌瘤产生，恶性淋巴瘤之虚在于脾肾，故虚证中补脾常用四君子汤加鸡内金、黄芪，补肾常用左归丸加女贞子、桑葚、黑大豆。攻邪不忘扶正，扶正不忘补益脾肾，常收到较好疗效。

例1：崔某，男，62岁，1997年4月初诊。患者颈部肿块进行性增大1年余，曾在外院诊为何杰金氏病，淋巴细胞为主型，因不愿接受化疗求治于中医。诊见：颈项强、转动牵掣感，偶有胀痛，痰多，疲乏气短，纳差，舌苔白腻，脉濡滑。检查：颈部肿块左侧7 cm×10 cm，右侧5 cm×9 cm，质硬，表面凹凸不平，皮色正常，左腋下有一肿块约2 cm×3 cm，轻压痛。肝脏于锁骨中线右肋下2 cm处触及，质中。中医诊为恶核，证属脾湿痰凝型。治宜健脾祛痰，化瘀解毒。处方：薏苡仁、夏枯草各30 g，党参、白术、茯苓各15 g，川贝母、僵蚕、露蜂房各10 g，土鳖虫、守宫各6 g。每天1剂，水煎服。每周服犀黄丸5天。连续服药逾800余剂，未使用化疗及他药，病情逐渐好转。2000年11月10日复查：左腋下肿块消失；颈部肿块左侧3 cm×4 cm，右侧4 cm×7 cm；肝下缘在锁骨中线右肋下1 cm。遂改为每周服药2~3剂不等，至2004年5月发现颈部肿块增大，腋下、腹股沟淋巴结及肝脾亦渐肿大，体质日见虚衰，同年11月因全身衰竭合并肺部感染而死亡。本例服中药后肿瘤明显缩小，带瘤生存7年半。

2.2 支气管肺癌

支气管肺癌（简称肺癌）指原发于支气管上皮、支气管腺体细支气管上皮和肺泡上皮的肿瘤。周教授认为，肺癌种种症状皆因痰为患。如咳嗽气促为痰湿壅肺，咯血胸痛为痰瘀搏结，肺癌淋巴结转移为痰核流窜皮下肌肤，肺癌脑转移为痰浊蒙蔽清窍。因此，治疗肺癌离不开治痰，而肺癌虽以痰为患，又常为脾虚痰湿或肺郁痰瘀所致。周教授将肺癌分为肺郁痰瘀、脾虚痰湿、阴虚痰热、气阴两虚4型。肺郁痰瘀者，治以宣肺理气、化瘀除痰，药用生天南星、生半夏、守宫、薏苡仁、鱼腥草、仙鹤草、桔梗、瓜蒌、三七、浙贝母等；脾虚痰湿者，治以补中健脾、宣肺除痰，药用生天南星、生半夏、守宫、薏苡仁、桔梗、浙贝母、瓜蒌、猪苓、茯苓、党参、白术等；阴虚痰热者，治以滋肾清肺、化痰散结，药用守宫、薏苡仁、仙鹤草、猪苓、夏枯草、桔梗、浙贝母、沙参、麦冬、鳖甲、生地黄等；气阴两虚者，治以益气养阴、扶正祛积，药用守宫、薏苡仁、仙鹤草、桔梗、浙贝母、猪苓、百合、沙参、西洋参、党参、麦冬、五味子等。治痰常选薏苡仁，夹痰湿常选有毒之生半夏以燥湿化痰、降逆止喘、消痞散结。治肺癌淋巴结转移（痰核流窜）选用海藻、昆布；肺癌脑转移（痰蒙清窍）选用蜈蚣、守宫；肺癌合并胸水（痰饮泛滥）选用葶苈子、槟榔；痰热盛者用败酱草、鱼腥草、鲜芦根、冬瓜仁、葶苈子；伴腑实证者，以大黄、枳壳、莱菔子通腑泄热；伴咯血者用白茅根、旱莲草、仙鹤草、栀子炭、鲜小蓟、鲜藕节等。周教授强调，支气管肺癌痰邪耗气碍气，故除痰需注意理气补气，选用人参、黄芪、五味子等。而痰瘀又常互相胶结，故选加红花、桃仁、莪术等。

例2：郑某，男，70岁，1997年1月初诊。患者咳嗽、右胸痛1年。诊见：胸翳气急，右胸痛，咳嗽痰稠、伴血丝，口干，舌红绛、苔白粗、舌中剥苔，脉细数。X光胸部摄片示：右中肺近肺门处新生物约3 cm×4.5 cm，右侧第6～8肋骨有明显骨破坏征；右上肺陈旧性肺结核；肺动脉瘤。痰液脱落细胞学检查发现腺癌细胞。周围淋巴结未见明显肿大，右肺呼吸音减弱。诊为右肺中央型肺癌并肋骨转移。中医辨证属阴虚痰热型，乃因肾水亏虚，热灼肺阴。治宜清热滋阴，化痰散结。处方：白花蛇舌草、鱼腥草、薏苡仁、夏枯草、仙鹤草各30 g，桑白皮、地骨皮、天花粉、麦冬、葶苈子、莪术、重楼、穿山甲、鳖甲、海藻、昆布各15 g，猪苓25 g，生地黄20 g，守宫、三七各6 g。每天1剂，水煎服。配合口服六神丸，早晚各10粒；鹤蟾片，每次6片，每天3次。服药后症状逐渐好转，已无血痰，胸痛减轻，精神转佳，体重增加，但仍有咳嗽痰稠，动则气促感。1999年11月经X光摄片复查：右中肺近肺门处椭圆形阴影已消失，有数处大小约0.5 cm×0.5 cm片状阴影，右侧第6～8肋骨骨质破坏好转。仍坚持服中药治疗共600余剂，未使用化疗药物，至2002年10月因自发性气胸、衰竭死亡，存活5年余。

2.3 脑瘤

周教授认为，在因痰致病诸多癌瘤中，以脑瘤的成因、辨治较为特殊。中医学认为，肾主骨，骨生髓，脑为髓海，处头部巅顶清虚之地，肾虚可致髓海空虚，邪易乘虚而入。痰饮与水湿同性，本因质重坠而难达巅顶，然风邪上行而数变，风挟痰上，风痰乘虚而入，上扰清窍，终致脑瘤，故见头痛、眩晕、抽搐、呕吐等症状。风痰还常夹瘀，临证常兼有颜面晦暗、口唇暗瘀、舌质瘀斑等。周教授认为，在脑瘤辨治中痰是重要致病因素和病理产物，然痰邪常夹风、夹瘀，且病体常先有肾虚髓空，为风痰夹瘀侵脑形成可乘之机。转移瘤是最常见的脑瘤，引起脑转移的癌瘤为肺癌、乳癌、消化系统癌瘤等；脑原发肿瘤有胶质细胞癌（星形细胞瘤）、脑膜瘤、垂体瘤等。现代医学研究表明，人的血脑屏障原为抵御细菌病毒不易侵犯脑部的天然防线，而血脑屏障亦妨碍抗癌药进入脑组织。因此，不少除痰散结类中药对体部肿瘤有效，而对脑瘤疗效欠佳，可能与不易透过血脑屏障有关。因此，周教授治疗脑瘤，每用非常之法，选非常之药，并认为脑瘤中的痰为“老痰、顽痰”，非搜风通络之虫类药难以引药入脑，以自拟清空涤痰饮（由龟板胶、紫河车、蜈蚣、全蝎、地龙、生半夏、生天南星、浙贝母、薏苡仁、钩藤、蒺藜、甘草等组成）加减，取得较好的疗效。

例3：甄某，男，45岁，2000年3月初诊。脑部胶质瘤术后复发5月。CT检查示：左颞枕部巨大胶质瘤7 cm×8 cm、6 cm×5 cm，瘤内液化、脑实质水肿，伴频发头痛、抽搐、呕吐，记忆力减退，舌质瘀暗、苔白，脉弦滑。证属肝肾阴虚，痰瘀互结，治宜搜风痰，散瘀结，补脾肾。处方：龟板胶（烊）、钩藤、蒺藜、石菖蒲各15 g，蜈蚣3条，地龙10 g，生半夏、紫河车、生天南星各12 g，浙贝母、薏苡仁各30 g，全蝎、甘草各6 g。每天1剂，水煎服。加减服药3周后，自觉症状明显好转，坚持治疗半年症状消失，恢复工作，至今已存活近5年。

本文原载《新中医》，2006，38（3）：10－12，有删改.

周岱翰教授以中医温病学说辨治肿瘤放射病的经验

林丽珠

放射治疗（放疗）俗称“电疗”，是通过电离辐射而对生物体细胞发生一系列杀伤作用的一种治疗方法，是现代医学治疗恶性肿瘤的主要手段之一[1]。由于放射治疗是通过照射源照射身体某部位而起作用的，故放射源在照射肿瘤组织的同时也不可避免地照射到一部分正常组织而产生一系列毒副反应[2]。放射线引起的可以修复的组织损害为放射反应，所引起的不可修复的组织损害则为放射损害。此类放射损害副反应，周岱翰教授统称之为“放射病”。根据放射部位的不同，放射损害相应地表现为放射性皮炎、放射性口腔炎、放射性肺炎、放射性食道炎、放射性胃炎等。周教授根据温病理论，并结合自己多年临床实践，对肿瘤放射病的辨治有独特的见解。以下试论之。

1 放射病的病因为“火邪”“热毒”，辨证归属温病范畴

“火邪”“热毒”的性质和致病特点为[3]：①易化火上炎，临床表现为发热、恶寒、心烦、口渴、汗出等阳热亢盛症状和面红目赤、口舌生疮、牙龈肿痛、舌质红等火性炎上症状。②易伤津耗气，临床表现为口干渴、小便短赤等津液耗伤症状和神疲乏力等气虚症状。③可生风动血，临床表现为高热、四肢抽搐、颈项强直、角弓反张、两目上视等生风症状和吐血、衄血、便血、尿血和皮肤发斑等动血症状。④火毒易致肿疡，临床表现为疮疡局部红肿热痛，久则化脓，伴发热心烦、口渴等症状。“放射病”根据对组织损伤的时间和部位的不同可有近期、远期毒性以及全身、局部的表现。全身症状表现为于放疗后数小时或1~2天出现恶心、厌食、呕吐、头痛、全身乏力、骨髓抑制等反应，并有发热、口干、喜热饮、小便短赤等热盛伤阴症状。局部反应主要为放疗部位的损伤，如鼻咽部、生殖器放疗后出现放射性黏膜损伤，导致黏膜充血、水肿、糜烂，严重时出现溃疡、出血；肺部放疗后可出现咳嗽、气促等症状；下腹部放疗后可出现尿频、尿急、尿痛、血尿、便血、里急后重等；在放疗后数天还可出现放射性皮炎，表现为皮肤发红、焮热感，日久渐变为暗棕紫色，甚则出现表皮脱落、破损、久不愈合的溃疡、疼痛等。以上症状表现，均符合“火邪”“热毒”的性质和致病特点。因此，周教授认为放疗引起的“放射病”的病因当属“火邪” “热毒”，其辨证可归属温病的范畴。

温病是由温邪引起的一类急性外感热病，一般具有以下几个基本特征[4]：①病邪主要是外感温。②有特殊的临床表现。温病初期多有热象偏盛；极期内陷营血，引动肝风；后期多因热伤真阴，可导致肝肾阴伤，虚风内动。③病理演变有一定的规律性。表现为人体的卫气营血和所属脏腑，在温邪作用下出现功能失调和实质损害。④有一定的传染性、流行性、季节性、区域性。放射病是由照射源照射身体的某一局部而引起正常组织损伤的一种放射反应，究其成因，同属从外感受，其对人体造成的损害符合热邪性

质。放射病的临床表现，为热象偏盛、耗气伤阴。早期表现为肺胃阴伤，晚期可因肝肾真阴耗竭，而出现口眼歪斜、四肢抽搐等伤风动血、虚风内动征象，其症状表现同样归属为卫、气、营、血分症状。虽然放射病发病没有明显的季节性，传变规律也不一定按卫、气、营、血四个不同的病理阶段，但在不同季节，因“四时”主气的不同也兼夹有“时气”的症状表现。因此，周教授认为，放射病虽不完全类同温病，但可认为它是一种特殊类型。先贤由于历史条件和认识上的限制，未有机会认识此治疗手段。近代医家已意识到，温病病因学说的意义已不仅限于温病的发生原因，而更重要的是指导临床“辨证求因”“审因论治”。《素问·调经论》认为：“夫邪之生也，或生于阴，或生于阳。其生于阳者，得之风雨寒暑。其生于阴者，得之饮食居处、阴阳喜怒。”王孟英在《归砚录》卷二中分析吴鞠通“凡病温者，始于上焦，在手太阴”时提到：“夫温热究三焦者，非谓病必在上焦始，而渐及于中、下也。伏气自内而发，则病起于下者有之。胃乃藏垢纳污之所，湿温、疫毒，病起于中者有之；暑邪夹湿者，亦犯中焦；又暑属火，而心为火脏，同气相求，邪极易犯，虽始上焦，亦不能必其在手太阴一经也。”所以，疾病的发生及发展、传变规律并非一成不变，不必拘泥于某些条条框框，关键在于根据病因病机辨治。清代名医高秉钧亦曾将温病学说引入外科领域，在《疡科心得集》中提到：“盖以疡科之证，在上者俱属风温风热，风性上行故也；在下者俱属湿火湿热，水性下趋故也；在中者俱属气郁火郁，以气火俱发于中也。”又提到：“夏令暑蒸炎热，肌体易疏……客于肌表者，则为瘖为瘰，为暑热疮，为串毒，为丹毒游火，客于肉里者，则为痈为疡；客于络脉者，为流注、为腿痈。”周教授把温病的辨证理论体系应用到“放射病”的辨治上，是对温病学说的进一步发展与补充，体现了“师古而不泥古”的精神。

2 滋阴法为肿瘤放射病治法之首

温病的治法，统括起来主要有解表、清气、和解、化湿、通下、清营、凉血、开窍、熄风、滋阴、固脱等，在放射病的治疗中，首推滋阴法。因放射病的病因为“火邪”“热毒”，易耗伤津液，若能“存得一分津液，便有一分生机”，故养阴保津在肿瘤放射病治疗中贯穿始终。大凡人体的精、血、津液，皆属于阴液的范畴。滋阴法通过运用生津养阴、补血填精作用的方药，以滋补阴液，调节阴阳偏颇。在具体运用上，周教授根据病情的不同，而分别使用甘寒生津法、咸寒甘润法、酸甘化阴法、苦甘合化法等；依据病位的不同，而分别使用滋养肺胃法、增液润肠法、滋补肾阴法等。以下试从不同病损的证治论之。

2.1 放射性皮炎

症见皮肤红肿热痛，进而脱皮屑，脱皮毛，阵阵发痒；或肿痛潮红，皮肤破损，渗出大量黄色液体，舌红，苔黄或腻，脉数者为湿性皮炎。刘完素曰：“诸痛痒疮，皆属于火。”中医辨证属“疮疡”范畴。又因肺主皮毛，故放射性皮炎从肺论治，拟用辛凉宣肺、苦甘养阴法，治以牛蒡解肌汤加减（牛蒡子、薄荷、连翘、栀子、牡丹皮、石斛、玄参、夏枯草、黄芩、白花蛇舌草、石膏），外涂碧玉散（滑石、甘草、青黛）。

2.2　放射性口腔炎

症见口腔黏膜充血、水肿、溃疡，甚则出血，舌体生疮，咽喉肿痛，口舌干燥，舌红，苔薄黄，脉细数。舌为心之苗，喉为肺系，治宜清热凉血、清心育阴，方用清营汤加减（犀角、生地黄、玄参、竹叶心、麦冬、丹参、黄连、金银花、连翘）。由于口腔溃疡，影响进食，可用五汁饮（梨汁、荸荠汁、鲜苇根汁、麦门冬汁、藕汁）频频呷吸。

2.3　放射性肺炎

症见胸闷、气喘、咳嗽、咳痰不爽或黄黏痰，或发热，舌红，苔黄，脉弦数。证属肺燥津伤，津亏热结，治宜清热养阴，宣肺理气。方用沙参麦门冬汤加减（沙参、麦冬、玉竹、桑叶、天花粉、甘草），热盛加用竹叶石膏汤（竹叶、石膏、半夏、麦冬、人参、炙甘草、粳米）。

2.4　放射性食道炎

症见吞咽疼痛，食道烧灼感，口干咽燥，便秘，或呕吐痰涎，舌红，苔黄腻，脉弦数。食道为胃之上口而归属于胃，放射治疗灼伤胃液，致胃阴不足，阴虚火旺，灼津成痰，治宜滋养胃阴，清热保津，治以清代雷丰《时病论》的清热保津法，主要药物为连翘、天花粉、鲜石斛、鲜生地、麦冬、人参叶。

2.5　放射性胃炎

症见脘腹胀闷，恶心呕吐，纳呆，口干不欲饮，大便秘结，舌红，苔白或黄腻，脉濡滑或弦滑。此因火邪灼伤胃液，胃阴受损，脾阴不足，致水谷停滞，滋生湿热，治宜苦甘化阴、燥湿醒胃。取甘苦之性以化阴气，苦寒又能泄热燥湿，免除滋阴助湿之弊。方用冬地三黄汤合薛氏五叶芦根汤（麦冬、黄连、苇根汁、玄参、黄檗、金银花露、细生地、黄芩、生甘草、藿香叶、鲜荷叶、佩兰叶）化裁。

2.6　放射性肠炎

症见腹胀，腹痛，里急后重，肛门灼热，黏液血便，口干舌燥，烦闷不安，舌红或绛，苔白或黄腻，脉弦数。此乃邪热瘀结下焦，久积不化，蕴湿化毒，由气分入血分而致，治宜清肠解毒、凉血增液，方用白头翁汤合黄连白芍汤（白头翁、秦皮、黄连、黄檗、白芍、牡丹皮、丹参、苦参、土茯苓、白花蛇舌草）加减，或解毒得生煎（周岱翰教授方，大黄、黄檗、山栀、蒲公英、金银花、红花、苦参）。

2.7　放射性膀胱炎

症见尿频、尿急、尿痛，少腹胀满不适，排尿困难，甚或血尿，舌红，苔黄，脉弦。肾合膀胱，肾主开阖，司膀胱气化，热邪蓄积下焦，灼伤真阴，开阖不利，气化无权，故小便不利，治宜清泄瘀毒，滋阴利水，方用茵陈蒿汤合猪苓汤（茵陈蒿、山栀子、大黄、猪苓、茯苓、泽泻、滑石、山萸肉、马鞭草、仙鹤草）加减。

2.8 放射性脑脊髓炎

症见神情淡漠，烦躁不安，言语蹇涩，口眼歪斜，上肢或下肢麻木感或触电感，甚则截瘫，二便失禁，舌红或暗紫，苔薄，脉沉细。放射线照射骨骼髓海，热邪伤阴，经脉阻滞，肾精不足，髓海失养。治宜滋肾养阴、通络祛瘀，方用左归饮合补阳还五汤（熟地、山茱萸、枸杞子、菟丝子、龟板胶、川牛膝、当归尾、黄芪、地龙、桃仁、红花、三七）加减。

3 验案举隅

病例1：薛某，女，44岁。因"反复阴道不规则出血7个月"于2003年12月就诊广州中医药大学第一附属医院，妇检发现阴道中上段肿物。2004年1月12日在外院行手术治疗，术后病理示：阴道斜隔透明细胞癌，中等分化。术后于1月30日至6月20日行放射治疗，原发灶放射30 Gy，区域淋巴结放射50 Gy，阴道子宫后壁治疗68 Gy。至2004年10月出现右下腹隐痛，大便带血量多色鲜红，时夹血块，阴道分泌物量多色黄，口干，纳、眠可，小便调，夜寐欠佳。舌质暗红，舌边紫暗色瘀斑，苔薄白，脉沉细。查体：腹软，下腹部轻压痛，无反跳痛，直肠指诊未扪及肿物，见少量鲜红色血污。下腹CT提示：直肠及周围间隙放射性纤维变。肠镜检查提示放射性肠炎改变。予清肠凉血、解毒祛瘀法，方用解毒得生煎加减：大黄10 g，黄檗15 g，山栀子15 g，蒲公英30 g，金银花15 g，红花10 g，苦参15 g，水煎成200 mL，经肛管肠内缓慢滴注，每天1次，7天后便血明显减少，14天后便血及腹痛消失，胃纳、精神好转。继续进行门诊治疗，随访至今仍健在。

病例2：单某，男，33岁。患者2003年9月因"涕血伴双颈淋巴结肿大1月"就诊于当地医院，鼻咽活检提示：未分化型非角化型癌。2003年10月至11月行根治性放疗，对原发灶和区域淋巴结放射34次共68 Gy，50天内完成。放疗后原发灶及区域淋巴结完全消失，患者出现口腔黏膜充血、水肿，咽喉肿痛，鼻塞，耳鸣，偶有涕血，口干，舌质红，舌体瘦，苔少，脉细弱，颈部肌肉强硬。诊为放射性口腔炎，予清热凉血、清心育阴法，方用清营汤加减：水牛角60 g，生地20 g，玄参15 g，竹叶心15 g，麦冬15 g，丹参15 g，金银花15 g，连翘15 g，胖大海10 g，桔梗10 g，玄参15 g，甘草6 g。1周后，涕血停止，口腔黏膜充血水肿及咽喉肿痛等症状消失，鼻塞、耳鸣减轻。

肿瘤放射治疗引起的放射病，主要表现为邪热伤阴，而导致肿瘤发生的主要原因，与机体正气虚弱密切相关。滋阴法为扶正抗癌的主要大法之一，广泛用于素体阴虚，或肿瘤邪毒化火，热毒伤阴，阴津亏耗，或病至中晚期，体质亏虚，阴液不足者。滋阴法在放射治疗中，不仅能减轻放疗的副反应，还有祛邪抑瘤的作用。实验证明某些养阴药具有提高免疫功能及抑制肿瘤细胞生长与转移的作用[5]。周教授强调，运用滋阴法，虽有标本同治作用，但临床上还需根据夹痰、夹瘀、气虚、阳虚的情况，综合辨治，以求达到“阴平阳秘”的效果。

本文原载《广州中医药大学学报》，2006，23（2）：176－178，有删改.

[参考文献]

[1] 刘泰福. 现代放射肿瘤学 [M]. 上海：复旦大学出版社，2001：1.

[2] 袁卓庭，张丽萍. 放射副反应和放射损伤的防治 [M] //徐燮渊. 现代肿瘤放射治疗学. 北京：人民军医出版社，2000：721.

[3] 王新华. 中医基础理论 [M]. 北京：人民卫生出版社，2001：455.

[4] 彭胜全，李惠德. 温病学 [M]. 广州：广东高等教育出版社，1990：1.

[5] 李应全. 临床免疫药理学 [M]. 北京：中国协和医科大学出版社，2003：268.

周岱翰教授治疗原发性肝癌经验撷要

林丽珠

周岱翰教授治疗原发性肝癌心得颇丰，笔者随师学习近20年，获益良多，现将其经验介绍如下。

1　病机首重肝火燔灼

周教授认为，原发性肝癌的病因有内、外两方面。外因为六淫之邪，当以湿热郁蒸与肝病关系最为密切。内因首责七情所伤，造成气血瘀滞，脏腑经络失调，邪毒结聚成块。而肝藏血，主疏泄，喜条达，恶抑郁。七情所伤，肝气郁结，疏泄无权，加之邪热湿毒，最易造成肝热化火。因此，肝癌成因乃内外因素互相影响，其病机首要由肝火燔灼，劫血烁阴，肝不藏血，致肝阴亏虚，血耗阴虚所致；病情发展，肝失所养，肝木乘土，肝气横逆，侮脾犯胃，致脾气虚；肝肾之阴，相互滋生，肝血不足，肝阳妄动，下劫肾阴，致肾阴不足，肾水枯竭。故肝癌的发病涉及肝、脾、肾三脏。

2　舌脉辨证洞察精微

中医学认为，五脏六腑通过经络而与舌体有密切关系。足厥阴肝经之脉络于舌，舌体两边属肝胆，因此，周教授临证察肝癌的舌象时，除察舌质、舌苔外，还注重观察舌边、舌下静脉，并常以舌之津液辨病势凶吉。肝癌初中期，以肝郁脾虚或肝郁血瘀为主，病邪相对较浅，舌质红或暗红，苔多呈白苔或黄厚苔；病至晚期，肝肾亏虚，阴亏精竭，则见舌光无苔（镜面舌），抚之无津。如舌边见瘀斑点，即肝瘿线，舌质青紫，多见于以血瘀为重的病例。因此，察舌可知疾病的预后。此外，周教授还重视脉象的研究，认为弦脉主肝，从脉之缓急可测预后。弦而数者，为疾重病进；弦而细为邪盛正虚，兼涩者为血瘀，兼滑者为湿聚；细缓或滑缓者胃气尚存，病情发展相对缓慢；细数甚或数而无根，为病情急进；脉细如丝，重按中空，形如雀啄，多见于癌块破裂或消化道出血。从脉象的变化，还可辨知病机，临证时须舌脉互参，以求其本。

3　治疗强调清肝健脾

肝为刚脏，主升主动，以气为用，气有余便是火，故肝病易从火化。肝癌患者每多出现发热烦渴，口苦咽干，胁下刺痛，甚则吐衄便血等。肝为将军之官，若“肝病贼五脏”，每以脾土为先。脾气的升降依赖肝气的疏泄正常，若肝气疏泄太过则横逆犯脾，因而肝病最易犯脾，故肝癌患者每多出现纳呆、疲倦的脾虚症状。周教授临证强调以清肝利胆、健脾益气为要，常用茵陈、栀子、大黄、溪黄草清肝利胆，女贞子、旱莲草、白芍滋养肝阴，党参、白术、薏苡仁健脾益气，并配以地鳖虫、地龙、半枝莲、仙鹤草解毒抗癌。其中尤推崇大黄之清利肝胆、活血祛瘀的功用，其用大黄每与诸药同煎，使泻下作用减弱而祛瘀力增强，免除伤脾碍胃之虞。清肝利胆，意在祛邪；健脾益气，旨在扶正。两者必须有机结合，在祛邪软坚消瘤时勿忘扶正保肝。其研制的莲花片、清肝消癥丸，应用于临床屡获良效。如以清肝消癥丸治疗33例Ⅱ～Ⅲ期原发性肝癌患者，按世界卫生组织（WHO）实体瘤评定标准，完全缓解1例，部分缓解5例。总缓解率为18%，症状改善率为65%，平均生存时间为11.3个月。

4　验案举隅

何某，男，49岁。患者于1986年2月初因右胁疼痛、明显消瘦、食少腹胀在某医院就诊，经B超及CT等检查发现肝右后叶（3 cm×4 cm）及肝左叶（5 cm×6 cm、3 cm×3 cm）多处占位性病变；实验室检查：甲胎蛋白（AFP）3 900 μg/L，谷丙转氨酶（ALT）3 667.4 nmol·s^{-1}/L，余项肝功能检查在正常范围；血沉（ESR）53 mm/1h。西医诊断为原发性肝癌（Ⅱ期）。因无法手术切除，要求转中医治疗。患者于同年2月底来广州中医药大学第一附属医院就诊。诊见：形体消瘦（体重50 kg），面如蒙尘，右胁胀痛，纳呆眠差，潮热口干，小便黄，大便结，舌质绛紫、苔薄黄，脉弦数。体查：无黄疸，有肝掌及蜘蛛痣，浅淋巴结无肿大，心肺正常，腹软，无腹水征，肝大锁骨中线右肋下3 cm，剑突下4 cm，脾不大。证属肝热血瘀，治以清肝解毒，祛瘀消癥。处方：茵陈24 g，大黄12 g，薏苡仁、仙鹤草、半枝莲、徐长卿、重楼各30 g，栀子、白芍、丹参、山楂各15 g，三七3 g，地鳖虫10 g，蜈蚣4条，人工牛黄（冲）2 g。每天1剂，水煎服。并用莲花片每次5片，每天3次口服；配合西洋参15～20 g，每天早上煎服；另以冬虫夏草15 g，水鸭适量，加水炖服，每周3～4次。守法加减治疗8月。1986年9月复查CT示：肝右叶病灶缩小至2 cm×3 cm，肝左叶病灶液化，见6 cm×4 cm液平面；ALT降为1 076 nmol·s^{-1}/L，AFP降至1 300 μg/L。体重增加6 kg，面色红润，已无胁痛，但进食后有胀感，大便溏。仍用前法，佐以健脾益气，上方去茵陈、大黄、薏苡仁、重楼、栀子、丹参、山楂、人工牛黄，加党参、茯苓、女贞子、旱莲草各20 g，五味子10 g。莲花片同前，加服犀黄丸，每次3 g，每天3次。1996年12月复查B超及CT等提示未发现占位性病变；ALT正常，AFP转阴性。临床疗效评价完全缓解。患者连续服莲花片及犀黄丸3年余，间断服用清肝利胆解毒类中药，随访8年余均正常生活。

本文原载《新中医》，2002，34（10）：12－13，有删改.

岭南肝癌辨治特色探析

孙玲玲　林丽珠

据全国肿瘤登记中心发布的《2012 中国肿瘤登记年报》披露，目前我国恶性肿瘤死亡第一位的仍是肺癌，其次为肝癌、胃癌、食管癌和结直肠癌。且癌种呈现地域化特点，肝癌高发区集中在东南沿海地区。众多研究表明，我国肝癌的高发主要与乙型肝炎病毒（HBV）、黄曲霉素 B1（AFB1）、水源污染、饮酒、农药、亚硝胺等关系密切。而岭南地区的湿热气候环境易导致黄曲霉素滋生、食物腐败生成亚硝胺过多及水源污染等，岭南人嗜好食生鱼片、生虾、腌咸鱼的生活习惯易感染寄生虫等，因此岭南地区肝癌的高发与其特殊的地域、气候、人文特色密切相关。岭南医学论治肝癌也具有鲜明的地方特色。

1　岭南地区肝癌病机特点

1.1　虚、湿、毒（热）是肝癌发生的重要因素

岭南地区的肝癌高发与岭南地区的海洋气候、温暖潮湿的地理环境以及岭南人嗜好食生鱼片、生虾、腌咸鱼的生活习惯有密切关系。肝癌属中医“癥积”“肝积”的范畴。肝癌的发生由内因、外因两方面引起。

从外因讲，湿热的气候因素使岭南人群易感外邪之气。岭南地区气候炎热，多雨多湿，暑热期长，释继洪《岭南卫生方》道：“岭南既号炎方，而又濒海，地卑而土薄，炎方土薄，故阳燠之气常泄；濒海地卑，故阴湿之气常盛。”因此，岭南地区多暑、湿、火（热）三种淫邪之气，暑、湿、热三邪最易相兼，侵犯人体而发病。

从内因而言，饮食不洁、饮食偏嗜、劳逸失度均是岭南人群发病的因素。岭南地区气候炎热，食物易变质腐败；而岭南人多嗜好食生鱼片、生虾、腌咸鱼等，生鱼片、生虾等易感染寄生虫，饮食以上腐败变质等不洁之物，最易损伤脾胃。同时，因岭南地区湿热的气候环境，岭南人多偏食生冷寒凉之品，苦寒败胃伤脾，久则易于耗伤脾胃阳气，导致寒湿内生。岭南人多有熬夜的习惯，《素问·五藏生成篇》曰“人卧血归于肝”，子丑时为肝胆经最旺之时，阳气入阴，阴阳调和滋养肝胆，因此，长期熬夜最易损伤肝胆。

肝为肝脏，主疏泄，主藏血，体阴而用阳。根据五行生克乘侮理论，木旺乘土，土虚木乘，肝病传脾，脾病及肝，肝脾病变常相互影响。肝癌的发生与肝、脾密不可分。外感湿热之邪每易伤脾，脾失健运又滋生内湿；脾失健运，内湿素盛之体，又易感外邪而发病；因此，内外湿相引，脾失健运，肝失疏泄，“土壅木郁”，湿热之邪郁蒸肝胆，气血津液运行不畅，胆汁分泌、排泄受阻，瘀血、邪毒内生，瘀、湿、热毒结聚，渐成癌瘤。因此，虚、瘀、湿、毒（热）是岭南地区肝癌的基本病理特点，虚、湿、毒（热）是肝癌发生的重要因素。

1.2 虚、湿、毒（热）在肝癌的发展及转归预后中均具有重要作用

广东地区肝癌的高发与岭南湿热的地域环境密切相关，湿热在肝癌的发生中具有重要作用。同时，肝癌恶性程度高，进展快，侵袭性强、易转移、预后差，被称为“癌中之王”，湿热因素在发展及转归预后中也占有重要作用。

虚、湿、毒（热）是促进瘀血“内生有形实邪”的致病因素。湿热交蒸，内蕴中焦，郁蒸肝胆，伏于营血，通过影响肝脏气机等多方面促进体内瘀血的形成。第一，湿热交蒸于中焦肝胆，肝胆疏泄不利，气机郁结不通，清代唐容川《血证论·吐血》曰“气结则血凝”，肝内血液运行不畅，瘀积不行，形成瘀血。第二，湿热交蒸，耗气伤津，气虚运血不利，津虚无以充血，血脉不利，肝内血液运行不畅，瘀积不行，形成瘀血。第三，湿热交蒸于中焦肝胆，肝胆疏泄不利，气机郁结不通，肝阳化火，血热互结，煎灼血中津液，血液黏稠而运行不畅，形成瘀血，如清代王清任《医林改错·积块》曰“血受热则煎熬成块”。肝火燔灼，湿毒瘀结郁蒸肝胆，促进右胁下积块快速增大，病情急剧进展。临床上见右胁下积块增大较快，胁肋刺痛，心烦易怒，身目俱黄如橘色，发热，口干口苦，食少厌油，恶心呕吐，腹部胀满，便结溲赤，舌红、苔黄腻，脉弦滑或弦数等症为主的患者均为此类湿毒瘀邪旺盛之人。

湿热因素攻伐肝、脾、肾是机体正气衰败的重要致病因素。脾为后天之本，肾为先天之本，肝肾精血同源，湿热相挟，耗气伤津，最易直接攻伐以上脏腑，短时间内使机体正气衰败。“诸湿肿满皆属于脾”，“同气相求”，湿热病邪为病，最易内蕴中焦，郁蒸肝胆，伏于营血，缠绵难祛，使脾失健运，胃气衰败，肝血亏虚，肝肾阴虚。如此，则邪盛正衰，使疾病传变迅速而病情趋于恶化。因此，虚、湿、毒（热）常贯穿于肝癌的始终，是岭南地区肝癌进展的关键病理因素，在肝癌的发展及转归预后中均具有重要作用。

2 岭南中医流派治疗肝癌的经验特点

地理环境的差异及生活习俗的不同决定了肝癌发病的病机特点。在长期的医学实践中，岭南医家治疗肝癌擅长运用具有清热利湿解毒作用的岭南特色中药，逐渐形成了具有较鲜明地域特色和用药特点的岭南中医药流派。

岭南地区气候炎热，多雨多湿，湿热交蒸，湿热邪毒交蒸常贯穿于肝癌的始终，因此，清热解毒祛湿法应贯穿肝癌治疗的始终。岭南医家治疗肝癌注重清热解毒祛湿，以祛除体内邪气，如广州中医药大学第一附属医院彭胜权教授[1]在治法上主要以清热解毒祛湿为原则，集中药力以清解毒热，祛除湿浊之邪。在温胆汤以祛湿化痰清热基础上，加猫爪草、山慈菇以软坚散结，缩小癌肿，又加白花蛇舌草、石上柏、八月札，以加强清热解毒抗癌之功，控制病情发展。岭南中医学家根据疾病发展的不同阶段，在治疗选药上也有所不同。

肝癌早期或早期术后患者，机体正气尚盛。“诸湿肿满皆属于脾”，“同气相求”，湿热病邪为病，首在气分，影响脾胃气机，中医病属“胁痛”“痞满”，临床表现以纳

差、腹胀、乏力、舌苔白腻等为主。此类患者临床症状轻微，脾虚湿不重，以燥湿行气为主，可选用平胃散、逍遥散加减。

疾病中期，湿热交蒸，内蕴中焦，伏于营血，出现“瘟黄”“急黄”；临床表现以右胁下积块增大较快，胁肋刺痛，心烦易怒，身目俱黄如橘色，发热，口干口苦，食少厌油，恶心呕吐，腹部胀满，便结溲赤，舌红、苔黄腻，脉弦滑或弦数等湿热之邪郁蒸肝胆，肝火燔灼，湿毒瘀结之象为主。此类患者病变急骤，病情复杂，治疗上当以“通利”为急务[2]，祛湿当与消瘀解毒相结合。在此基础上“急下存阴”，祛湿消瘀解毒与下法相结合使邪有出路，常选用下瘀血汤（土鳖虫、桃仁、大黄）联合茵陈蒿汤加减。

而疾病中期，脾虚湿重而热象不显，湿邪最易犯脾，引毒邪入肝络。湿为病多致血瘀，肝络瘀滞而生积聚，病及血络瘀阻而变生诸病如“鼓胀”“水肿”等；临床表现以腹水肢肿、肝区疼痛、腹胀、纳差、溏泻、小便短、舌淡、舌下脉络迂曲、脉弦滑等脾虚湿盛、血瘀水停之象为主。治疗上当以健脾利湿为主，可选用茵陈蒿汤加减，以茵陈、栀子、大黄攻下，使邪有出路；猪苓汤利水、养阴、清热；五皮散利水消肿，理气健脾，配伍祛瘀利水药物等。

急性进展期肝癌肝火燔灼，湿毒瘀结，攻伐正气，胃气衰败，不耐清热祛湿解毒等苦寒败胃之品，治疗上当寒热并用，上下分治，多以清热利湿、祛瘀解毒之药直肠滴注以清下焦湿热瘀邪，而以红参、附片等小量频服以顾护脾胃之气，延长生存期，提高生存质量。疾病后期，肝血已虚，湿热邪毒交蒸更易伤阴，在治疗上予清热利湿药性平和之品，如田基黄、溪黄草、布渣叶、土茯苓、鱼腥草、木蝴蝶等药物清热利湿退黄，以上药物性味甘、苦、微寒，利湿退黄而不伤阴，其疗效确切而药性相对平和。

3　岭南中草药在治疗肝癌的应用

俗话说：“一方草药治一方病，一方水土养一方人。”岭南地处亚热带，阳光雨水充足，植物生长茂盛，种类繁多，于是形成了别具地方特色的岭南中草药。由于岭南土卑地湿、气候炎热等地理环境特点和岭南人的体质差异，根据中医学天人相应的理论观点，岭南中草药亦广泛应用于肝癌的治疗。

3.1　清热利湿解毒类药物

岭南地区气候炎热，多湿多雨，同时岭南地区盛产清热利湿解毒的中草药。在肝癌治疗中，岭南中医学家擅长应用清热利湿解毒类的岭南中草药治疗肝癌，对于急性进展期肝癌，肝火燔灼，湿热邪毒旺盛，多用苦寒之品如穿心莲、白花蛇舌草、鸦胆子、紫花地丁等清热解毒利湿。对于湿热交蒸肝胆，而阴津偏虚，多选用田基黄、溪黄草、布渣叶、土茯苓、鱼腥草、木蝴蝶、金钱草、地耳草、鸡骨草、珍珠草等药物清热利湿退黄，以上药物性味甘、苦、微寒，利湿退黄而不伤阴，其疗效确切而药性相对平和。

3.2　凉血活血类药

湿热交蒸，伏于营血，治疗上运用清热凉血活血药物如半枝莲、重楼、郁金、山慈菇、肿节风、两面针等，以上药物皆入肝经，疏肝理气、凉血活血。

3.3　健脾祛湿类药物

对于肝癌肝郁脾虚患者，临床多用五指毛桃顾护脾胃，辅助正气，以资生化之源，使正气鼓动，祛邪外出。五指毛桃益气补虚功同北芪却不温不燥，药性温和，益气而不生热，补气而不滋腻，扶正不碍邪，并有祛痰平喘、化湿行气功效，尤适宜岭南炎热多湿的气候特点，故有“南芪”之称，是岭南中草药中的一味难得佳品。

本文原载《辽宁中医杂志》2015，42（3）：488－489，有删改.

[参考文献]

[1] 丁辉，张琰. 彭胜权教授治疗原发性肝癌的临床经验［J］. 陕西中医，2005，26（9）：943－944.

[2] 刘展华. 周岱翰教授运用活血祛瘀法治疗恶性肿瘤的临床经验撷要［J］. 广州中医药大学学报，2010，27（4）：427－429.

临床实践篇

人参注射液在中晚期恶性肿瘤化疗中的协同作用
——附66例临床分析

林丽珠

扶正抗癌是中医学治疗恶性肿瘤主要治则之一，人参为此类药物中使用最广、疗效较为确切的药物之一。关于人参在恶性肿瘤方面的应用，实验研究报道较多，临床研究则较少见报道。传统的用药方法多入煎汤剂，其浓度及有效成分因受煎服法的不同而有所差异。广州中医药大学第一附属医院肿瘤科自1993年1月至1994年12月，对66例恶性肿瘤患者在化疗时配合静脉给药，并与单纯化疗组做了简单对比观察，现将观察结果报道如下。

1 临床资料

观察病例共110例，全部经病理学确诊，为Ⅲ～Ⅳ期恶性肿瘤患者。生活质量Ⅲ级以上，估计生存期超过3个月，对化疗中至高度敏感者。中医辨证为肺脾气虚类型。入选病例随机分为两组，其中化疗加人参注射液组66例，男女之比为44：22，年龄25～60岁（中位年龄41岁），其中小细胞肺癌12例，非小细胞肺癌18例，鼻咽癌6例，肠癌12例，乳腺癌12例，恶性淋巴瘤6例；单纯化疗组44例，男女之比为30：14，年龄26～60岁（中位年龄40岁），其中小细胞肺癌8例，非小细胞肺癌12例，鼻咽癌4例，肠癌8例，乳腺癌8例，恶性淋巴瘤4例。两组一般情况相近，具有可比性。

2 治疗及观察方法

全部病例均按标准化疗方案剂量给药[1]，并配合中医辨证用药，避免使用补益类药物。在化疗开始第1天，用药组加用广州中医药大学第一附属医院制剂室生产的人参注射液［批准文号：（92）穗卫医制（省）字第A－013号，为韩国红参提取物，内含10%原生药，人参总皂甙符合药典规定，含量不低于4%］，每次用人参注射液20 mL加5% GS 250 mL静脉滴注，每天1次。

用药开始第1天，检查患者外周血象、体重、T淋巴细胞表面OKT抗原（OKT 4项）、淋巴细胞转化率（LBT）、患者的活动状况（ECOG，即PS评分）及临床症状表现，包括疲倦、睡眠、汗出、食欲、腰膝酸软、发热情况。其中，外周血象于疗程的第7、10、14、21天各复查1次，并每周记录临床症状改变，疗程结束后复查上述各项指标。

3 治疗结果及疗效分析

两组患者疗程前后各项指标及症状变化情况见表1至表3。

表1 两组患者骨髓抑制情况及化疗完成率、化疗有效率

项目	用药组	对照组	P 值
疗程中ANC最低值（$\bar{x} \pm s$）	1.5 ±0.5	1.1 ±0.7	$P<0.01$
PLT总抑制率（Ⅰ°～Ⅳ°）（x^2）	7.6%（5/66）	20.1%（9/44）	$P<0.05$
Hb总抑制率（Ⅰ°～Ⅳ°）（x^2）	39.4%（26/66）	79.5%（35/44）	$P<0.01$
化疗完成率（x^2）	93.9%（62/66）	61.4%（27/44）	$P<0.01$
化疗有效率（CR+PR）（x^2）	54.5%（36/66）	50.0%（22/44）	$P>0.05$

注：用药组Ⅲ°骨髓抑制6例，Ⅳ° 0例；对照组Ⅲ° 6例，Ⅳ° 3例。

表2 两组患者治疗前后症状改善情况（x^2）

项目	用药组	对照组	P 值
食欲	83.3%（55/66）	70.5%（31/44）	$P<0.05$
睡眠	78.8%（52/66）	52.3%（23/44）	$P<0.01$
汗出	93.9%（62/66）	27.2%（12/44）	$P<0.01$
疲倦	93.9%（62/66）	18.2%（8/44）	$P<0.01$
腰膝酸软	90.9%（60/66）	25.0%（11/44）	$P<0.01$
发热	18.2%（12/66）	20.5%（9/44）	$P>0.05$

表3 两组患者治疗前后各项免疫指标、体重、PS计分变化情况（$\bar{x} \pm s$）

组别		体重改变	OKT3	OKT4	OKT8	OKT4/T8	B、C	LBT	PS评分（ECOG）
用药组	治疗前	50.7 ±7.9	37.3 ±7.8	31.4 ±6.0	24.8 ±5.4	1.3 ±0.3	12.5 ±2.5	43.1 ±13.8	2.2 ±0.8
	治疗后	51.3 ±7.9	44.0 ±8.5	33.9 ±7.1	25.1 ±6.0	1.5 ±0.7	14.0 ±4.9	50.7 ±12.6	2.0 ±0.7
	差值	0.7 ±2.3	6.7 ±10.2	2.5 ±9.5	0.3 ±0.7	0.1 ±0.8	1.9 ±5.2	7.5 ±14.6	−0.2 ±0.7
	P 值	$P<0.05$	$P<0.01$	$P<0.05$	$P>0.05$	$P>0.05$	$P<0.01$	$P<0.01$	$P<0.05$
对照组	治疗前	4.9 ±7.5	42.3 ±8.6	34.0 ±6.2	26.9 ±6.1	1.3 ±0.3	14.4 ±3.5	49.3 ±15.4	2.3 ±0.8
	治疗后	46.0 ±7.5	33.8 ±6.8	28.2 ±5.0	24.2 ±5.5	1.2 ±0.3	12.7 ±3.6	34.3 ±12.0	2.7 ±0.8
	差值	−2.0 ±3.5	−8.5 ±9.7	−5.4 ±8.0	−2.7 ±7.9	−0.1 ±0.4	−1.7 ±4.6	−15.0 ±14.8	0.5 ±0.8
	P 值	$P<0.01$	$P<0.01$	$P<0.01$	$P<0.05$	$P>0.05$	$P<0.05$	$P<0.01$	$P<0.01$
两组间 P 值		$P<0.01$	$P<0.01$	$P<0.01$	$P<0.05$	$P>0.05$	$P<0.05$	$P<0.01$	$P<0.01$

从以上各表结果分析，人参注射液有明显减轻骨髓抑制作用。用药组与对照组相比，前者使绝大部分患者能按时进行第2疗程化疗（$P<0.01$），中性粒细胞（ANC）项、血红蛋白（Hb）项$P<0.01$，血小板（PLT）项$P<0.05$，体重增加。在改善临床症状方面，除发热外，余项均有明显作用（$P<0.01$）。生活质量也有明显改善（PS计分，$P<0.01$）。在免疫功能的调节方面，能明显提高效应T细胞（T3）（$P<0.01$），辅助性T细胞（T4）（$P<0.01$）水平。对抑制性T细胞（T8），用药组治疗前后无明显变化（$P>0.05$），对照组治疗后有所下降，但两组的T8水平均较低，虽然统计学结果有意义（$P<0.05$），但实际意义不大。对于T4/T8比例，两组治疗前后统计结果均无意义（$P>0.05$），但用药组比值略有上升，对照组比值却有所下降，说明人参注射液略有调节T4/T8比值的作用。对提高B细胞水平、LBT转化率也有明显效果（$P<0.05$，$P<0.01$）。另外，本研究还观察到，人参注射液有改善心功能、肝功能（降低GPT等）作用，但在缩小肿瘤方面，两组统计学处理无意义（$P>0.05$）。以上结果说明，人参注射液对化疗中的癌症患者的作用是综合的、多方面的，主要作用表现在延长生存期，提高生活质量，改善临床症状，达到带瘤生存的目的。

4 讨论

人参在《神农本草经》中列为上品药，谓其"主补五脏，安精神，定魂魄，止惊悸，除邪气，明目开心益智"。《本草汇言》谓："人参，补气生血，固精养神之药也。"中医学认为，肿瘤的发生，与体质虚衰密切相关。正如《景岳全书》所述："壮人无积，虚人则有之。脾胃怯弱，气血两衰，四时有感，皆能成积。"说明正气虚损，是形成癌肿的内在因素。而化疗为中晚期恶性肿瘤常用的有效祛邪手段之一，但存在特异性差、毒性大、抑制机体免疫功能、远期疗效不确实等缺点。化疗后消化系统、造血系统副反应较大，患者表现为食欲不振、恶心呕吐、疲倦乏力、汗出、血象下降等症状，是正虚的进一步表现。而脾气虚弱、脾胃失调为正虚之本，治疗上以调补脾胃、益气生血为要。"脾胃为后天之本"，"气血生化之源"，益气健脾，调补脾胃，就能增加食欲，改善消化障碍及消除全身疲乏、四肢乏力等症。脾气健旺，生化有源，骨髓抑制也得到改善。人参为补脾益气首选良药，采用人参注射液与化疗并用，祛邪扶正并举，两者相得益彰。

人参的抗肿瘤作用，近20年来已通过多项实验研究得以证明，主要表现在抑制肿瘤细胞的生长及调节机体的免疫功能，尤其是细胞免疫功能作用上。人参皂甙具有诱生干扰素活性、提高机体依赖性细胞介导的细胞毒性（ADCC）有效因子活性的作用[2]。人参注射液对人体骨髓基质细胞集落（CFU-F）的生长也有促进作用[3]。近年来还发现人参皂甙Rg_1有逆转多药耐药性（MDR）作用。因此，人参注射液与化疗的配合，作用是多方面、综合的，值得临床上进一步探索。

本文原载《新中医》，1997，29（2）：19－21，有删改.

[参考文献]
[1] 韩锐. 肿瘤化学预防及药物治疗 [M]. 北京: 北京医科大学中国协和医科大学联合出版社, 1991.
[2] 申东垣, 汤亚池. 人参中提取的粗皂甙组分及非皂甙组分的抗体产生增强作用 [J]. 国外医学(中医中药分册), 1989 (4): 25.
[3] 周蔼详, 王奎, 公殿广, 等. 人参对人类造血功能影响的实验研究 [J]. 中国中医药杂志, 1987 (1): 25-27.

藏珠集

针药结合治疗中晚期老年非小细胞肺癌的近期疗效观察

郑心婷　通讯作者：林丽珠

肺癌是我国高发的恶性肿瘤之一，随着年龄的增长，其发病率和死亡率显著增加，50%以上的肺癌患者年龄超过65岁。由于老年人代谢功能降低、脏器功能减退和伴发疾病增多，其对常规放、化疗的耐受性较差，治疗的风险性增加。中医药强调扶正与祛邪并用，用于老年肺癌有一定的优势。我们按照前瞻性、随机、对照的临床试验原则，对Ⅲ、Ⅳ期老年非小细胞肺癌（NSCLC）患者进行临床研究，取得较好的疗效。

1　资料与方法

1.1　诊断标准

原发性支气管肺癌的诊断标准参照中华医学会编写的《临床诊疗指南·肿瘤分册》[1]。中医辨证按周岱翰《肿瘤治验集要》分为肺郁痰瘀、脾虚痰湿、阴虚痰热、气阴两虚4型[2]。肺癌分期按国际抗癌联盟（UICC）的TNM分期标准[1]。

1.2　纳入标准

符合中华医学会《临床诊疗指南·肿瘤分册》中的诊断标准，按世界卫生组织（WHO）的TNM分期，经病理或细胞学诊断的Ⅲa、Ⅲb、Ⅳ期NSCLC患者；估计生存期超过3个月；一般状况（PS评分）≤3；年龄60~80岁；各项检查指标符合化疗适应证；停止放、化疗大于1个月；患者愿意接受本方案治疗，能按医嘱坚持服药，依从性好者。

1.3　排除标准

无明确的肿瘤病灶（包括可测量和不可测量的）；不符合纳入标准；合并严重的心脑血管等老年性疾病，或精神障碍等疾病；依从性差者。

1.4　分组方法

采用前瞻性、多中心、随机、对照的临床研究方法，通过SAS软件PROC PLAN过程得出随机数字，按1:1比例分成治疗组（针药结合组）和对照组（西医治疗组），对照组则根据患者的PS评分分为化疗组（PS≤2）和最佳支持治疗组（BSC组）（PS=3）。

1.5　一般资料

本研究分别在广州中医药大学第一附属医院、广东药学院第一附属医院、佛山市中医院3家医院进行。共纳入观察病例208例，其中脱落的病例数治疗组3例，对照组6

例（化疗组3例，BSC组3例），最终纳入统计的合格病例共199例，治疗组100例，对照组99例，其中化疗组51例，BSC组48例。治疗组与对照组在年龄、性别、体力状况、临床分期、病理类型等方面具有较好的均衡性和可比性（$P>0.05$），见表1、表2。

表1　两组治疗前基线资料比较

组别	例数	年龄/岁	性别/例		PS 评分/例			分期/例			病理类型/例		
			男	女	1	2	3	Ⅲa	Ⅲb	Ⅳ	鳞癌	腺癌	其他
治疗组	100	70.83±3.40	61	39	24	31	45	9	36	55	40	57	3
对照组	99	69.76±3.41	57	42	22	29	48	10	38	51	43	54	2

表2　两组治疗前基线资料比较（PS分层）

PS 评分	组别	例数	年龄/岁	性别/例		分期/例			病理类型/例		
				男	女	Ⅲa	Ⅲb	Ⅳ	鳞癌	腺癌	其他
PS≤2	治疗组	55	68.85±2.98	34	21	8	26	21	20	33	2
	化疗组	51	67.26±3.23	29	22	8	24	19	21	28	2
PS=3	治疗组	45	72.21±3.42	27	18	1	10	24	20	24	1
	BSC组	48	71.67±3.15	28	20	2	14	32	22	26	0

1.6　治疗方法

治疗组：采用益气除痰法，辨病与辨证相结合，同时配合针灸治疗。

辨病治疗采用清金得生片（粤药制字：Z03020826）和参一胶囊（国药试字：Z20000002）口服。清金得生片，每次4片，每日3次，21天为一疗程，共服4个疗程；参一胶囊，每次2片，每日2次，21天为一疗程，共服4个疗程。

辨证分型治疗，以益气除痰方（党参15 g，法半夏10 g，白术15 g，茯苓25 g，瓜蒌皮15 g，鱼腥草30 g，露蜂房10 g，枳实15 g）为基本方，按肺郁痰瘀、脾虚痰湿、阴虚痰热、气阴两虚4个证型辨证加减治疗。汤剂每日1剂，21天为一疗程，共服4个疗程。

针灸治疗，以手太阴肺经俞穴和肺的前穴、募穴为主。主穴：肺俞、中府、列缺、太渊、膏肓、丰隆、足三里；配穴：根据4个证型及患者症状辨证加减。刺法：患者取仰卧位，以28号40 mm针灸针，采用单手快速进针法进针，四肢穴位垂直刺入，背俞穴针尖朝脊柱方向斜刺，得气为度。电刺激：得气后，分别将双侧膈俞穴或足三里穴接上电针机，采用直流电，疏密波，频率为2/15 Hz，强度以患者能耐受为度，通电30 min后出针。门诊患者或住院患者出院后，采用纳米穴位敷贴代替针刺，每日1次，每次贴2～4小时，21天为一疗程，共针刺/敷贴4个疗程。

化疗组：化疗方案采用单药诺维本（NVB）25 mg/m^2，VD，d1，8或健择（GEM）1 000 mg/m^2，VD，d1，8，化疗周期为21天，共4个疗程。BSC组：根据患者病情及体质，给予维生素、微量元素、氨基酸、脂肪乳、蛋白等营养支持治疗，纠正电解质，予甲地孕酮以增进食欲，必要时给予姑息性放疗，同时根据需要，给予止痛、止呕等对症处理和心理社会支持等。治疗周期为21天，共4个疗程。

1.7 观察项目与检测方法

1.7.1 瘤体大小　按2000年实体瘤疗效评定标准（RECIST标准）[3]分为完全缓解（CR）、部分缓解（PR）、稳定（SD）、疾病进展（PD），有效率为CR + PR，稳定率为CR + PR + SD。

1.7.2 行为状态评价　采用ECOG评分标准，显效：治疗后比治疗前提高两个级别或以上；有效：治疗后比治疗前提高一个级别；稳定：治疗后与治疗前比较没有明显变化；无效：治疗后比治疗前下降一个级别或以上。

1.7.3 临床症状评价　包括咳嗽、咯痰、咯血、发热、乏力、气短、食欲不振、口干等，分5级评定[4]。

1.7.4 血液学毒性及生化指标　按照世界卫生组织（WHO）抗肿瘤药物急性与亚急性毒性表现与分级标准[5]评价。

1.8 统计学方法

用SPSS 13.0软件进行数据分析。生存时间为入组时间至随访结束时间、失访或死亡时间。疾病进展时间为开始用药至病情进展、失访、死亡或随访结束时间。用乘积极限（Kaplan-Meier）法进行生存分析，计算中位生存期、疾病进展时间及其生存率。

2 结果

2.1 对瘤体大小的作用

两组均无CR病例，治疗组缓解率为4.0%，总稳定率为68.0%；对照组缓解率为14.1%，总稳定率为57.6%。对照组缓解率较治疗组高，差异有统计学意义（$P<0.05$）；总稳定率比较，两组差异无统计学意义（$P>0.05$）。分层分析显示，治疗组与化疗组比较，缓解率为5.5% vs 27.5%，差异有统计学意义（$P<0.05$）；总稳定率为69.1% vs 78.4%，差异无统计学意义（$P>0.05$）。治疗组无论缓解率和总稳定率均优于BSC组，差异有统计学意义（$P<0.05$）。（见表3至表5）

表3　肿瘤缓解情况比较

单位：例（%）

组别	例数	CR	PR	SD	PD	缓解率	总稳定率
治疗组	100	0	4	64	32	4（4.0）	68（68.0）
对照组	99	0	14	43	42	14（14.1）	57（57.6）

注：有效率两组比较 $P<0.05$，稳定率两组比较 $P>0.05$。

表 4　肿瘤缓解情况比较（PS≤2）

单位：例（%）

组别	例数	CR	PR	SD	PD	缓解率	总稳定率
治疗组	55	0	3	35	17	3（5.5）	38（69.1）
化疗组	51	0	14	26	11	14（27.5）	40（78.4）

注：有效率两组比较 $P<0.05$，稳定率两组比较 $P>0.05$。

表 5　肿瘤缓解情况比较（PS=3）

单位：例（%）

组别	例数	CR	PR	SD	PD	缓解率	总稳定率
治疗组	45	0	1	29	15	1（2.2）	30（66.7）
BSC 组	48	0	0	17	31	0（0）	17（35.4）

注：有效率与稳定率两组比较均 $P<0.05$。

2.2　三组治疗后行为状态评分（PS 评分）比较

治疗后的显效率、有效率及稳定率，治疗组分别为 12%、49%、77%，对照组分别为 7.1%、35.4%、60.6%，治疗组优于对照组（$P<0.05$）。其中分层分析显示，治疗组与化疗组比较差异无统计学意义（$P>0.05$），治疗组与 BSC 组比较差异有统计学意义（$P<0.05$）。（见表 6 至表 8）

表 6　治疗后 PS 评分比较

单位：例（%）

组别	例数	显效	有效	稳定	无效
治疗组	100	12（12）	37（37）	28（28）	23（23）
对照组	99	7（7.1）	28（28.3）	25（25.3）	39（39.4）

注：两组比较 $P<0.05$。

表 7　治疗后 PS 评分比较（PS≤2）

单位：例（%）

组别	例数	显效	有效	稳定	无效
治疗组	55	9（16.4）	21（38.2）	15（27.3）	10（18.2）
化疗组	51	7（13.7）	18（35.3）	12（23.5）	14（27.5）

表8　治疗后PS评分比较（PS=3）

单位：例（%）

组别	例数	显效	有效	稳定	无效
治疗组	45	3（6.7）	16（35.6）	13（28.9）	13（28.9）
BSC组	48	0（0）	10（20.8）	13（27.1）	25（52.1）

注：两组比较 $P<0.05$。

2.3　体重变化

各组治疗后体重均有所下降。治疗组治疗后与治疗前比较，差异均无显著性（$P>0.05$）；对照组无论是化疗组还是BSC组，体重与治疗前比较，差异均有显著性（$P<0.05$）。（见表9至表11）

表9　各组治疗前后体重变化（$\bar{x}\pm s$）

组别	例数	治疗前/kg	治疗后/kg
治疗组	100	56.86±11.06	55.48±11.39
对照组	99	57.64±7.88	54.07±8.54**

注：与治疗前比较，** $P<0.05$。

表10　各组治疗前后体重变化（$\bar{x}\pm s$）（PS≤2）

组别	例数	治疗前/kg	治疗后/kg
治疗组	55	57.36±11.32	56.29±11.47
化疗组	51	58.11±8.23	55.89±8.92**

注：与治疗前比较，** $P<0.05$。

表11　各组治疗前后体重变化（$\bar{x}\pm s$）（PS=3）

组别	例数	治疗前/kg	治疗后/kg
治疗组	45	56.12±10.59	55.03±11.16
BSC组	48	56.98±7.69	52.76±8.33**

注：与治疗前比较，** $P<0.05$。

2.4　临床症状改善情况

与疾病及治疗相关的临床症状包括咳嗽、咯血、胸痛、发热、气促、食欲不振、乏力、便秘、口干。其中，治疗组（PS≤2组）在食欲不振、乏力、口干、便秘症状的改善方面优于化疗组，差异有显著性（$P<0.05$）；同时治疗组（PS=3组）在咯血、发热、气促、胃纳、乏力症状的改善方面优于BSC组，差异有显著性（$P<0.05$）。

2.5 不良反应

本次临床试验未发生严重不良事件，三组在治疗期间，均出现不同程度的血液毒性。治疗组、化疗组和 BSC 组Ⅲ°、Ⅳ°白细胞减少发生率分别为 2%、27.5% 和 4.2%，Ⅲ°、Ⅳ°粒细胞减少发生率分别为 1%、31.4% 和 2.1%，Ⅲ°、Ⅳ°血小板减少发生率分别为 0、23.5% 和 2.1%，Ⅲ°、Ⅳ°血红蛋白降低发生率分别为 2%、25.5% 和 6.3%。以上四项化疗组与治疗组比较，差异均有统计学意义（$P<0.01$）。

3 讨论

化疗是中晚期肺癌的主要治疗手段，近 10 年出现的第 3 代肺癌化疗药物，如紫杉醇、多西紫杉醇、吉西他滨等，与铂类的联合方案，提高了晚期肺癌的治疗效果。老年人是肺癌发病的主要群体，但由于合并症多及身体机能的衰退，对化疗的耐受性较差，在治疗方案的选择上尤需慎重。著名的Ⅲ期临床研究 MILES 试验[6]证实了对于老年 NSCLC 患者，联合化疗与单药化疗相比，并不能给患者带来更多的临床受益。学者们对大型Ⅲ期临床研究进行回顾性分析，探索以铂类为基础的联合化疗在老年晚期 NSCLC 中的作用，分析对原试验进行了年龄分层，结果发现尽管老年人可获得与年轻人相似的生存期，但毒性反应增加，生存质量受损[7]。因此第三代细胞毒类药物的单药化疗被美国临床肿瘤学会（ASCO）推荐为老年 NSCLC 的标准治疗方案。然而对于 PS 评分较差、基础疾病较多的患者而言，单药化疗依然存在较大的风险。

分子靶向治疗是近年来肿瘤研究的一个热点。在多个针对老年 NSCLC 的Ⅱ期临床研究中，吉非替尼（Gefitinib）和厄洛替尼（Erlotinib）获得了非常令人鼓舞的疗效，且毒副反应轻微[8,9]。但靶向药物价格昂贵，且未进入社会医疗保障体系，限制了其在国内的推广应用。中医药治疗是我国的特色疗法，有深厚的群众基础。国内学者尝试以中医药或中西医结合的方法治疗老年肺癌[10]，结果发现，中医药对于保护患者的身体机能，改善临床症状，稳定瘤体，提高生活质量方面有一定的优势，较易为老年患者所接受。

本研究根据老年患者“痰、虚”的病理特点，以益气除痰法为治疗大法，配合针灸疗法，按照多中心、随机、对照的研究方法，采用针药结合的综合治疗方案，近期疗效观察表明，中医药治疗老年晚期 NSCLC，在提高身体功能状态、保持体重稳定、改善临床症状方面有一定优势。研究结果表明，针药结合的中医药综合治疗是一个有效、低毒的疗法，在晚期老年 NSCLC 的治疗中占有重要的地位。

本文原载《内蒙古中医药》，2012（6）：1-3，有删改.

［参考文献］

［1］中华医学会．临床诊疗指南·肿瘤分册［M］．北京：人民卫生出版社，2005：99-107.

［2］周岱翰．肿瘤治验集要［M］．广州：广东高等教育出版社，1997：134-141.

[3] 鄢践，曾益新．实体瘤疗效评定最新指南［J］．国外医学（肿瘤学分册），2000，27（6）：375.
[4] 查人俊．现代肺癌诊断与治疗［M］．4 版．北京：人民军医出版社，1993：292.
[5] 孙燕，周际昌．临床肿瘤内科手册［M］．北京：人民卫生出版社，2003：102－104.
[6] GRIDELLI C，PERRONE F，GALLO C，et al. Chemotherapy for elderly patients with advanced non-small-cell lung cancer：the Multicenter Italian Lung Cancer in the Elderly Study（MILES）phase Ⅲ randomized trial［J］．Journal of the national cancer institute，2003，95（5）：362－372.
[7] PERRONE F，GALLO C，GRIDELLIC，et al. Cisplatin-based therapy for elderly patients with advanced non-small-cell lung cancer：implications of Eastern Cooperative Oncology Group 5592，a randomized trial［J］．Journal of the national cancer institute，2002，94（13）：1029－1030.
[8] JACKMAN D，YEAP B，LINDEMAN N，et al. Phase Ⅱ clinical trial of chemotherapy-naive patients≥70 years of age treated with erlotinib for advanced non-small cell lung cancer［J］．Journal of clinical oncology，2007（25）：760－766.
[9] 张力，王淑兰，张晓彤，等．吉非替尼单药治疗老年晚期非小细胞肺癌患者的临床观察［J］．中华内科杂志，2007，46（5）：392－395.
[10] 罗秀丽，秦丹梅，李金彩，等．中药治疗老年中晚期非小细胞肺癌 174 例临床报告［J］．肿瘤防治研究，2004，31（10）：657－658.

羟基喜树碱对耐药性晚期恶性肿瘤的治疗
——附49例分析

林丽珠　周岱翰

羟基喜树碱（HCPT）是从珙桐科植物喜树中提取得到的微量生物碱。近年来由于发现了它可选择性地抑制拓扑异构酶（TOPO-I），干扰DNA的复制，从而日益受到重视。广州中医药大学第一附属医院肿瘤科自1996年1月至1997年9月，应用湖北黄石飞云制药有限公司生产的HCPT注射液，单药治疗多种晚期耐药恶性肿瘤。现对49例资料较为完整的病例进行小结。

1　资料与方法

1.1　临床资料

入选病例49例，男36例，女13例；中位年龄58岁（42～72岁）。其中肝癌12例，肺癌8例，胃癌6例，卵巢癌5例，鼻咽癌4例，胰腺癌4例，软组织肉瘤4例，膀胱癌2例，胆囊癌2例，子宫癌2例。诊断及疗效评价标准按《中国常见恶性肿瘤诊治规范》，分期按国际抗癌联盟（UICC）的TNM分期。除8例肝癌外，均有病理诊断，且既往已经手术或放、化疗的Ⅲ～Ⅳ期耐药患者。患者活动状态（卡氏评分）40分以上，肝肾功能基本正常，骨髓储备功能尚好，血液分析各项基本正常，估计生存期超过2个月，有B超、CT等影像学检查，以客观评价疗效。毒副反应按世界卫生组织（WHO）统一标准评价。

1.2　方法

单药静脉使用，4～10 mg/日，加生理盐水20～40 mL，静推，剂量依患者状况逐步递增，每20天为一个疗程。本组患者用药疗程最短1程，最长8程，用量从80～1 012 mg不等。用药期间每周查血象一次，WBC小于$3\ 000\times10^9$/L，或出现明显的毒副反应，或肿瘤增大，或出现耐药时停药，并加用中医药辨证施治。

2　结果

2.1　病种与近期疗效关系

羟基喜树碱对各种肿瘤的近期疗效见表1。

表1 羟基喜树碱对各种肿瘤近期疗效

病种	例数	疗效/例					CR+PR/%
		CR	PR	MR	NC	PD	
肝癌	12	–	1	1	5	5	8.3
胃癌	6	–	2	1	1	2	33.3
肺癌	8	–	2	1	1	4	25
胆囊癌	2	–	–	–	1	1	0
鼻咽癌	4	–	1	1	1	1	50
膀胱癌	2	–	1	–	1	–	50
卵巢癌	5	–	3	–	1	1	60
子宫癌	2	–	–	–	1	1	0
胰腺癌	4	–	2		1	1	50
软组织肉瘤	4	–	–	–	3	1	0

2.2 对生活质量的影响

本组患者中有效病例均出现主要症状的明显改善，尤以疼痛症状的减轻为明显，这与肿瘤的缩小、肿物压迫的减轻有关。全组患者的生活质量治疗前平均分（卡氏评分）为46，治疗后平均分为52。大部分患者的生活质量有所改善（$P<0.001$），但小部分患者由于病情发展而致生活质量下降。

2.3 毒副反应

本组患者的毒副反应较轻。毒副反应的发生与每次用药剂量相关。小剂量4 mg/次时，未出现明显的毒副反应。剂量上升为6 mg/次时，可出现Ⅰ°的消化系统、血液系统、脱发的毒性反应，发生率为35%。2例发生膀胱炎，但均在≥8 mg/次时发生，经用中药凉血止血及对症处理一周后症状可消失，继续减量使用未再发生。全组患者未出现肝肾功能的损害，对局部组织无明显刺激毒性。

2.4 典型病例

病例1：女，45岁。1993年4月因气促在香港威尔斯亲王医院诊为卵巢癌Ⅲ期，行手术切除。术后行卡珀（Carboplatin）加环磷酰胺（CTX）化疗6程。1994年11月发现肝、盆腔广泛转移，再次行盆腔清扫，复用以上药物治疗6程，未见效。1995年11月开始用紫杉醇（Taxol）3程化疗，疗后肿物未见缩小，但糖类抗原125（CA125）稍下降。于1996年1月16日到广州中医院大学第一附属医院求治，1月19日CT示：卵巢癌术后复发并肝脏、直肠、腹膜后及腹腔淋巴结转移，膀胱受侵，右肾盂输尿管积水扩张，右肾功能减退，少量腹水，CA125为427 μ/mL。入院后经用HCPT 4～8 mg/日，总量为382 mg，用药时间3个月余。4月3日CT复查示：多发转移灶明显缩小及消失，尤以肝转移灶为明显，腹水消失，CA125 降为 49 μ/mL。疗效部分缓解（PR），持续达 10 个月，疗后生存期 1 年半。

病例 2：男，53 岁。患者于 1995 年 5 月因胃癌在广州中山医科大学肿瘤医院行胸食管胃部分切除术，病理为贲门低分化腺癌，因“胃癌术后 1 年，右上腹疼痛 4 个月余”于 1996 年 5 月 9 日入院。术后行依托泊苷（VP-16）、HD-CF、氟尿嘧啶（5-FU）化疗 2 程。5 月 7 日入院时 CT 检查示：胃癌术后胰腺尾部见浸润性软组织肿块，大小约 3.5 cm×5.5 cm，腹膜后见广泛淋巴结肿大，大小 1～2 cm。经用 HCPT 160 mg（4 mg/日×40 日）后，6 月 24 日 CT 复查示：胰腺肿物缩小为 2.5 cm×3.5 cm，边界较前清楚，腹膜后淋巴结较前缩小，减少，自觉疼痛减轻，生活质量明显提高。疗效评定 PR，因经济原因而停药，生存期 10 个月。

3 讨论

HCPT 为中草药珙桐科旱莲属植物喜树中提取的抗癌药，性味苦涩凉，具有杀虫、清热解毒散结功效。其根、果、树皮、树枝均可入药。主治胃癌、结肠癌、膀胱癌、慢性粒细胞性白血病、急性淋巴性白血病等，外用可治牛皮癣。从 1966 年美国学者 Wall 分离出 HCPT 后，几十年来其抗肿瘤作用受到了国内外肿瘤药物学家的广泛重视。近年来发现了它能专一作用于 TOPO-Ⅰ而更受重视。目前，国外对喜树碱的研究已成为热点，已合成的有美国的伊立替康（Topotecin），9-AC，日本的盐酸伊立替康（CPT-11）等，国产的 HCPT 为天然喜树中提取所得，其治疗强度高于合成产物，已广泛用于多种恶性肿瘤的治疗。笔者查阅了国内 20 多年来已发表的 50 多篇有关 HCPT 的报道，其中临床报道以膀胱癌、粒细胞性白血病、消化系统恶性肿瘤、肝癌的治疗为多。

本组患者均为Ⅲ～Ⅳ期晚期肿瘤耐药患者，其中有鼻咽癌肝转移、胃癌胰腺转移、肝癌骨转移及卵巢癌全身广泛转移等。各种常规治疗手段已失败，使用本品后仍有部分患者取得了 PR 的疗效，总有效率 24.5%，说明 HCPT 对晚期耐药恶性肿瘤有一定的治疗作用，能缩小瘤体，延缓病情发展，提高患者生存质量。

从本组患者的疗效分析看，尤以卵巢癌、胰腺癌（包括转移性的）疗效为好，这与以往报道的资料有所不同。如病例 1 患者，在使用 Taxol 治疗失败后，改用 HCPT 仍取得了 PR 的疗效，且持续时间长。据统计，Taxol 对顽固性、抗铂性卵巢癌的有效率达 20%～35%，因而被建议作为抗铂类卵巢癌的第一线补救治疗。因此，HCPT 能否作为卵巢癌的一线或一线补救药物，值得考虑。对于胰腺癌的研究，5-FU 作为标准用药，其有效率为 10%～15%，本组 4 例晚期病例中，有 2 例取得 PR，有效率为 50%，提示 HCPT 对治疗胰腺癌有一定作用。国外也有学者提到新药拓扑替康（Topotecan）以及紫杉特尔、吉西他滨（Gemcitabine）等对胰腺癌有较好的疗效，因此 HCPT 对胰腺癌的治疗作用值得进一步探索。

本文原载《中国肿瘤临床》，1997，24（12）：950－952，有删改.

肝癌中医证型与肝功能及肝脏储备功能的相关性

林丽珠　蓝韶清

原发性肝癌的中医辨证分型，尚无一致性意见[1]。研究中晚期肝癌中医证型与肝功能、肝脏储备功能的关系，探讨中医证型的病机传变规律，有助于肝癌证型的诊断与规范化研究。

1　对象与方法

1.1　诊断标准

按《新编常见恶性肿瘤诊治规范·原发性肝癌分册》原发性肝癌的临床诊断标准；分期标准按我国 1977 年的三期分期标准[2]。

1.2　中医辨证分型方法

根据临床症状表现，分为肝热血瘀型、肝盛脾虚型、肝肾阴虚型[3]。

1.3　纳入标准

符合以上临床诊断标准的患者；全部为住院患者，年龄在 18～70 岁，估计生存期大于 3 个月；入院后第二天即经两位以上主治医师进行中医辨证，且意见一致者；患者依从性好者。

1.4　排除标准

不符合以上诊断标准和纳入标准者；合并有其他癌瘤者；有明显的兼夹证者。

1.5　检测指标

肝脏储备功能指标（ICG）测定法：按注射用吲哚氰绿肝脏功能检查方法。使用试剂由辽阳第三制药厂提供，按说明书进行。肝功能检测所使用的试剂，其中，谷草转氨酶（AST）、谷丙转氨酶（ALT）、碱性磷酸酶（AKP）、γ－谷氨酰转肽酶（GGT）、L－乳酸脱氢酶（LDH）均由北京中生公司提供药盒，采用速率法测定。白蛋白（ALB）用溴甲酚绿法，球蛋白（GLO）用双缩脲法，总胆红素（TB）用重氮法，凝血酶原时间（PT）用凝固法。

1.6　观察方法

制定统一的观察表，观察项目包括 ICG、AST、ALT、ALB、白/球蛋白比例（A/G）、TB、AKP、GGT、LDH、PT。在患者入院后第 2 天进行有关项目的检测。

1.7 资料处理

将所得资料结果输入电子计算机中，建立数据库，进行数据管理，应用 EpiInfo 6.0、SPSS 8 统计软件，进行资料的统计分析。统计方法：分类资料用 χ^2 检验，等级资料用 Kruskal-Wallis H 检验（校正），多组均数比较用 ANOVA（方差分析）。多变量分析用多元回归及逐步回归。

2 结果

本次共有合格受试者 56 例，均为住院患者。男性 48 例，女性 8 例，年龄最小的 18 岁，最大的 70 岁，中位年龄 48 岁。

2.1 一般情况比较

不同证型各组间年龄、性别比较，差异无显著性意义（$P>0.05$），见表 1。3 组辨证分型的一般资料具有可比性。

表 1 各组间年龄、性别比较（$\bar{x}\pm s$）

分型	例数	年龄/岁	男/女
肝盛脾虚	22	53.77 ± 13.52	19/3
肝热血瘀	14	46.00 ± 11.63	13/1
肝肾阴虚	20	54.40 ± 9.29	16/4
P 值		0.09	0.57

2.2 肝癌不同中医辨证分型与肝功能

不同证型各组间肝功能 AST、ALT、ALB、GLO、A/G、TB、PT、AKP、GGT、LDH 比较见表 2。不同证型各组间 AST、ALB、TB、PT 比较，差异有显著性意义（$P<0.01$）。其两两比较情况，肝盛脾虚型与肝热血瘀型比较，AST、ALB、TB、PT 差异均无显著性意义（$P>0.05$）。肝盛脾虚型与肝肾阴虚型比较，AST、ALB、TB、PT 差异均有显著性意义（$P<0.01$）。肝肾阴虚型与肝热血瘀型比较，AST 差异无显著性意义（$P>0.05$）。肝肾阴虚型与肝热血瘀型比较，ALB、TB、PT 差异有显著性意义（$P<0.01$）。3 组之间，AST 肝盛脾虚型稍低，肝热血瘀型次之，肝肾阴虚型最高；ALB 则以肝肾阴虚型最低，肝热血瘀型次之，肝盛脾虚型稍好。而 TB 以肝热血瘀型最低，次之为肝盛脾虚型，肝肾阴虚型最高。PT 以肝肾阴虚型延长时间最为明显，肝盛脾虚型次之，肝热血瘀型稍好。结果均显示肝肾阴虚型的肝功能损害最为严重。不同证型各组间 ALT、GLO、A/G、AKP、GGT、LDH 比较，差异均无显著性意义（$P>0.05$）。

表 2　各组间 AST、ALT、ALB、GLO、A/G、TB、PT、AKP、GGT、LDH 比较（$\bar{x} \pm s$）

组别	例数	AST	ALT	ALB	GLO	A/G	TB	PT	AKP	GGT	LDH
肝盛脾虚	22	111.82 ± 101.32*	66.00 ± 52.36	36.32 ± 5.80**	32.23 ± 4.68	1.05 ± 0.21	45.32 ± 68.49**	1.32 ± 0.57**	358.59 ± 507.90	346.41 ± 343.17	336.18 ± 329.48
肝热血瘀	14	138.43 ± 142.04	127.14 ± 143.12	35.50 ± 5.49△	36.07 ± 6.72	1.07 ± 1.27	37.93 ± 32.28△	1.29 ± 0.47△△	403.50 ± 258.81	331.71 ± 248.33	307.29 ± 253.49
肝肾阴虚	20	227.55 ± 178.51	94.40 ± 74.40	27.70 ± 4.32	35.50 ± 12.26	0.95 ± 0.51	150.25 ± 152.10	1.85 ± 0.75	506.80 ± 338.65	473.15 ± 562.50	373.25 ± 232.22
P 值		0.033	0.146	0.000	0.329	0.565	0.002	0.010	0.486	0.527	0.789

注：肝肾阴虚型与肝盛脾虚型比较，* $P<0.05$，** $P<0.01$；与肝热血瘀型比较，△$P<0.01$，△△$P<0.05$。

2.3　肝癌不同中医辨证分型与肝脏储备功能指标（ICG）

不同证型各组间 ICG 比较见表 3。结果表明，各组间 ICG 有明显差异（$P<0.01$）。根据两两比较结果，提示肝盛脾虚型与肝热血瘀型之间，差异无显著性意义（$P>0.05$）。而肝盛脾虚型与肝肾阴虚型比较，差异有非常显著性意义（$P<0.01$）；肝肾阴虚型与肝热血瘀型比较，差异也有非常显著性意义（$P<0.01$）。从检测结果来看，ICG 最低组为肝热血瘀型，次之为肝盛脾虚组，最高的为肝肾阴虚组，说明肝脏储备功能较好者为肝热血瘀型，次之为肝盛脾虚型，最差者为肝肾阴虚型。

表 3　各组间 ICG 结果（$\bar{x} \pm s$）

组别	例数	ICG
肝盛脾虚	22	17.73 ± 11.99
肝热血瘀	14	12.36 ± 7.35
肝肾阴虚	20	31.60 ± 17.95

2.4　用逐步回归法分析 ICG 与常规肝功能指标

ICG 是反映肝脏储备功能的有效指标，但 ICG 与常规肝功能检测指标 TB、PT、AST、ALT、ALB、GLO、A/G、ALP、GGT、LDH 等的关系如何呢？以多元回归分析，得出逐步回归方程：

$$ICG = 6.477 + 0.0888\,TB + 5.1184\,PT \quad (4)$$

方程的复相关系数 $R=0.738$，$F=31.691$，$P=0.000$，方程成立。多元逐步回归方程进一步证实 ICG 与 TB、PT 有显著正相关关系，但与其他肝功能指标的关系不大。上述结果表明，ICG 值越高，TB、PT 值也随之升高。此结果进一步表明，ICG 能较为准确地反映肝脏的储备功能，对肝癌治疗措施的选择及预测预后具有指导意义。

3　讨论

原发性肝癌迄今尚无统一的辨证分型，这与缺乏可靠的证型客观化检测指标有关。王榕平等认为，原发性肝癌的病机传变规律初期为肝气郁结型，中期为肝瘀脾虚型，终末期以肝肾阴虚型为主[4]。实际临床上，求助于中医药治疗的多为中晚期患者，因此，将肝癌分为肝盛脾虚型、肝热血瘀型、肝肾阴虚型。根据本试验的研究结果，其传变规律应是：肝盛脾虚型→肝肾阴虚型；肝热血瘀型→肝肾阴虚型。而肝盛脾虚型和肝热血瘀型是机体对疾病的不同反应状态，是“同病异证”的表现。从临床分析，肝盛脾虚型多合并有肝硬化，病程较长，多见于中老年患者；肝热血瘀型多合并消化道出血，发病更为凶险，病程较短，多见于青壮年；此两型至终末期均可转为肝肾阴虚型。因此，将中晚期肝癌分为此三型，能在一定程度上揭示肝癌的中医病机传变规律，可根据本试验结果做进一步的研究。

有学者认为 $ICGR_{15}$ 反映肝脏排泄功能有较高的可信性，ICG 已作为指导治疗及预测预后的有效指标之一。目前，ICG 应用最为广泛的是肝外科领域，包括介入治疗，作为手术治疗前的风险检测和评估术后生存的指标之一。如倪鎏达等对 92 例中晚期肝细胞癌患者在行动脉化疗栓塞（TACE）治疗前做 ICG 排泄试验，结果提示 ICG 排泄试验比肝功能 Child 分级更能反映肝硬化代偿期肝癌患者的肝脏储备功能[5]。日本学者 Shirable 分析了肝切除术后存活 10 年以上的肝细胞癌患者的临床病理特征，认为影响预后的指标关系最为密切的是 $ICGR_{15}$、ALB、HbsAg[6]。本研究提示 ICG 与 TB、PT 密切相关，进一步说明 ICG 能较为准确地反映肝脏的储备功能。根据该指标与中医分型的关系，肝肾阴虚型相对于其他两型，其排泄功能明显地差，统计学比较，差异有显著性意义，说明该指标的好坏与中医分型的传变规律一致，更进一步说明该指标可作为预测预后的有效指标之一。

关于“证”的研究，包括证的规范化、证的客观化指标、证的实质性研究。对于肝癌“证”的研究，相对于其他临床领域，还是一个十分薄弱的环节。目前，从文献报道的量来看，涉及该领域的研究仍然很少，造成了目前肝癌的证候分型仍不统一，辨证治疗、疗效标准也就无法一致。研究肝癌证型的中医病机传变规律，有助于肝癌证型的统一与规范化研究。

本文原载《中国肿瘤》，2000，9（8）：347－348，有删改.

[参考文献]

[1] 中华人民共和国卫生部药政局. 新药（中药）治疗原发性肝癌临床研究指导原则［J］. 中国肿瘤，1993，2（7）：11.

[2] 中国抗癌协会. 新编常见恶性肿瘤诊治规范·原发性肝癌分册［M］. 北京：北京医科大学中国协和医科大学联合出版社，1999：1.

[3] 周岱翰. 肿瘤治验集要［M］. 广州：广东高等教育出版社，1997：984.

[4] 王榕平，王莹. 原发性肝癌病机传变规律的初步研究［J］. 福建中医药，1998，29（1）：9－10.

[5] 倪鎏达，陈成伟，鲁进宇，等. 靛氰氯排泄试验在肝癌治疗中应用价值［J］. 介入放射学杂志，1996，5（1）：23－25.

[6] SHIRABLE K，SHIMADA M，KAJIYANA K，et al. Clinicopathologic features of patients with hepatocellular carcinoma surviving > 10 years after hepatic resection［J］. Cancer，1998，83（11）：2312－2316.

原发性肝癌中医证型与相关客观化指标的关系研究

林丽珠　蓝韶清　指导：周岱翰

原发性肝癌的中医辨证分型，尚无一致性意见[1]。研究中晚期肝癌中医证型与其相关的某些客观化指标的关系，寻找对证型有诊断意义的客观化指标，有助于肝癌证型的诊断与规范化研究。

1　临床资料

诊断标准：按《新编常见恶性肿瘤诊治规范·原发性肝癌分册》的临床诊断标准；分期标准按我国1977年的三期分期标准[2]。

中医辨证分型：根据临床症状表现，分为肝热血瘀型、肝盛脾虚型、肝肾阴虚型[3]。

纳入标准：符合以上临床诊断标准；全部为住院患者，年龄18～70岁，估计生存期大于3个月；入院后第2天即经两位以上主治医师进行中医辨证，且意见一致者；患者依从性好者。

排除标准：不符合以上诊断标准和纳入标准者；合并有其他癌瘤者；有明显的兼夹证者。

本次共有合格受试者56例，均为住院患者。男性48例，女性8例；年龄18～70岁，中位数为48岁。各组年龄、性别、中医分型均无显著性差异（$P>0.05$），具有可比性。

2　研究方法

2.1　检测指标

肝脏储备功能指标（ICG）测定法：按注射用吲哚氰绿肝脏功能检查方法。使用试剂由辽阳第三制药厂提供，按说明书进行。肝功能检测所使用的试剂，其中，谷草转氨酶（AST）、谷丙转氨酶（ALT）、碱性磷酸酶（AKP）、γ－谷氨酰转肽酶（GGT）、L－乳酸脱氢酶（LDH）均由北京中生公司提供药盒，采用速率法测定。白蛋白（ALB）用溴甲酚绿法，球蛋白（GLO）用双缩脲法，总胆红素（TB）用重氮法，凝血酶原时间（PT）用凝固法，甲胎蛋白（AFP）用酶联免疫法。免疫功能检测，自然杀伤细胞（NK）用MTT比色法，T细胞亚群用花环法，采用Wu系列（武汉生物制品研究所生产的McAbs）。

2.2 观察方法

制定统一的观察表，观察项目包括 AFP、AKP、GGT、LDH、AST、ALT、ALB、GLO、A/G、TB、ICG、PT、NK、淋巴细胞转化率（LBT）、T 细胞亚群。在患者入院后第 2 天进行有关项目的检测。

2.3 统计学处理

将所得资料结果输入电子计算机中，建立数据库，进行数据管理，应用 EpiInfo 6.0、SPSS 8 统计软件，进行资料的统计分析。统计方法：分类资料用χ^2 检验，等级资料用 Kruskal-Wallis H 检验（校正），多组均数比较用 ANOVA（方差分析）。多变量分析用多元回归及逐步回归。

3 结果

3.1 肝癌不同中医辨证分型与感染乙型肝炎病毒、合并肝硬化及分期比较

各型感染乙型肝炎病毒、合并肝硬化情况比较，差异均无显著性意义（$P>0.05$）。但分期情况比较，差异有非常显著性意义（$P<0.01$）。从资料分析，Ⅰ期患者较集中在肝盛脾虚型，Ⅲ期患者多集中在肝肾阴虚型，肝热血瘀型居两者间。

3.2 肝癌不同中医辨证分型与肝癌相关免疫指标（AFP、AKP、GGT、LDH）的关系研究

不同证型各组间 AFP 阳性及酶学指标 AKP、GGT、LDH 比较，各组间差异均无显著性意义（$P>0.05$）。

3.3 肝癌不同中医辨证分型与常规肝功能检测指标（AST、ALT、ALB、GLO、A/G、TB）、肝脏储备功能指标（ICG）、凝血酶原时间（PT）的关系研究

不同证型各组间肝功能 AST、ALT、ALB、GLO、A/G、TB 比较见表 1。不同证型间 AST、ALB、TB 比较，差异有显著性意义（$P<0.05$，$P<0.01$）。其两两比较情况，肝盛脾虚型与肝热血瘀型比较，AST、ALB、TB 差异均无显著性意义（$P>0.05$）。肝盛脾虚型与肝肾阴虚型比较，AST、ALB、TB 差异均有显著性意义（$P<0.01$），肝肾阴虚型与肝热血瘀型比较，AST 差异无显著性意义（$P>0.05$）。肝肾阴虚型与肝热血瘀型比较，ALB、TB 差异有显著性意义（$P<0.01$）。3 组之间，AST 肝盛脾虚型稍低，肝热血瘀型次之，肝肾阴虚型最高；ALB 则以肝肾阴虚型最低，肝热血瘀型次之，肝盛脾虚型稍好。显示了 3 型之间肝功能损害的一致性。TB 以肝热血瘀型最低，次之为肝盛脾虚型，肝肾阴虚型最高。不同证型各组间 ALT、GLO、A/G 比较，差异无显著性意义（$P>0.05$）。

表1 各组间 AST、ALT、ALB、GLO、A/G、TB、ICG、PT 比较 ($\bar{x} \pm s$)

组别	例数	AST/(U/L)	ALT/(U/L)	ALB/(g/L)	GLO/(g/L)	A/G	TB/(μmol/L)	ICG/%	PT/s
肝盛脾虚	22	111.82 ± 101.32*	66.00 ± 52.36	36.32 ± 5.80**	32.23 ± 4.68	1.05 ± 0.21	45.32 ± 68.49**	17.73 ± 11.99**	1.32 ± 0.57**
肝热血瘀	14	138.43 ± 142.04	127.14 ± 143.12	35.57 ± 5.49**	36.07 ± 6.72	1.07 ± 1.27	37.93 ± 32.28**	12.36 ± 7.35**	1.29 ± 0.47*
肝肾阴虚	20	227.55 ± 178.51	94.40 ± 74.40	27.70 ± 4.32	35.50 ± 12.26	0.95 ± 1.51	150.25 ± 152.10	31.60 ± 17.95	1.85 ± 0.75

注：与肝肾阴虚型比较，$*P<0.05$，$**P<0.01$。

表2 各组间 LBT、CD_3、CD_4、CD_8、CD_4/CD_8、NK 比较 ($\bar{x} \pm s$)

组别	例数	LBT/%	CD_3/%	CD_4/%	CD_8/%	CD_4/CD_8	NK/%
肝盛脾虚	22	45.45 ± 19.43	46.23 ± 10.55	36.50 ± 6.69**	29.95 ± 5.46	1.14 ± 0.35	27.09 ± 5.42**
肝热血瘀	14	42.71 ± 21.42	41.71 ± 9.15	33.50 ± 6.86*	29.21 ± 7.69	1.07 ± 0.27	26.93 ± 6.76**
肝肾阴虚	20	33.80 ± 14.77	40.75 ± 12.15	28.10 ± 8.08	27.55 ± 8.65	1.00 ± 0.00	20.35 ± 2.87

注：与肝肾阴虚型比较，$*P<0.05$，$**P<0.01$。

各组间 ICG 比较：根据两两比较结果，揭示肝盛脾虚型与肝热血瘀型之间差异无显著性意义（$P>0.05$）。而肝盛脾虚型与肝肾阴虚型比较，差异有非常显著性意义（$P<0.01$）；肝肾阴虚型与肝热血瘀型比较，差异也有非常显著性意义（$P<0.01$）。从检测结果来看，ICG 最低为肝热血瘀型，次之为肝盛脾虚型，最高为肝肾阴虚型，说明肝脏储备功能较好者为肝热血瘀型，次之为肝盛脾虚型，最差者为肝肾阴虚型。

各组间 PT 比较：两两比较结果表明，肝盛脾虚型与肝热血瘀型比较，差异无显著性意义。肝盛脾虚型与肝肾阴虚型比较，差异有显著性意义（$P<0.01$）。肝肾阴虚型与肝热血瘀型比较，差异有显著性意义（$P<0.05$）。以肝肾阴虚型延长时间最为明显，肝盛脾虚型次之，肝热血瘀型稍好。

3.4 肝癌不同中医辨证分型与机体细胞免疫功能（NK、LBT、T 细胞亚群）的关系研究

表 2 中不同证型各组间 NK、CD 比较，差异均有显著性意义（$P<0.05$，$P<0.01$），3 型之间，以肝肾阴虚型最差，肝热血瘀型次之，肝盛脾虚型稍好。其两两比较情况表明，肝盛脾虚型与肝热血瘀型 NK、CD_4 比较，差异均无显著性意义（$P>0.05$）。肝盛脾虚型与肝肾阴虚型 NK、CD_4 比较，差异均有显著性意义（$P<0.01$）。肝肾阴虚型与肝热血瘀型 NK、CD_4 比较，差异均有显著性意义（$P<0.05$，$P<0.01$）。表明 NK、CD_4 两者在不同证型间的一致性。不同证型各组间 LBT、CD_3、CD_8、CD_4/CD_8 各项免疫功能指标比较，差异无显著性意义（$P>0.05$）。

3.5 影响肝癌不同中医辨证分型指标分析

根据以上分析结果，将前述方差分析结果有显著意义的 AST、ALB、TB、PT、ICG、NK、CD_4 指标进行多元回归分析，分析结果显示，ICG、PT、AST 3 个指标在多元回归方程中差异无显著性意义（$P>0.05$）。其他 4 个指标 ALB、TB、NK、CD_4 在多元回归方程中差异均有显著性意义（$P<0.05$）。提示 ICG、PT、AST 这 3 个指标对中医辨证分型的影响不如其他指标。多元回归方程进一步证实前述方差分析的结果，提示这些指标在综合判断中医分型时有重要参考价值，灵敏性比其他指标高。以上说明，中医证型与 TB 呈正相关，与 ALB、NK 及 CD_4 呈负相关。即是说，TB 值越高，肝盛脾虚型的可能性越小，肝热血瘀型次之，肝肾阴虚型的可能性越大，而 ALB、NK 及 CD_4 值越高，肝盛脾虚型的可能性越大，肝热血瘀型次之，肝肾阴虚型的可能性越小。方程的诊断意义还有待进一步的临床诊断性试验结果验证。根据方程分析结果，联系临床实际，说明肝盛脾虚型的预后相对较好，肝热血瘀型次之，肝肾阴虚型的预后最差。

4 讨论

原发性肝癌迄今尚无统一的辨证分型，这与缺乏可靠的证型客观化检测指标有关。本临床试验研究结果显示，肝癌不同证型差异有显著性意义的指标是 AST、ALB、TB、PT、ICG、NK、CD_4；对肝癌中医辨证分型有较大影响的相关性指标是 ALB、TB、NK、CD_4。另外，从证型与机体免疫功能的关系分析，3 型中，肝盛脾虚型的机体细胞免疫功能较好，肝热血瘀型次之，肝肾阴虚型最差，说明肝盛脾虚型的预后相对较好，肝热血瘀型次之，肝肾阴虚型的预后最差，与临床实际观察基本一致。

临床上，求助于中医药治疗的多为中晚期患者，将肝癌分为肝盛脾虚型、肝热血瘀型、肝肾阴虚型，在一定程度上揭示了肝癌中医病机的传变规律，即肝盛脾虚型→肝肾阴虚型；肝热血瘀型→肝肾阴虚型。肝盛脾虚型和肝热血瘀型可能反映的是机体对疾病的不同反应状态，是“同病异证”的表现。从临床分析，肝盛脾虚型多合并有肝硬化，病程较长，多见于中老年患者；肝热血瘀型多合并消化道出血，发病更为凶险，病程较短，多见于青壮年患者。此 2 型至终末期均可转为肝肾阴虚型。临床试验分析结果表明，3 型合并肝硬化无明显差异，究其原因，一是与临床诊断有关，因为临床上诊断为肝癌合并肝硬化者，多已为失代偿期的肝硬化。二是由于病例数过少，从现有的数据分析，肝盛脾虚型合并肝硬化者明显高于肝热血瘀型，若增加样本量，可能出现阳性结果。因此，将中晚期肝癌分为此 3 型，能在一定程度上揭示肝癌的中医病机传变规律，可根据本试验结果做进一步的研究。

现代医学认为，机体的免疫状态与肿瘤的发生、发展密切相关。机体的抗肿瘤效应以细胞免疫为主。T 细胞不仅能直接介导细胞免疫功能，而且对机体免疫应答的调节起关键性作用[4]。T 细胞亚群在人体抗肿瘤免疫反应中具有极重要的作用，它的变化反映了人体细胞免疫功能的改变。CD_4 是促进 B 细胞产生抗体的辅助性细胞，具有协助机体体液免疫和细胞免疫的作用。CD_8 在细胞免疫过程中为负调节效应，具有抑制机体的体液免疫和细胞免疫作用。CD_4 与 CD_8 两者作用相反，CD_4/CD_8 细胞比值改变，表示机体免疫功能紊乱[5]。NK 细胞是细胞免疫中的非特异性成分。大量研究已证实，NK 细胞具有抗肿瘤作用，由于它不需要抗原的刺激，先于 T 细胞发挥作用，处于机体抗肿瘤的第一道防线，因此，它比 T 细胞的抗肿瘤作用更为重要，NK 细胞的活性与遗传有关，故可能是机体进化过程中遗留下来的一种免疫监护细胞[6]。恶性肿瘤患者 CD_4 细胞减少，NK 细胞活性减弱，在一定程度上表明患者的细胞免疫功能受到抑制，机体自身的抗肿瘤能力下降。本研究结果表明，肝肾阴虚型患者的 CD_4 细胞数目、NK 细胞活性低于另外两种类型，也同样说明肝肾阴虚型比其他两种类型的预后差，与以上结论相一致。

关于肝癌“证”的研究，相对于其他临床领域还是一个十分薄弱的环节。对于“证”的研究，应包括证的规范化、证的客观化指标、证的实质性研究等。目前，从文献报道的量来看，涉及本领域的研究仍然很少，造成了目前肝癌的证候分型仍不统一，辨证治疗、疗效标准也就无法一致。为此，国家中医药管理局将“中医证候客观化指标及证候演变规律的研究”列在 2000 年中医临床研究发展纲要中，目的在于加强对“证”的研究。本研究主要在于寻找与肝癌中医辨证分型相关的客观化指标，通过研究，找出了与肝癌证候相关的一些指标，期望对中医辨证分型的诊断有所帮助，早日使肝癌的证候分型统一。

本文资料的统计学处理得到广州中医药大学基础部莫传伟老师的大力帮助，特此致谢。

本文原载《中医杂志》，2001，42（8）：486－488，有删改.

[参考文献]

[1] 中华人民共和国卫生部药政局. 新药（中药）治疗原发性肝癌临床研究指导原则［J］. 中国肿瘤，1993，2（7）：11－13.

[2] 中国抗癌协会. 新编常见恶性肿瘤诊治规范·原发性肝癌分册［M］. 北京：北京医科大学中国协和医科大学联合出版社，1991：2－3，12.

[3] 周岱翰. 肿瘤治验集要［M］. 广州：广东高等教育出版社，1997：98－100.

[4] 曹健，乔颖，陈大伟，等. 胃肠道恶性肿瘤患者 NK 细胞和 T 细胞亚群的改变［J］. 中华肿瘤杂志，1997，19（2）：133.

[5] 谢如君，闫振东，陈感应，等. 实用肿瘤临床诊疗技术［M］. 天津：天津科技翻译出版公司，1993：233－235.

[6] 张天泽，徐光炜. 肿瘤学［M］. 天津：天津科学技术出版社，1996：764－765.

参桃软肝丸合并喜树碱对大肝癌的保肝抑瘤作用

林丽珠　周岱翰　王一帆　王芳军　蓝韶清　叶小卫

原发性肝癌（primary liver cancer，PLC）是我国最常见的严重危害人民健康的恶性肿瘤之一，因其病情发展快，治疗难度大，生存期短，死亡率高，被称为“癌中之王”[1,2]。自2000年1月至2004年3月采用羟基喜树碱肝动脉灌注栓塞（TACE）结合服用参桃软肝丸加减方治疗不能手术的Ⅱ～Ⅲ期大肝癌患者，取得较满意的疗效，现报告如下。

1　资料与方法

1.1　临床资料

入选病例为广州中医药大学第一附属医院住院治疗并确诊为原发性肝癌的Ⅱ～Ⅲ期患者。肝脏瘤体 $d \geqslant 5$ cm，肝功能 Child-Pugh 分级[3] B 级以上，年龄 17～75 岁，估计生存期超过 3 个月，卡氏（Karnofsky）评分[4]超过 60 分，符合介入治疗适应证者，并设有相应的排除标准。

入选病例中，男 78 例，女 12 例；年龄 17～75 岁，平均 51.67 岁。临床分期：Ⅱ期 61 例，Ⅲ期 29 例。有明确乙肝病史者 41 例，肝硬化病史者 5 例。既往曾接受手术治疗者 6 例，曾做介入（TACE 或 TAE 或 TAI）者 17 例，未接受过任何治疗者 67 例。中医分型：肝盛脾虚型 30 例，肝热血瘀型 48 例，肝肾阴虚型 12 例。肝功能 Child-Pugh 分级：A 级 86 例，B 级 4 例。按 3：2 比例随机分为治疗组和对照组。治疗组为 54 例，对照组 36 例。剔除未完成治疗者 5 例，共有合格病例治疗组 52 例，对照组 33 例。

两组患者的年龄、性别、临床分期、中医辨证分型、肝功能、卡氏评分及实验室检测指标在治疗前无显著差异（$P > 0.05$），两组的基线资料具可比性（见表1 至表3）。

表 1　两组间基线资料比较（Ⅰ）

单位：例

组别	例数	性别		临床分期		肝功能 Child-Pugh 分级			AFP 分级				辨证分型		
		男	女	Ⅱ	Ⅲ	A	B	C	1	2	3	4	肝盛脾虚（P1）	肝热血瘀（P2）	肝肾阴虚（P3）
治疗组（A）	52	48	4	34	18	50	2	0	16	17	3	16	18	29	5
对照组（B）	33	28	5	24	9	32	1	0	12	7	5	9	10	17	6

表 2　两组间基线资料比较（Ⅱ）

组别	例数	年龄/岁	$S_{karnofsky}$/分	$S_{symptoms}$/分
治疗组（A）	52	51.37 ± 12.064	67.50 ± 10.455	16.25 ± 1.939
对照组（B）	33	52.15 ± 11.729	68.18 ± 12.107	16.93 ± 2.573

注：统计方法为 t 检验。

表3 两组治疗前各检测指标比较

组别	例数	J_{AST} /（U·L⁻¹）	J_{ALT} /（U·L⁻¹）	J_{ALP} /（U·L⁻¹）	J_{GGT} /（U·L⁻¹）	C_{Cr} /（μmol·L⁻¹）	C_{BtN} /（mmol·L⁻¹）	p_{ICG}/%
治疗组(A)	52	75.50±50.902	79.23±130.12	159.46±120.33	175.63±127.93	84.515±24.745	5.452±5.221	10.93±7.682
对照组(B)	33	76.94±58.306	62.97±65.740	160.24±86.55	170.42±132.93	87.624±22.351	5.345±1.712	11.71±13.566

注：统计方法为 t 检验。

1.2 治疗方法

两组均采用 Seldinge 法行肝动脉插管灌注治疗，每 4 周行 1 次介入，共行 2 次 1 个疗程，两组均使用栓塞剂碘化油（LP）或明胶海绵（GS）。治疗组以中药单体羟基喜树碱（HCPT）局部 TACE，并以参桃软肝丸基本方随证加减，每日 1 剂煎服，持续 8 周；对照组以化学药物丝裂霉素（MMC）10 mg、卡铂（CBP）300 mg、吡柔比星（THP）40 mg 局部 TACE。

1.3 观察指标及疗效判定

观察指标近期疗效包括瘤体变化、症状、卡氏评分、肝功能 Child-Pugh 分级、血中甲胎蛋白（AFP）水平、肝脏储备功能（ICG）等，在治疗第 4 周、第 8 周、第 12 周进行评价，并定期随访评价其生存期。

（1）瘤体变化根据世界卫生组织（WHO）实体瘤疗效判定标准[5]，治疗第 4 周、第 8 周、第 12 周进行计算机 X 线断层照相术（CT）或 B 超检查，按照完全缓解（CR）、部分缓解（PR）、无变化（NC）、疾病进展（PD）4 级评定肿瘤变化。

（2）症状计分从体重、胁痛、腹胀、乏力、纳呆、口干等 6 方面，根据患者症状表现从轻到重分 0~4 级评分，累积进行治疗前后比较，按评分标准分显效、有效、稳定、无效 4 级。

（3）Karnofsky 评分[4]治疗前后评级。显效：治疗后比治疗前提高 20 分以上；有效：治疗后比治疗前提高 10 分以上；稳定：治疗后比治疗前提高不足 10 分或无变化；无效：治疗后比治疗前下降。

（4）肝功能评价遵循 Child-Pugh 分级法[3]。

（5）血中甲胎蛋白（AFP）水平：根据医院实验室检验结果，将其分为 4 级。1 级为 $\rho_{AFP} \leq 30$ μg/mL，2 级为 30 μg/mL $< \rho_{AFP} \leq 1\,000$ μg/mL，3 级为 1 000 μg/mL $< \rho_{AFP} \leq 3\,000$ μg/mL，4 级为 $\rho_{AFP} \geq 3\,000$ μg/mL。

（6）ICG 能较为准确地反映肝功能状况，可作为指导治疗及预测预后的有效指标[6-8]。对两组的 ICG 实验室检测结果进行治疗前后比较。

（7）定期随访，统计治疗后 0.5 年、1 年及 2 年的生存率。

1.4 统计方法

应用 SPSS 11.5 软件包进行统计分析。计量资料两样本均数比较用 t 检验，分类及计数资料比较用χ^2检验，等级资料比较用秩和检验，生存期、累积生存率及中位生存期估计用乘积极限（Kaplan-Meier）法统计分析，并经Log-Rank检验。

2 结果

2.1 近期疗效

2.1.1 两组瘤体变化情况比较 表4结果显示，治疗疗程结束后复查CT或B超，两组的瘤体变化有效率（CR + PR）及稳定率（CR + PR + NC）相似（$P>0.05$）。

2.1.2 两组症状计分变化 表5结果显示，两组治疗后症状计分的改善作用相当（$P>0.05$）。

2.1.3 两组卡氏评分变化 表6结果显示，治疗后两组的体力状况都保持比较稳定的状态，治疗4周后，对照组的有效率略高于治疗组，随着治疗的继续，治疗组的有效率逐渐高于对照组，但两组比较无显著性差异（$P>0.05$）。

2.1.4 两组治疗前后血中AFP变化 表7结果显示，1个疗程结束后，两组血中AFP水平有不同程度的下降。治疗前治疗组$\rho_{PAF}>3\ 000$ μg/mL者占30.8%（16/52），对照组$\rho_{PAF}\geqslant 3\ 000$ μg/mL者占27.3%（9/33）；治疗后治疗组$\rho_{PAF}>3\ 000$ μg/mL者占13.5%（7/52），对照组$\rho_{PAF}\geqslant 3\ 000$ μg/mL者占15.2%（5/33），两组比较无显著性差异（$P>0.05$）。

2.1.5 两组治疗前后ICG变化 表8结果显示，随着治疗时间的延长，两组的ICG虽均有所上升，但以对照组为明显，治疗12周后，两组比较有显著性差异（$P<0.05$）。

2.1.6 两组治疗前后不同时段的肝功能Child-Pugh分级比较 表9结果显示，介入治疗造成了一定程度的肝功能损害。两组治疗前与治疗第4周、第8周、第12周相比，差异均有显著性（$P<0.05$）。而治疗第8周、第12周，治疗组的肝功能损害比对照组轻（$P<0.05$）。

2.1.7 其他指标的变化比较 血中谷丙转氨酶（ALT）、谷草转氨酶（AST）水平为急性肝功能损害较为敏感的指标，治疗后两组均出现不同程度的升高，但对照组比治疗组严重；血中碱性磷酸酶（AKP）、GGT水平为慢性肝功能损害的指标，介入治疗对治疗组血中AKP、GGT水平影响较对照组小。两组血中肌酐（Cr）、尿素氮（BUN）水平在治疗前后均无明显变化。

2.2 生存分析

截至2004年3月31日，采用乘积极限法计算出两组的中位生存期及0.5年、1年、2年生存率。结果治疗组中位生存期为326天，对照组中位生存期为262天。0.5年、1年及2年生存率，治疗组分别为80.77%、38.46%、15.38%，对照组分别为63.64%、24.24%及9.10%。治疗组的生存率较对照组同一时点的生存率高，经Log-Rank检验，差异有统计学意义（$P<0.05$）。（见表10）

表 4　两组瘤体的变化情况比较

单位：例（%）

组别	例数	CR	PR	NC	PD	CR + PR	CR + PR + NC
治疗组（A）	52	0（0）	10（19.2）	33（63.5）	9（17.3）	10（19.2）	43（82.7）
对照组（B）	33	0（0）	7（21.2）	20（60.6）	6（18.2）	7（21.2）	27（81.8）

注：统计方法为四格表 χ^2 检验。

表 5　两组症状计分变化比较

单位：例（%）

组别	例数	治疗第 4 周					治疗第 8 周				
		显效	有效	稳定	无效	总有效	显效	有效	稳定	无效	总有效
治疗组（A）	52	5（9.6）	13（25.0）	18（34.6）	16（30.8）	18（34.6）	4（7.7）	16（30.8）	17（32.7）	15（28.9）	20（38.5）
治疗组（B）	33	3（9.1）	7（21.2）	13（39.4）	10（30.3）	10（30.3）	3（9.1）	8（24.2）	12（36.4）	10（30.3）	11（33.3）

组别	例数	治疗第 12 周				
		显效	有效	稳定	无效	总有效
治疗组（A）	52	5（9.6）	16（30.8）	18（34.6）	13（25.0）	21（40.4）
治疗组（B）	33	2（6.1）	8（24.2）	11（33.3）	12（36.4）	10（30.3）

注：统计方法为 χ^2 检验。

表 6　两组卡氏评分变化比较

单位：例（%）

组别	例数	治疗第 4 周					治疗第 8 周				
		显效	有效	稳定	无效	总有效	显效	有效	稳定	无效	总有效
治疗组（A）	52	6（11.5）	15（28.9）	21（40.4）	10（19.2）	21（40.4）	12（23.1）	10（19.2）	20（38.5）	10（19.2）	22（42.3）
治疗组（B）	33	3（9.1）	12（36.4）	11（33.3）	7（21.2）	15（45.5）	9（27.3）	3（9.1）	11（33.3）	10（30.3）	12（36.4）

组别	例数	治疗第 12 周				
		显效	有效	稳定	无效	总有效
治疗组（A）	52	14（26.9）	15（28.8）	13（25.0）	10（19.2）	29（55.8）
治疗组（B）	33	8（24.2）	9（27.3）	4（12.1）	12（36.4）	17（51.5）

注：统计方法为四格表 χ^2 检验。

表 7　两组治疗前后血中 AFP 分级比较

单位：例

组别	例数	治疗前				治疗第 4 周				治疗第 8 周				治疗第 12 周			
		1	2	3	4	1	2	3	4	1	2	3	4	1	2	3	4
治疗组（A）	52	16	17	3	16	16	21	7	8	17	20	6	9	14	20	11	7
治疗组（B）	33	12	7	5	9	11	11	4	7	8	17	3	5	8	16	4	5

注：统计方法为秩和检验。

表 8　两组治疗前后 ICG 比较（$\bar{x} \pm s$）

组别	例数	治疗前	治疗第 4 周	治疗第 8 周	治疗第 12 周
治疗组（A）	52	10.93 ± 7.682	11.67 ± 8.998	12.12 ± 8.677	12.15 ± 9.108$^{\triangle}$
治疗组（B）	33	11.71 ± 13.566	14.79 ± 9.318	16.23 ± 10.417	17.60 ± 10.527

注：统计方法为 t 检验；与对照组比较 $\triangle P < 0.05$。

表 9　两组治疗前后不同时段的肝功能 Child-Pugh 分级比较

单位：例

组别	例数	治疗前			治疗第 4 周			治疗第 8 周			治疗第 12 周		
		A	B	C	A	B	C	A	B	C	A	B	C
治疗组（A）	52	50	2	0^{*}	48	4	0	46	4	$2^{\triangle}$	45	5	$2^{\triangle}$
治疗组（B）	33	32	1	0^{*}	27	6	0	21	12	0	20	8	5

注：统计方法为秩和检验；与治疗后比较 $*P < 0.05$；与对照组比较 $\triangle P < 0.05$。

表 10　两组生存分析比较（$\bar{x} \pm s$）

单位：例（%）

组别	例数	t/d	N（$p_{survial}$/%）		
			t = 0.5a	t = 1a	t = 2a
治疗组（A）	52	326	42（80.77）	20（38.46）	8（15.38）
治疗组（B）	33	262	21（63.64）	8（24.24）	3（9.10）

注：统计方法用乘积极限法估算，并经 Log-Rank 检验。

3　讨论

本研究以羟基喜树碱（HCPT）局部灌注结合参桃软肝丸加减治疗临床上无法手术的大肝癌患者，从瘤体变化、症状计分、卡氏评分、血中 AFP 水平、肝功能 Child-Pugh 分级变化和肝脏储备功能指标（ICG）等多方面评价其近期疗效，从生存期等分析其远期疗效，并与常规的 TACE 进行对照，结果显示治疗组的瘤体变化、症状计分、卡氏评分和血中 AFP 水平等方面的改善优于对照组，但无显著性差异（$P>0.05$），两组的近期疗效相当。在肝功能的变化方面，肝功能 Child-Pugh 分级和 ICG 的变化随着介入次数的增加，治疗组的损害比对照组轻，显示了参桃软肝丸的全身保肝抑瘤和 HCPT 局部灌注抗癌治疗较常规的 TACE 所致的肝功能损害轻。在远期疗效方面，治疗组较对照组的中位生存期延长了两个多月（64 天），说明保肝抑瘤的治疗可以延长大肝癌患者的生存时间，其原因可能与治疗组的肝功能损害较轻有关，也说明生存期与肝功能两者有相互依存的关系。

TACE 是目前临床上最常用的中晚期大肝癌的姑息治疗方法。20 世纪 80 年代后期，国内普遍开展了 TACE 治疗不能手术的原发性肝癌患者，但由于 TACE 所致的肝功能损害使其生存期难以提高。有学者认为[9]，TACE 是以牺牲肝功能来换取癌体的缩小，并不能延长生存期。如何减轻介入治疗所致的慢性肝功能损害，已成为提高 TACE 疗效的关键。

中医学对肝癌的认识，多归属于“鼓胀”“积聚”“胁痛”“黄疸”等病范畴。大肝癌是一种以局部病变为主的全身性疾病，肝癌的发病与肝炎、肝硬化密切相关，三者是疾病各个发展阶段的不同病理表现，肝功能损害、肝硬化、肝癌，诸病本出一辙，治疗应该异病同治。其病因病机，多为肝郁脾虚、瘀毒内聚所致；病理特点以“虚”“瘀”为主。介入治疗后的病因病机，是在内虚瘀毒基础上，再受大剂量毒药的攻击，使“虚”更为明显，而这种虚是以脾虚为主要特征。本研究中以健脾祛瘀法组方的参桃软肝丸主要以人参、桃仁、茵陈、白花蛇舌草、半枝莲、丹参、茯苓、冬虫夏草等组成，具有健脾养肝、解毒祛瘀、软坚散结之功效，其治疗目的在于养肝抑瘤；局部介入治疗的药物，选用有效的中药 HCPT。HCPT 为中草药珙桐科旱莲属植物喜树提取物，是目前抗癌药理作用确切的抗癌药，能作用于拓扑异构酶-Ⅰ（Topo-Ⅰ），影响 DNA 的合成，但无一般化疗药物的毒副反应，既能增强局部的抗癌作用，又避免了肝功能的损害。因此，通过局部的抗癌祛邪与全身的养肝扶正相结合，达到保肝抑瘤的目的。这种纯中医药疗法，使不能介入的大肝癌变为可以介入，使难以治疗的大肝癌变得可以治疗，从而提高了肝癌的治疗效果。前瞻性的临床对照研究证明了该法可以减轻肝功能的损害，并在一定程度上延长患者的生存期。本研究的病例数较少，有待扩大病例数进行深入的研究，以得出更科学的结论。

本文原载《广州中医药大学学报》，2005，22（2）：101－105，有删改.

[参考文献]

[1] 李连弟，张思维，鲁凤珠，等. 中国恶性肿瘤死亡谱及分类构成特征研究 [J]. 中华肿瘤杂志，1997，19 (5)：323-328.

[2] 汤钊猷. 原发性肝癌研究的回顾与展望 [J]. 中国医学论坛报，2001，27 (2)：1.

[3] 陈灏珠. 实用内科学 [M]. 11 版. 北京：人民卫生出版社，2001：1856.

[4] 周岱翰. 临床中医肿瘤学 [M]. 北京：人民卫生出版社，2003：671.

[5] 孙燕，周际昌. 临床肿瘤内科手册 [M]. 4 版. 北京：人民卫生出版社，2003：106-107.

[6] 林益振. 多指标评估肝脏储备功能 [J]. 国外医学（临床生物化学检验学分册)，1996，17 (3)：113-115.

[7] 张炳彦，周明非，王晓云，等. 兔肝脏储备功能的实验研究 [J]. 普外基础与临床杂志，1996 (1)：14-16.

[8] SHIRABLE K, SHIMADA M, KAJIYANA K, et al. Clinicopathologic features of patients with hepatocellular carcinoma surviving >10 years after hepatic resection[J]. Cancer，1998，83 (11)：2312-2316.

[9] 高庆云. 化疗栓塞与保守治疗肝癌的前瞻性对照研究 [J]. 国外医学（肿瘤学分册)，1995，22 (5)：313.

肿瘤患者肝细胞性黄疸的中医药治疗

蓝韶清　林丽珠

黄疸是以目黄、身黄、小便黄为主要症状的一种病证，其中，尤以目黄为主症。肿瘤患者的肝细胞性黄疸，尚有上腹包块、腹壁青筋暴露、腹胀大等症，属中医学肝积、黄疸、鼓胀、积聚等病证范畴，从中医辨证规范考虑，笔者将其统称为肝积。《难经·五十六难》曰："肝之积，名曰肥气。在左胁下，如覆杯，有头足，久不愈，令人发咳逆，痎疟。"隋代巢元方在《诸病源候论》谓："诊得肝积，脉弦而细，两胁下痛，邪走心下，足胫寒，胁下痛引小腹……身无膏泽，喜转筋，爪甲枯黑。"《圣济总录》谓："心间烦闷，腹中有块，痛如虫咬，吐逆喘粗，此是血黄。"《素问·平人气象论》曰："溺黄赤，安卧者，黄疸"，"目黄者，曰黄疸"。《灵枢·水胀篇》谓："腹胀身皆大，大与肤胀等也，色苍黄，腹筋起，此其候也。"这些症状描述与现代医学原发性肝癌、转移性肝癌症状表现相类似。临床治疗必须根据肿瘤患者肝细胞性黄疸的病因病机，在遵从化湿利小便总治则的前提下，强调辨证论治的同时，结合审因辨治，辨证与辨病结合、局部与整体配合等原则进行治疗。

1　肿瘤患者肝细胞性黄疸的病因病机

中医肿瘤学认为，肝积为感受邪毒、饮食失节、脾胃虚损、内伤不足等所致。《灵枢·百病始生》曰："积之始生，得寒乃生，厥乃成积也。……卒然多食饮则肠满，起居不节，用力过度……卒然外中于寒，若内伤于忧怒，则气上逆，气上逆则六输不通，温气不行，凝血蕴里而不散，津液涩渗，著而不去，而积皆成矣。"说明肝积的发病，与内外多种因素有关。后世医家在此基础上有所发挥，并强调"正虚发病"的内在因素。如巢元方在《诸病源候论》中论述："癥者，由寒温失节，致脏腑之气虚弱，而饮食不消，聚结在内，染渐生长块段，盘牢不移动者，是癥也。"又提到："积聚者，由阴阳不和，脏腑虚弱，受于风邪，搏于脏腑之气所为也。"金代张元素在《活法机要》中谓："壮人无积，虚人则有之。脾胃怯弱，气血两衰，四时有感，皆能成积。"明代李中梓在《医宗必读》中也提到："按积之成也，正气不足，而后邪气踞之，如小人在朝，由君子之衰也。"肝积的发生，与肝失疏泄、脾失健运、气滞血瘀、湿毒内聚密切相关。其病理特点为湿蕴、气滞、血瘀、毒聚，其病变脏腑主要责之脾胃肝胆，晚期累及肾脏，为湿热瘀毒胶结而成。

2　肿瘤患者肝细胞性黄疸的中医药治疗

从中医学对肿瘤患者肝细胞性黄疸的认识，结合临床实践经验，笔者认为：肿瘤患者肝细胞性黄疸的中医治疗可按辨证论治、审因辨治、辨证与辨病结合、局部与全身配合的思路进行治疗。同时，不忘化湿利小便，使邪有出路。诚如《金匮要略·黄疸病》曰："诸病黄家，但利其小便。"具体应用，分述如下。

2.1 辨证论治

辨证论治是中医药治疗疾病的核心与灵魂。肝积的辨治须兼顾黄疸与肿瘤两方面。首先，对于黄疸的辨证应先分辨阴阳。阳黄者，根据湿热的偏盛偏衰，轻重缓急，或以清热为主，以茵陈蒿汤加减；或以利湿为主，以茵陈五苓散加减；若热入血分者，应加用犀角地黄汤加减治疗。阴黄者，可用茵陈术附汤、黄芪建中汤等加减治疗。对于肿瘤的辨治，则须根据正邪虚实情况、湿热瘀毒表现进行分型辨治。病之早中期，邪盛正未虚，主要责之于肝失疏泄，脾失健运，表现为肝气郁结，肝火炽盛，肝盛犯脾，可以消癥化积攻邪为主，用清肝泻火、祛瘀消癥法，选用大黄䗪虫丸、膈下逐瘀汤、桃红四物汤、化积丸、血府逐瘀汤、龙胆泻肝汤、莲花清肝汤等加减。病至晚期，正气已虚，毒邪留滞，肝血失养，累及肾阴，致肾阴亏耗，可以扶正为主，兼顾祛邪，宜用鳖甲煎丸、六味地黄汤、知柏地黄汤、一贯煎等加减治疗。根据黄疸与肿瘤情况，进行综合辨治。

2.2 辨病治疗

辨病治疗包括针对肝脏肿瘤的辨病用药治疗、根据肝脏的病理特点用药治疗和退黄治疗三方面。对于肝积的辨病用药，常选用干蟾皮、蜈蚣、半枝莲、白花蛇舌草、莪术、蟾蜍、斑蝥、蚤休、苦参、八月札、鳖甲、生牡蛎、龙葵、白英等具有抑癌作用的药物，以及某些中成药，如莲花片、斑蝥素、华蟾素、肝复乐、金克槐耳冲剂等进行抗肿瘤治疗。对于黄疸的治疗，常选用茵陈、田基黄、溪黄草、车前草、茯苓等以祛湿利小便退黄治疗。而根据肝脏的病理特点，常选用疏肝理气解郁药物柴胡、薄荷、香附、青皮、郁金、枳壳等，酸甘缓肝柔肝的药物白芍、当归、甘草等。《素问·六元正纪大论》云："木郁达之。"《素问·藏气法时论》谓："肝欲散，急食辛以散之。用辛补之，酸泻之。""肝苦急，急食甘以缓之。"临床上，常根据肝脏的病理特点选用辛散酸甘之品以疏肝柔肝。

2.3 审因辨治

肿瘤患者肝细胞性黄疸的发生，从病因上可分为原发性肝肿瘤与继发性肝肿瘤两大类。原发性肝肿瘤按肝癌辨治；而继发性肝肿瘤则须兼顾原发病的治疗，针对原发病的不同用药，如属肠癌肝转移者，则须使用清肠解毒、祛瘀消瘤、通腑理气等法；胃癌肝转移者，当用健脾和胃、疏肝健脾、温中健脾、祛瘀消积等治疗。另外，还须根据新病、久病不同，或用攻邪或用扶正，或攻邪扶正相兼治疗。

2.4 全身与局部治疗

肿瘤患者肝细胞性黄疸的治疗，必须关注两个主要因素：一是肝功能的损害，二是全身的情况。肝积黄疸是一种全身性疾病的局部表现，因此，治疗过程中的局部攻邪及全身的扶正结合治疗尤为重要。在肝功能以及全身情况较好的前提下，在全身辨证用药的基础上，可适当加用中药局部介入进行攻邪治疗，如选用莪术油、鸦胆子油、中药提取物羟基喜树碱（HCPT）、砒霜提取物亚砷酸针等进行肝动脉灌注以抑瘤退黄，全身用药治疗须注意保肝扶正；将局部的肿瘤控制与全身的辨证治疗相结合，达到消癥抑瘤退黄的目的。

中医药治疗肿瘤患者肝细胞性黄疸，其优势体现在保肝抑瘤上。临证时须以辨证论治为核心，结合辨病，审因论治，适当兼顾全身与局部相结合，才能达到扶正与祛邪相统一、标与本兼治的目的，提高临床疗效。

本文原载《新中医》，2006，38（6）：84－85，有删改.

辨证与辨病结合治疗老年非小细胞肺癌的近期疗效观察

林丽珠　郑心婷

老年肺癌是一种老年人多发的疾病，约有50%以上的肺癌患者年龄超过65岁。由于老年人代谢功能降低、脏器功能减退和伴发疾病增多，其对常规放、化疗的耐受性较差，治疗的风险性增加。中医药强调扶正与祛邪并用，用于老年肺癌有一定的优势。我们按照随机、对照的临床试验原则，对Ⅲ、Ⅳ期老年非小细胞肺癌（NSCLC）患者进行临床研究，取得较好的疗效。

1　资料与方法

1.1　诊断标准

原发性支气管肺癌的诊断标准参照中华医学会编写的《临床诊疗指南·肿瘤分册》[1]。中医辨证按《肿瘤治验集要》分为肺郁痰瘀、脾虚痰湿、阴虚痰热、气阴两虚4型[2]。肺癌分期按国际抗癌联盟（UICC）的TNM分期标准[1]。

1.2　纳入标准

符合中华医学会《临床诊疗指南·肿瘤分册》中的诊断标准，按世界卫生组织（WHO）的TNM分期，经病理或细胞学诊断的Ⅲa、Ⅲb、Ⅳ期NSCLC患者；估计生存期超过3个月；行为状态评分（PS评分）≤3；年龄60～80岁；各项检查指标符合化疗适应证；停止放、化疗大于1个月；患者愿意接受本方案治疗，能按医嘱坚持服药，依从性好者。

1.3　排除标准

无明确的肿瘤病灶（包括可测量和不可测量的）；不符合纳入标准；合并严重的心脑血管等老年性疾病，或精神障碍等疾病；依从性差者。

1.4　分组方法

采用前瞻性、随机、对照的临床研究方法，通过SAS软件PROC PLAN过程得出随机数字，按1∶1∶1比例分成中医组、中西医组和西医组。

1.5　一般资料

共纳入观察病例96例，脱落的病例数中医组1例，中西医组2例，西医组2例，最终纳入统计的合格病例共91例，其中中医组31例，中西医组30例，西医组30例。

3组在年龄、性别、体力状况、中医证型、临床分期、病理类型等方面具有较好的均衡性和可比性（$P>0.05$），见表1、表2。

表1　3组治疗前基线资料比较

单位：例

组别	例数	年龄/岁	性别		PS评分			TNM分期			病理类型		
			男	女	1	2	3	ⅢA	ⅢB	Ⅳ	鳞癌	腺癌	其他
中医组	31	70.87±3.40	21	10	9	17	5	2	12	17	16	12	3
中西医组	30	70.88±3.41	22	8	8	18	4	4	11	15	13	15	2
西医组	30	70.21±2.96	20	10	8	18	4	3	13	14	14	13	3

表2　3组治疗前中医证型比较

单位：例

组别	例数	中医证型			
		肺郁痰瘀	脾虚痰湿	阴虚痰热	气阴两虚
中医组	31	12	8	5	6
中西医组	30	11	9	6	4
西医组	30	13	8	5	4

1.6　治疗方法

中医组：采用辨病与辨证相结合的治疗方法。辨病治疗口服中成药鹤蟾片（广州中一药业有限公司）每次6片，每日3次，连服90天；参一胶囊（吉林亚太制药有限公司），每次2片，每日2次，连服90天。辨证分型治疗，按肺热痰瘀、脾虚痰湿、阴虚痰热、气阴两虚4种分型服用协定方加减治疗。其中肺郁痰瘀型治以宣肺理气、祛瘀除痰法，选用生南星、生半夏、守宫、薏苡仁、鱼腥草、仙鹤草、桔梗、北杏、全栝蒌、浙贝母、田七、桃仁等治疗；脾虚痰湿型治以益气健脾、宣肺除痰法，选用生南星、生半夏、守宫、薏苡仁、桔梗、全栝蒌、浙贝母、猪苓、茯苓、党参、白术等治疗；阴虚痰热型治以滋阴清肺、化痰散结法，选用守宫、薏苡仁、仙鹤草、猪苓、夏枯草、桔梗、浙贝母、沙参、麦冬、鳖甲、生地等治疗；气阴两虚型治以益气养阴、扶正磨积法，选用守宫、薏苡仁、仙鹤草、桔梗、浙贝母、猪苓、百合、沙参、西洋参、党参、麦冬、五味子等治疗。治疗周期为1个月/疗程×3疗程。

中西医组：中医治疗同中医组，西医治疗采用化学药物治疗，化疗方案采用单药长春瑞滨（NVB），25 mg/m^2，第1天和第8天静脉注射，每21天重复，共4个周期。

西医组：按患者情况选用第3代化疗药物加含铂方案（NP、GP、TP、DP方案），每21天重复，共4个周期。NP方案：长春瑞滨（NVB）25 mg/m^2，静脉滴注，第1天和第8天；顺铂（DDP）25 mg/m^2，静脉滴注，第1天至第3天。GP方案：吉西他滨（GEM）1 g/m^2，第1天和第8天；DDP 25 mg/m^2，静脉滴注，第1天至第3天。TP方案：紫杉醇135 mg/m^2，静脉滴注，第1天；DDP 25 mg/m^2，静脉滴注，第1天至第3天。DP方案：多西他赛75 mg/m^2，静脉滴注，第1天；DDP 25 mg/m^2，静脉滴注，第1天至第3天。

1.7 疗效评价方法

1.7.1 瘤体大小　按2000年实体瘤的疗效评定标准（RECIST标准）[3]分为完全缓解（CR）、部分缓解（PR）、稳定（SD）、疾病进展（PD），有效为CR + PR，稳定为CR + PR + SD。

1.7.2 行为状态评价　采用美国东部肿瘤协作组（ECOG）制定的PS评分标准[4]。显效：治疗后比治疗前提高两个级别或以上；有效：治疗后比治疗前提高一个级别；稳定：治疗后与治疗前比较没有明显变化；无效：治疗后比治疗前下降一个级别或以上。

1.7.3 临床症状评价　包括咳嗽、咯血、胸痛、发热、乏力、气促、胃纳、口干等，分5级评定[5]。

1.7.4 血液学毒性及生化指标　按照世界卫生组织（WHO）抗肿瘤药物急性与亚急性毒性表现与分级标准[6]评价。

1.8 统计学方法

用SPSS 13.0软件进行数据分析。生存时间为入组时间至随访结束时间、失访或死亡时间。疾病进展时间为入组时间至病情进展或死亡的时间。用乘积极限（Kaplan-Meier）法进行生存分析，计算中位生存期、疾病进展时间及其生存率。

2 结果

2.1 对瘤体大小的作用

3组均无CR病例，中医组缓解率为6.5%，稳定率为74.2%；中西医组缓解率为23.3%，稳定率为83.3%；西医组缓解率为16.7%，稳定率为73.3%。中西医组总有效率较中医组高，差异有统计学意义（$P<0.05$），但中西医组与西医组、西医组与中医组比较，差异无统计学意义（$P>0.05$），总稳定率3组比较，差异均无统计学意义（$P>0.05$），见表3。

2.2 3组治疗后行为状态评分比较

治疗后的显效率、有效率及稳定率，中医组分别为19.4%、51.6%、87.1%，中西医组分别为16.7%、53.3%、83.3%，西医组分别为10%、30%、56.7%，中医组和中西医组均优于西医组（$P<0.05$），见表4。

表3　肿瘤缓解情况比较

单位：例（%）

组别	例数	CR	PR	SD	PD	有效率	总稳定率
中医组	31	0	2	21	8	2（6.5）	23（74.2）
中西医组	30	0	7	18	5	7（23.3）*	25（83.3）
西医组	30	0	5	17	8	5（16.7）	22（73.3）

注：与中医组比较，* $P<0.05$。

表4　3组治疗前后行为状态评分比较

单位：例

组别	例数	显效	有效	稳定	无效
中医组	31	6	10	11	4
中西医组	30	5	11	9	5
西医组	30	3	6	8	13

注：中医组、中西医组与西医组比较，$P<0.05$。

2.3　体重变化

3组体重治疗后与治疗前比较均有所下降。中医组与中西医组治疗后与治疗前比较，差异均无显著性（$P>0.05$）；西医组体重与治疗前比较，差异有显著性（$P<0.01$），见表5。

表5　3组治疗后体重变化（$\bar{x}\pm s$）

组别	例数	体重/kg	
		治疗前	治疗后
中医组	31	56.26±11.06	55.48±11.39
中西医组	30	59.01±9.39	57.78±9.75
西医组	30	57.64±7.88	54.07±8.54**

注：与治疗前比较，** $P<0.01$。

2.4　临床症状改善情况

与疾病及治疗相关的临床症状包括咳嗽、咯血、胸痛、发热、气促、胃纳、乏力、口干。中医组发热、胃纳、乏力、口干症状的改善方面优于西医组，差异有显著性（$P<0.05$）。中西医组气促、胃纳、乏力症状的改善方面优于西医组，差异有显著性（$P<0.05$）。其余症状无统计学差异。

2.5　不良反应

本次临床试验未发生严重不良事件，3组在治疗期间，均出现不同程度的血液毒性。中医组、中西医组和西医组Ⅲ°、Ⅳ°白细胞减少发生率分别为3.2%、16.7%和26.7%，Ⅲ°、Ⅳ°粒细胞减少发生率分别为3.2%、20%和30%，Ⅲ°、Ⅳ°血小板减少发生率分别为0、3.3%和10%，Ⅲ°、Ⅳ°血红蛋白降低发生率分别为0、6.7%和23.3%。上述血液学毒性，西医组同中医组、中西医组比较差异均有统计学意义（$P<0.01$）。

3 讨论

化疗是中晚期肺癌的主要治疗手段，近10年出现的第3代肺癌化疗药物，如泰素、泰素帝、健择等，与铂类的联合方案，提高了晚期肺癌的治疗效果。但由于老年肺癌患者合并症多及身体机能的衰退，对化疗的耐受性较差，大部分患者无法完成化疗。不少学者尝试以中医药或中西医结合的方法治疗老年肺癌，结果发现，中医药对于保护患者的身体机能、改善临床症状、稳定瘤体、提高生活质量方面有一定的优势，较易为老年患者所接受[7,8]。

本研究根据老年患者“痰、虚”的病理特点，以益气除痰法为治疗大法，按照前瞻性、随机、对照的研究方法，采用辨病与辨证相结合的中医治法配合化疗。近期疗效观察表明，中医药治疗老年晚期NSCLC，在提高身体功能状态、保持体重稳定、改善临床症状方面有一定优势。中药与化疗的配合，可减轻治疗的毒副反应，增加疗效，在瘤体的缓解方面有一定优势。提示以益气除痰法为主的中医药治疗是一个有效、低毒的疗法，在晚期老年NSCLC的治疗中占有重要的地位。

本文原载《中药新药与临床药理》，2011，22（1）：120－122，有删改.

[参考文献]

[1] 中华医学会. 临床诊疗指南·肿瘤分册［M］. 北京：人民卫生出版社，2005：99－107.

[2] 周岱翰. 肿瘤治验集要［M］. 广州：广东高等教育出版社，1997：134－141.

[3] 孙燕，周际昌. 临床肿瘤内科手册［M］. 4版. 北京：人民卫生出版社，2003：107－113.

[4] 周岱翰. 临床中医肿瘤学［M］. 北京：人民卫生出版社，2003：617.

[5] 查人俊. 现代肺癌诊断与治疗［M］. 北京：人民军医出版社，1993：292.

[6] 孙燕，周际昌. 临床肿瘤内科手册［M］. 4版. 北京：人民卫生出版社，2003：102－104.

[7] 白春华，鞠春梅. 艾迪注射液联合NP方案治疗老年非小细胞肺癌的临床研究［J］. 中国老年学杂志，2005，25（12）：1535－1536.

[8] 罗秀丽，秦丹梅，李金彩，等. 中药治疗老年中晚期非小细胞肺癌174例临床报告［J］. 肿瘤防治研究，2004，31（10）：657－658.

膏方治疗恶性肿瘤放疗化疗毒副反应探讨

林丽珠　张少聪

恶性肿瘤已成为威胁人类生命和健康的疾病，放疗、化疗仍然是治疗恶性肿瘤的主要手段。由于肿瘤细胞与正常细胞之间缺少根本性的代谢差异，放疗、化疗在杀伤肿瘤细胞的同时，对正常的组织细胞有着同样的杀伤作用，尤其对于新陈代谢旺盛的组织细胞，容易造成机体抵抗力下降、骨髓抑制、恶心呕吐、肝肾功能损害、局部刺激等一系列临床症状，直接影响着治疗的效果和预后。提高肿瘤组织对放疗、化疗的敏感性，减轻其毒副反应，使放疗、化疗能顺利完成，最大限度地起到对肿瘤细胞的杀伤作用，具有重要意义。中医学通过辨证施治、调和阴阳，能有效地防治放疗、化疗毒副反应，达到改善患者症状、提高生存质量的作用。而膏方作为中医药治疗慢性疾病的最佳剂型之一，经过长期的临床实践不断发展，在改善体质、补益虚羸、祛除疾病等方面发挥着独特的功用。所以在恶性肿瘤治疗中恰当运用膏方，不但可以拓展膏方的应用范围，更能提高恶性肿瘤的疗效，有必要进行探讨，兹浅述如下。

1　膏方的特点及在肿瘤治疗中的应用

中医膏方俗称为“膏滋药”，运用的历史非常悠久。早在《五十二病方》中就有膏剂 30 余方，《黄帝内经》记载有豕膏、马膏，《金匮要略》中记载大乌头煎（乌头、蜜）、猪膏发煎（猪膏、乱发）等，其制法类似现代膏滋方的制法，是膏方作为内服剂型的较早记载。梁代陶弘景所著的《本草经集注》，提出以治病的需要来确定剂型和给药途径的认识，指出“疾有宜服丸者，宜服散者，宜服汤者，宜服酒者，宜服膏煎者，亦兼服参用所病之源以为制尔”。书中还考证了古今度量衡，并规定了汤、丸、散、膏、酒的制作常规，为现代制剂工艺奠定基础。唐宋时期，政府组织编写医方书，对膏方的推广具有重要作用。如唐《新修本草》《备急千金要方》、北宋《太平惠民和剂局方》等书所载的“杏仁煎”“地黄煎”“枸杞煎”等，即为当时一些补虚康复、养生延老的膏方。金元时期，医药大家们纷纷著书立说，各擅所长，更不乏疗疾补虚的膏方记载，如李杲所著《东垣试效方》之“清空膏”、《丹溪心法》之“藕汁膏”、《世医得效方》之“地黄膏”等。发展至明清，膏方运用进入成熟阶段，上至宫廷御用，下至民间滋补养生，运用日益普遍，《本草纲目》中的“益母草膏”，《寿世保元》中的“人参膏”“茯苓膏”“琼玉膏”，以及《医宗金鉴》《清太医院配方》《慈禧光绪医方选议》等书中对于膏方的记载更是可见一斑。

膏方是在中医辨证论治原则指导下，经过特殊工艺制成的半固体状的内服制剂，具有滋补强身、抗衰延年、治病纠偏等多种作用。而且膏方服用方便，便于保存，已被越来越多的人所接受。现代名老中医秦伯未在《膏方大全》中指出：“膏方并非单纯之补剂，乃包含救偏却病之义。”与其他剂型相比，膏方具有以下特点：①煎煮药浓缩而成，有效成分高，作用持久。②服用方便且可长期服用。③毒性小、反应小、用量小、生物利用度较高。④具有补中寓治、治中寓补、补治结合的特点。[1] 膏方能补气养血，包含“救偏却病”双重意义，适用于慢性、顽固性、消耗性的疾病。

恶性肿瘤是一种特殊的慢性消耗性疾病，容易复发和转移，手术、放疗、化疗后也需要长期的调理，中药治疗肿瘤的特点是缓攻、补虚，早期以攻邪为主，中期则攻补兼施，后期以扶正为主。而中医膏方遵循“阴阳贵乎平，治病必求本”的理论，从整体观念出发，辨证论治，通过扶正和祛邪两方面治疗肿瘤，以提高患者的生存率。同时由于膏方作用持久、简便易服，可以避免汤剂味苦、煎煮困难、服用不便等，所以运用膏方治疗恶性肿瘤符合缓攻、补虚之特点。早期膏方在肿瘤的应用主要为防止复发，宜用健脾益气、祛瘀解毒法；中晚期患者根据正邪消长情况，采用不同的治疗原则，或健脾补肾，或清热解毒，或祛瘀软坚；放疗、化疗出现毒副作用者，随证拟益气养阴、健脾和胃、补益肝肾等法。

2　放疗、化疗毒副反应的膏方运用

放疗、化疗的毒副反应主要表现在以下几个方面：①消化道症状，如腹胀、纳呆、恶心、干呕、腹泻等；②造血系统反应；③机体衰弱；④炎性反应，如发热、患部疼痛、口腔炎、口腔溃疡、静脉炎等；⑤神经毒性。目前西药治疗效果尚不理想，中药对放疗、化疗的毒副反应具有可靠的疗效，应用中医药治疗，能起到增效减毒作用。根据膏方的特点，膏方主要适用于放疗、化疗毒副反应，如机体衰弱、造血系统反应、神经毒性等方面，在辨证基础上，灵活运用益气养血、健脾和胃、补益肝肾等法，常可收到较好疗效，兹分述如下。

2.1　机体衰弱

在放疗、化疗过程中或治疗后出现全身乏力，四肢困倦，腰膝酸痛，精神不振，心慌气短，失眠多梦等，从中医的辨证角度分析，多为脾肾两虚、心肾不交。治当益气健脾、养心滋肾，以归脾汤或补中益气汤为代表方加减制作膏方，药物主要为黄芪、党参、白术、山药、龙眼肉、山茱萸、熟地黄、五味子、酸枣仁、柏子仁、丹参、夜交藤、木香、阿胶、茯苓、杜仲、续断等。放疗后咽干舌燥者，可加养阴生津之品，如龟甲、鳖甲、天冬、麦冬、天花粉、葛根、玄参等；兼见纳呆者，宜加健脾开胃、消积导滞之品，如砂仁、陈皮、鸡内金、（炒）麦芽、山楂、神曲等；汗多者加浮小麦、麻黄根、（煅）牡蛎、乌梅等。

2.2　造血系统反应

放疗、化疗出现的造血系统反应主要表现为白细胞数量下降、血小板减少及贫血等，严重时可引起感染、失血等并发症。多年来西药改善骨髓抑制的一些老药延用日久，例如鲨肝醇、利血生、核苷酸等，但疗效不确定；集落刺激因子的合理使用在防治化疗引起的中性粒细胞减少而继发的感染方面有一定作用，如促红素可用于肾性贫血治疗中促红细胞生成，然而可引起心肌梗死、高钾血症等不良反应，而对于促红素是否刺激肿瘤细胞增长仍存在争议。又如重组人粒细胞集落刺激因子虽对化疗引起的中性粒细胞减少疗效确定，但可出现食欲不振、恶心、呕吐、发热、头疼、乏力、心悸等不良反应，甚至有发生休克的可能性。而中医在治疗骨髓抑制方面，作用缓慢而持久，并且疗效巩固，通过补益脾肾、滋养肝肾等不仅能恢复骨髓功能，还能健体强魄、补肾生发、和胃健脾等。根据辨证加减使用，如属气血两虚者，治以益气补血，代表方有归脾汤、八珍汤等，主要药物为黄芪、党参、茯苓、白术、炙甘草、当归、鸡血藤、阿胶、熟地黄、白芍、大枣、龙眼肉、山药、木香、酸枣仁；肾阳虚者可用右归丸、肾气丸等加减，主要药物为（制）附子、肉桂、当归、巴戟天、菟丝子、淫羊藿、杜仲、续断、鹿角胶、龟甲胶、补骨脂、肉苁蓉、山药、山茱萸等；肾阴虚者宜左归丸等方，主要药物为枸杞子、龟甲、何首乌、鳖甲、女贞子、墨旱莲、山茱萸、熟地黄、山药、鹿角胶、牛膝等。

2.3 神经毒性

神经毒性主要表现为肢体远端对称性分布的感觉和运动障碍，如感觉缺失，或手套袜子样分布，或感觉异常、过敏、无力、腱反射减弱或消失等，长春新碱、草酸铂、紫杉醇等化疗药物均可引起上述症状。从中医辨证上分，主要有气血亏虚、气滞血瘀，脉络受阻。气血亏虚为主者可用八珍汤、十全大补丸等方化裁，主要药物为熟地黄、白芍、川芎、当归、党参、白术、茯苓、炙甘草、黄芪、鸡血藤、阿胶、（制）何首乌等，偏阳虚者可加入巴戟天、肉桂、桂枝、鹿角胶、海马、紫河车、菟丝子等，或合阳和汤、右归丸加减，偏阴虚者酌加龟甲、鳖甲、枸杞子、女贞子、墨旱莲、黄精等，或合左归丸、三甲复脉汤加减；气滞血瘀为主者可选血府逐瘀汤、补阳还五汤等加减，主要药物为黄芪、熟地黄、桃仁、红花、当归、川芎、赤芍、地龙、柴胡、枳壳、炙甘草、牛膝、土鳖虫、蜈蚣、桑寄生、九香虫等，偏寒虚者加入桂枝、小茴香、吴茱萸、细辛等，偏热者加川楝子、牡丹皮、忍冬藤等，适当选用虫类药以通络活血。而临床所见，化疗后神经毒性常为气血亏虚、气滞血瘀互见，故治疗时当攻补兼施，并根据虚实比例而制定膏方。

3 验案举隅

例1：江某，男，62岁，2011年3月3日初诊。主诉：发现肺癌2个月余，2个疗程化疗后第17天。现病史：患者2010年12月初，因“咳嗽、咯血”到河南省某医院就诊，治疗症状好转后出院，一直未予放疗、化疗。曾于2010年12月22日到广州中医药大学第一附属医院就诊，PET-CT提示：左肺下叶中央型肺癌，左肺下叶活检示：肺鳞状上皮癌。磁共振成像（MRI）示：左肺下动/静脉局部分支聚拢，提示左肺下叶后基底段肺不张。CT示：左肺下叶支气管管壁增厚，并左肺下叶肺不张；左侧胸腔少量积液；左肺上叶多发渗出，阻塞性肺炎，纵膈淋巴结炎性增生，右肺下叶小结节，代谢未见增高；轻度脂肪肝，双肾多发囊肿，前列腺钙化，腰2椎体退行性变，伴许莫氏结节形成。诊断为左肺鳞状上皮癌（Ib期）。于2010年12月30日行左肺癌根治术。术后病理示：左肺中分化鳞状上皮癌，支气断端未见癌浸润；下叶支气管旁（0/1）、下肺动脉旁（0/4）、叶间（0/2）、肺门（0/2）、下肺韧带旁（0/2）淋巴结均未见癌转移；术后于2011年1月17日、2月14日行2程TP方案（第1天白蛋白结合型紫杉醇400 mg加第1～3天顺铂40 mg）化疗，化疗期间患者出现胸前区闷痛不适。患者既往有高血压病史16年，最高达170/100 mmHg，坚持服用药物（络活喜2片，每日1次；雅思达2片，每日1次），血压控制良好，维持在110/70 mmHg左右。心肌缺血及肾囊肿病史多年。考虑患者化疗耐受性差，改门诊服中药治疗。刻诊：患者神清，疲倦乏力，偶有咳嗽，咳白痰，胸前区闷痛不适，无发热恶寒，纳可，夜寐欠安，大便稍硬，小便调。近期体重无明显变化。舌质暗红，舌苔稍白腻，脉沉细。血象检查提示轻度骨髓抑制。诊断：左肺中分化鳞癌术后化疗后（T2N0M0，Ib期）；高血压病2级，高危。辨为肺郁痰瘀，脾肾亏虚证，汤药治疗以祛邪为主，拟清肺除痰、化瘀散结法，配合膏方健脾益气、补肾生髓。汤剂：仙鹤草30 g，法半夏10 g，杏仁10 g，枳壳15 g，壁虎6 g，浙贝母10 g，桃仁10 g，山慈菇15 g，龙葵草30 g，百部15 g，瓜蒌皮15 g，甘草6 g。10剂，水750 mL，煎成250 mL，复渣煎。膏方：党参150 g，白术150 g，茯苓250 g，砂仁60 g（后下），桔梗100 g，山药300 g，杜仲150 g，山茱萸150 g，陈皮60 g，酸枣仁150 g（打），木香60 g（后下），薏苡仁300 g，黄精150 g，枸杞子150 g，菟丝子150 g，麦冬150 g。放阴凉处保存，每日3次，分10日服用。药后患者疲倦乏力明显好转，夜寐转安，二便调。复查血象转为正常。

按：患者经手术及化疗，虽肿瘤进展控制较好，然而出现化疗后骨髓抑制，伴见疲倦乏力，咳嗽，咳白痰，胸前区闷痛不适，夜寐欠安，大便稍硬等症，中医辨证为肺郁痰瘀、脾肾亏虚。治用汤药以祛邪为主，拟清肺除痰、化瘀散结法，并配合膏方补虚缓攻，以收增效减毒之功。膏方中杜仲、山茱萸、菟丝子、枸杞子、黄精补益肝肾，以黄精、枸杞子、山茱萸之滋补，杜仲、菟丝子之微温，有阴阳双补、生化互济之功；复加党参补益中气，山药滋补脾肾，麦冬滋养肺胃。此为膏方之主体，从五脏气血精津液着眼，以补其亏损，尤偏重补肾生髓，盖肾为先天之本，精髓同源，肾精得充，则髓亦足矣。然滋补之剂多碍脾运，气血生化有赖脾胃运化受纳，故加白术、茯苓、薏苡仁健脾化湿，木香、砂仁、陈皮行气醒脾，以运化滋腻之品，令气血津液输布五脏，且脾胃为后天之本，中土得健，则气血生化之机旺矣；酸枣仁养心安神，寐安则神气内敛；桔梗以止咳化痰，且其为舟楫之药，载药上行，使全方灵动而不板滞。诸药合力，共奏健脾益气、补肾生髓之功，故收效显著。

例2：钟某，女，47岁，2010年6月7日初诊。主诉：发现鼻咽肿物1年半，左侧肢体乏力4个月余，牙痛1个月余。现病史：患者2008年11月因回吸性涕血，左侧头颈部不适至广州中医药大学第一附属医院门诊就诊，查EB病毒（+），鼻内镜下钳取鼻咽组织送病理检查提示为鼻咽癌。于2009年1月16日至3月29日在广州某部队医院行放疗、化疗治疗，其中1月16日及2月9日行顺铂（DDP）200 mg单药化疗，6月9日至7月10日行TP方案（第1天艾素100 mg加第1～3天顺铂30 mg）。2010年1月开始出现左侧肢体乏力，时有手指麻木，足趾及踝关节活动欠佳，1月26日本院脊柱磁共振成像（MRI）回报：①所见延髓、部分中脑异常强化病灶，结合病史，考虑放射性脑病可能，建议颅脑MRI增强扫描进一步检查；②胸5、胸9椎体内异常信号，考虑血管瘤；③脊柱退行性变，颈3至7椎间盘前缘突出，腰3至骶1椎间盘膨出。1个月余前出现牙痛，曾至某医院就诊，考虑为放射后损伤改变，并行右侧2、3磨牙龋齿修补，但牙痛症状未完全缓解。2010年11月4日外院头颅MRI示：与1月5日MRI片对比，延髓及脑桥病灶大小相仿，水肿略有减轻，左侧上颌窦炎。2010年4月15日入住广州中医药大学第一附属医院，查心电图示：①窦性心律；②频发室性早搏二联律。4月27日动态心电图示：①窦性心律；②房性早搏；③室性早搏；④监测导联未见S－T段缺血性改变。治疗以中医中药为主，以益气养阴、通络祛瘀为法拟方，并先后予香丹针活血化瘀，百令胶囊提高免疫力，果糖二磷酸钠针营养脑细胞等。经治疗，症状稍改善后出院，转门诊继续治疗。刻诊：神清，精神可，形体消瘦，左侧肢体乏力，时有抽掣痛，左侧足趾及踝关节活动欠佳，口干，牙痛，多个磨牙发生龋齿，言语欠清，无恶心呕吐，无咳嗽咽痛，时稍鼻塞，涕少，偶有左耳鸣，间断性，听力稍下降，张口困难，记忆力下降，无转颈受限，无低头肢体触电感，无恶寒发热，纳眠欠佳，多梦，二便调。近1个月来体重无明显下降。舌质嫩红，苔少，脉细弱。诊断：①鼻咽未分化非角化癌放化疗后（T3N2M0，Ⅳ期）；②放射性脑病。辨为肝肾阴虚、气血亏损，汤剂治以益气养阴、通络开窍，配合膏方滋补肝肾、益气养血。汤剂：太子参30 g，麦冬15 g，川芎10 g，地龙10 g，牡蛎30 g（先煎），龙骨30 g（先煎），甘草6 g，猫爪草30 g，山慈菇15 g，夏枯草15 g，辛夷15 g，天花粉15 g，丹参30 g。10剂，水750 mL，煎成250 mL，复渣煎。膏方：三七100 g（先煎），天花粉150 g，北沙参150 g，知母150 g，枸杞子150 g，菟丝子150 g，茯苓250 g，鸡血藤250 g，（炒）酸枣仁150 g，钩藤150 g，地龙100 g，麦冬150 g，玉竹150 g，蜈蚣50条，壁虎100 g，白芍150 g，生地黄200 g，熟地黄200 g，黄芪150 g，阿胶200 g。放阴凉处保存，每天3次，分10天服用。药后左侧肢体较前有力，抽掣痛次数减少，余诸症均明显改善。

按：放射性脑病的发病机制尚不完全清楚[2]，目前主要认为与以下因素有关：①放射线直接损伤脑组织；②血管损伤引起继发性脑组织缺血、坏死，多数学者认为血管损伤是脑晚期坏死的首要原因；③自身免疫反应。根据放射性脑病出现的时间，将其分为3期：①急性期：在放疗结束后数天之内出现；②亚急性期，一般发生在放疗结束后数周至6个月内；③迟发期，发生在放疗结束后6个月至数年之后，并且是不可逆的，甚至是致命的。本例患者经放疗半年后出现形体消瘦，左侧肢体乏力，时有抽掣痛，左侧足趾及踝关节活动稍欠佳，左耳鸣，纳眠欠佳，多梦诸症，从中医角度看放疗属火邪，耗气伤阴，综合四诊，此例患者属肝肾阴虚、气血亏损，故治以滋补肝肾、益气养血。除汤剂外，配合膏方以增加疗效。膏方中以生地黄、熟地黄、枸杞子、阿胶、菟丝子补益肝肾，天花粉、北沙参、知母、玉竹、麦冬滋肺润燥，黄芪、茯苓补脾益气，共奏气阴两补之功。三七、鸡血藤活血化瘀，（炒）酸枣仁宁心安神，钩藤平肝熄风，白芍柔肝缓急，地龙、蜈蚣、壁虎搜风通络，攻补兼施，补而不滞，攻而不伐，故收效满意。

4 结语

从中医理论分析，肿瘤发病机理主要为痰、热、瘀、毒、虚，常互为因果，胶着难分，而致本虚标实、寒热错杂之候。根据膏方的特点，主要针对虚证，有补益气血、滋补肝肾之功，膏方的缓攻、补虚与肿瘤虚证患者体质特点颇为相符，运用得当，与汤剂结合，更能增加疗效。而痰、热、瘀、毒则因滋腻之品恐有闭门留寇之虞。而肿瘤各个时期具体情况不同，在标实邪盛的阶段，则宜以汤剂荡涤实邪，不适宜用膏方。若某个阶段表现为正虚而邪不太盛，则适合用膏方，例如手术、放疗、化疗后出现虚损症状时。具体到放化疗毒副反应的治疗，膏方有其适应证，亦有其禁忌证，不可一概而论。如骨髓抑制、机体衰弱、神经毒性等适合膏方治疗，服用膏方，药物能在机体充分吸收，见效虽不及汤剂快而药力持久，坚持服用疗效自显，正如叶天士云："王道无近功，多服自有益。"至于患者素有脾胃虚弱或痰湿偏盛之证，出现腹胀、纳呆等症，则不太适宜用膏方，服用膏方后则更易壅滞脾胃，阻碍运化吸收，甚至加重病情。

具体到膏方的药物配伍上，配合须动静有度，不宜一味滋补，在补益肝肾、益气养血同时，宜佐以运脾健胃之品，如茯苓、白术益气运脾，木香、陈皮、砂仁醒脾开胃，鸡内金、山楂、神曲消食导滞。在服膏方之前更宜服用一些开路方，或健脾益胃，或健脾化痰除湿，脾胃健运，方能使膏方功效彰显。

总之，膏方的运用是一门学问，医者必须遵循辨证论治法度，深思熟虑，理法方药合度，力求整体考量，循因施药，全面、平稳，阴阳调和，攻补相宜，动静配合，施之有度。否则，稍有偏失，不仅不能养生治病，损失精力和财力，更恐并生异端，后果难赎。恶性肿瘤放疗、化疗毒副反应的膏方治疗，在辨证论治的基础上，结合膏方的特点，扬长避短，充分发挥膏方的治疗优势，为中医治疗肿瘤疾病拓展新的治疗手段。

本文原载《中医杂志》，2012，53（8）：651－654，有删改.

［参考文献］

［1］颜新，胡冬裴．中国膏方学［M］．上海：上海中医药大学出版社，2004：147－152.

［2］王方正，朴永峰，王磊，等．鼻咽癌放疗后放射性脑病307例临床特征分析［J］．中华肿瘤防治杂志，2011，18（4）：303－305.

中医汤药规范化治疗阿片类药物所致便秘多中心、开放性临床研究

林丽珠　陈昌明　张恩欣

阿片类药物在治疗过程中往往引起持续性便秘，在东方人中发生率更高，达80%～90%，严重影响患者的生活质量，并有可能引发焦虑和紧张情绪，加重或诱发心、脑血管等反面的疾病。因此，预防和治疗便秘始终是阿片类药物止痛治疗期间不容忽视的问题。

本研究采用前瞻性随机对照研究方法，以广州中医药大学第一附属医院为牵头单位，联合全国53家协作中心同时进行前瞻性随机对照研究，观察应用中医汤药规范化辨证分型治疗阿片类药物所致便秘的疗效及安全性。现将结果总结如下。

1　资料与方法

1.1　纳入标准

诊断明确的癌性疼痛；患者年龄大于18岁；符合便秘诊断标准（罗马Ⅲ）；奥施康定日使用剂量≥80 mg；能很好地与医生进行交流；签署知情同意书者。

1.2　排除标准

孕妇和哺乳妇女；经检查证实由直肠、结肠器质性病变（如肿瘤、克隆氏病、结肠息肉、肠结核等）所致肠道狭窄引起者；急性肠梗阻；已知对本药或其他任何辅料过敏者。

1.3　退出标准

受试者在任何时间撤回知情同意书者；受试者未按规定用药，无法判断疗效或资料不全等影响疗效和安全性判断者；失访；发生不可耐受的不良事件者。

1.4　病例来源

病例来源于全国53家协作中心的肿瘤患者，研究起止时间为2011年6月至2012年3月。

1.5　研究分组

符合入组标准的合格病例，通过数字随机法按1∶1比例分为中药组和对照组。具体的随机化分配方法：由萌蒂（中国）制药有限公司医学部的研究人员通过SPSS 13.0软件运行随机数字生成器得出随机数字，并制成随机分配卡片，加信封密封保存，送各参加试验单位。当有合格病例进入试验时，按其进入的先后次序，拆开号码相同的信封，按信封内卡片上的规定进行分组。

1.6 治疗方法

1.6.1 中药组 根据患者症状及舌脉辨证分型。

热结型：便秘兼有以下任何两种情形——小便黄；面红身热；腹绞痛；口干口臭；舌红苔黄厚，脉弦数。

气虚型：便秘兼有以下任何两种情形——大便滞下，难以排净；乏力气短；心悸自汗；腹隐痛；舌淡苔白，脉弱。

血虚型：便秘兼有以下任何两种情形——面色无华；心悸气短，健忘；口唇色淡；舌淡苔少，脉细。

阳虚型：便秘兼有以下任何两种情形——小便清长；面色㿠白，四肢不温；腹中冷痛，得热痛减，腰膝冷痛；舌淡苔白，脉沉迟。

根据中医证型结果分别采用如下治疗，基本方：小承气汤合增液汤，大黄 5 ~ 10 g（后下），厚朴 10 ~ 15 g，枳实 10 ~ 15 g，玄参 15 g，生地黄 20 g，麦冬 15 g。

热结者：加蒲公英 15 ~ 30 g，金银花 10 ~ 20 g；气虚者：加黄芪 15 ~ 30 g，党参15 ~ 30 g；血虚者：加制首乌 20 ~ 30 g，熟地黄 20 ~ 30 g；阳虚型：加肉苁蓉 15 ~ 30 g，当归 10 ~ 20 g。每天一剂，水煎煮为 150 mL，饭前服用，复渣再煎。

1.6.2 对照组 给予口服果导片治疗，一次 100 ~ 200 mg，每天 3 次，用量根据患者情况而增减。

两组均连续治疗 7 天为 1 周期。停药后继续随访 1 周，观察便秘复发情况，复发者可再次用药。若治疗后便秘转变成泄泻则提前停止治疗，作为有效病例。

1.7 评价标准

1.7.1 便秘评分 采用 2005 年美国胃肠学会制定的便秘评分量表（Clevel and Constipation Score，CCS）对患者便秘情况进行评价，该量表包括排便频率、排便费力程度、排净程度、腹部疼痛程度、每次大便时间、排便时需要帮助的类型、每 24 小时排便不成功的次数、便秘病程共 8 个方面，根据从轻至重程度分为 0 ~ 4 分，最高分 30 分，积分越高病情越严重。

1.7.2 便秘疗效性评价 参照《中药新药临床研究指导原则》制定便秘疗效评价标准。痊愈：大便正常，或恢复至病前水平，其他症状全部消失。显效：便秘明显改善，间隔时间及便质接近正常，或大便稍干而排便间隔时间在 72 小时内，其他症状大部分消失。有效：排便间隔时间缩短 1 天，或便质干结改善，其他症状均有好转。无效：便秘及其他症状均无改善。

1.7.3 生活质量评分 采用国际公认的欧洲癌症研究治疗组（EORTC）制定的生命质量测定量表（Quality of Life Questionnaire-C 30，QLQ-C30）（V3.0）中文版对患者进行随访。该量表将生活质量分为躯体功能、情绪功能等 15 个领域，通过标准化公式计算各领域标准分来评价生活质量的改善，依据 QLQ-C30（V3.0）中文版计分规则：症状领域得分越高，表明症状或问题越多（生命质量越差）；功能领域和总体健康状况领域得分越高，说明功能状况和生命质量越好。

1.7.4 疼痛评分　采用数字疼痛评分法（Numerical Rating Scales，NRS）评价治疗前后疼痛控制状况。

1.7.5 安全性指标　按照美国国家癌症研究所（NCI）制定的常用药物毒性标准（Common Terminology Criteria，CTC）（第 3 版）观察并记录研究过程中出现的不良反应事件。

2 结果

2.1 病例完成情况

本研究共纳入病例 406 例，其中住院患者 382 例，门诊患者 24 例。有 8 例（2.0%）无法评价或未评价疗效，其中 5 例因换用芬太尼透皮贴退出研究，3 例失访。其余可评价的 398 例患者中，中药组为 200 例，对照组 198 例，两组病例年龄最大的 91 岁，最小的 22 岁。

2.2 基线分析

两组性别、年龄、CCS 评分、NRS 评分、生活质量等 15 项领域评分均无显著性差异（均 $P>0.05$），资料具有可比性（见表 1 至表 3）。

表 1　两组性别、年龄统计

组别	例数	性别/例		年龄/岁
		男	女	均值 ± 标准值
中药组	200	113	87	60.66 ± 11.61
对照组	198	109	89	59.32 ± 11.09
P 值		0.771		0.241

表 2　两组治疗前各观察指标比较

项目	均值 ± 标准差		*P* 值
	中药组（$N=200$）	对照组（$N=198$）	
CCS 评分	13.09 ± 4.01	12.93 ± 4.02	0.708
NRS 评分	2.88 ± 2.23	2.89 ± 2.33	0.969

表3　两组治疗前生活质量各领域评分比较

项目	均值±标准差		P值
	中药组（N=200）	对照组（N=198）	
总健康状况（QL）	34.21±21.26	36.15±20.48	0.353
躯体功能（PF）	40.00±25.61	40.01±22.56	0.978
角色功能（RF）	34.33±26.66	36.53±26.30	0.408
情绪功能（EF）	47.08±29.19	47.52±28.30	0.881
认知功能（CF）	44.00±27.51	41.41±26.00	0.336
社会功能（SF）	33.58±25.09	31.14±26.73	0.349
疲倦（FA）	58.50±16.39	61.34±23.69	0.165
恶心与呕吐（NV）	40.92±37.43	41.50±33.87	0.871
疼痛（PA）	67.50±27.03	66.08±26.94	0.599
气促（DY）	41.67±27.91	46.63±33.54	0.109
失眠（SL）	60.33±28.82	57.58±27.21	0.327
食欲丧失（AP）	56.67±30.99	59.93±43.79	0.391
便秘（CO）	57.00±35.77	58.59±32.59	0.644
腹泻（DI）	38.50±42.15	36.36±38.61	0.598
经济困难（FI）	54.17±32.65	57.24±30.98	0.336

2.3　疗效分析

治疗后中药组痊愈42例，显效81例，有效64例，无效13例，总有效率为93.5%。对照组痊愈31例，显效67例，有效73例，无效27例，总有效率为86.4%。两组间疗效比较，$P=0.007$，$P<0.01$，差异具有统计学意义，中药组疗效优于对照组。

治疗后两组的CCS评分均较治疗前减少（均$P<0.01$），提示治疗后两组的便秘情况均有改善，但中药组治疗后的CCS评分差值较对照组大（$P<0.01$），提示治疗后中药组便秘的改善程度较对照组好（见表4、表5）。

表4　治疗前与治疗后CCS评分组内比较

项目	例数	均值±标准差		P值
		治疗前	治疗后	
中药组	200	13.09±4.01	6.74±3.12	0.000
对照组	198	12.93±4.02	8.49±3.92	0.000

表5　治疗后 CCS 评分差值两组间比较

项目	均值±标准差		P 值
	中药组（$N=200$）	对照组（$N=198$）	
治疗后 CCS 评分差值▲	6.35±5.08	4.44±5.93	0.001

注：CCS 评分差值▲ = 治疗后 CCS 评分 – 治疗前 CCS 评分的绝对值。

2.4　生活质量分析

中药组治疗后，生活质量功能领域各项评分及总体健康状况领域评分均较治疗前增加，差异具有统计学意义（均 $P<0.05$）；症状领域的疲倦、恶心与呕吐、气促、失眠、食欲丧失、便秘和腹泻评分均较治疗前减少，差异显著（均 $P<0.05$），而疼痛和经济困难两项的评分治疗前后无明显差异（均 $P>0.05$）（见表6）。依据 EORTC QLQ-C30（V3.0）中文版计分规则，治疗后中药组的生活质量除疼痛和经济困难领域无明显变化外，其余各项领域均得到改善。

对照组治疗后生活质量的便秘领域评分较治疗前减少，情绪功能领域评分较治疗前增加，差异显著（均 $P<0.05$），其余各项领域评分治疗前后无明显差异（均 $P>0.05$）（见表7），提示治疗后对照组的生活质量仅在便秘和情绪功能领域得到改善。

治疗后两组生活质量各领域评分比较，在疼痛和经济困难领域，两组无明显差异（均 $P>0.05$）；在其余各项领域中，中药组评分优于对照组（均 $P<0.05$）（见表8），提示中药组对生活质量的改善优于对照组。

表6　中药组治疗前后生活质量各领域评分比较

项目	例数	均值±标准差		P 值
		治疗前	治疗后	
总健康状况（QL）	200	34.21±21.26	52.79±11.09	0.000
躯体功能（PF）	200	40.00±25.61	57.77±10.57	0.000
角色功能（RF）	200	34.33±26.66	63.25±16.31	0.000
情绪功能（EF）	200	47.08±29.19	63.13±12.98	0.000
认知功能（CF）	200	44.00±27.51	61.33±12.48	0.000
社会功能（SF）	200	33.58±25.09	62.67±9.49	0.000
疲倦（FA）	200	58.50±16.39	37.17±14.97	0.000
恶心与呕吐（NV）	200	40.92±37.43	32.42±14.97	0.004
疼痛（PA）	200	67.50±27.03	68.75±27.00	0.664
气促（DY）	200	41.67±27.91	27.50±23.97	0.000
失眠（SL）	200	60.33±28.82	40.17±16.47	0.000
食欲丧失（AP）	200	56.67±30.99	34.50±6.14	0.000

续上表

项目	例数	均值±标准差		P值
		治疗前	治疗后	
便秘（CO）	200	57.00±35.77	25.00±23.33	0.000
腹泻（DI）	200	38.50±42.15	31.17±22.19	0.034
经济困难（FI）	200	54.17±32.65	58.50±27.66	0.159

表7　对照组治疗前后生活质量各领域评分比较

项目	例数	均值±标准差		P值
		治疗前	治疗后	
总健康状况（QL）	198	36.15±20.48	33.96±25.91	0.372
躯体功能（PF）	198	40.01±22.56	36.60±31.31	0.227
角色功能（RF）	198	36.53±26.30	34.60±28.25	0.502
情绪功能（EF）	198	47.52±28.30	54.46±33.86	0.031
认知功能（CF）	198	41.41±26.00	36.20±35.94	0.131
社会功能（SF）	198	31.14±26.73	33.00±29.76	0.510
疲倦（FA）	198	61.34±23.69	64.14±23.94	0.309
恶心与呕吐（NV）	198	41.50±33.87	44.44±27.03	0.359
疼痛（PA）	198	66.08±26.94	68.94±24.14	0.315
气促（DY）	198	46.63±33.54	45.96±44.21	0.859
失眠（SL）	198	57.58±27.21	62.12±34.36	0.159
食欲丧失（AP）	198	59.93±43.79	62.79±36.20	0.528
便秘（CO）	198	58.59±32.59	50.51±25.30	0.006
腹泻（DI）	198	36.36±38.61	37.21±31.18	0.823
经济困难（FI）	198	57.24±30.98	58.25±29.41	0.731

表8　两组治疗前后生活质量各领域评分比较

项目	均值±标准差		P值
	中药组（$N=200$）	对照组（$N=198$）	
总健康状况（QL）	52.79±11.09	33.96±25.91	0.000
躯体功能（PF）	57.77±10.57	36.60±31.31	0.000
角色功能（RF）	63.25±16.31	34.60±28.25	0.000
情绪功能（EF）	63.13±12.98	54.46±33.86	0.001
认知功能（CF）	61.33±12.48	36.20±35.94	0.000

续上表

项目	均值±标准差		P值
	中药组（N=200）	对照组（N=198）	
社会功能（SF）	62.67±9.49	33.00±29.76	0.000
疲倦（FA）	37.17±14.97	64.14±23.94	0.000
恶心与呕吐（NV）	32.42±14.97	44.44±27.03	0.000
疼痛（PA）	68.75±27.00	68.94±24.14	0.941
气促（DY）	27.50±23.97	45.96±44.21	0.000
失眠（SL）	40.17±16.47	62.12±34.36	0.000
食欲丧失（AP）	34.50±6.14	62.79±36.20	0.000
便秘（CO）	25.00±23.33	50.51±25.30	0.000
腹泻（DI）	31.17±22.19	37.21±31.18	0.026
经济困难（FI）	58.50±27.66	58.25±29.41	0.930

2.5 疼痛控制状况分析

两组治疗前后的NRS评分比较无显著性差异（均 $P>0.05$），治疗前后的疼痛控制情况基本相同。

2.6 安全性评价

研究过程中，出现的与药物有关或可能有关的不良事件为：中药组，腹泻9例，恶心2例，腹痛1例；对照组，腹泻7例，恶心3例，腹痛2例，均为CTC Ⅰ~Ⅱ级，不需处理。未发现与研究药物有关或可能有关的CTC Ⅲ/Ⅳ级不良事件。

3 讨论

现代医学认为阿片类药物所致便秘的机制主要为：①减慢胃蠕动，使胃口排空延迟；②提高小肠及大肠平滑肌张力，减弱推进性蠕动，延缓肠内容物通过，促使水分吸收增加，并抑制消化腺分泌；③提高回盲瓣及肛门括约肌张力，加之对中枢的抑制作用，使便意和排便反射减弱。

目前西医治疗阿片类药物所致便秘的方法主要是服用缓泻剂如番泻叶、乳果糖、比沙可啶等。关于不同缓泻剂治疗阿片类药物引起便秘的疗效，目前缺乏对照研究。这些缓泻药的作用，特异性较差，效果难以预测，且时常会引起腹泻和痛性痉挛。某些患者即使大量使用缓泻剂，便秘仍然持续存在。阿片受体拮抗剂，如纳洛酮虽可缓解阿片类药物引起的便秘，但同时也降低阿片类药物的止痛效果。

中医认为阿片类药物属辛温燥烈之品，易耗气伤津损血，癌症患者素体正虚，服用阿片类药物后气血津液更亏，无水行舟，而致大便秘结。其所致便秘以虚为本，病程中可有气滞、气虚、郁热、燥结、津亏、血虚、阴虚、阳虚等因素同时存在，各因素之间互相影响，导致便秘反复难愈。

中医药治疗便秘历史悠久，疗效确切，并且具有患者的舒适感更佳、疗效维持时间更长、改善患者生活质量等优点。但由于辨证分型和选方用药不统一，欠缺大样本、严谨规范的临床研究等问题，临床医生对中医药欠缺深入的认识与理解，阻碍了中医药更广泛地参与临床治疗。

中医认为便秘可分为实秘和虚秘两大类，虚秘为气虚便秘、血虚便秘和阳虚便秘等，实秘为热结便秘，其治法以导滞通便为主，根据不同证型分别辅以益气健脾、养血润燥、滋阴润燥和清热泻火等法。

本研究根据阿片药物所致便秘的机理特点，结合晚期癌症患者多虚实夹杂的特点，针对性选用小承气汤合增液汤为基本方，设立统一的辨证分型及相应的加减用药，采用国际公认的 CCS 便秘评分、EORTC QLQ-C30 生活质量测定量表作为评价标准，通过多中心前瞻性随机对照研究方法，观察应用中医汤药治疗阿片类药物所致便秘的疗效。

小承气汤合增液汤由大黄、枳实、厚朴、玄参、生地、麦冬等药物组成。方中大黄苦寒泻下攻积、祛瘀通便，《神农本草经》言其“主下瘀血，血闭，寒热，破癥瘕、积聚、留饮宿食，荡涤肠胃，推陈致新，通利水谷，调中化食，安和五脏”。枳实破气消积除痞、厚朴行气消积，二者与大黄相伍，泄其糟粕填塞之壅，推荡积滞，可成速泄热结之功。当奥施康定的日使用量≥80 mg 时，由于耗伤阴津较甚，患者极易发生便秘，针对阿片类药物伤阴耗津之特点，合用玄参滋阴润燥，生地、麦冬养阴生津，三者同用，大补阴液，润滑肠道，可助大黄加强润下通便之力。

晚期癌症患者久病体虚，虚实夹杂，病程中可有气虚、热结、血虚、阳虚等因素同时存在。因此，在小承气汤合增液汤的基础上进行辨证分型加减：热结型，加蒲公英、金银花以清热解毒；气虚型，加黄芪、党参以益气扶正；血虚型，加制首乌、熟地以补血滋阴通便；阳虚型，加肉苁蓉、当归以益肾助阳，肉苁蓉、当归因其滋腻之性，亦有润下通便之效，加入处方可增通便之力。

研究结果显示，以小承气汤合增液汤为基本方，辨证加减治疗阿片类药所致便秘，可有效减少患者 CCS 便秘评分，总有效率为 93.5%，疗效优于果导片，在改善便秘的同时，可提高患者生活质量。治疗便秘过程中不影响止痛药物的疗效，治疗过程未出现明显的与药物相关的不良事件，安全性良好。

综合上述分析，可以认为，以小承气汤合增液汤为基本方，应用中医汤药辨证分型治疗阿片类药物所致便秘是一个有效而安全的选择。

本文原载《2013 年全国中医肿瘤学术年会论文集》，2013：163－170，有删改.

中药泡洗治疗白蛋白结合型紫杉醇所致周围神经毒性 30 例

关洁珊　肖志伟　林丽珠

白蛋白结合型紫杉醇是一种不含聚氧乙烯蓖麻油、以人血白蛋白作为药物载体与稳定剂的新型紫杉醇白蛋白冻干剂。其推荐使用剂量为 260 mg/m^2，每 3 周给药 1 次，这使得实际紫杉醇的剂量强度得到大幅提升，在提高药物疗效的同时也使得紫杉醇药物的严重不良反应表现出来。不良反应中发生率最高的是骨髓抑制和神经毒性。粒细胞集落刺激因子的使用，使骨髓抑制的处理不再成为难题，而神经毒性却成为白蛋白结合型紫杉醇的主要剂量限制性毒性。神经毒性严重影响了白蛋白结合型紫杉醇的临床使用，使患者生活质量下降。白蛋白结合型紫杉醇所致神经毒性主要表现为周围神经毒性，常见肢体麻木、感觉异常、刺痛、灼热感。目前，西医对周围神经毒性的治疗尚存在一定的局限性，而中医药治疗有一定优势。笔者采用中药泡洗治疗白蛋白结合型紫杉醇所致周围神经毒性，取得了较好的临床疗效，现报告如下。

1　临床资料

1.1　一般资料

30 例均为 2012 年 1 月至 2013 年 10 月在广州中医药大学第一附属医院住院和门诊就诊的患者。30 例均为采用白蛋白结合型紫杉醇联合化疗后出现周围神经毒性者。化疗具体用药为：胃癌、食管癌、卵巢癌、乳腺癌、宫颈癌、头颈部癌、肺癌使用白蛋白结合型紫杉醇 260 mg/m^2，静脉滴注，第 1 天；奈达铂 80 mg/m^2 或顺铂 70 mg/m^2，分 3 天使用。胰腺癌患者使用白蛋白结合型紫杉醇 260 mg/m^2，静脉滴注，第 1 天；健择 1 000 mg/m^2，静脉滴注，第 1 天、第 8 天。前列腺癌患者使用白蛋白结合型紫杉醇 260 mg/m^2，静脉滴注，第 1 天；强的松 5 mg，口服，每日二次，第 1 天至第 21 天。均以 21 天为 1 周期，连用 2 个周期。30 例中男性 13 例，女性 17 例，年龄最小的 35 岁，最大的 67 岁，中位年龄 49 岁。30 例患者均为临床Ⅲb ~ Ⅳ期，其中胃癌 4 例、食管癌 3 例、乳腺癌 3 例、宫颈癌 3 例、卵巢癌 4 例、头颈部癌 3 例、胰腺癌 2 例、肺癌 6 例、前列腺癌 2 例。

1.2　诊断标准

参照美国国家癌症研究所通用毒性标准（NCI 周围神经毒性分级标准）。0 级：无；Ⅰ级：腱反射消失或感觉麻木（包括针刺感），但不影响功能；Ⅱ级：感觉缺失或感觉麻木（包括针刺感），影响功能但不影响日常生活活动；Ⅲ级：感觉缺失或感觉麻木（包括针刺感），影响日常生活活动；Ⅳ级：长期感觉缺失，影响功能。

1.3 纳入标准

①接受白蛋白结合型紫杉醇化疗后出现Ⅰ级以上周围神经毒性者；②年龄大于 18 岁；③卡氏评分 60 分以上；④预计生存 3 个月以上者；⑤自愿接受中药泡洗、依从性好者。

1.4 排除标准

①不符合上述纳入标准者；②因脑转移出现神经压迫症状，或肿瘤压迫导致外周神经损伤者；③因电解质紊乱及其他系统性疾病（如严重糖尿病）致神经系统病变者；④存在手足皮肤病变（如湿疹）或有药物接触过敏史者；⑤不能配合治疗者。

2 方法

2.1 治疗方法

以活血祛瘀、温阳通络为法，自拟中药处方泡洗治疗。方药组成：桂枝 10 g，赤芍 15 g，川芎 20 g，丹参 30 g，威灵仙 30 g，徐长卿 30 g。每剂煎至 200 mL，使用时加热水稀释至 1 000 mL，先熏蒸患部，待水温合适后浸泡患部，每次 30 min，1 次/天，7 天为 1 个周期，连用 2 个周期，14 天后进行疗效评价。

2.2 观察指标

①观察患者治疗前后周围神经毒性分级变化；②观察患者周围神经毒性分级变化达到“治愈/有效”评价标准的时间；③观察患者治疗前后卡氏评分变化；④观察患者用药后不良反应的发生情况。

2.3 疗效判定标准

神经毒性疗效判定标准：详细记录患者治疗前后症状、体征的程度及持续时间。参照 NCI 周围神经毒性分级标准进行评价，用药后较用药前下降Ⅰ级以上者为有效；降为 0 级为治愈；症状、体征均无改善或症状稍有改善但体征无改善为无效。

卡氏评分评定：治疗前后评分差值增加 10 分及以上者为提高，减少 10 分及以上者为降低，增加或减少未超过 10 分者为稳定。

2.4 统计方法

采用 SPSS 12.0 统计软件包建立数据库进行分析，治疗前后等级资料采用配对等级分组资料的秩和检验，达到“治愈/有效”评价标准的中位时间采用（$\bar{x} \pm s$）表示。$P < 0.05$为有统计学意义。

3 结果

3.1 治疗前后周围神经毒性分级变化

30 例周围神经毒性分级治疗前为Ⅰ级 9 例（30.0%），Ⅱ级 19 例（63.3%），Ⅲ级 2 例（6.7%）；治疗后为 0 级 11 例（36.7%），Ⅰ级 15 例（50.0%），Ⅱ级 4 例（13.3%），Ⅲ级 0 例（0）。治疗前后经秩和检验，$P<0.05$，差异有统计学意义，治疗后周围神经毒性较治疗前减轻。（见表 1）

表 1 30 例治疗前后周围神经毒性变化

时间	0 级		Ⅰ级		Ⅱ级		Ⅲ级	
	例数	百分比/%	例数	百分比/%	例数	百分比/%	例数	百分比/%
治疗前	0	0	9	30.0	19	63.3	2	6.7
治疗后	11	36.7	15	50.0	4	13.3	0	0

3.2 治疗后患者周围神经毒性分级变化

治疗后患者周围神经毒性分级变化显示治愈 11 例（36.7%），有效 17 例（56.7%），无效 2 例（6.7%），总有效率为 93.3%。

3.3 治疗前后卡氏评分变化

30 例卡氏评分，治疗前为 60 分 2 例（6.7%），70 分 17 例（56.7%），80 分 11 例（36.7%）；治疗后为 60 分 1 例（3.3%），70 分 4 例（13.3%），80 分 14 例（46.7%），90 分 11 例（36.7%）。（见表 2）

表 2 30 例治疗前后卡氏评分变化

时间	60 分		70 分		80 分		90 分	
	例数	百分比/%	例数	百分比/%	例数	百分比/%	例数	百分比/%
治疗前	2	6.7	17	56.7	11	36.6	0	0.0
治疗后	1	3.3	4	13.3	14	46.7	11	36.7

治疗前卡氏评分与治疗后卡氏评分经秩和检验，$P<0.05$，差异有统计学意义，治疗后较治疗前提高。

治疗后患者卡氏评分变化显示：提高 26 例（86.7%），稳定 4 例（13.3%），总有效率为 86.7%。

3.4 周围神经毒性分级变化达到“治愈/有效”评价标准的时间

30 例患者在治疗期间有 28 例达到“治愈/有效”评价标准，2 例未达到“治愈/有效”评价标准。28例患者达到“治愈/有效”评价标准的中位时间为（5.7±1.5）天。

3.5 不良反应

所有患者血常规、肝肾功能及心电图检查治疗前后均未见明显变化，所有患者均无过敏反应及其他不良反应发生。

4 讨论

紫杉醇是作用于微管的抗肿瘤药，以微管为靶点的抗肿瘤药物对神经系统的选择性毒性的机制尚不明确，但神经元中微管蛋白的相对高丰度以及完整的、有动力的微管骨架对于神经传导的重要性可以解释部分原因。肿瘤细胞是处于增殖期的分裂细胞群，紫杉醇诱导的微管蛋白凝聚可以阻碍纺锤体形成，使肿瘤细胞停滞在G2/M期；而神经细胞却不再具有细胞分裂能力，但紫杉醇的微管蛋白凝聚作用仍然可以通过干扰微管形成而影响轴突内的电信号输送并造成外周神经绝缘层的病变[1]。作用于微管的抗肿瘤药物造成的神经毒性随着药物在体内的蓄积而加重，并且已患有神经性疾病的患者发生率更高。由此类药物造成的神经毒性通常在停药几个月后消失，但有些患者在停药后的几年中都伴有明显的神经毒性后遗症[2]。化疗致周围神经病变，临床上常表现为四肢末端感觉异常、麻木、烧灼感，甚至疼痛，或出现协调不能及一些精细感觉运动失调。目前，现代医学对紫杉类药物引起的周围神经毒性没有有效的治疗方法。

中医认为，化疗所致周围神经毒性属中医学中“血痹”“痹症”的范畴。“血痹”一名始见于《黄帝内经》。《素问·五藏生成篇》曰：“血凝于肤者，为痹。”《灵枢·九针》首次指出了“血痹”的病因：“邪入于阴，则为血痹。”此后张仲景《金匮要略·血痹虚劳病脉证并治》对“血痹”做了系统的阐述，其临床表现为“脉自微涩，在寸口、关上小紧……阴阳俱微，寸口关上微，尺中小紧，外证身体不仁，如风痹状”，即“血痹”的核心表征为“身体不仁”。究其病因，多为“尊荣人骨弱肌肤盛，重因疲劳汗出，卧不时动摇，加被微风，遂得之”。肿瘤患者素体本虚，病程中癌毒进一步肆虐人体正气，加之化疗的损伤，使肿瘤患者全身脏腑经络气血亏虚更加严重。化疗主要损伤人体的阳气，表现为脾阳肾阳受损，脾阳有赖于肾阳的温煦，脾主肌肉，脾阳受损失其温煦肌肉的功能。血虚不能充盈血脉以养四末，气虚无力推动血行，此时经脉受外邪（白蛋白结合型紫杉醇的毒性）侵袭，使得经脉气血进一步为邪气所扰，气血凝滞痹阻。其中正气不足是发病的内因，化疗毒邪侵袭是致痹的重要条件。邪气阻络，瘀血凝滞，阳气不能达于四末，筋脉肌肉失去濡养，而出现肢体末端感觉异常、麻木不适、烧灼感，甚至疼痛。综上所述，血瘀寒凝是本病的重要病理因素，而活血祛瘀、温阳通络是本病的治疗大法。

《金匮要略·血痹虚劳病脉证并治》首先指出“血痹”的治法，轻者“宜针引阳气，脉和紧去则愈”，重者宜“黄芪桂枝五物汤”以益气活血、通阳温经。结合化疗所致周围神经毒性的临床特点，针灸疗法会给肿瘤患者增加一定的痛苦；而肿瘤患者因本身疾病或治疗的影响，胃纳较差，口服药物过多会进一步影响胃纳，且药物难以到达病位，存在一定的局限性；外治法可以避免药物在消化道的分解破坏，且不影响患者胃口，病变局部药物浓度高，直达病所，具有副反应小、起效快、疗效高的特点。正如清代徐灵胎所说“若病有定所，在皮肤、筋骨之间，可用外治法，使药物从毛孔入，通达经络，较服药尤有力”。因此我们采用中药泡洗对患者进行治疗。

基于以上对使用白蛋白结合型紫杉醇后出现周围神经毒性反应特点的分析，我们以活血祛瘀、温阳通络为法拟方，予患者中药泡洗。方中桂枝辛温味甘，功能为温通经脉、散寒止痛，同时兼可引药直达病所。经脉以通为常，张仲景对于阳虚寒滞，或血虚寒凝所致之经脉血行不畅之证，症见手足麻痹不仁、形如风痹之状之血痹等证，常用入血通经、辛温散寒之桂枝[3]。清代黄元御《长沙药解》记载：“桂枝入肝家而行血分，走经络而达荣郁。善解风邪，最调木气，升清阳脱陷，降浊阴冲逆，舒筋脉之急挛，利关节之壅阻。入肝胆而散遏抑，极止痛楚，通经络而开痹涩，甚去湿寒。”赤芍、川芎、丹参活血祛瘀，川芎为“血中气药”，既能活血，又能行气止痛。威灵仙性猛善走，通行十二经脉，祛风湿而通经络。徐长卿活血祛风、行气止痛。诸药合用，共奏活血祛瘀、温阳通络之效。

本研究结果显示，应用中药泡洗治疗后，93.3%的患者肢端麻木疼痛等症状较前改善，周围神经毒性分级下降，86.7%的患者卡氏评分较前增加。提示以活血祛瘀、温阳通络为法的自拟方泡洗可减轻患者的周围神经毒性反应，提高生活质量。30 例患者中有 2 例患者在观察周期内未达到“治愈/有效”评价标准，分析原因，可能与化疗疗程数较多、神经损伤较重，或对化疗的反应较大有关。

本研究表明，中药泡洗能减轻白蛋白结合型紫杉醇所致周围神经毒性，无明显毒副反应，使用方便，费用较低，值得临床推广。

本文原载《中医药学报》，2014，42（3）：175－177，有删改.

[参考文献]

[1] 董杨，施建蓉，RICHARD S，等. 抗癌药紫杉醇的神经毒性和耳毒性［J］. Chinese journal of otology，2011，9（3）：318－322.
[2] 段华琴，江振洲，张陆勇. 作用于微管的抗肿瘤药物研究进展［J］. 现代生物医学进展，2012，13（33）：6578－6580.
[3] 王茂松. 张仲景运用桂枝的配伍分析［J］. 黑龙江中医药，2009，36（6）：55.

多中心回顾性队列研究中医药对中晚期原发性肝癌生存期的影响

丘奕文　林丽珠　黄学武　王树堂　李猛

我国是“肝癌大国”，原发性肝癌（以下简称肝癌）发病人数占全球的55%，死亡人数占全球的45%，其死亡率已超过胃癌，位居我国消化道恶性肿瘤死亡率之首，在所有恶性肿瘤中居第2位[1]。手术切除是目前早期肝癌疗效最好的治疗手段，但对于大部分中晚期患者，多学科规范化的综合治疗已成为学界的共识[2]。中医药是肝癌治疗的重要组成部分，强调辨证施治和整体观与作用“局部”的微创治疗互为补充。已有较多文献报道中医药在配合肝癌的微创治疗、系统治疗中能起到增效减毒的作用。然而目前尚无大样本、多中心的研究揭示中医药在中晚期肝癌治疗中的作用。本研究依托国家中医药管理局“十一五”重点专科肝癌诊疗方案临床验证工作，通过对15家医院的回顾性队列研究，观察中医药对中晚期肝癌生存期的影响，为进一步优化诊疗方案提供依据。

1　对象和方法

1.1　病例来源

依托广州中医药大学第一附属医院牵头开展的国家中医药管理局“十一五”重点专科肝癌协作组验证工作，采用多中心、回顾性队列研究方法，将中医药治疗作为一种暴露因素，按照肝癌患者接受中医药治疗的暴露程度不同划分为中医队列、中西医结合队列和西医队列，纳入2006年1月1日至2013年1月31日在广州中医药大学第一附属医院、广东省中医院、广州市中医院、湖南省中医药研究院附属医院、广西中医学院附属瑞康医院、湖南省邵阳市中医院、吉林省肿瘤医院中西医结合科、山东省烟台市中医院、山东省莱芜市中医院、天津中医药大学第一附属医院、深圳市中医院、佛山市中医院、辽宁省沈阳市传染病院、四川省乐山市中医院、武警广东总队医院共15家单位收治的肝细胞癌患者。

1.2　诊断标准

遵照2001年中国抗癌协会肝癌专业委员会制定的原发性肝癌临床诊断标准[3]。中医辨证分型标准按国家中医药管理局“十一五”重点专科肝癌协作组拟定的《肝癌病中医诊疗方案》中的肝盛脾虚型、肝胆湿热型、肝热血瘀型、脾虚湿困型、肝肾阴虚型5种证型进行辨证分型。

1.3 纳入标准

①符合原发性肝癌诊断；②年龄 18 ~ 85 岁；③符合肝癌国内分期（CS 分期）为Ⅱb、Ⅲa 或Ⅲb 期者；④无法手术治疗的患者；⑤具备随访电话及地址，患者及家属愿意配合随访者。

1.4 排除标准

①病理诊断为胆管细胞癌或肝细胞癌－肝内胆管细胞癌混合型；②妊娠期或哺乳期妇女；③合并严重的凝血机制异常及心脑血管疾病，或已出现严重精神障碍等疾病；④严重药物过敏史者；⑤患者及其家属不愿意接受随访或原始资料严重不足者。

1.5 治疗方法

中医队列（中医组）治疗方案：中医药辨病与辨证治疗。辨病治疗选用国家药典批准的具有抗肝癌作用的中成药[4]；辨证分型治疗按国家中医药管理局“十一五”重点专科肝癌协作组拟定的《肝癌病中医诊疗方案》，根据 5 种不同分型选用相应汤剂施治。中药每日 1 剂，至少服用 3 个月。

西医队列（西医组）治疗方案：依据原发性肝癌诊疗规范[2]，按患者的具体情况选择经肝动脉化疗栓塞（TACE）、消融治疗（RFA）、氩氦刀、粒子植入、放射治疗和化疗、靶向治疗等。

中西医结合队列（中西医组）治疗方案：西医治疗同西医队列，中医治疗同中医队列。中西医结合队列诊疗方案均严格遵照国家中医药管理局“十一五”重点专科肝癌协作组拟定的“中医原发性肝癌临床路径图”（见图 1）。

1.6 观察指标

以生存期为主要结局指标，从 2006 年 1 月 1 日入组的病例开始观察，起点时间为患者入组的时间，终点时间至 2013 年 1 月 31 日为止。生存期为入组治疗时间至死亡、失访或随访结束时间。

1.7 统计方法

采用 SPSS 19.0 统计软件进行统计分析。以乘积极限（Kaplan-Meier）法比较各个队列及治疗因子的中位生存期（MST）、生存率，并通过 Log-Rank 检验进行生存率曲线比较，以 $P<0.05$ 为差异有统计学意义。通过应用 Cox 回归模型针对有意义的因素及既往曾报道的可能因素进行多因素分析，模型拟合采用向前逐步回归法，用似然比对 Cox 模型进行显著性检验，筛选出独立的有统计学意义的预后因素。

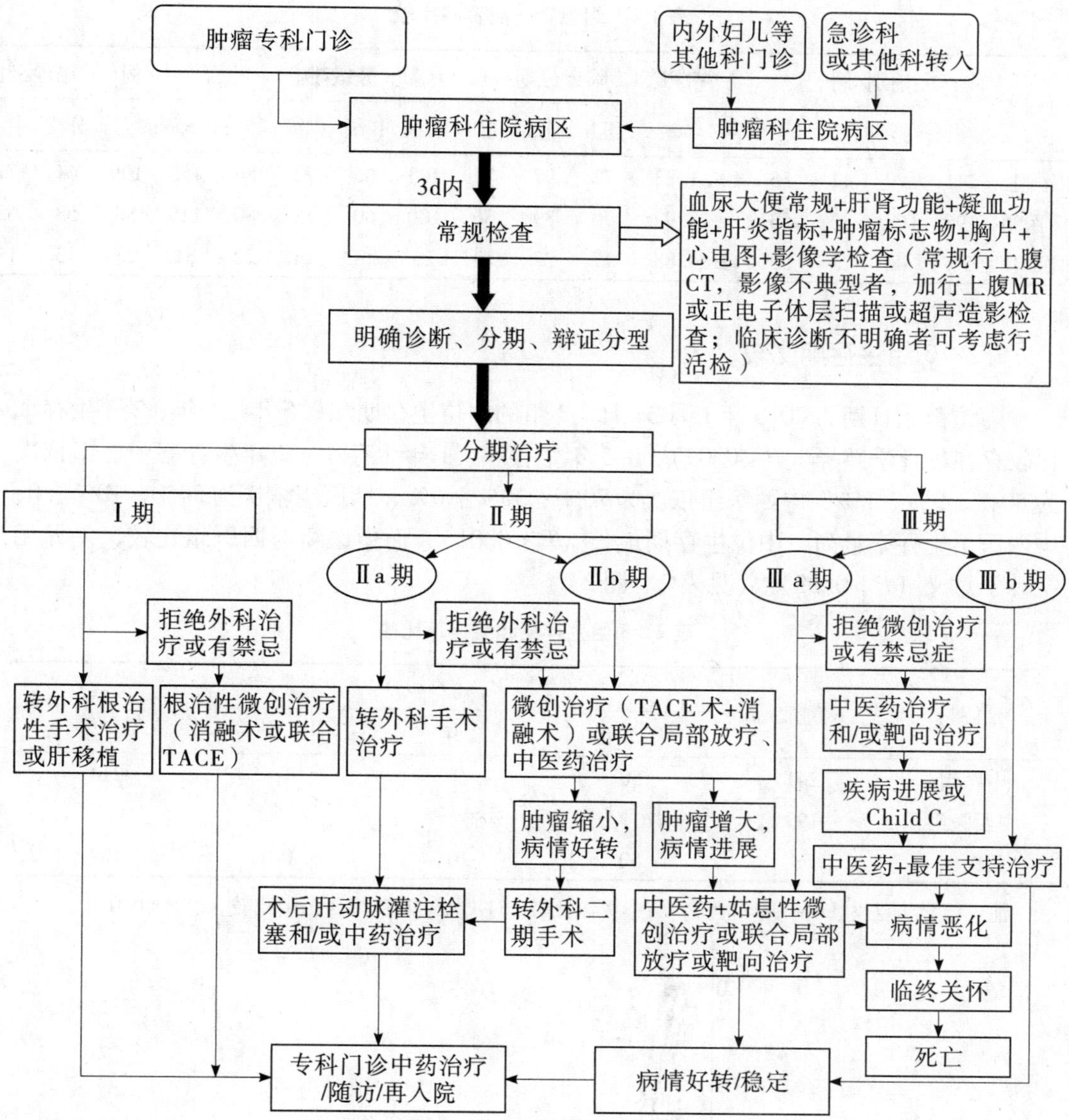

图1　中医药治疗原发性肝癌临床路径图

2　结果

2.1　一般资料比较

共收集肝细胞癌患者651例，剔除162例不符合标准的病例，共纳入中晚期肝癌患者489例，其中武警广东总队医院53例病例为西医组。3组患者在性别、平均年龄、肝炎病史、临床分期、Child分级、肿瘤部位、肿瘤大小、转移灶位置、癌栓大小等方面比较差异均无统计学意义（$P>0.05$），表明3组的基线特征基本一致，具有可比性。（见表1）

表1　3组患者一般资料比较

组别	合计/例	性别/例		t 平均年龄/岁	临床分期/例			Child 分级/例			肿瘤大小/例			癌栓/例	
		男	女		Ⅱb	Ⅲa	Ⅲb	A 级	B 级	C 级	<5 cm	≥5 cm	无	分支	主干
中医组	241	199	42	55.38 ± 11.83	72	97	72	103	66	72	86	155	109	61	71
中西医组	195	163	32	53.23 ± 12.92	70	89	36	100	60	35	80	115	80	53	62
西医组	53	48	5	53.04 ± 14.88	17	22	14	25	14	14	22	31	23	13	17

2.2　3组生存期比较

随访截止日期为2013年1月31日。3组的中位生存期和0.5年、1年、2年生存率比较存在统计学差异（$P<0.05$）。0.5年生存率、1年生存率、2年生存率中医组依次为50%、9%、1%，中西医组依次为70%、30%、6%，西医组依次为50%、10%、0；中西医组生存率最高，中位生存期最长（$P<0.01$），而中医组与西医组比较，差异无统计学意义（$P>0.05$）。（见表2、图2）

表2　3组生存期和生存率比较

组别	例数	$P_{生存率}$/%			$t_{中位生存期}$/d
		0.5年	1年	2年	
中医组	241	50	9	1	214
中西医组	195	70①②	30①②	6①②	312①②
西医组	53	50	10	0	189

注：统计方法为 Log-Rank 检验；与中医组比较，①$P<0.01$；与西医组比较，②$P<0.01$。

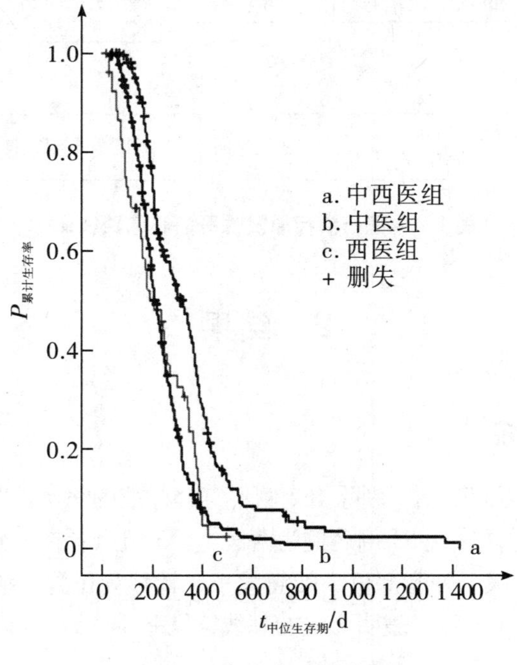

图2　3组生存函数曲线

2.3 不同分期选用治疗方案的生存期比较

以 CS 各分期作为分层因素对 3 组队列 MST 进行比较，中西医组在Ⅱb、Ⅲa 及Ⅲb 期的 MST 与另外两组相比，差异有统计学意义（$P<0.01$）：Ⅱb 期较中医组、西医组分别延长 109 天和 46 天；Ⅲa 期较中医组、西医组分别延长 50 天 和 136 天；Ⅲb 期较中医组、西医组分别延长 22 天和 102 天。中医组在Ⅲa、Ⅲb 期的 MST 较西医组分别延长 86 天和 80 天，差异有统计学意义（$P<0.05$）。西医组在Ⅱb 期的 MST 较中医组长，但 Log-Rank 检验提示无显著性差异（$P>0.05$）。（见表 3）

表 3　3 组不同临床分期患者中位生存期和生存率比较

临床分期	治疗方案	$P_{生存率}$/%			$t_{中位生存期}$/d
		0.5 年	1 年	2 年	
Ⅱb	中医组	76	16	2	287
	中西医组	94	60	13	396①③
	西医组	95	32	0	350
Ⅲa	中医药	66	10	0	236②
	中西医组	75	24	3	286①③
	西医组	35	14	0	150
Ⅲb	中医组	10	0	0	160②
	中西医组	34	0	0	182①③
	西医组	0	0	0	80

注：统计方法为 Log-Rank 检验；与中医组比较，①$P<0.01$；与西医组比较，②$P<0.05$；③$P<0.01$。

2.4 中医药治疗因子对生存期的影响

将中医药单独作为一种治疗因子，分析其对生存期的影响。该因子实际上包括了中医组及中西医组 2 个队列的全部病例。结果显示：采用中医药治疗的患者 MST 为 242 天，1 年生存率为 21%，较未采用中医药治疗的 MST 延长 53 天，1 年生存率增加 11%，差异有统计学意义（$P<0.01$），提示中医药治疗可以提高中晚期肝癌患者的生存期。（见表 4）

表 4　中医药治疗因子对中位生存期和生存率的影响

组别	$P_{生存率}$/%			$t_{中位生存期}$/d
	0.5 年	1 年	2 年	
未采用中医药治疗组	50	10	0	189
采用中医药治疗组	64	21①	3	242①

注：统计方法为 Log-Rank 检验；与未采用中医药治疗组比较，①$P<0.01$。

2.5 微创治疗因子对生存期的影响

将微创治疗作为一种治疗因子，分析其对生存期的影响。因各单位采用的微创治疗手段多为TACE、RFA，故本研究的微创治疗因子只纳入TACE、RFA病例。结果显示：有微创治疗施加组的MST为340天，1年生存率为37%，较无微创治疗施加组的MST延长126天，1年生存率增加24%，差异有统计学意义（$P<0.01$），提示微创治疗的施加可以提高中晚期肝癌患者的生存期。(见表5)

表5 微创治疗因子对中位生存期和生存率的影响

组别	$P_{生存率}$/%			$t_{中位生存期}$/d
	0.5年	1年	2年	
无微创组	55	13	2	214
有微创组	76	37①	6	340①

注：统计方法为Log-Rank检验；与无微创组比较，①$P<0.01$。

2.6 预后相关因子的多因素分析

通过单因素分析筛选出对预后有影响的指标，然后进行Cox多因素分析，得出对患者生存期有独立影响的指标有肿瘤大小、转移灶位置、癌栓、Child分级、卡氏评分(KPS评分)、临床分期、中医药治疗、微创治疗。其中KPS评分、中医药治疗、微创治疗3个因子的回归系数均小于0，为预后保护因子。且KPS评分越低，危险性越高，无中医药治疗较有中医药治疗危险性高，无微创治疗较有微创治疗危险性高。以上对生存期的影响均有统计学意义（$P<0.05$）。(见表6)

表6 影响患者预后指标的Cox回归模型分析

因子	回归系数（B）	标准误	Wald值	自由度（df）	P值	相对危险度（RR）
肿瘤大小	0.308	0.108	8.173	1	0.004①	1.361
转移灶位置	0.184	0.070	6.967	1	0.008①	1.202
癌栓	0.804	0.082	95.604	1	0.000①	2.235
Child分级	0.549	0.100	30.301	1	0.000①	1.731
KPS评分	-0.026	0.004	32.883	1	0.000①	0.975
临床分期	0.400	0.102	15.467	1	0.000①	1.492
中医药治疗	-1.022	0.170	35.977	1	0.000①	2.779
微创治疗	-0.466	0.113	16.886	1	0.000①	0.628

注：统计方法为多因素Cox模型分析；①$P<0.05$。

3 讨论

3.1 3 组队列的生存期分析

临床实践表明中医药在肝癌治疗中具有独特的优势[5-13]，但是尚未有进一步验证中医药治疗肝癌效果的大样本、多中心文献报道。本研究依托广州中医药大学第一附属医院牵头开展的国家中医药管理局“十一五”重点专科肝癌协作组验证工作，采用多中心、回顾性队列研究方法，通过分析中医、中西医结合、西医 3 组队列对肝癌患者生存时间的影响，结果表明中西医结合队列的远期疗效最好，中西医结合治疗可以提高中晚期肝癌患者的中位生存期及远期生存率。Ⅱb、Ⅲa 或Ⅲb 期的患者均能从中西医结合治疗方案中获得生存受益，故认为中西医结合治疗是中晚期肝癌的首选治疗方案。

3.2 中医药及微创治疗因子对生存期的影响

原发性肝癌的治疗手段虽然很多，但都有各自的局限性，特别是对于中晚期肝癌，TACE、RFA 仍是目前非手术治疗的常用手段，但其远期生存率仍有待进一步提高。因肝癌病灶的供血十分丰富，侧支循环较多，导致 TACE 对肿瘤的灭活不彻底。有研究显示，TACE 术能够使 30% ~50% 的瘤体坏死，但只有 2% 的肿瘤细胞被彻底灭活[14]。反复多次的 TACE 术则会损伤肝功能，加速肝硬化进展，从而影响了其远期生存率。广州中医药大学第一附属医院前期的研究[15-18]表明：部分中药能影响肝癌细胞 DNA 的合成，对其增殖具有抑制作用，却无一般化疗药物的毒副反应；中医药配合介入术则可以减轻肝功能的损害，保护患者残余的肝功能，甚至使一些不能介入的大肝癌变为可以介入，从而提高肝癌的治疗效果，延长患者生存期，起到保肝抑瘤的作用。所以，肝癌特别强调多学科的综合治疗。本研究结果表明：中医药治疗及微创治疗可明显延长患者生存期。多因素 Cox 模型分析亦显示，中医药治疗和微创治疗是中晚期肝癌患者的预后保护因子。对于体力状况较好的Ⅱb 期与Ⅲa 期患者，我们建议行积极的微创治疗，配合中医药治疗；术后稳定期以中医药治疗控制肿瘤，减缓肿瘤的发展，使患者康复或带瘤生存。部分患者可能在微创后有肿瘤缩小、转外科二期手术的机会。而晚期（Ⅲb 期）肝癌患者大多因肝肾功能受损、体力状况较差等因素，单纯的西医治疗往往不能取得满意的效果，建议采用中医药治疗配合最佳支持治疗。

本研究通过多中心、回顾性的队列研究，结果揭示了中医药治疗中晚期肝癌患者的生存优势。以中医药治疗为根本，结合局部微创治疗，以全身的扶正与局部祛邪相结合，是目前中晚期肝癌治疗的可行方案。但本研究仍存在一些不足：限于回顾性研究，导致一些观察指标未记录完全，因此无法做出近期疗效及毒性反应的分析评价；涉及单位较多，导致一些观察指标存在主观差异性，影响了结论的准确性；

西医组病例数偏少；等等。今后将继续开展多中心的协作研究，进一步优化治疗方案，以提高中晚期肝癌患者的临床疗效。

协作组各单位在病例观察、随访方面付出大量而富有成效的工作，特此致谢！

本文原载《广州中医药大学学报》，2014，31（5）：699－704，有删改.

[参考文献]

[1] 中华人民共和国卫生部. 2010 中国卫生统计年鉴［M］. 北京：中国协和医科大学出版社，2010.

[2] 中华人民共和国卫生部. 原发性肝癌诊疗规范（2011 年版）［J］. 临床肿瘤学杂志，2011，16（10）：929－946.

[3] 中国抗癌协会肝癌专业委员会. 原发性肝癌的临床诊断与分期标准［J］. 中华肝脏病杂志，2001，9（6）：324.

[4] 周岱翰. 中医肿瘤学［M］. 广州：广东高等教育出版社，2007：202－205.

[5] 林丽珠. 周岱翰教授治疗原发性肝癌经验撷要［J］. 新中医，2002，34（10）：12－13.

[6] 陶志广. 周岱翰教授治疗肝癌临证经验［J］. 天津中医药，2004，21（3）：182－184.

[7] 刘展华，周岱翰. 周岱翰教授运用活血祛瘀法治疗恶性肿瘤的临床经验撷要［J］. 广州中医药大学学报，2010，27（4）：427－429.

[8] 王树堂，周岱翰，林丽珠. 306 例晚期原发性肝癌患者的生存分析［J］. 中国保健营养（临床医学学刊），2010，19（8）：78－80.

[9] 王树堂，周岱翰，林丽珠. 影响晚期原发性肝癌生存期的多因素预后分析［J］. 河北医药，2011，33（15）：2261－2262.

[10] 林丽珠，周岱翰，刘琨，等. 参桃软肝丸方合羟基喜树碱介入治疗大肝癌的预后因素分析［J］. 中国中西医结合杂志，2005，25（1）：8－11.

[11] 蒋梅，周岱翰. 槐耳冲剂治疗中晚期原发性肝癌 98 例［J］. 上海中医药杂志，2004，38（6）：21－22.

[12] 刘展华，黄海福. 参桃软肝丸对术后复发性肝癌的治疗作用［J］. 广州中医药大学学报，2006，23（6）：467－472.

[13] 李永浩. 双柏散外敷治疗肝癌疼痛疗效观察［J］. 中医外治杂志，2004，13（3）：26－27.

[14] LIAO G S，YU C Y，SHIH M L，et al. Radiofrequency ablation after transarterial embolization as therapy for patients with unresectable hepatocellular carcinoma［J］. European journal of surgical oncology，2008，34（1）：61－66.

[15] 林丽珠，周岱翰，王一帆，等. 参桃软肝丸合并喜树碱对大肝癌的保肝抑瘤作用［J］. 广州中医药大学学报，2005，22（2）：101－105.

[16] 林丽珠，周岱翰，陈瑶，等. 复方苦参注射液对肺癌和肝癌细胞抑瘤作用研究［J］. 中药新药与临床药理，2009，20（1）：21－23.

[17] 林丽珠，蓝韶清. 肝癌中医证型与肝功能及肝脏储备功能的相关性［J］. 中国肿瘤，2000，9（8）：347－348.

[18] 石世德，杨太成，李任先，等. 参桃软肝丸抑制人肝癌细胞增殖及增强 LAK 抑瘤活性的实验研究［J］. 中西医结合肝病杂志，2001，11（1）：30－32.

基于网络药理学的地榆－槐花药对治疗直肠癌作用机制的研究

陈芝强　陈怡　林瑞婷　麦喆钘　孙玲玲　林丽珠

直肠癌是最常见的消化道恶性肿瘤之一，其主要临床表现为排便习惯的改变、腹痛、便血等[1]。流行病学资料[2-4]显示，全球结直肠癌发病率居恶性肿瘤的第3位，死亡率居恶性肿瘤的第4位，且其发病率和死亡率呈现逐年上升的趋势。由于发病隐匿、进展快、易转移、预后差，直肠癌已经成为中国社会重要的健康负担[5]。中医注重整体调理机体阴阳气血，改善患者体质，祛邪而不伤正，在癌症治疗中有着显著的优势[6]。

直肠癌类似于中医的"肠蕈""脏毒""锁肛痔""下血""下痢"等疾病。中药药对应用在癌症治疗中，能有效提高治疗效果，减少放、化疗的副反应，提高患者生活质量，提高5年生存率等[7]。中医认为，直肠癌初期病机多属湿热蕴结。多种因素致湿热内生，浸淫肠道，下注肛门，蕴毒积聚，结而为肿，因而出现里急后重、腹痛腹胀、或泻或秘、下利脓血等症状。地榆始载于东汉时期的《神农本草经》，为蔷薇科植物地榆或长叶地榆的干燥根，味苦、酸、涩，性微寒，具有凉血止血、解毒敛疮的功效；槐花始载于五代吴越国日华子（大明）所撰的《日华子本草》，言其能"治肠风泻血、赤白痢"，是豆科植物槐的花蕾，味苦、性微寒。两药合用，有清热凉血润肠之功效，为临床便血、痔血、血痢等肠道疾病的经典药对，近年来亦逐渐应用于直肠癌的治疗[8]。

中药配伍的意义在于通过由特定的单个或多个活性成分介导的多靶点、多途径整合作用而发挥药物对应的终末效应。然而，目前对于地榆－槐花药对药理作用的研究基本停留在细胞实验或者动物实验层面，无法获得其在体内的具体作用机制网络。考虑到中药治疗疾病涉及多成分、多靶标、多通路的特点，本研究基于网络药理学的方法，探究地榆－槐花药对治疗直肠癌的活性成分、靶标和通路，初步构建其作用机制网络，以期为临床应用提供参考。

1　材料与方法

1.1　地榆－槐花药对活性成分的搜索与收集

利用中药系统药理学（TCMSP）数据库对地榆和槐花的活性成分进行检索。检索关键词分别是"地榆""槐花"，并按照药物代谢动力学的特点，借助TCMSP平台自带的药物成分筛选工具，设定"口服生物利用度（OB）≥30%"且"类药性（DL）≥0.18"为筛选条件，收集符合条件的活性成分。

1.2　地榆－槐花药对活性成分治疗直肠癌预测作用靶标的获取与收集

根据筛选所得的活性成分，利用TCMSP获取其所对应的靶标。基于地榆－槐花药对的活性成分及对应的靶标，用 Cytoscape 3.6.0 软件构建“药物 - 成分 - 靶标” 网络图。利用 Uniprot 数据库检索地榆 - 槐花药对活性分子预测靶标相应的人源物种的基因以及对应的 UNIPROTKB。利用 Genecards 数据库和 OMIM 数据库检索与直肠癌相关的靶标基因，检索关键词为“rectal cancer” 或 “rectum cancer”。利用 Excel 的 “SUMIF” 函数，将疾病对应的靶标基因与活性成分对应靶标做对比，共同的靶标基因即为地榆 - 槐花药对活性成分治疗直肠癌的预测作用靶标基因。利用 OmicShare 网站，疾病靶标与药物靶标之间的关系以韦恩图展示。

1.3 核心靶标相互作用网络的构建

以 String 数据库作为背景网络数据库，将地榆 - 槐花药对活性成分治疗直肠癌的预测作用靶标基因导入，选择研究物种为“Homo sapiens”，获取靶标蛋白相互作用关系，保存为 TSV 格式文件。将 TSV 文件导入 Cytoscape 3.6.0 软件，制作网络图，并根据 Degree 值（连接度）调节节点的大小、颜色，以更直观地呈现靶标之间的相互作用关系。

1.4 分子对接

分子对接是利用计算机模拟受体与配体结合并预测两者的亲和性的一种手段。本研究利用 System Dock Web Site 服务器对蛋白相互作用网络中 Degree 值最高的 5 个靶标和地榆 - 槐花药对活性成分进行分子对接。根据 Docking 评分结果，评估两者之间的结合潜力。

1.5 靶点通路分析及其可视化

将预测靶标基因上传至 DAVID 数据库，进行 GO 富集分析 [选择生物过程（biological process）、分子功能（molecular function）和细胞组成（cellular component）3 个模块] 和 KEGG 通路分析。筛选出 $P<0.001$ 的通路，并根据其上富集的基因数进行降序排列，选取排名前 20 的通路，使用 OmicShare 网站将结果以高级气泡图的形式展现。

1.6 “成分 - 靶标 - 通路” 网络的构建

选取 KEGG 通路富集分析中排名前 20 的通路，结合相关文献检索，筛选出与直肠癌相关的 5 条通路，收集富集在这 5 条通路上与直肠癌相关的靶标。将通路、靶标与活性成分分别上传至 Cytoscape 3.6.0 软件，构建“成分 - 靶标 - 通路” 网络图，使 3 者的关系可视化。

2 结果

2.1 地榆-槐花活性成分筛选结果

根据限定条件，从 TCMSP 数据库收集地榆活性成分 9 个，槐花 6 个，其中有 3 个共同成分，最终获得 mairin、beta-sitosterol、kaempferol 等 12 个活性成分（见表 1）。β-谷甾醇（beta-sitosterol）、山奈酚（kaempferol）和槲皮素（quercetin）是地榆和槐花中共有的活性成分。

表 1 地榆-槐花药对活性成分

分子 ID	分子名称	OB/%	DL	药材归属	CAS 号
MOL000211	mairin	55.38	0.78	地榆	472-15-1
MOL000358	beta-sitosterol	36.91	0.75	地榆、槐花	83-46-5
MOL000422	kaempferol	41.88	0.24	地榆、槐花	520-18-3
MOL005399	alexandrin_qt	36.91	0.75	地榆	474-58-8
MOL005853	methyl-2, 3, 6-tri-*O*-galloyl-*β*-*D*glucopyranoside	44.95	0.67	地榆	N/A
MOL005858	3, 7, 8-Tri-*O*-methylellagi cacid	37.54	0.57	地榆	1617-49-8
MOL005864	methyl-6-*O*-galloyl-*β*-*D*-glucopyranoside	44.85	0.29	地榆	N/A
MOL005869	daucostero_qt	36.91	0.75	地榆	474-58-8
MOL000098	quercetin	46.43	0.28	地榆、槐花	117-39-5
MOL000354	isorhamnetin	49.6	0.31	槐花	480-19-3
MOL005935	N-[6-(9-acridinylamino) hexyl] benzamide	41.7	0.78	槐花	N/A
MOL005940	quercetin-3-methyl ether	46.44	0.30	槐花	N/A

2.2 "药物-成分-靶标"网络图及分析

在 TCMSP 中获取地榆所对应的成分靶标 178 个，槐花所对应的成分靶标 189 个，去除共同靶标后，最终得到两味药物共有 190 个成分靶标。将地榆-槐花活性成分与其对应的靶标导入 Cytoscape 3.6.0 软件中，绘制"药物-成分-靶标"网络图（见图 1）。图中共含节点 204 个，边线 319 条。其中，正方形节点代表地榆-槐花药对活性成分，圆形节点代表靶标。边线代表活性成分与靶标之间的相互联系。结果显示，一个活性成分对应多个靶标，一个靶标基因亦对应多个活性成分，体现了地榆-槐花作用机制复杂多样的特点。

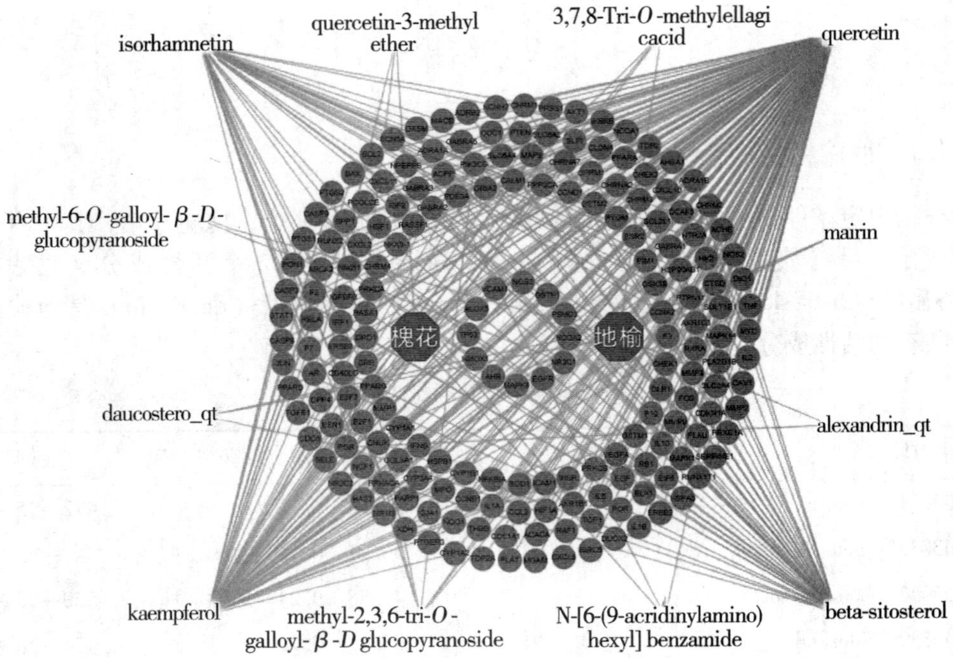

图 1　“药物－成分－靶标”网络图

2.3　地榆－槐花药对抗直肠癌的靶标预测

通过 GeneCards 数据库和 OMIM 数据库共收集直肠癌相关靶标 6 212 个。将其与药对活性成分对应的 190 个靶标做对比，获得共同靶标 163 个，即地榆－槐花药对抗直肠癌的预测作用靶标。靶标之间的相互关系见图 2，共同靶标见表 2。

表 2　地榆－槐花药对抗直肠癌预测靶标

序号	靶标	PDB ID	序号	靶标	PDB ID	序号	靶标	PDB ID	序号	靶标	PDB ID	序号	靶标	PDB ID	序号	靶标	PDB ID
1	PGR	P06401	29	PRSS1	P07477	57	GSTP1	P09211	85	IL10	P22301	113	IL2	P60568	141	E2F2	Q14209
2	NCOA2	Q15596	30	F2	P00734	58	AHR	P35869	86	EGF	P01133	114	CCNB1	P14635	142	ACPP	P15309
3	PTGS2	P35354	31	NOS3	P29474	59	SLC2A4	P14672	87	RB1	P06400	115	PLAT	P00750	143	CTSD	P07339
4	HSP90AB1	P08238	32	ACHE	P22303	60	NR1I3	Q14994	88	IL6	P05231	116	THBD	P07204	144	IGFBP3	P17936
5	PIK3CG	P48736	33	SLC6A2	P23975	61	INSR	P06213	89	TP53	P04637	117	SERPINE1	P05121	145	IGF2	P01344
6	KCNH2	Q12809	34	TDP2	095551	62	PPP3CA	Q08209	90	ELK1	P19419	118	COL1A1	P02452	146	CD40LG	P29965
7	PRKACA	P17612	35	F7	P08709	63	GSTM1	P09488	91	NFKBIA	P25963	119	IFNG	P01579	147	IRF1	P10914
8	CHRM3	P20309	36	CALM1	P0DP23	64	GSTM2	P28161	92	ODC1	P11926	120	PTEN	P60484	148	ERBB3	P21860
9	ADRA1A	P35348	37	RELA	Q04206	65	AKR1C3	P42330	93	TOP1	P11387	121	IL1A	P01583	149	PCOLCE	Q15113
10	ADRA1B	P35368	38	IKBKB	014920	66	SLPI	P03973	94	RAF1	P04049	122	MPO	P05164	150	NPEPPS	P55786
11	ADRB2	P07550	39	Akt1	P31749	67	PTPN11	Q06124	95	SOD1	P00441	123	TOP2A	P11388	151	HK2	P52789
12	SLC6A4	P31645	40	TNF	P01375	68	ESR1	P03372	96	HIF1A	Q16665	124	NQO1	P15559	152	NKX3－1	Q99801

续上表

序号	靶标	PDB ID	序号	靶标	PDB ID	序号	靶标	PDB ID	序号	靶标	PDB ID	序号	靶标	PDB ID	序号	靶标	PDB ID
13	OPRM1	P35372	41	MAPK8	P45983	69	NR3C1	P04150	97	RUNX1T1	Q06455	125	PARP1	P09874	153	RASA1	P20936
14	GABRA1	P14867	42	XDH	P47989	70	AKR1B1	P15121	98	HSPA5	P11021	126	COL3A1	P02461	154	ESR2	Q92731
15	CHRNA7	P36544	43	MMP1	P03956	71	F10	P00742	99	ERBB2	P04626	127	CXCL11	O14625	155	MAPK14	Q16539
16	BCL2	P10415	44	STAT1	P42224	72	MMP3	P08254	100	ACACA	Q13085	128	CXCL2	P19875	156	GSK3B	P49841
17	BAX	Q07812	45	CDC6	Q99741	73	RXRA	P19793	101	CAV1	Q03135	129	CHEK2	O96017	157	PIM1	P11309
18	CASP9	P55211	46	PPARG	P37231	74	EGFR	P00533	102	MYC	P01106	130	CLDN4	O14493	158	CCNA2	P20248
19	JUN	P05412	47	HMOX1	P09601	75	VEGFA	P15692	103	F3	P13726	131	PPARA	Q07869	159	CHEK1	O14757
20	CASP3	P42574	48	CYP3A4	P08684	76	CCND1	P24385	104	GJA1	P17302	132	PPARD	Q03181	160	NCOA1	Q15788
21	CASP8	Q14790	49	CYP1A2	P05177	77	BCL2L1	Q07817	105	IL1B	P01584	133	HSF1	Q00613	161	OLR1	P78380
22	PRKCA	P17252	50	CYP1A1	P04798	78	FOS	P01100	106	CCL2	P13500	134	CRP	P02741	162	PLA2G1B	P04054
23	TGFB1	P01137	51	ICAM1	P05362	79	CDKN1A	P38936	107	PTGER3	P43115	135	CXCL10	P02778	163	OXSM	Q9NWU1
24	PON1	P27169	52	SELE	P16581	80	EIF6	P56537	108	CXCL8	P10145	136	CHUK	O15111			
25	MAP2	P11137	53	VCAM1	P19320	81	PLAU	P00749	109	PRKCB	P05771	137	SPP1	P10451			
26	NOS2	P35228	54	CYP1B1	Q16678	82	MMP2	P08253	110	BIRC5	O15392	138	RUNX2	Q13950			
27	AR	P10275	55	ALOX5	P09917	83	MMP9	P14780	111	HSPB1	P04792	139	RASSF1	Q9NS23			
28	DPP4	P27487	56	HAS2	Q92819	84	MAPK1	P28482	112	MGAM	O43451	140	E2F1	Q01094			

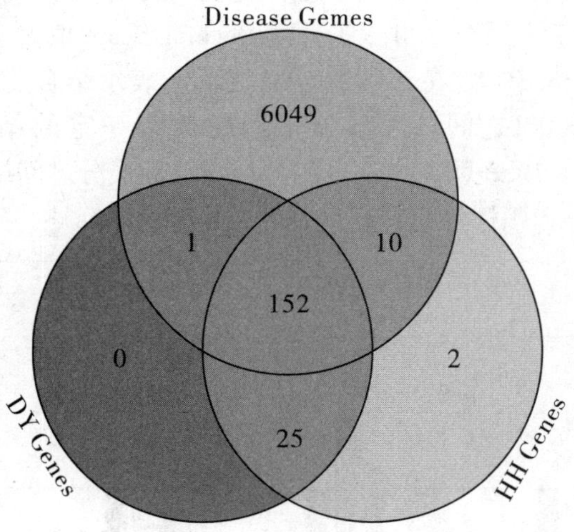

图 2　直肠癌靶标与地榆 – 槐花药对靶标的匹配

2.4　潜在靶标相互作用网络及分析

将利用 String 数据库所得的靶标相互作用关系导入 Cytoscape 3.6.0 软件，制作潜在靶标相互作用网络图，使其可视化（见图 3）。该图共含有圆形节点 163 个，代表所有的预测靶标；边线 2 973 条，代表靶标之间的相互关联；节点的面积越大，颜色越深，代表其 Degree 值越大。根据图 3 分析，可认为 Akt1、TP53、IL6、VEGFA、TNF 5 个靶标与地榆－槐花药对治疗直肠癌相关性最大，这5个靶标即为核心靶标。

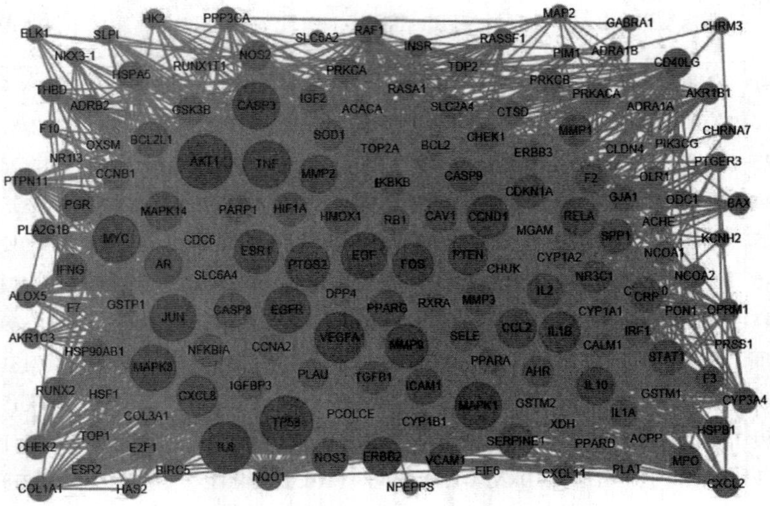

图3　地榆－槐花潜在靶标相互作用网络

2.5　分子对接结果及分析

利用System Dock Web Site软件，对靶标相互作用网络Degree值最大的5个靶标（Akt1、TP53、IL6、VEGFA、TNF）与地榆－槐花药对的12个活性分子进行分子对接，结果见表3和图4。有7个结合（11.7%）的Docking Score值大于7.00，表示结合能力很强；有23个结合（38.3%）在5.00～7.00之间，表示结合能力较强；有16个结合（26.7%）在4.25～5.00之间，表示分子和靶标有一定的结合能力；另有14个（23.3%）小于4.25。结果表明，大部分的靶标与活性成分之间结合活性高，这说明地榆－槐花药对活性成分和靶标之间具有良好的结合能力。

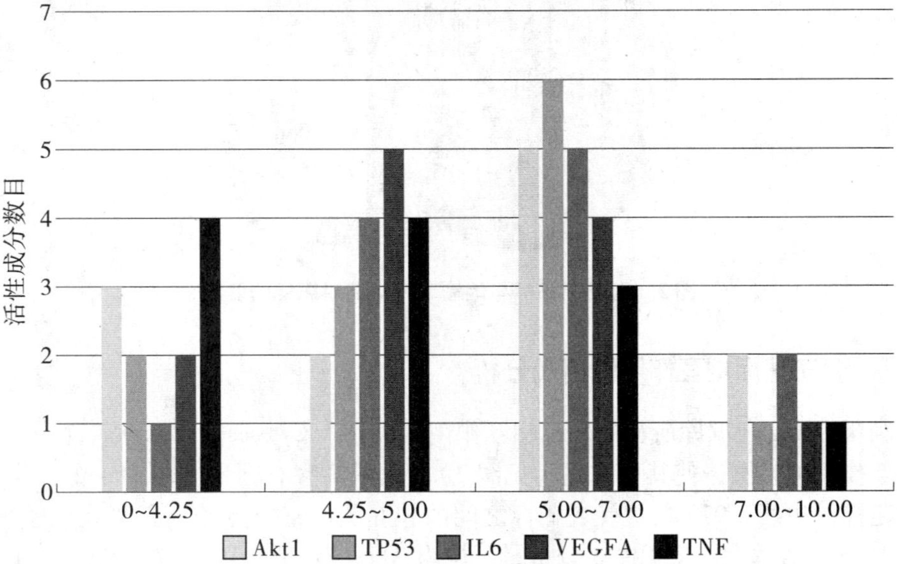

图4　Docking Score 值柱状图

表3　分子对接结果

蛋白靶点	药物成分	对接分值	蛋白靶点	药物成分	对接分值
Akt1	Quercetin	1. 265	IL6	N-[6-(9-acridinylamino) hexyl] benzamide	5. 987
Akt1	alexandrin_ qt	2. 352	IL6	daucostero_qt	6. 598
Akt1	methyl-6-*O*-galloyl-β-D-glucopyranoside	4. 212	IL6	methyl-6-*O*-galloyl-*β*-*D*-glucopyranoside	6. 793
Akt1	methyl-2, 3, 6-tri-*O*-galloyl-*β*-*D*-glucopyranoside	4. 286	IL6	beta-sitosterol	6. 894
Akt1	Kaempferol	4. 927	IL6	alexandrin_qt	8. 659
Akt1	N-[6-(9-acridinylamino) hexyl] benzamide	5. 358	IL6	Isorhamnetin	9. 206
Akt1	Mairin	5. 486	VEGFA	methyl-2, 3, 6-tri-O-galloyl-β-D-glucopyranoside	2. 693
Akt1	beta-sitosterol	6. 432	VEGFA	Isorhamnetin	3. 563
Akt1	3, 7, 8-Tri-*O*-methylellagic acid	6. 865	VEGFA	3, 7, 8-Tri-*O*-methylellagic acid	4. 039
Akt1	daucostero_qt	6. 934	VEGFA	Mairin	4. 068
Akt1	Isorhamnetin	8. 562	VEGFA	methyl-6-*O*-galloyl-*β*-*D*-glucopyranoside	4. 268
Akt1	quercetin-3'-methyl ether	9. 262	VEGFA	quercetin-3'-methyl ether	4. 698
TP53	Isorhamnetin	3. 265	VEGFA	Quercetin	4. 932
TP53	N-[6-(9-acridinylamino) hexyl] benzamide	3. 598	VEGFA	alexandrin_qt	5. 079
TP53	methyl-2, 3, 6-tri-*O*-galloyl-*β*-*D*-glucopyranoside	4. 259	VEGFA	Kaempferol	5. 369
TP53	daucostero_qt	4. 562	VEGFA	N-[6-(9-acridinylamino) hexyl] benzamide	6. 509
TP53	Kaempferol	4. 985	VEGFA	beta-sitosterol	6. 948
TP53	quercetin-3'-methyl ether	5. 268	VEGFA	daucostero_qt	8. 561
TP53	alexandrin_qt	5. 369	TNF	methyl-6-*O*-galloyl-*β*-*D*-glucopyranoside	1. 686
TP53	Quercetin	6. 239	TNF	3, 7, 8-Tri-*O*-methylellagic acid	2. 985

续上表

蛋白靶点	药物成分	对接分值	蛋白靶点	药物成分	对接分值
TP53	methyl-6-*O*-galloyl-*β*-*D*-glucopyranoside	6. 358	TNF	Kaempferol	3. 563
TP53	beta-sitosterol	6. 549	TNF	Isorhamnetin	4. 153
TP53	Mairin	6. 895	TNF	methyl-2, 3, 6-tri-*O*-galloyl-*β*-*D*-glucopyranoside	4. 269
TP53	3, 7, 8-Tri-*O*-methylellagic acid	8. 349	TNF	Mairin	4. 312
IL6	methyl-2, 3, 6-tri-*O*-galloyl-*β*-*D*-glucopyranoside	4. 226	TNF	Quercetin	4. 365
IL6	3, 7, 8-Tri-*O*-methylellagic acid	4. 268	TNF	quercetin-3'-methyl ether	4. 532
IL6	Kaempferol	4. 658	TNF	N-[6-(9-acridinylamino) hexyl] benzamide	5. 176
IL6	Quercetin	4. 698	TNF	daucostero_qt	5. 496
IL6	Mairin	4. 961	TNF	beta-sitosterol	5. 896
IL6	quercetin-3'-methyl ether	5. 687	TNF	alexandrin_qt	8. 011

2. 6　GO 和 KEGG 通路富集结果与分析

利用 DAVID 数据库，对地榆 - 槐花药对活性成分的对应靶标进行 GO 富集分析和 KEGG 通路富集分析，通过 OmiShare 平台将分析结果转化为高级气泡图（见图 5 至图 8）。GO 富集分析结果显示，①细胞组分（cellular component，CC）分析中富集基因数量较大的有 nuclues、extracellular space、cytosol 等（见图 5），分子功能（molecular function，MF）分析富集基因数量较大的有 protein binding、cell surface、protein complex 等（见图 6），生物过程（biological process，BP）分析富集基因数量较大的有 response to hypoxia、response to drug、positive regulation of transpition、DNA-templated 等（见图 7）。通过 KEGG 通路富集分析推测，PI3K-Akt，MAPK，TNF，Ras，Toll-like receptor 这 5 条通路与地榆 - 槐花药对治疗直肠癌的关系最为密切（见图 8）。

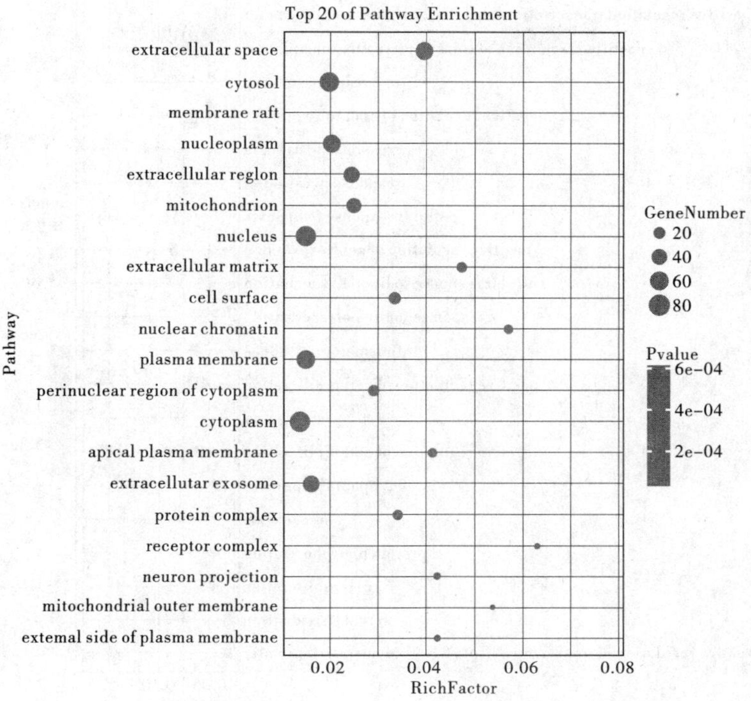

图5 地榆－槐花药对潜在靶标 GO 通路富集的 CC 分析

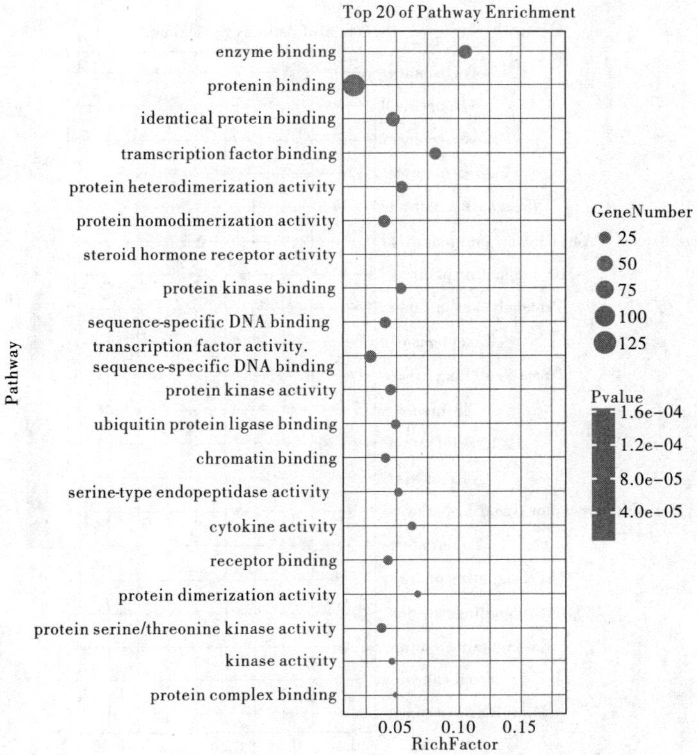

图6 地榆－槐花药对潜在靶标 GO 通路富集的 MF 分析

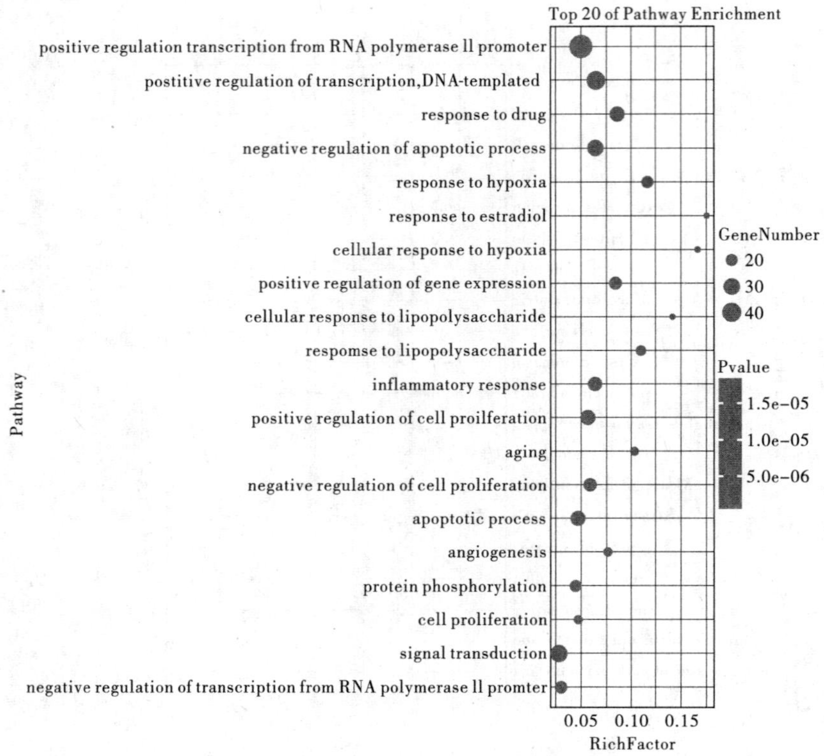

图 7　地榆－槐花药对潜在靶标 GO 通路富集的 BP 分析

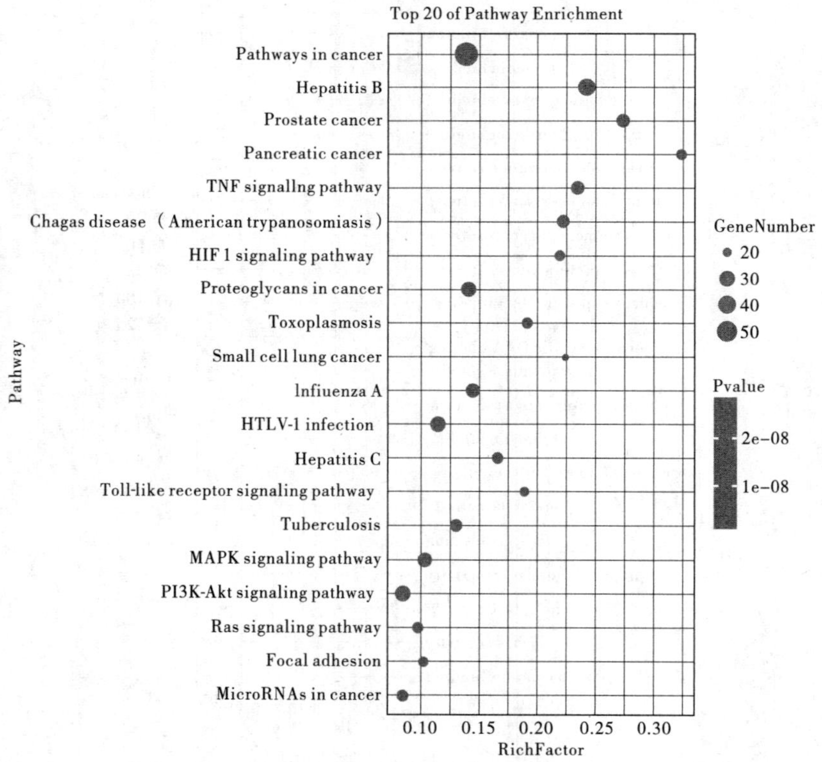

图 8　地榆－槐花药对活性成分潜在靶标的 KEGG 通路富集分析

2.7 “成分 - 靶标 - 通路”网络的构建与分析

将地榆 - 槐花药对的活性成分、预测靶标，以及根据 KEGG 通路富集分析结果所筛选出来的通路导入 Cytoscape 3.6.0 软件，绘制“成分 - 靶标 - 通路”网络关系图，直观体现三者之间的关系（见图 9）。该图中共有节点 128 个，边线 360 条。其中，三角形节点代表活性成分，圆形节点代表作用靶标，四边形节点代表地榆 - 槐花药对治疗直肠癌所涉及的主要通路，边线代表成分、靶、通路之间的相互关联。这直观地体现了药物治疗疾病的过程涉及多成分、多靶标、多通路，作用机制复杂多样，符合中药治疗疾病的特点。

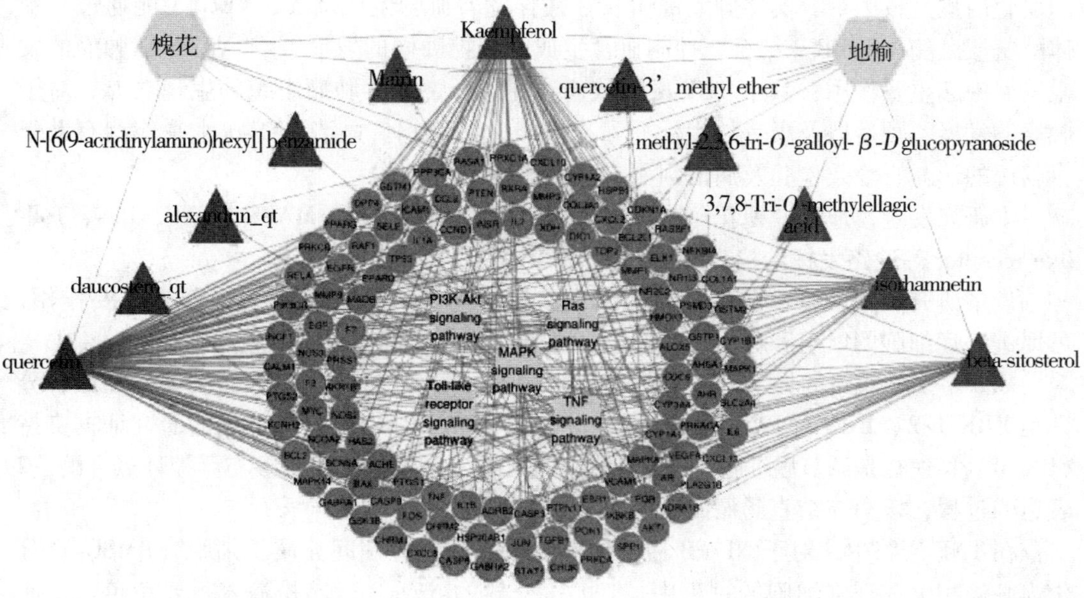

图 9 “成分 - 靶标 - 通路”网络关系图

3 讨论

地榆、槐花两味常用凉血止血药，相须使用，其清热凉血、解毒敛疮的功效得到增强，常相配伍运用于中医治疗肠道疾病的治疗，如地榆散、地榆槐花散、止痛如神汤中都应用这一药对[9]。药理研究表明，地榆提取液对白血病细胞、肝癌细胞、宫颈癌细胞等多种癌细胞的生长都有明显抑制作用，其活性成分鞣花酸具有抗肿瘤血管生成的作用[10]。槐花提取物能抑制肿瘤细胞的增殖活性，诱导细胞凋亡，抑制新生血管生成，以达到抗癌的作用[11-13]。

本研究共收集地榆 - 槐花药对的活性成分 12 个，包括 β - 谷甾醇（beta-sitosterol）、山奈酚（kaempferol）、槲皮素（quercetin）等。刘秋伟等[14]实验结果表明，槲皮素能抑制人食管鳞癌细胞 EC109、人食管鳞癌细胞 EC9706、人胃癌细胞 SGC7901 及小鼠黑色素瘤细胞 B16 - F104 的体外增殖。β - 谷甾醇主要通过影响细胞膜、信号通路、DNA

聚合酶等达到抗肿瘤作用[15-16]。山奈酚是一种具有抗癌作用的黄酮类化合物，能抑制肿瘤细胞增殖，促进肿瘤细胞凋亡，抑制肿瘤增殖、转移和侵袭[17-19]。

根据本研究结果，地榆-槐花药对的活性成分主要通过作用于Akt1、TP53、IL6、VEGFA、TNF 5个靶标起到抗直肠癌的作用。许晓阳等[20]发现Akt1的上游分子PHLPP 2与PTEN通过影响其磷酸化过程，进而影响PⅠ3K-Akt信号通路，发挥抑制肿瘤作用。人类P 53基因是抗癌研究的热点，而TP 53基因是其突变型，可以通过调控血管内皮生长因子以及调节肿瘤血管生长发挥促癌作用，其表达与癌症恶性程度相关[21,22]。研究表明直结肠癌患者血清以及癌组织中IL-6的浓度均普遍升高，IL-6可通过调节结肠癌细胞与血管内皮细胞的黏附关系，促使肿瘤转移灶的形成[23,24]。VEGFA是作用较强的血管内皮生成因子，实体肿瘤的生长往往伴随着血管生成增加，VEGFA能通过与受体酪氨酸激酶VEGFR 2结合，控制血管生成，调控肿瘤的发展[25,26]。TNF在肿瘤的发生发展中起重要作用，其中TNF-α集致痛、促生长、杀灭肿瘤组织的生理功能，对于肿瘤的发展、预后以及患者的生活质量有着极大的影响。血清TNF-α水平检测有助于直肠癌的诊断、疗效检验及病情判测[27]。

本研究发现，地榆-槐花药对可能是通过调控PI3K-Akt、MAPK、TNF、Ras、Toll-like receptor等通路发挥治疗直肠癌的作用。

许多研究表明，PI3K-Akt信号通路在大部分恶性肿瘤发生发展中起到重要作用，可促进癌症细胞的增殖和存活，抑制癌症细胞的凋亡，调控肿瘤细胞的转移[28-30]。

MAPK信号通路的异常调控与多种肿瘤的发生密切相关。MAPK包含5条通路，分别是ERK 1/2、JNK/SAPK、p38、ERK 3/ERK 4和ERK 5，越来越多的研究证据支持ERK MAPK途径是调节癌细胞增殖最主要的途径之一。MAPK信号参与调控环氧合酶-2表达的过程，该酶与结直肠癌的不良预后相关[31]。

在TNF通路中，对于NF-κB通路的研究较多。在骨髓间充质干细胞（BMSCs）分化为肿瘤相关成纤维细胞的过程中，TNF-α介导的NF-κB通路扮演着重要角色。该通路涉及血管生成、癌细胞增殖、侵袭等肿瘤发展的多个过程[32,33]。

一直以来，Ras通路被认为能有效调节细胞的增殖、分化、凋亡和癌性转化等过程。被重复激活的Ras通路，可从调节细胞接触抑制、异常增殖和微丝微管重构等方面显著促进肿瘤的进展[34,35]。

Toll样受体（Toll-like receptor，TLR）是模式识别受体（PRR）的重要组成成分。越来越多的研究发现，在多种肿瘤细胞中均能检测到TLR的表达，TLR信号通路可能涉及肿瘤细胞增殖、凋亡及免疫逃逸等过程。目前，激活TLR信号通路以增强机体对病原体的抵抗能力，或者抑制TLR的过表达，从而抑制肿瘤发生是通过TLR通路治疗肿瘤两个主要方向开展研究[36-38]。

本研究利用网络药理学探索了地榆-槐花药对治疗直肠癌的相关作用机制，所得结果与现有研究高度符合，佐证了本研究的可行性，可为临床及科学研究提供理论基础。但是本研究仅在理论层面进行探索，仍需后续实验进行验证。

［参考文献］

［1］SCHELL J C，OLSON K A，JIANG L，et al. A role for the mitochondrial pyruvate carrier as a repressor of the warburg effect and colon cancer cell growth［J］. Molecular cell，2014，56（3）：400－413.

［2］FANG W. Chemotherapy in patient with colon cancer after renal transplantation：a case report with literature review［J］. Medicine（Baltimore），2018，97（5）：e9678.

［3］LEE C，KONG J C，ISMAIL H，et al. Systematic review and meta-analysis of objective assessment of physical fitness in patients undergoing colorectal cancer surgery［J］. Diseases of the colon & rectum，2018，61（3）：400－409.

［4］吴泽华，邓艳红. 结直肠癌流行病学东西方差异对肿瘤部位的影响［J］. 中国癌症防治杂志，2017，9（5）：356－360.

［5］CHEN W，ZHENG R，BAADE P D，et al. Cancer statistics in China，2015［J］. CA：a cancer journal for clinicians，2016，66（2）：115－132.

［6］朱紫薇，顾媛媛，韩玉生，等. 中医药在癌症治疗中的定位思考与研究［J］. 辽宁中医杂志，2018，45（2）：423－425.

［7］徐浩，刘磊，楼招欢，等. 中医“药对”治疗癌症的研究进展［J］. 中华中医药杂志，2018，33（10）：4533－4538.

［8］冉爱华. 中医辨证论治结直肠癌术后的临床研究［J］. 中国实用医药，2019，14（3）：120－122.

［9］曾浩涛，赵淼，陈地灵，等. 基于化学成分相互作用的槐花－地榆配伍［J］. 中国实验方剂学杂志，2015，21（15）：74－78.

［10］代良敏，熊永爱，范奎，等. 地榆化学成分与药理作用研究进展［J］. 中国实验方剂学杂志，2016，22（20）：189－195.

［11］陈宇杰，马丽杰，胡雷，等. 槐米对S180荷瘤小鼠的抑瘤作用及机制［J］. 中药药理与临床，2014，30（5）：100－102.

［12］张海英，徐水凌，张力衡. 槐米中槲皮素提纯、鉴定以及诱导人乳腺癌MCF－7细胞凋亡作用［J］. 中国临床药理学与治疗学，2012，17（9）：995－1000.

［13］李秋红，栾仲秋，王继坤. 中药槐米的化学成分、炮制研究及药理作用研究进展［J］. 中医药学报，2017，45（3）：112－116.

［14］刘秋伟，姜亚玲，翟广玉. 槲皮素酯的合成及其抗肿瘤活性研究［J］. 化学试剂，2018，40（9）：836－840.

［15］王莉，归绥琪. β－谷甾醇抗肿瘤作用研究［J］. 国际肿瘤学杂志，2009，36（9）：676－679.

［16］武峰，秦志丰，李勇进，等. 半夏化学成分抗肿瘤研究进展［J］. 中华中医药学刊，2013，31（2）：270－272.

［17］简文文，鱼庆，王敏，等. 山奈酚致敏TRAIL诱导人卵巢癌细胞凋亡的相关机制及前景［J］. 中国实验诊断学，2018，22（8）：1477－1479.

［18］LEE H S，CHO H J，YU R，et al. Mechanisms underlying apoptosis-inducing effects of kaempferol in HT－29 human colon cancer cells［J］. International journal of molecular sciences，2014，15（2）：2722－2737.

［19］HANG M，ZHAO F，CHEN S B，et al. Kaempferol modulates the metastasis of human non-small cell lung cancer cells by inhibiting epithelial-mesenchymal transition［J］. Bangladesh journal of pharmacology，2015，10：267.

［20］许晓阳，吴淑华，孙晨博，等. 结直肠癌中PHLPP2、PTEN与p-Akt1表达的相关性及其临床意义［J］. 临床与实验病理学杂志，2018，34（8）：827－833.

[21] 马怡晖，王青杰，高汉青，等．TOPⅡα、TP53 和 HER2 在胃腺癌中的表达及其临床意义［J］．肿瘤防治研究，2018，45（9）：656－659．
[22] GAZDAR A F，BUNN P A，MINNA J D．Small-cell lung cancer：what we know，what we need to know and the path forward［J］．Nature reviews cancer，2017，17（12）：725－737．
[23] 杨勇，田敏．结直肠癌患者 TNF-α、IL-6、IL-8 水平与临床分期的关系与研究［J］．标记免疫分析与临床，2016，23（7）：790－793．
[24] 郑旦，高东萍，李岗．姜黄素对 SW480 细胞凋亡的影响及机制研究［J］．中药材，2018，41（11）：2681－2684．
[25] FEARNLEY G W，SMITH G A，ABDUL Z I，et al．VEGF-A isoforms program differential VEGFR2 signal transduction，trafficking and proteolysis［J］．Biology open，2016，5（5）：571－583．
[26] 张钰涵，陈雪华，张浩．下调极光激酶 A 活性抑制 Hep2 细胞的促血管生成作用和迁移、侵袭能力［J］．上海交通大学学报（医学版），2018，38（10）：1181－1185．
[27] 马仕虎，余昌达，陈志冰，等．新辅助化疗前后直肠癌患者血清 NSE 和 TNF-α 水平变化及其临床意义探讨［J］．临床医药实践，2019，28（1）：18－20．
[28] HAO J，YANG Z，WANG L，et al．Downregulation of BRD4 inhibits gallbladder cancer proliferation and metastasis and induces apoptosis via PⅠ3K/AKT pathway［J］．International journal of oncology，2017，51（3）：823－831．
[29] 高瑞林，陈祥荣，李毅宁，等．盐酸小檗碱通过 PI3K/AKT 信号通路抑制 MMP2 和 MMP9 的表达影响膀胱癌 T24 细胞侵袭性［J］．暨南大学学报（自然科学与医学版），2015，36（6）：472－476．
[30] 闫康鹏，江长安，吴昆．COX-2 活化 PⅠ3K/Akt 信号通路促结直肠癌肝转移的实验研究［J］．中国医学创新，2017，14（35）：1－5．
[31] 徐伟丽，孙文广，马莺．MAPK 信号通路与结直肠癌［J］．现代肿瘤医学，2010，18（2）：389－392．
[32] KATANOV C，LERRER S，LIUBOMIRSKI Y，et al．Regulation of the inflammatory profile of stromal cells in human breast cancer：prominent roles for TNF-α and the NF-κB pathway［J］．Stem cell research & therapy，2015，6（1）：87．
[33] 张艳辉，骆亚莉，刘永琦，等．黄芪多糖对骨髓间充质干细胞向肿瘤相关成纤维细胞分化中 IL-6/STAT3、TNF-α/NF-κB 通路的影响［J］．中国中医药信息杂志，2018，25（10）：54－59．
[34] 耿文文，蒲倩，高海东．Shoc 2 介导的 Ras 通路调控与肿瘤［J］．中国现代普通外科进展，2018，21（2）：113－115．
[35] KAPALN F M，KUGEL C H，DADPEY N，et al．SHOC 2 and CRAF mediate ERK1/2 reactivation in mutant NRAS-mediated resistance to RAF inhibitor［J］．The journal of biological chemistry，2012，287（50）：41797－41807．
[36] LEE C C，AVALOS A M，PLOEGH H L．Accessory molecules for Toll-like receptors and their function［J］．Nature reviews（immunology），2012，12（3）：168－179．
[37] 张济，丁永斌，夏建国，等．结肠癌 TLR4 信号促进免疫逃逸［J］．江苏医药，2013，39（7）：776－778．
[38] 江现强，曾家耀．Toll 样受体与肿瘤相关性及其在靶向治疗中的作用研究进展［J］．广西医学，2018，40（19）：2328－2331．

中西医结合治疗晚期非小细胞肺癌队列疗效预测模型的建立

付源峰　林洁涛　黄子菁　罗嘉敏　胡磊颢　林丽珠

近期的全球流行病学研究显示，肺癌的发病率及死亡率均排名第一，分别为11.6%和18.4%[1-2]。尽管肺癌的治疗药物不断推陈出新，但是其整体的治疗效果依然有限。预测模型是指用于预测的、用数学语言或公式所描述的事物间的数量关系。在采用定量预测法进行预测时，最重要的工作是建立预测数学模型。在肿瘤学领域中，预测模型的建立是基于队列研究的大量数据，通过对既往数据的分析，综合评价主观（疼痛、疲劳、咳嗽等）和客观（病理分型、基因突变情况、手术与否等）的数据资料，以较为准确地预测患者的预后，为新的诊疗模式提供可靠的参考工具[3-5]。预测模型研究在中医药领域尚处于起步阶段，而有关中西医结合治疗非小细胞肺癌（NSCLC）的预测模型目前尚未建立。因此，本研究将在广州中医药大学第一附属医院肿瘤中心（简称肿瘤中心）住院治疗的714例Ⅲb～Ⅳb期NSCLC患者的数据录入统计软件，并从数据库中筛选变量、建立早期预测模型，以期为中西医结合治疗NSCLC提供疗效预测工具。

1　资料与方法

1.1　队列设计和资料收集

本研究为回顾性队列研究设计。纳入肿瘤中心2016年6月1日至2018年9月30日经病理检查确诊为NSCLC并接受中西医结合治疗的患者，采集以下相关信息。①社会人口学数据和一般情况评价，包括性别、年龄、卡氏评分（KPS评分）、体力状态评分（PS评分）、中医症状评分、中医证型。②肺癌诊断资料，包括病理学资料、原发部位、转移部位以及表皮生长因子受体（EGFR）、ALK、ROS-1等基因突变状态。③治疗相关数据：包括入组前既往治疗内容和随访资料。a. 入组前既往治疗内容：手术方式和手术类型；是否接受化疗，采用何种化疗方案；是否接受放疗；是否接受靶向治疗，靶向治疗药物的种类；是否接受中医药治疗。b. 随访资料：是否接受化疗，采用何种化疗方案；是否接受放疗；是否接受靶向治疗，采用靶向治疗药物的种类；是否接受中医药治疗。④结局数据：是否死亡，死亡原因，是否存在竞争死亡风险。对所有患者进行定期随访（包括嘉禾病历系统随访及电话随访），以死亡作为观察终点。所有未死亡的患者在研究时间截止时进行电话随访，无法随访（含电话无法接通或患者家属不能配合者）的患者记为失访。中西医结合治疗NSCLC队列设计技术路线见图1。

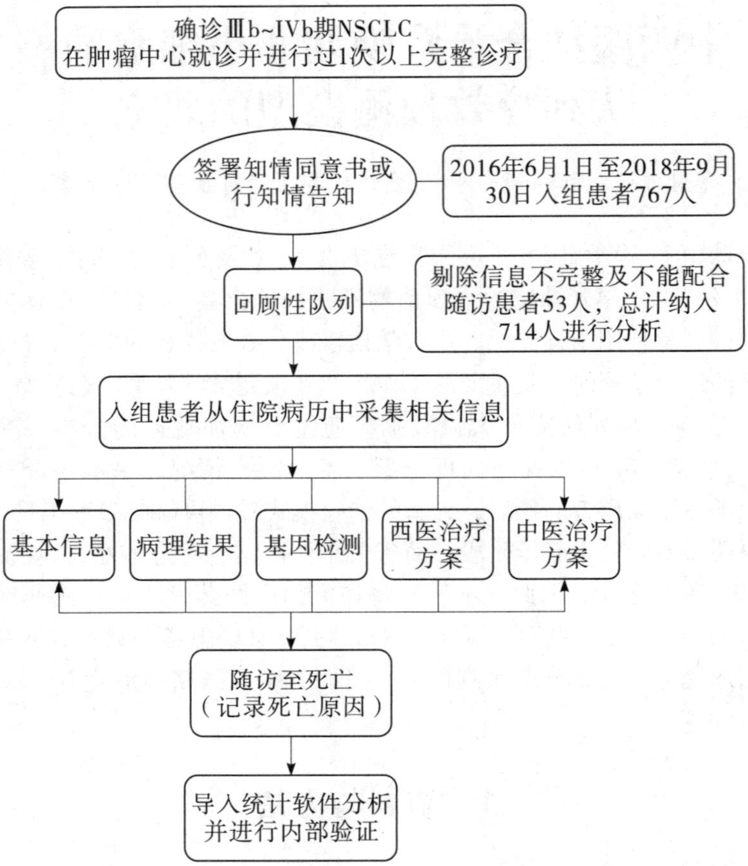

图1　中西医结合治疗 NSCLC 队列设计技术路线图

1.2　数据录入及质量控制

研究数据均由肿瘤中心医师或肿瘤专业二年级以上研究生录入，录入人员均接受数据录入系统操作培训，并规定肿瘤分期、治疗方案及疗效评定标准。初始数据录入完成后由数据质控人员重新查阅嘉禾电子病历系统及惠侨检验报告系统，检查数据是否出现错漏，数据质控完成后反馈给研究者并要求相关录入人员进行数据修正及说明；数据导出后根据 Excel 表中结果分析数据，查找异常值及缺失值进行二次质控。将以上标准化临床数据录入肿瘤中心的随访数据库（嗵嗵 e 研，数据库类型为 mysql，北京易康医疗科技有限公司）。

1.3　疗效预测模型的建立

所有数据使用易侕统计软件（X&Y solutions, nc. Boston MA）和 R 语言进行处理。剔除部分缺失数据后，将各变量进行单因素 Logistic 分析。总生存时间（OS）为确诊至死亡的时间。失访者以最后一次随访时间截转；首次入院后不能配合随访者则为删失。生存率计算采用寿命表法，以乘积极限（Kaplan-Meier）法评价 OS 和中位生存期。不同方案间的疗效比较采用 Log-Rank 检验，以$P<0.05$为差异有统计学意义。将单因素分析中$P<0.2$的变量纳入多元回归分析[6]，筛选影响预后的独立危险因素。将多因素分析中$P<0.05$的变量纳入预测模型制作列线图。建立预测模型的流程：①检查多因素分析筛选的变量中是否有连续性变量，软件模块自动采用多变量分数多项式方法确定每个连续性变量是否要添加多次项，并自动筛除不必要的自变量，输出 MFP 方法得到的模型。②建立全自变量的预测模型。③运用逐步回归筛选自变量建立简化的模型。④定义自助法次数为 500 次，采用重复抽样的方法，产生 500 个新样本，分别构建回归模型，计算每个自变量的回归系数的均值。模型建立后通过受试者工作特征曲线（ROC 曲线）评估预测区分度，用拟合优度检验法检验模型校准度。

2 结果

2.1 单因素分析及多元回归分析

由于 EGFR 基因突变患者有可选择的靶向药物，不论是腺癌患者还是鳞癌患者都可能有 OS 的获益[7-10]，两者存在交互，因此，本研究在对基因突变情况进行多元回归分析时，不调整靶向治疗情况；而在分析靶向治疗情况时，不调整基因突变情况。多元回归分析显示，在调整了化疗、靶向治疗、放疗等因素后，接受中医药治疗依然能降低 26% 的死亡风险（$HR=0.74$，95% $CI=0.57\sim0.95$，$P<0.05$），表明中西医结合治疗 NSCLC 可以延长患者生存期，具体数据见表 1。

2.2 预测模型

将多元回归分析所筛选的变量数据录入软件初步构建预测模型，以 75% 的数据用于建模，25% 的数据用于验证，并进行 500 次重采样，得到的全自变量列线图见图 2。由图 2 可知，模型保留了性别、KPS 评分、中医症状评分、中医药治疗、放疗、靶向治疗等 6 个变量作为预测指标。软件所得预测模型 ROC 曲线及校准曲线见图 3。由图 3 可知，调整后的模型可以预测 17.27 个月的生存期，曲线下面积（AUC）为 0.659，预测的区分度属于中等，当观察到的事件发生率小于 70% 时，低估了风险，且截距大于 0.8，校准度一般。

表 1 中西医结合治疗 NSCLC 单因素分析及多元回归分析

变量	数据	单因素分析		多元回归分析	
		HR（95% *CI*）	*P* 值	*HR*（95% *CI*）	*P* 值
年龄（岁）	61.29±10.74	1.01（1.00～1.01）	0.176	1.01（0.99～1.02）	0.341
性别					
男	500（70.03）	1		1	
女	214（29.97）	0.75（0.61～0.91）	0.004	0.70（0.53～0.92）	0.011
病理诊断					
腺癌	488（68.35）	1		1	
鳞癌	143（20.03）	1.26（1.01～1.58）	0.043	1.22（0.88～1.69）	0.237
其他	52（7.28）	1.02（0.71～1.47）	0.909	1.14（0.71～1.83）	0.593
神经内分泌癌	11（1.54）	1.01（0.48～2.15）	0.969	0.68（0.21～2.20）	0.526
大细胞癌	6（0.84）	0.54（0.17～1.70）	0.293	0.20（0.03～1.48）	0.115
肉瘤样癌	6（0.84）	5.92（2.62～13.36）	<0.001	11.43（2.61～50.11）	0.001
腺鳞癌	6（0.84）	1.21（0.45～3.25）	0.702	2.23（0.69～7.23）	0.179
类癌	2（0.28）	0.88（0.12～6.28）	0.899	0（0～Inf）	0.995
基因突变					
未检测	323（51.43）	1		1	
其他	157（25.00）	1.14（0.91～1.43）	0.263	1.22（0.92～1.62）	0.160
EGFR	123（19.59）	0.71（0.55～0.92）	0.009	0.69（0.49～0.97）	0.032
ALK	24（3.82）	0.74（0.43～1.26）	0.267	0.89（0.45～1.76）	0.737
C-met	1（0.16）	3.60（0.50～25.79）	0.202	2.25（0.30～16.76）	0.428
KPS 评分					
20	6（1.14）	1		1	
30	6（1.14）	0.44（0.13～1.53）	0.197	0.37（0.09～1.51）	0.165
40	12（2.29）	0.39（0.13～1.17）	0.092	0.47（0.15～1.49）	0.198
50	35（6.67）	0.38（0.15～1.00）	0.050	0.28（0.10～0.77）	0.014

续上表

变量	数据	单因素分析		多元回归分析	
		HR（95% *CI*）	*P* 值	*HR*（95% *CI*）	*P* 值
60	31（5.90）	0.22（0.08～0.58）	0.002	0.15（0.05～0.43）	<0.001
70	104（19.81）	0.20（0.08～0.50）	0.001	0.17（0.07～0.44）	<0.001
80	177（33.71）	0.17（0.07～0.41）	<0.001	0.13（0.05～0.33）	<0.001
90	153（29.14）	0.18（0.07～0.45）	<0.001	0.15（0.06～0.40）	<0.001
100	1（0.19）	0（0～Inf）	0.990	0（0～Inf）	0.993
侧别					
右肺	379（56.15）	1			
左肺	296（43.85）	0.91（0.76～1.10）	0.327		
位置					
上肺	280（51.09）	1			
下肺	195（35.58）	0.99（0.79～1.23）	0.902		
中肺	73（13.32）	1.02（0.74～1.39）	0.925		
TNM 分期					
Ⅲb	76（10.64）	1			
Ⅲc	27（3.78）	1.27（0.74～2.20）	0.387		
Ⅳa	262（36.69）	0.87（0.64～1.19）	0.391		
Ⅳb	349（48.88）	0.95（0.71～1.28）	0.736		
证型					
肺脾气虚	306（44.74）	1		1	
痰热阻肺	235（34.36）	1.23（1.00～1.52）	0.047	1.15（0.88～1.51）	0.300
气滞血瘀	87（12.72）	1.26（0.96～1.67）	0.097	1.24（0.84～1.82）	0.284
气阴两虚	35（5.12）	1.26（0.85～1.89）	0.253	1.07（0.64～1.76）	0.805
肺阴虚	16（2.34）	0.86（0.47～1.59）	0.637	0.86（0.42～1.76）	0.677
其他	5（0.73）	0.80（0.26～2.50）	0.698	2.27（0.54～9.48）	0.261

续上表

变量	数据	单因素分析		多元回归分析	
		HR（95% *CI*）	*P* 值	*HR*（95% *CI*）	*P* 值
PS 评分					
0	49（6.86）	1			
1	422（59.10）	1.04（0.74～1.47）	0.820		
2	149（20.87）	0.85（0.58～1.24）	0.392		
3	68（9.52）	0.86（0.55～1.32）	0.483		
4	25（3.50）	1.15（0.64～2.05）	0.635		
5	1（0.14）	0（0～Inf）	0.988		
中医症状评分	9.06±5.44	1.03（1.02～1.05）	<0.001	1.03（1.00～1.05）	0.046
手术					
否	635（88.94）	1			
是	79（11.06）	0.86（0.65～1.13）	0.280		
中医药治疗					
否	376（52.66）	1		1	
是	338（47.34）	0.84（0.71～1.01）	0.065	0.74（0.57～0.95）	0.019
化疗					
否	420（58.82）	1		1	
是	294（41.18）	0.80（0.67～0.96）	0.015	0.86（0.66～1.11）	0.236
放疗					
否	678（94.96）	1		1	
是	36（5.04）	0.70（0.47～1.05）	0.085	0.54（0.32～0.91）	0.021
靶向治疗					
否	575（80.53）	1		1	
是	139（19.47）	0.75（0.60～0.95）	0.015	0.71（0.53～0.95）	0.021

注：表中数据为计量资料者以 $\bar{x} \pm s$ 表示，计数资料以例（χ/%）表示；结果变量为生存状态。

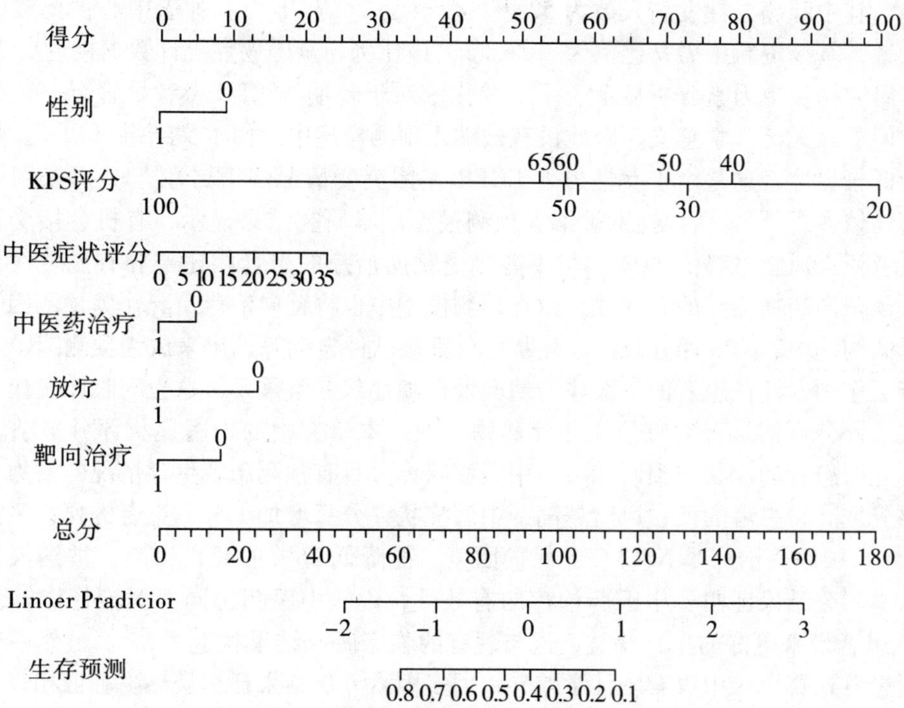

图 2　中西医结合治疗 NSCLC 全自变量列线图

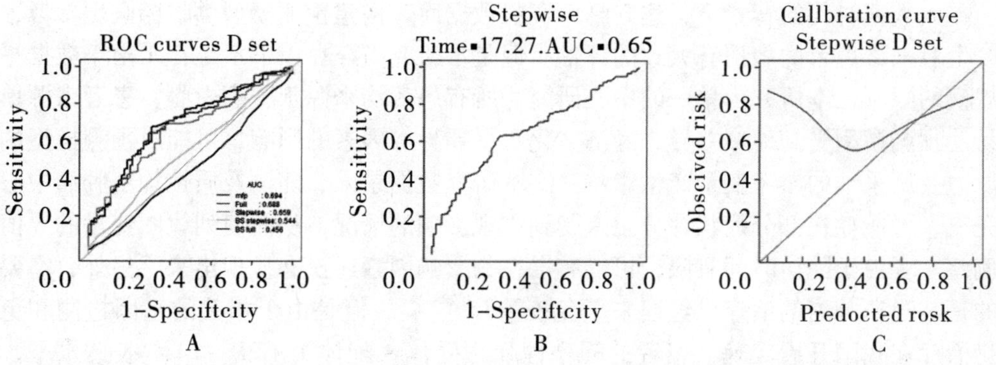

A：初始模型及重采样建模 ROC 曲线；B：调整后预测模型 ROC 曲线；C：预测模型校准曲线。

图 3　预测模型的 ROC 曲线及校准曲线

3　讨论

中国肺癌发病率高于发达国家，中国女性肺癌的发病率高于欧洲国家的女性[1]。研究显示，由于我国女性吸烟人数还没有达到高峰期，故我国女性肺癌的发病率相较于发达国家还有可能继续增加[11-12]。2019 年 1 月，国家癌症中心发布的最新一期全国癌症统计数据显示，全国恶性肿瘤估计新发病例数 392.9 万，平均每天超过 1 万人被确诊为癌症，其中肺癌男性发病人数为52万，女性为26.7万[13]。肿瘤中心主要接诊广东省的患者，基线资料中男女比例为2.34：1，该比例与全国癌症统计数据接近。

本研究初步单因素分析显示，手术及化疗对于晚期NSCLC患者尽管有一定的保护作用，但差异无统计学意义，因此没有被纳入预测模型中。由本文结果可知，女性的死亡风险低于男性，这是由于女性患者EGFR基因突变情况多于男性[14]，可采用的有效治疗药物较多[15-21]，所以性别被纳入预测模型。本研究结果显示，有机会接受靶向治疗的患者死亡风险可降低31%，与不能接受靶向治疗的患者相比差异有显著性，进一步确认了靶向药物治疗的有效性，故在预测模型中也将靶向治疗情况作为预测因子。在列线图的构建中，KPS评分及中医症状评分都被软件自动筛选出来成为预测因子。因此在临床工作中，评估患者的一般体力情况及伴随症状非常重要，这也与临床工作中根据功能状态评分评估是否适宜使用化疗药物一致。本研究中的中医症状评分被纳入模型中，也证明患者的症状与预后相关。中医症状评分具有预测患者生存情况的潜力，中医症状评分越高，患者的死亡风险越高，中医症状评分每增加1分，患者的死亡风险就增加2.8%。中医药治疗是NSCLC的保护因素，能降低26%的死亡风险，被纳入预测模型中。本研究结果证明了中医药治疗的有效性，说明中医药协同西医治疗能够为晚期NSCLC患者带来更好的生存获益，这与现有的临床研究结果相近[22-24]。虽然中医证型在预测患者死亡风险中没有统计学差异，但多因素分析结果显示痰热阻肺证相较于肺脾气虚证增加了15%的死亡风险，其原因在于痰热阻肺型NSCLC患者临床多伴有脑转移的情况[25]，临床综合治疗效果有限，患者预后不佳[26-27]。

在大数据时代的背景下，建立临床资料数据库，构建预测模型供临床医生参考，可使医生对来诊患者的病情有大致的评估。但是本研究尚存在以下不足：①由于数据平台和规模的限制，本研究为单一的中心研究，所有患者均来源于肿瘤中心，患者来源单一容易使预测模型受到地域差异、经济文化水平差异等因素的影响，可能对预测模型的预测能力及所采纳的参考变量产生影响。②本研究数据录入、随访及质控均由肿瘤中心人员完成，可能存在部分症状评分录入受到主观影响的情况，从而使列线图变量的界值产生偏差。③由于随访时间有限，可能有潜在的影响因素还没有显现出来。另外，需要说明的是，晚期肺癌的治疗已经迎来了免疫治疗[28-29]，但是由于相关的基因检测和免疫药物治疗在我国开展较晚，患者的程序性死亡受体-配体1（PD-L1）表达水平、肿瘤突变负荷（TMB）以及免疫药物使用等数据还没有纳入本次研究。

综上所述，本研究初步建立了中西医结合治疗晚期NSCLC的早期预测模型，这是一次开创性的探索，该模型可以预测17.27个月的生存期，AUC为0.654，可供临床医师研究参考。但模型的区分度属中等水平，说明尚存在部分变量需要完善。在今后的数据采集过程中，我们可以进一步优化检验和影像学系统，扩充表单采集信息，使患者的数据更加完整。并可通过前瞻性队列的数据进一步完善预测模型，使中医药紧跟现代医学发展的趋势，充分发挥中西医结合治疗的优势，惠及更多的患者。

本文原载《青岛大学学报（医学版）》，2019，55（6）：661-666，有删改.

[参考文献]

[1] BRAY F, FERLAY J, SOERJOMATARAM I, et al. Global cancer statistics 2018: GLOBOCAN estimates of incidence and mortality worldwide for 36 cancers in 185 countries [J]. CA: a cancer journal for clinicians, 2018, 68 (6): 394 - 424.

[2] FERLAY J, COLOMBET M, SOERJOMATARAM I, et al. Estimating the global cancer incidence and mortality in 2018: GLOBOCAN sources and methods [J]. International journal of cancer, 2019, 144 (8): 1941 - 1953.

[3] ZINDLER J D, JOCHEMS A, LAGERWAARD F J, et al. Individualized early death and long-term survival prediction after stereotactic radiosurgery for brain metastases of non-small cell lung cancer: two externally validated nomograms [J]. Radiotherapy and oncology, 2017, 123 (2): 189 - 194.

[4] GAN W, HUANG J L, ZHANG M X, et al. New nomogram predicts the recurrence of hepatocellular carcinoma in patients with negative preoperative serum AFP subjected to curative resection [J]. Journal of surgical oncology, 2018, 117 (7): 1540 - 1547.

[5] NIEDER C, MEHTA M P, GEINITZ H, et al. Prognostic and predictive factors in patients with brain metastases from solid tumors: a review of published nomograms [J]. Critical reviews in oncology/hematology, 2018, 126: 13 - 18.

[6] MAO Q X, XIA W J, DONG G C, et al. A nomogram to predict the survival of stage ⅢA-N2 non-small cell lung cancer after surgery [J]. Journal of thoracic and cardiovascular surgery, 2018, 155 (4): 1784 - 1792.

[7] BROWER V. Afatinib and chemotherapy in non-small-cell lung cancer [J]. The lancet oncology, 2016, 17 (2): e47.

[8] PARK K, TAN E H, O' BYRNE K, et al. Afatinib versus gefitinib as first-line treatment of patients with EGFR mutation-positive non-small-cell lung cancer (LUX-Lung 7): a phase 2B, open-label, randomised controlled trial [J]. The lancet oncology, 2016, 17 (5): 577 - 589.

[9] ZUGAZAGOITIA J, FERRER I, PAZ-ARES L. Osimertinib in EGFR-mutant NSCLC: how to select patients and when to treat [J]. The lancet oncology, 2016, 17 (12): 1622 - 1623.

[10] MAYOR S. Osimertinib effective in EGFR T790M-positive lung cancer [J]. The lancet oncology, 2017, 18 (1): e9.

[11] TORRE L A, ISLAMI F, SIEGEL R L, et al. Global cancer in women: burden and trends [J]. Cancer epidemiology, biomarkers & prevention, 2017, 26 (4): 444 - 457.

[12] MOKDAD A H, BALLESTROS K, ECHKO M, et al. The state of US health, 1990—2016: burden of diseases, injuries, and risk factors among US States [J]. Journal of the American medical association, 2018, 319 (14): 1444 - 1472.

[13] 陈万青，孙可欣，郑荣寿，等. 2014 年中国分地区恶性肿瘤发病和死亡分析 [J]. 中国肿瘤，2018，28 (1): 1 - 14.

[14] ROSELL R, MORAN T, QUERALT C, et al. Screening for epidermal growth factor receptor mutations in lung cancer [J]. THe New England journal of medicine, 2009, 361 (10): 958 - 967.

[15] MAEMONDO M, INOUE A, KOBAYASHI K, et al. Gefitinib or chemotherapy for non-small-cell lung cancer with mutated EGFR [J]. The New England journal of medicine, 2010, 362 (25): 2380 - 2388.

[16] FUKUOKA M, WU Y L, THONGPRASERT S, et al. Biomarker analyses and final overall survival results from a phase Ⅲ, randomized, open-label, first-line study of gefitinib versus carboplatin/

paclitaxel in clinically selected patients with advanced non-small-cell lung cancer in Asia (IPASS) [J]. Journal of clinical oncology, 2011, 29 (21): 2866 - 2874.

[17] GAINOR J F, SHAW A T. J-ALEX: alectinib versus crizotinib in ALK-positive lung cancer [J]. Lancet, 2017, 390 (10089): 3 - 4.

[18] HIDA T, NOKIHARA H, KONDO M, et al. Alectinib versus crizotinib in patients with ALK-positive non-small-cell lung cancer (J-ALEX): an open-label, randomised phase 3 trial [J]. Lancet, 2017, 390 (10089): 29 - 39.

[19] PETERS S, CAMIDGE D R, SHAW A T, et al. Alectinib versus crizotinib in untreated ALK-positive non-small-cell lung cancer [J]. The New England journal of medicine, 2017, 377 (9): 829 - 838.

[20] POPAT S. Osimertinib as first-line treatment in EGFR-mutated non-small-cell lung cancer [J]. The New England journal of medicine, 2018, 378 (2): 192 - 193.

[21] SORIA J C, OHE Y, VANSTEENKISTE J, et al. Osimertinib in untreated EGFR-mutated advanced non-small-cell lung cancer [J]. The New England journal of medicine, 2018, 378 (2): 113 - 125.

[22] LIU J, LIN H S, HOU W, et al. Comprehensive treatment with Chinese medicine in patients with advanced non-small cell lung cancer: a multicenter, prospective, cohort study [J]. Chinese journal of integrative medicine, 2017, 23 (10): 733 - 739.

[23] YANG X B, WU W Y, LONG S Q, et al. Effect of gefitinib plus Chinese herbal medicine (CHM) in patients with advanced non-small-cell lung cancer: a retrospective casecontrol study [J]. Complementary therapies in medicine, 2014, 22 (6): 1010 - 1018.

[24] LI T M, YU Y H, TSAI F J, et al. Characteristics of Chinese herbal medicine usage and its effect on survival of lung cancer patients in Taiwan [J]. Journal of ethnopharmacology, 2018, 213: 92 - 100.

[25] 孙兴亮，杜峰，刘超. 晚期非小细胞肺癌中医证型分布规律及预后探讨 [J]. 中医临床研究，2017，9 (25)：4 - 6.

[26] 蔡鹏. 同步放化疗与放疗同步联合阿帕替尼治疗Ⅲ期不能手术非小细胞肺癌的临床疗效比较 [J]. 实用癌症杂志，2018，33 (3)：454 - 457.

[27] 张波，苏胜发，欧阳伟炜，等. 放化疗联合脑转移瘤放疗治疗非小细胞肺癌脑转移的临床疗效分析 [J]. 中国癌症防治杂志，2016，8 (1)：22 - 26.

[28] CARBONE D P, RECK M, PAZ-ARES L, et al. First-line nivolumab in stage Ⅳ or recurrent non-small-cell lung cancer [J]. The New England journal of medicine, 2017, 376 (25): 2415 - 2426.

[29] MULLARD A. Immuno-oncology drugs jostle for first-line setting [J]. Nature reviews drug discovery, 2016, 15 (11): 738.

生存质量篇

生存质量的评价在中医药治疗恶性肿瘤领域中的应用

林丽珠 蓝韶清

生存质量评价（quality of life，QOL）一词，自1975年作为关键词在医学文献中出现，1977年作为主题词被美国最著名的生物医学文献题录型检索工具《医学索引》（*Index Medicus*，*IM*）收集以来，其在医学领域中的应用日益受到人们的关注。关于生存质量的含义，目前尚未统一。世界卫生组织（WHO）对生存质量的定义为：不同文化和价值体系中的个体对与他们的目标、期望、标准以及所关心的事情有关的生活状况的体验[1]。目前，关于QOL的研究，在某些慢性疾病，尤其是恶性肿瘤领域已日益受到重视。中医药治疗肿瘤的疗效特点，是带瘤生存，过去由于其疗效评价缺乏客观化指标而限制了它的发展。把生存质量引入中医药治疗恶性肿瘤领域中，使其疗效的评价能够客观化、定量化、标准化，"将有助于解决长期以来难以解决的中医治疗疗效的问题"[2]。

1 医学模式的转变与生存质量的关系

回顾医学发展的历史，大致经过三个时代，即经验医学时代、实验医学时代和整体（系统）医学时代。医学模式也随着时代的变迁而大致分为神灵主义医学模式、自然哲学医学模式、机械论医学模式、生物医学模式及社会生态医学模式。1977年，黑格尔提出了超越于生物医学模式的生理—心理—社会医学模式，使现代医学从实验医学时代过渡到了整体医学时代。随着医学模式的转变，人们认识到，医学研究的对象——人，除了要考虑其生物性外，还必须考虑其心理因素和社会因素，即从生物学上的人扩展到社会上的人，把治病扩展到治患者。人们对于生存的概念，也从活着转变为如何活着，强调的是生存的质量而不是生存的数量。生存质量正是顺应这一观念的改变而产生的一类新的健康指标。因此，一经提出，便受到人们的普遍重视。生存质量，作为一个多维的概念，包括了身体状态，心理、社会的良好状态，健康感觉，以及与疾病或治疗有关的症状。从医学角度考虑，应主要包括三方面的内容：即躯体功能、主观感受和自觉症状。这种强调患者自身对生活经历的良好状态的主观感受，比起既往单从生物学角度去评价疾病防护措施的有效性所采用的患病率、病死率、存活率、致残率以及患者个体的痊愈、显效、好转、无效等指标，无疑更全面、更准确、更客观，也更为医患双方所接受。所以，近20年来，生存质量在慢性病、老年和康复医学领域，尤其是肿瘤领域被广泛地研究和应用，但国内有关这方面的研究，仍处于初始阶段，尤其是中医学领域。

2 传统中医与生存质量的关系

中医理论体系的形成，源于《黄帝内经》，其基本内容包括三个方面：强调整体观念，运用阴阳五行，重视脏腑经络。从《黄帝内经》开始，就把人体作为一个整体来研究，认为人体是一个有机的整体，人的健康和疾病与自然环境有一定的关系，“万物与我同体，天地与我为一”，“人与天地相参也，与日月相应也”，“人以天地之气生，四时之法成”。在整体观念指导下，根据古代阴阳学说的哲学观点，“在天为玄，在人为道”，“道生阴阳”，故“阴阳者，天地之道也，万物之纲纪，变化之父母，生杀之本始，神明之府也”。即人体的一切生理、病理现象，都是由于阴阳这一相互对立的两方面的相互作用而发生的，因此疾病的诊断、治疗也从阴阳变化这一根本出发。人体若能处于阴阳平衡状态，则“阴平阳秘，精神乃治”；若阴阳失衡，则“阴阳离决，精气乃绝”。人体的五脏六腑，通过经络的联系形成了一个完整的组织系统。所以，中医诊治疾病，是把人体看成是一个有机的整体，根据“四诊合参”所收集到的有关疾病的各种征象和体征，以辨证施治方法去认识和治疗疾病。而四诊合参的内容，已反映了包括患者的躯体功能、主观感受和自觉症状等生存质量所反映的内容。因此，可以说，现代医学所引用的生存质量指标，早已是中医学的基本内容之一，只是由于中西文化背景不同，表达方法不同而已，其实质和内涵是基本一致的。中西两种医学模式，随着时代的变迁和实践的检验，其距离正在逐渐缩小。

3 “无瘤生存”与生存质量

世界卫生组织（WHO）提出的实体瘤的疗效评价标准为完全缓解（CR）、部分缓解（PR）、无变化（NC）和疾病进展（PD）。“无瘤生存”是现代医学治愈肿瘤的标准，即肿瘤的治愈必须清除体内所有的恶性肿瘤。按照这个标准，临床上的 CR 并没有治愈。从肿瘤细胞增殖动力学及抗癌药物的药代动力学规律来考虑，要达到体内肿瘤细胞的完全消灭，几乎是不可能的。肿瘤细胞增殖动力学规律揭示，个体内细胞恶变后，一般经过 30 次倍增（分裂增殖），当细胞数达到 10^9 时，可形成直径约 1 cm 的肿瘤，成为临床可诊断的肿瘤病灶。而抗癌药物杀灭肿瘤细胞遵循“一级动力学”的规律，即一定量的抗癌药物杀灭一定比率、而非固定数量的恶性细胞。因此，肿瘤细胞即使被杀灭 99.999%，即达到 5 个对数杀灭，体内仍残留 10^4 肿瘤细胞。此时，临床上并不能查出任何肿瘤，达到 CR，但经过一段时间后，残留的 10^4 肿瘤细胞又开始增殖倍增，经若干时间后，当细胞数达到 10^9 时，又出现了肿瘤的临床复发。况且，目前的治疗手段，即使全身治疗的化学药物，对于许多肿瘤，尤其实体瘤来讲，是很难达到 CR 的效果。且经过反复给药后，肿瘤细胞往往产生抗药性，使治疗敏感性降低。所以，现阶段肿瘤治疗效果，不论采取手术、放射或化学治疗，即使肿瘤在短时间内能达到 CR，但其远期效果仍十分不理想。有感于此，1994 年，加拿大的 Schipper 教授在关于癌瘤概念的新模式中提出，有效的治疗并不需要肿瘤的完全消退；机体的反应性对癌症治疗最为重要[3]。这一观点的提出，与中医药治疗恶性肿瘤的疗效特点——带瘤生存相一致，也说明了带瘤生存有其科学性。经典的肿瘤模式中肿瘤完全杀灭的概念，在强调整体医学的今天，已显出它的弊端，它往往会造成肿瘤的过分治疗。著名肿瘤学家孙燕也指出：“人们不再满足于将肿瘤治好而病人变成残废或功能严重失调因而过着悲惨生活的情况。‘病是好了，人也残了’的现象再也不能继续下去了”[2]。生存质量的引入是医疗模式转变的具体运用。

4 “带瘤生存”与生存质量

中医药治疗肿瘤的特点，是通过稳定瘤体、改善症状来达到“带瘤生存”的目的。其有效病例的疗效特点与现代医学治疗的最大差别是，前者瘤体缩小不明显，但生存期延长，自觉症状明显好转；后者瘤体在短时间内可能明显缩小，但很快复发，肿瘤增大，生存期无明显延长，生存质量迅速下降。以肺癌的治疗为例，小细胞肺癌作为化疗敏感性肿瘤，虽经强烈化疗，部分患者可达到 CR 效果，但复发率很高，5 年生存率仍低于 10%；占肺癌 70%～80% 的非小细胞肺癌，除能早期手术的其中小部分患者获得长期生存外，迄今仍缺乏有效的治疗方法，化疗对于此类患者而言仍属于研究性质而尚无标准可言[4]，且由于化疗的毒副反应对机体免疫功能的严重打击而使患者的生存质量迅速下降，病情发展。面对大量的Ⅲ～Ⅳ期的中晚期患者，现代医学仍缺乏有效的治疗方法。这些患者，据不完全统计，半数以上转向中医药的辨证治疗，而且确实有部分患者在治疗中受益，取得了一定的疗效，生存质量提高。如潘敏求等[5]用肺复方治疗原发性支气管肺癌 80 例，朴丙奎等[6]用肺瘤平膏治疗晚期肺癌 339 例，其生存期、生存质量均优于化疗组；孙燕等[7]用滋阴生津、益气温阳法治疗 304 例晚期原发性肺腺癌的结果表明与化疗组比较，该法具有延长患者生存期，缓解和稳定病灶，提高生存质量，调整机体免疫功能的作用；周岱翰[8]根据肺癌的辨证具有痰、瘀、虚、毒的特点研制出鹤蟾片、固金磨积片，服药后患者的症状改善率为 61.7%～68.8%，虽然瘤体抑制率仅为 6%～10%，但其生存期分别达 8 个月和 10 个月，明显优于化疗组。再如食管癌，王肇炎[9]通过对长期存活病例的转归分析，认为食管癌的复发主要因素仍是局部复发，尤其是放疗后的病例。化疗药物治疗显效（PR + CR）的病例，复发最短时间仅为两个月。即使在临床上比较局限的食管癌经手术或放射治疗后，仍有相当多的病例复发或死于远处播散，总的 5 年生存率在 20% 左右[2]。而中医药与放疗、化疗、手术等配合使用，均能明显提高其生存期和生存质量。如术前应用斑蝥酸钠治疗，与同期单独手术病例对比，结果显示，治疗组 5 年生存率 45.8%，比对照组 17.9% 明显增高[2]。以中西医结合扶正培本方药（瓜蒌仁、薏苡仁、白术、山豆根、冬凌草等）合并化疗治疗食管癌 223 例，1 年、3 年、5 年生存率分别为 42%、8.3%、7.1%，疗效明显优于单纯化疗组[7]。用滋阴养胃法与放疗配合，治疗组与对照组的治疗效果也有明显差异，前者优于后者[10]。然而，中医药的疗效评价标准由于其模糊性，缺乏客观化指标而一直困扰着中医肿瘤学家们，采用 WHO 的实体瘤疗效评价标准，又无法全面反映中医药的疗效。因此，引入生存质量的评价指标，将能较好地解决中医疗效无法客观评定的问题。

5 生存质量研究的应用与展望

1995 年，美国食品药品监督管理局（FDA）提出新药的评价既要有生存时间，又要有改善生存质量的资料[11]。最近，国内医学界也强调药物的疗效评价应按照“求证医学”模式，即评价一种药物的疗效是以满意终点为评价目标[12]。纵观中西医癌症领域既往的疗效评价标准，均未能全面客观地评价治疗的效果。因此，癌症领域比任何其他领域将更多地采用生存质量评价技术。目前临床上使用较多的仍是 1948 年 Karnofsky 提出的行为状态量表和美东地区肿瘤协作组的 ECOG 评分标准。这些标准由于过于简单且仍以医生的感觉来判断患者的生存质量（确切地说仅为行为状态），是无法全面地评价患者的生存质量的。中医肿瘤领域中有关生存质量的研究，必须根据中医药的辨证施治特点，能反映中医治疗特色。在量表的制作上可参考现行的某些量表，如 WHOQOL-BREF、CARES-SF 等，结合中医特点，灵活变通，在保证其客观性、稳定性、易操作性等的基础上，使其更具有代表性。针对现有的实体瘤疗效评价标准难以反映中医药疗效的问题，目前中国中医药学会肿瘤学会正组织有关专家制订新的评价标准以供临床使用。我们也正对中医药治疗非小细胞肺癌的疗效评价进行有关生存质量方面的研究。建议组织全国性的中医肿瘤协作组，先对中医药疗效较好而现代医学又缺乏有效治疗手段的某些实体瘤，如非小细胞肺癌、肝癌、胃癌及某些妇科肿瘤等进行有关方面的研究，然后再扩展到其他肿瘤领域。希望通过对生存质量的系统研究，给中医肿瘤学的疗效评价提供一个客观性较好的疗效评价指标，这对于中医肿瘤学的发展及与国际同行接轨具有较大的学术价值。

本文原载《广州中医药大学学报》，1999，16（2）：158 –160，有删改.

［参考文献］

［1］文朝阳，冼慕慈，冯惠珍，等. 癌症患者生活质量评价：介绍一种新的 QLQ – C30 问卷［J］. 癌症，1998，17（3）：3 –5.

［2］张天泽，徐光炜. 肿瘤学［M］. 天津：天津科学技术出版社，1996.

［3］SCHIPPER H. Treating cancer：is kill cure? ［J］. Annals of the academy of medicine，1994，23（3）：382 –386.

［4］汤钊猷. 现代肿瘤学［M］. 上海：上海科技出版社，1993：638.

［5］潘敏求，黎月恒，刘静安，等. 肺复方与化疗对照治疗中晚期原发性支气管肺鳞癌 80 例报道［J］. 中国医药学报，1990（3）：19 –21.

［6］朴丙奎，唐文秀，张宗岐，等. 肺瘤平膏治疗晚期原发性支气管肺癌临床观察：附 339 例临床分析［J］. 中医杂志，1991（4）：21 –23.

［7］孙燕，余桂清. 中西医结合防治肿瘤［M］. 北京：北京医科大学中国协和医科大学联合出版社，1995：9 –10，86 –91.

［8］周岱翰. 肿瘤治验集要［M］. 广州：广东高等教育出版社，1997：141 –154.

［9］河南医学院. 食管癌［M］. 北京：人民卫生出版社，1983：109.

［10］周建华，丁雁，余月明，等. 滋阴养胃法对食管癌放疗的抗放射性损害研究［J］. 实用中医药杂志，1995（3）：28 –29.

［11］ARONSON N K，MEYEROWITZ B E，BARD M，et al. Quality of life research in oncology：past achievements and future priorities［J］. Cancer，1991，67（3）：839 –843.

［12］晨红. 求证医学：引人注目的概念［J］. 中国医学论坛报，1998（4）：23.

中医药在妇科肿瘤康复治疗中对生存质量的影响

蓝韶清　林丽珠

关于生存质量的构成问题，目前尚未有一致的观点。Ware[1]认为，癌症患者的生存质量应测量癌症本身及治疗所造成的生活等方面的改变，至少应包括身体、心理和社会三个方面。因此，从生存质量的角度去考虑肿瘤患者的治疗，将可避免“病是好了，人也残了”的现象发生。有关这点，在妇科癌瘤的康复治疗中，尤为明显。

妇科肿瘤主要指妇女内、外生殖器的良、恶性肿瘤。中医学对于各种妇科肿瘤，根据其症状表现，归属于“崩漏”“带下”“石瘕”“积聚”等病范畴。在脏腑的归属上，为奇恒之府。其生理，《素问·五脏别论》曰：“脑、髓、骨、脉、胆、女子胞，此六者地气之所生也，皆藏于阴而象于地，故藏而不泻，名曰奇恒之府。”故能藏中有泻，泻中有藏，精气充实，月事以时下。维持这一正常的生理功能，于脏腑，与肝、脾、肾密切相关，于经络，与奇经八脉中的冲任督带相系。女子以血为本，以气为用，肝藏血，主疏泄，气血之调畅有赖肝脏之调达，故前人有“肝为女子先天”之说，脾胃为气血生化之源，脾气健旺，气血得生，则肝脏血海盈满。肾藏精，乙癸同源，精能化血，女子“二七而天癸至，任脉通，太冲脉盛，月事以时下”，“肾者主水，受五脏六腑之精而藏之，故五脏盛，乃能泻”。(《素问·上古天真论》）冲任督脉，皆起自胞中，李中梓曰：“中极之下为胞宫，任、督、冲三脉皆起于胞中，而出于会阴。”而“冲脉为十二经之血海也；……带脉者，起于季胁，围身一周。督脉者，起于会阴，分三岐为任冲而上行腹背，故诸经者，皆联属于带脉，支络于督脉也。”冲为血海，上能灌诸阳，下能渗诸阴；任主胞胎，为阴脉之海，具有输注全身之阴液，调节阴经气血的功能。冲任督带相互联系，相互制约，又通过脉络联系肝、脾、肾三脏，依赖脏腑气血的滋养。故妇科肿瘤发病的主要病机，是由于肝失疏泄，脾失健运，肾精亏虚，经脉失养，冲任失调，督带不和所致。

妇科的中医治疗，包括辨证、辨病、对症治疗三方面，在辨证方面，由于妇科癌的病机总由冲任失调、气血失和所致，其发病与肝、脾、肾三脏相系密切，故其临床表现也有相同的证型。在癌瘤初起，以邪实为主，则为气滞血瘀、湿热瘀毒；疾病后期，正气渐虚，则多表现为肝肾阴虚或脾肾阳虚。疾病初起，治宜疏肝理气，活血祛瘀、解毒抗癌，在辨证基础上，可用大黄蟅虫丸、桂枝茯苓丸，加半枝莲、白花蛇舌草、土茯苓、莪术、茅根、仙鹤草等；癌瘤发展渐至正虚者，用鳖甲煎丸加田七、地龙、山慈菇、七叶一枝花等扶正抗癌。辨病治疗方面，宫颈癌早期可选用三品一条枪、莪术油等局部治疗；子宫体癌、恶性滋养细胞癌、卵巢癌及其他肿瘤引起的腹腔广泛转移，可选用榄香烯、喜树碱、穿心莲内酯、鸦胆子乳等治疗。在对症用药方面，以带下多为主的，可选用白果、凌霄花、龙骨、牡蛎、海螵蛸止带；出血量多者，可用人参粉、田七粉、云南白药、阿胶止血；腹痛甚者，可用肉桂、吴茱萸、炮干姜止痛散寒；桃仁、苏木、延胡索、五灵脂、蒲黄等祛瘀止痛。另外，还可与手术、放疗、化疗配合，达到增效解毒的目的。

对于肿瘤康复期的治疗，中医药发挥了更为积极的作用。现代医学对于妇科肿瘤的治疗，仍以手术、放疗、化疗为主要治疗手段，部分肿瘤加用内分泌治疗。各种治疗手段的实施结果，在控制肿瘤的同时，也使体内性激素的调节受到破坏，使雌激素水平下降，出现了一系列连锁反应。首先，破坏了下丘脑垂体卵巢轴的调节平衡，导致下丘脑垂体轴的分泌功能紊乱，再进一步影响到下丘脑垂体肾上腺皮质轴的功能，从而出现了类似更年期综合征的症状及肾上腺皮质功能亢进症，如潮热、出汗、心烦、胁痛等植物神经功能失调，易怒、抑郁、性欲减退、恐惧等精神性症状，并出现皮肤松弛、乳房萎缩、骨质疏松、关节变形、多毛症等内分泌紊乱症状。在这种情况下，虽然肿瘤已被控制，但患者仍无法过正常的生活，无论在生理上还是心理上，均承受着巨大的压力。因此，许多患者求助于中医药的治疗。

根据现代医学的认识，女性性激素分泌的调节是通过“下丘脑—垂体—卵巢轴”来实现的。卵巢是主要的内分泌腺，通过卵巢激素对下丘脑——垂体前叶的反馈作用，调节性周期。这与中医学的“肾——冲任，天癸——胞宫”的功能极为相似。出现以上的内分泌紊乱的症状，中医辨证认为，是肝失疏泄，肝肾阴虚所致，治宜疏肝理气，滋肾养肝。以小柴胡汤加紫河车、蛤士蟆、山茱萸、肉苁蓉、龟板等，在临床上取得了较好的效果。现代研究表明，肾阴虚、肝火旺可能与下丘脑—垂体—肾上腺皮质系统机能活动的增强有关，补肾能改善垂体和肾上腺功能，使紊乱了的神经体液调节机理趋于正常。而肝火旺可能与植物神经紊乱有关，“肝主疏泄”的功能，包括植物神经的某些功能作用。采用疏肝理气，滋肾养肝法，以调节下丘脑—垂体—肾上腺轴的功能，可达到代替部分性腺轴的功效，同时使此类患者免除因补充雌激素类药物而致肿瘤复发的恐惧，从心理上还是生理上恢复到较为健康的状态，从根本上提高了生活质量，解除了患者的难言之隐，这也是中医康复治疗的优势之一。

本文原载《现代康复》，2000，4（3）：404，有删改.

［参考文献］

［1］ WARE J E. standards for health measure［J］. Journal of chronic diseases，1987（40）：473－478.

中医药在原发性肝癌综合治疗中对生存质量的维护作用

林丽珠

原发性肝癌由于发现时多为中晚期，且多伴有肝硬化、肝炎以及由此所致的肝功能损害，因此，对于肝癌强调进行综合治疗。中医的全身扶正治疗与西医的局部祛邪治疗相结合，已成为一种趋势，它能取得单一手段无法代替的临床疗效，其目的在于最大限度地提高患者的生存质量。中医药对维护肝癌患者生存质量的治疗，已渗入综合治疗中的每一环节，包括与手术、放疗、化疗以及肝癌的介入治疗中。

1　中医药在肝癌手术治疗中维护生存质量的作用

肝癌的手术治疗，迄今仍被认为是首选疗法。其疗效的好坏除与肿瘤因素有关外，还与肝功能情况以及全身状况密切相关。多篇文献报道，对于肝癌患者术后应用中医药辨证治疗，具有促进机体尽早康复、改善肝功能、预防复发、提高患者生存质量的作用。傅凤霞等[1]通过辨证分型治疗原发性肝癌术后60例，结果生存5年以上者13例，3年以上者25例，1年以上者18例，小于1年者4例，总有效率为93.3%，因此认为术后患者机体虚弱、正虚邪盛，可通过中药扶正祛邪，达到协调阴阳，调和气血，邪祛复正，防止肝癌复发，延长患者生命的目的。林钧华等[2]应用中药及中药结合放化疗治疗110例原发性肝癌术后残留和复发、转移患者，以健脾理气、疏肝解郁、化湿和中、益气养血药物为主，结果110例患者中，1年生存率为（70.78±8.53）%，3年生存率为（33.82±9.25）%，5年生存率为（16.00±7.43）%（寿命表法），有4例已生存10年以上，因此认为以扶正健脾为主的治疗原则对原发性肝癌术后延长生存期有重要意义。肝癌患者术后往往表现为邪去正虚，其调治必须以扶正为主，可通过药物调养、饮食调养、情志调养使患者尽早康复。药物调养以健脾疏肝为主要治则，四君子汤为其代表方剂，常用于临床的加减辨治中。实验及临床结果均表明，四君子汤具有抑制肿瘤细胞生长、提高机体免疫功能及抗反突变作用。在饮食调养方面，《医宗金鉴》有“新愈之后，脏腑气血皆不足，营卫未通，肠胃未和，惟宜白粥静养”的论述，从医食同源的理论出发，强调了术后必须注意脾胃的调养，常以牛奶、鸡蛋、土茯苓煲水鱼、燕窝等清润养胃的食物进行调养。肝癌发病与肝气郁结密切相关，《血证论》曰：“肝属木，木气冲和条达，不致遏郁，则血脉得畅。”故术后应保持恬淡舒缓，遇事不怒，精神畅达，避免七情过激，以有利于肝气疏泄、肝血畅通、肝体柔和，对于肝癌术后康复、保持较高的生存质量具有积极作用。

2 中医药在肝癌化学治疗中维护生存质量的作用

原发性肝癌普遍表达多药耐药基因和存在其他的耐药机制，对化疗药物多不敏感，目前临床应用的化疗药物中多数对肝癌的缓解率未超过20%。临床实践表明，中医药对肝癌的化疗具有增效减毒的作用。章永红等[3]将240例原发性肝癌随机分为中药组、中药化疗组、化疗组，结果中药组近期缓解率为7.5%，中药化疗组近期缓解率为22.5%，化疗组近期缓解率为12.5%，提示中药与化疗合用有增效作用。周延峰等[4]以验方组成扶正消瘤合剂配合化疗治疗原发性肝癌，并设化疗对照组进行观察，结果在肿瘤病灶的控制、AFP的下降、症状的改善、白细胞数量的下降、免疫功能的改善等方面，治疗组均优于对照组。中医学认为，化学药物耗气伤血，临床多表现为脾肾俱伤，故临床上常以参麦针、四君子汤类、六味地黄汤、爱迪注射液等用于肝癌的化疗，某些中药如桃仁、冬虫夏草、女贞子、鳖甲等均有较好的治疗效果。通过健脾补肾法治疗，可减少化疗导致的消化道反应，减轻骨髓抑制，明显改善患者的临床症状，提高其生存质量。

3 中医药在肝癌放射治疗中维护生存质量的作用

我国肝癌患者多合并肝硬化，全肝放射治疗易导致放射性肝炎，故多采用移动条放射治疗。目前肝细胞癌对放疗的不敏感性及放疗所导致的肝功能损害是影响放疗疗效的主要因素。陈乃杰等[5]以中医辨证配合放疗治疗肝癌，并与放疗组比较，结果提示中医药能够较好地改善临床症状，使患者顺利地完成全程放疗，且在近期疗效、生存率方面有不同程度的提高。于尔辛[6]认为，放疗合并中药治疗肝癌有可能提高远期疗效，以健脾理气中药合并放疗治疗肝癌患者，1年生存率可提高到70%左右，5年生存率可提高到10%~20%，并可提高生存质量，改善机体免疫功能。据实验结果分析，健脾理气中药可以减轻肝脏损害，其作用可能与调节肝内酶系P450有关，并认为中药与放疗可能作用于细胞的不同时相，因而起到加强和增效的作用。中医学认为放射线为热毒伤阴，而肝脏的生理特点为藏血、体阴而用阳，故必须将清热养肝法则用于肝癌的放射治疗中。

4 中医药在肝癌介入治疗中维护生存质量的作用

在我国，肝动脉化疗栓塞术已成为多数不能切除的中晚期肝癌的首选疗法。中医药在介入治疗中对生存质量的维护主要体现于三方面：一是作为介入栓塞的治疗药物；二是减轻介入治疗所致的肝功能损害；三是治疗化疗栓塞后出现的伴随症状。

（1）作为介入栓塞的治疗药物。从20世纪80年代开始，国内陆续开展了用中医药介入治疗肝癌的研究。1985年，冯敢生等[7]首先报道用白芨粉作为栓塞剂治疗原发性肝癌，认为其栓塞效果优于明胶海绵，治疗效果也优于对照组，但仍存在有明显的肝功能损害。以后，许多学者又尝试以莪术油、鸦胆子油、榄香烯、羟基喜树碱、斑蝥素、华蟾素、吗特灵、康莱特，以及某些中药微球如蟾酥精微球、羟基喜树碱微球、莪术油微球、斑蝥素微囊等进行肝动脉栓塞治疗，结果均能不同程度地减轻介入治疗产生的毒副反应，包括肝功能的损害、发热、消化道反应等，且没有出现因栓塞治疗引起的肝功能恶化。在瘤体缩小方面与传统的栓塞剂比较，疗效相当，而症状、体征好转较明显。临床应用表明，中药栓塞剂具有栓塞血管、抑制肿瘤、副反应少的特点，使患者能维持较好的生存质量。

（2）减轻介入治疗所致的肝功能损害。介入治疗所致的肝功能损害已成为影响治疗效果的主要因素之一。如何保护或减轻肝功能损害已引起广泛重视。中医药在此方面的作用占有一定优势。易成等[8]用健脾理气中药对肝癌患者介入治疗所致的慢性肝功能损害进行了观察，用治疗前后的血清白蛋白作为观察指标，结果发现观察组治疗后的血清白蛋白较治疗前有所下降，但无统计学意义，而对照组治疗后的血清白蛋白较治疗前明显下降，表明健脾理气中药可在一定程度上减轻介入治疗所致的慢性肝功能损害。中药抗肝损害的作用，包括降酶、升高血清白蛋白、减轻药物对肝细胞的损害、保护肝细胞等，实验及临床表明，丹参、人参、五味子、花粉、猪苓多糖、小柴胡汤、四君子汤等，均有较好的改善肝功能的作用。

（3）治疗化疗栓塞后出现的伴随症状。化疗栓塞后常出现恶心、呕吐、胃十二指肠溃疡、发热、肝功能异常、急性局限性缺血性胰腺炎等，临床常以清肝解毒、健脾益气等法治疗。邓伟民等[9]以加味茵陈蒿汤治疗原发性肝癌栓塞化疗后引起的发热症状患者48例，结果服药1周内体温恢复正常者31例，2周内体温恢复正常者11例，超过2周恢复正常者6例，取得了较好的临床效果。从临床报道分析，中药的治疗作用有以下几个方面：①减少介入后胃、十二指肠黏膜损害的发生率。②改善症状，减轻肝区疼痛、腹胀等症状。③改善患者的细胞免疫功能。④提高肝癌患者的生存质量，延长生存期，以及稳定瘤体。林均华等[10]以中药健脾理气结合西药治疗介入栓塞后的综合征，并与西药组比较，结果显示，中西药组在减轻肝癌介入栓塞后的发热、腹痛、恶心呕吐程度方面优于西药组。

中医药在与现代治疗肝癌的手段，包括手术、放疗、化疗、介入治疗的配合治疗中，已取得了较好效果。其主要作用在于减轻因治疗所致的毒副反应，改善患者生存质量，延长生存期。在介入治疗领域，除作为介入治疗的药物外，更重要的作用是改善肝脏功能，减轻介入治疗所致的肝功能损害，提高介入治疗效果。总之，发挥中医药的扶正优势，与现代医学的祛邪手段相结合，是提高肝癌治疗效果、维护患者较高生存质量的关键之一。

本文原载《中华肿瘤杂志》，2003，25（4）：202－203，有删改.

［参考文献］

[1] 傅凤霞，张正芳，王琦. 原发性肝癌手术后辨证治疗60例［J］. 南京中医药大学学报，1997（5）：314－315.

[2] 林钧华，徐益语，于尔辛. 中药及中药结合放化疗治疗原发性肝癌术后残留和复发 [J]. 中医杂志，1994 (4)：220-221，196.
[3] 章永红，金树文. 补肝软坚汤抗癌增效作用的临床观察 [J]. 湖北中医杂志，1998 (1)：21-22.
[4] 周延峰，焦中华，宋茂美，等. 扶正消瘤合剂配合化疗治疗原发性肝癌15例 [J]. 山东中医药大学学报，1999 (2)：3-5.
[5] 陈乃杰，金源，刘燕珠，等. 中医辨证配合放射治疗原发性肝癌的临床观察 [J]. 浙江中西医结合杂志，1997 (3)：145-146.
[6] 于尔辛. 放射合并中药治疗在提高肝癌远期疗效的作用 [J]. 实用肿瘤杂志，1988 (1)：5-7.
[7] 冯敢生，郑传胜. 中药白芨胶肝动脉栓塞治疗肝癌的应用研究 [J]. 介入放射学杂志，1996 (1)：39.
[8] 易成，叶剑飞，吴万垠. 中药减轻肝癌介入治疗所致的慢性肝功能损害的临床研究 [J]. 中国药理与临床，1998 (3)：3-5.
[9] 邓伟民，杨星. 加味茵陈蒿汤治疗原发性肝癌栓塞化疗后发热48例 [J]. 江苏中医，1998 (2)：3-5.
[10] 林均华，倪惠芳，李国安，等. 中西医结合治疗肝癌介入栓塞后综合征 [J]. 上海中医药杂志，1995 (10)：16-17.

中医药提高晚期非小细胞肺癌患者生存质量的临床观察

林丽珠　周岱翰　郑心婷

肺癌是全世界发病率最高的恶性肿瘤之一，且在未来几年内，其发病率还有上升的趋势。尽管国内外就肺癌的治疗方案及预后展开了大量的研究，但其5年生存率仍然很低。随着医学模式的转变，以往强调的肿瘤生物反应率指标已不能全面反应疗效及患者的健康状况，生存质量的研究日益受到重视，并成为临床研究的重要观察指标。广州中医药大学第一附属医院承担科技部“十五”重点攻关项目的课题，本课题按照前瞻性、多中心、随机、对照的临床研究原则，于2001年12月至2004年1月开展对Ⅲ、Ⅳ期非小细胞肺癌（NSCLC）的临床试验。现将课题生存质量部分报告如下。

1　资料与方法

1.1　纳入标准

符合我国卫生部医政司编写的《常见恶性肿瘤诊治规范》中的诊断标准[1]，按UICC 5版、1997分期系统TNM分期[2]，经病理或细胞学诊断的Ⅲa、Ⅲb、Ⅳ期非小细胞肺癌患者；估计生存期超过3个月；不能或不愿手术者；一般状况卡氏评分≥60分；年龄28～80岁（仅1例患者年龄>75岁，被分在中医组，不接受化疗，中西医组及中医组患者年龄均≤75岁），各项检查指标符合化疗适应证；停止放、化疗大于1个月；患者愿意接受本方案治疗、能按医嘱坚持服药、依从性好者。

1.2　排除标准

无明确的肿瘤病灶（包括可测量和不可测量）；不符合纳入标准；妊娠期或哺乳期妇女；合并严重的心脑血管疾病，或精神障碍等疾病；依从性差者。

1.3　一般资料

采用前瞻性、多中心、随机、对照的临床研究方法，各分中心将符合受试标准的对象以就诊顺序将相应密闭信封打开，接受其中规定的组别治疗方案。经筛选后，共纳入合格病例294例，其中中医组99例，中西医组103例，西医组92例。各分中心的病例分布如下：广州中医药大学第一附属医院91例，河南省中医院60例，广州铁路医院49例，第一军医大学南方医院43例，天津中医学院第一附属医院36例，海军421医院15例。门诊患者18例，住院患者276例。治疗前各组基线资料，除年龄及卡氏评分中西医组、西医组与中医组比较差异有显著性外，性别、病程、既往治疗情况、病理诊断、解剖类型、分期、转移情况等差异均无显著性（$P>0.05$，见表1）。

表1　3组基线资料比较

单位：例

项目	中医组	中西医组	西医组	合计
合格病例	99	103	92	294
剔除病例	6	3	8	17
脱落病例	4	3	6	13
年龄（岁，$\bar{x}\pm s$）	62.75±10.04	58.24±10.72*	58.78±12.07**	—
年龄范围（岁）	31~80	31~75	28~75	—
性别（男/女）	67/32	73/30	74/18	—
卡氏评分（$\bar{x}\pm s$）	68.89±8.79	71.84±7.76*	71.63±8.29**	—
肺内转移	7	5	7	19
骨转移	14	18	16	48
肾上腺转移	0	1	0	1
脑转移	13	7	11	31
其他转移	17	19	11	47
分期				
Ⅲa	13	9	10	32
Ⅲb	35	43	37	115
Ⅳ	51	51	45	147
解剖类型				
中央型	43	33	36	113
周围型	55	70	55	182
其他	1	0	1	2
病理类型				
鳞癌	33	37	25	95
腺癌	56	61	59	176
非鳞非腺癌	10	5	8	23
治疗经过手术	5	2	7	14
放疗	3	4	6	13
化疗	13	19	16	4
化疗加放疗	9	9	2	20
手术加化疗	11	5	4	20
手术加化疗	1	2	1	4
手术加放化疗	1	1	3	5
无	56	61	53	170
中医证型				
肺郁痰瘀	37	29	—	66
脾虚痰湿	29	43	—	72
阴虚痰热	11	15	—	26
气阴两虚	22	16	—	38

注：与中医组比较，$*P<0.05$，$**P<0.01$。

1.4 治疗方法

1.4.1 各组治疗方案 中医组：辨病与辨证相结合。辨病治疗给予鹤蟾片（广州中一药业有限公司生产，主要药物组成：仙鹤草、干蟾皮、猫爪草、浙贝母、生半夏、鱼腥草、天冬、人参、葶苈子），每次 6 片，每天 3 次。参一胶囊（吉林亚泰制药有限公司生产，主要成分人参皂苷 Rg3，每粒 10 mg），每次 2 粒，每天 2 次，连用 90 天。辨证分型治疗，根据《肿瘤治验集要》中肺癌的辨证分型标准[3]，按肺郁痰瘀、脾虚痰湿、阴虚痰热、气阴两虚 4 型加用汤剂辨治；西医院中医组及中西医组的中药治疗在有经验的中医生指导下完成，中医组不接受任何形式的化疗。

西医组：化疗方案用含铂的方案，可分别选用 NP 或 VP 方案治疗，各个协作单位根据实际情况选用；化疗周期为 3 个疗程；中医院西医组在院期间不给予任何形式的中药治疗（包括汤剂、口服和静脉用中成药）。

中西医组：中医治疗同中医组，化疗同西医组。

1.4.2 辨证治疗药物 肺郁痰瘀型：以宣肺理气、祛瘀除痰法，选用生南星 15 g（先煎 1 小时），生半夏 15 g（先煎 1 小时），壁虎 6 g，薏苡仁 30 g，鱼腥草 30 g，仙鹤草30 g，夏枯草 30 g，桔梗 12 g，北杏仁 12 g，全栝蒌 15 g，浙贝母 12 g，田七 6 g，桃仁 15 g。脾虚痰湿型：以益气健脾、宣肺除痰法，选用生南星 15 g（先煎 1 小时），生半夏15 g（先煎 1 小时），壁虎 6 g，薏苡仁 30 g，桔梗 12 g，全栝蒌 15 g，浙贝母 12 g，猪苓 25 g，茯苓 25 g，党参 15 g，白术 15 g。阴虚痰热型：以滋阴清肺、化痰散结法，选用壁虎 6 g，薏苡仁 30 g，仙鹤草 30 g，猪苓 25 g，夏枯草 30 g，桔梗 12 g，浙贝母 12 g，沙参 15 g，麦冬 15 g，鳖甲 20 g，生地 20 g。气阴两虚型：以益气养阴、扶正磨积法，选用壁虎 6 g，薏苡仁 30 g，仙鹤草 30 g，桔梗 12 g，浙贝母 12 g，猪苓 25 g，百合15 g，沙参 15 g，西洋参 12 g，党参 15 g，麦冬 15 g，五味子 6 g。每天 1 剂，连服 3 个月至疗程结束。

1.4.3 化疗方案 VP 方案：VDS 3 mg/m^2，静脉推注，第 1、8 天；DDP 20 mg/m^2，静脉滴注，第 1～5 天，或 DDP 80～100 mg/m，静脉滴注，第 1 天，同时水化和利尿，21 天为 1 个疗程。NP 方案：NVB 25 mg/m^2，静脉推注，第 1、8 天；DDP 剂量与用法同上，21 天为 1 个疗程。门诊患者在门诊接受化疗，化疗前同病房一样常规给予止呕针，化疗过程监测生命体征，化疗后带口服止呕药回家，嘱避风寒，每周回院复查血分析，每月复查肝、肾功能及各项肿瘤指标。

1.5 肺癌治疗功能评价表（Functional Assessment of Cancer Therapy-lung, FACT-L）[4]

该量表由两部分构成，第一部分包括与一般健康状况相关的 34 个项目，从身体状况、社会家庭、情绪、功能状况及医生关系 5 个方面进行评价；第二部分评价肿瘤患者生存质量的特异模块（附加的关注状况），共有 10 个项目侧重评价肺癌相关症状对生存质量的影响。该测定量表共分为 6 个领域 44 个条目，包括身体状况（8 条）、社会/家庭状况（8 条）、与医生关系（3 条）、情绪状况（7 条）、功能状况（8 条）和附加的关注状况（10 条）。其中每个部分最后一个条目都是患者对该部分的一个总的评价，在计算各部分得分时不包括这些条目。

1.6 评分方法

量表 44 条均采用 5 级评分法，即一点也不、有点、有些、相当、非常 5 个等级。在评分时，正向条目直接计 1～5 分；逆向条目则反向计分，即填写第 1 个等级者计 5 分，填写第 2 个等级者计 4 分，以此类推。将各领域所包括的条目得分相加即可得到该领域的得分，各领域的得分相加得到总量表的得分。

1.7 采集时间

FACT-L 量表调查要求治疗前采集第 1 次，治疗第 1 天采集第 2 次，第 1 次同第 2 次采集间隔时间不大于 24 小时，疗程开始后每两周 1 次，于每两周第 1 日采集资料，直至治疗结束。

1.8 统计学方法

采用 SPSS 10.0 统计软件包建立数据库。生存质量资料采用重复测量的方差分析，先用 Mauchly's test 进行协方差阵球对称性检验，不符合球对称性者采用 Greenhouse-Geisser 系统校正检验；各时间点 3 组间比较采用多元方差分析的 Bon f. feronit test；第 1 次与第 2 次重测信度比较采用 Pearson 积差相关分析。

2 结果

2.1 3 组各个板块第 1 次采集与第 2 次采集的相关分析

3 组各个板块第 1 次采集与第 2 次采集的相关分析见表 2。两次测量的相关系数在 0.678～1之间，均 $P<0.01$，说明该量表信度满意；研究数据收集合理，可重复性高，可靠性好。

表 2 3 组各个板块第 1 次采集与第 2 次采集间的相关分析

组别	例数	身体	社会家庭	医患关系	情绪	功能	附加关注
中医	99	0.966*	1*	0.990*	1*	0.993*	0.985*
中西医	103	0.999*	1*	0.678*	1*	0.992*	0.984*
西医	92	0.968*	1*	1*	1*	0.991*	0.970*

注：表中数字为相关系数，1 为完全正相关，0 为无线性相关关系，* $P<0.01$。

2.2 3 组身体状况板块比较

3 组身体状况板块比较见表 3。不同测量时间的生存质量积分、不同组别的积分、积分在不同组别间随时间变化的趋势比较差异均有显著性（$P<0.05$）。组间比较显示，

各采集时间点积分，中医组优于中西医组与西医组，中西医组也优于西医组；各时间点积分的改善程度，由高到低依次为中医组、中西医组、西医组。组内比较显示，中医组第1、2、3个疗程及治疗周期结束后积分与治疗前相比均有上升，差异有显著性（$P<0.05$）；中西医组第1、第2个疗程后积分与治疗前比较有所下降，差异有显著性（$P<0.05$），第3个疗程及治疗同期结束后，积分与治疗前比较差异无显著性（$P>0.05$）；西医组第1、2、3疗程及治疗周期结束后，积分呈逐步下降趋势，与治疗前比较差异有显著性（$P<0.05$）。

2.3 社会家庭状况板块比较

不同时间、不同组别间及不同组别随时间变化的趋势比较差异均无显著性（$P>0.05$）。3组各采集时间点同治疗前比较和各时间点的3组间比较差异均无显著性（$P>0.05$，具体数据略）。

2.4 医患关系状况板块比较

不同时间、不同组别间及不同组别随时间变化的趋势比较差异均无显著性（$P>0.05$）。3组各采集时间点同治疗前比较和各时间点的3组间比较差异均无显著性（$P>0.05$，具体数据略）。

2.5 情绪状况板块比较

情绪状况板块比较见表4。不同测量时间的生存质量积分、不同组别的积分、积分在不同组别间随时间变化的趋势比较，差异均有显著性（$P<0.01$）。组间比较显示，各采集时间点中西医组优于中医组和西医组，中医组优于西医组。组内比较显示，中医组第2、3个疗程积分与治疗前比较均有上升，差异有显著性（$P<0.05$）；中西医组第1、2、3个疗程及治疗周期结束后，积分与治疗前比较均有上升，差异有显著性（$P<0.05$）。西医组第1、3个疗程及治疗周期结束后，积分与治疗前比较均有下降，差异有显著性（$P<0.05$），而第2个疗程与治疗前比较，差异无显著性（$P>0.05$）。

2.6 功能状况板块比较

功能状况板块比较见表5。不同测量时间的生存质量积分、不同组别的积分、积分在不同组别间随时间变化的趋势比较，差异均有显著性（$P<0.05$）。组间比较显示，积分各时间点中西医组优于中医组和西医组，中医组优于西医组。组内比较显示，中医组和中西医组第1、2、3个疗程及治疗周期结束后，积分与治疗前比较均有上升，差异有显著性（$P<0.05$）；西医组第1个至第2个疗程与治疗前比较呈上升趋势，之后呈下降趋势，第2个疗程积分与治疗前比较，差异有显著性（$P<0.05$），治疗周期结束后积分与治疗前相比较有所下降，差异有显著性（$P<0.05$）。

2.7 附加关注状况板块比较

附加关注状况板块比较见表6。不同测量时间的生存质量积分、不同组别的积分、积分在不同组别间随时间变化的趋势比较，差异均有显著性（$P<0.01$）。组间比较显示，积分各时间点中西医组和中医组优于西医组。组内比较显示，中医组和中西医组第1、2、3个疗程及治疗周期结束后，积分与治疗前比较均有上升，差异有显著性（$P<0.05$）；西医组第1、2个疗程与治疗前比较有上升，差异有显著性（$P<0.05$），第3个疗程及治疗周期结束后，积分逐渐下降至治疗前水平，与治疗前比较，差异无显著性（$P>0.05$）。

藏珠集

表3　3组不同时间身体状况板块比较（分，$\bar{x} \pm s$）

组别	例数	时间								
		治疗前	治疗1天	2周	4周	6周	8周	10周	12周	14周
中医	99	24.00±2.78	24.03±2.86	24.43±2.98*	24.88±2.76*	25.05±2.54*	25.13±2.67*	25.63±2.51*	25.65±2.57*	25.55±2.61*
中西医	103	24.36±2.81	24.25±2.81	21.68±3.25*△	22.78±2.73*△	23.22±2.99*△	23.51±2.60*△	23.89±2.39△	24.40±2.60△	24.47±2.60△
西医	92	24.50±2.51	24.63±2.48	21.25±2.81*△	22.27±2.65*△	22.50±2.52*△	22.42±2.38*△▲	21.82±4.37*△▲	22.10±2.91*△▲	21.82±3.02*△▲
F值		0.870	1 151	31.634	25.059	22.772	27.143	34 209	42.397	46.468
P值		0.420	0 318	0.000	0.000	0.000	0.000	0.000	0.000	0.000

注：重复测量的方差分析“时间因素”Greenhouse-Geisser 系数校正检验，$F=30.718$，$P=0.000$；“分组因素”检验 $F=26.335$，$P=0.000$；“分组与时间的交互因素”Greenhouse-Geisser 系数校正检验，$F=25.973$，$P=0.000$。与本组治疗前比较，$*P<0.05$；与中医组同期比较，$\triangle P<0.05$；与中西医组同期比较，$\blacktriangle P<0.05$。

表4　情绪状况板块比较（分，$\bar{x} \pm s$）

组别	例数	时间								
		治疗前	治疗1天	2周	4周	6周	8周	10周	12周	14周
中医	99	15.33 ±1.68	15.33±1.68	15.25±1.81	15.39±1.88	15.68±1.79	16.03±1.94*	16.19±1.82*	16.15±1.94*	15.83±2.09
中西医	103	15.41±1.95	15.14±1.95	14.65±1.43*△	16.62±2.11*△	17.05±2.33*△	17.56±2.16*△	17.51±2.20*△	17.23±1.97*△	17.14±2.17*△
西医	92	15.38±1.62	15.38±1.62	12.70±1.47*△▲	14.98±1.37*▲	15.00±1.23△▲	15.43±1.99▲	15.39±1.80△▲	14.22±1.20*△	13.73±1.75*△▲
F值		0.046	0.046	67.461	21.653	31.042	28.751	29.471	73.103	69.813
P值		0.955	0.955	0.000	0.000	0.000	0.000	0.000	0.000	0.000

注：重复测量的方差分析“时间因素”Greenhouse-Geisser 系数校正检验，$F=37.912$，$P=0.000$；“分组因素”检验 $F=157.347$，$P=0.000$；“分组与时间的交互因素”Greenhouse-Geisser 系数校正检验，$F=14.082$，$P=0.000$。与本组治疗前比较，$*P<0.05$；与中医组同期比较，$\triangle P<0.05$；与中西医组同期比较，$\blacktriangle P<0.05$。

表 5 功能状况板块比较（分，$\bar{x} \pm s$）

组别	例数	时间								
		治疗前	治疗 1 天	2 周	4 周	6 周	8 周	10 周	12 周	14 周
中医	99	16.40 ± 2.03	16.44 ± 2.01	17.33 ± 1.73*	18.20 ± 2.03*	18.31 ± 2.02*	18.49 ± 1.99*	18.72 ± 1.85*	18.88 ± 2.02*	18.87 ± 2.40*
中西医	103	16.75 ± 2.02	16.75 ± 1.97	16.32 ± 1.98△	19.76 ± 2.06*△	19.81 ± 2.34*△	20.20 ± 2.17*△	20.28 ± 2.28*△	21.02 ± 2.49*△	20.86 ± 2.44*△
西医	92	17.03 ± 1.73	17.04 ± 1.70	13.91 ± 1.61*△▲	17.42 ± 2.03△▲	17.83 ± 1.81*▲	18.08 ± 1.79*▲	17.12 ± 1.81*▲	16.66 ± 2.23*▲	15.48 ± 2.03*△▲
F 值		2.567	2.405	90.931	33.375	24.543	31.308	60.587	90.096	133.987
P 值		0.079	0.092	0.000	0.000	0.000	0.000	0.000	0.000	0.000

注：重复测量的方差分析“时间因素”Greenhouse-Geisser 系数校正检验，$F = 129.702$，$P = 0.000$；“分组因素”检验 $F = 89.101$，$P = 0.000$；“分组与时间的交互效应”Greenhouse-Geisser 系数校正检验，$F = 37.049$，$P = 0.000$。与本组治疗前比较，$*P < 0.05$；与中医组同期比较，$\triangle P < 0.05$；与中西医组同期比较，$\blacktriangle P < 0.05$。

表 6 附加关注状况板块比较（分，$\bar{x} \pm s$）

组别	例数	时间								
		治疗前	治疗 1 天	2 周	4 周	6 周	8 周	10 周	12 周	14 周
中医	99	34.02 ± 5.12	34.10 ± 5.12	34.43 ± 4.74*	35.52 ± 4.61*	35.77 ± 4.63*	35.92 ± 4.58*	36.25 ± 4.56*	36.13 ± 4.74*	36.06 ± 4.84*
中西医	103	33.11 ± 5.21	33.45 ± 5.15	33.43 ± 5.53	35.30 ± 4.74*	35.72 ± 4.73*	36.16 ± 4.37*	36.62 ± 4.32*	35.89 ± 7.97*	36.89 ± 4.66*
西医	92	31.24 ± 4.43△▲	31.55 ± 4.54△▲	30.53 ± 4.85*△▲	32.82 ± 4.12*△▲	33.03 ± 4.40*△▲	32.54 ± 4.42*△▲	32.48 ± 4.68*△▲	31.71 ± 4.54△▲	30.93 ± 5.13△▲
F 值		7.624	6.590	14.782	10.334	10.895	19.358	24.229	15.887	41.813
P 值		0.001	0.002	0.000	0.000	0.000	0.000	0.000	0.000	0.000

注：重复测量的方差分析“时间因素”Greenhouse-Geisser 系数校正检验，$F = 44.927$，$P = 0.000$；“分组因素”检验 $F = 19.155$，$P = 0.000$；“分组与时间的交互效应”Greenhouse-Geisser 系数校正检验，$F = 7.930$，$P = 0.000$。与本组治疗前比较，$*P < 0.05$；与中医组同期比较，$\triangle P < 0.05$；与中西医组同期比较，$\blacktriangle P < 0.05$。

3 讨论

由于癌症观念和医学模式的更迭，自20世纪70年代以来，生存质量在医学领域引起了广泛的重视，1985年，美国食品药品监督管理局（FDA）提出所有的抗癌新药评价中必须以生存质量为指标，既要有改善生存时间又要有改善生存质量的资料评价治疗效果[5]。生存质量已作为新药临床试验的评价指标[6]；评价治疗效果和选择最佳治疗方案[7]，分析预后和远期生存状况[8,9]，评价成本效果比较[10]等。生存质量在中医领域的应用已得到业内认同[11]。多项研究结果证实，影响预后的因素为体重、病期以及功能状态[12,13]，而与健康密切相关的生存质量，在非小细胞肺癌的研究中已被证实是一项独立的预后因素[14]。

本研究除采用卡氏评分外，主要应用的是国际公认的、在临床研究中使用较多的肺癌治疗功能评价表（FACT-L）中文版，其特点是最大限度地覆盖肺癌的相关症状，目前适用于前瞻性Ⅱ、Ⅲ期肺癌的临床试验，评价放化疗的治疗效果，新药试验和治疗方案的筛选和评估，护理干预价值的预测等。我们以FACT-L量表对294个晚期肺癌患者进行调查分析，从结果可见中医组整体走行呈上升趋势，特点为持续且平稳。考虑原因为中医肿瘤临床用药无明显的毒副反应，注重顾全整体及纠正患者肺腑、气血等诸多平衡，在一定程度上改善机体的病理生理状态，维护或增强免疫功能，减轻或避免毒性反应，而提高了患者的生存质量。中西医组走行趋势均为第1个疗程初期，即治疗2周时，积分有一定的下降，而后回升至治疗前水平以上。考虑原因为患者接受化疗产生一定的毒副反应，直接影响患者的生存质量，但由于配合中医药治疗起到一定的减毒增效作用，因而下降幅度较西医组小，随着患者逐渐适应医生制定的治疗方案，加之中医药的辨证辨病治疗，从治疗4周开始，各板块积分逐渐上升。西医组均在化疗后2周时出现下降，第4周有所回升继而逐渐下降，至第8周下降幅度加大。原因考虑为接受化疗初期后，患者出现一系列毒副反应，所以4个板块均在治疗2周后积分下降，随着对医生制定的治疗方案逐渐适应以及化疗对瘤体和症状的改善作用，治疗4周采集4个板块积分有所回升，由于化疗药物的毒性累积及耐药性，第8周化疗开始，积分再次下降且幅度加大。

从研究的结果可认为，中西医结合对于提高中晚期肺癌患者生存质量有一定的作用，尤其在情绪状况、功能状况和附加关注状况的改善方面；中医组在身体状况、情绪状况、功能状况和附加关注状况等方面也有较好的改善。提示中医药对于化疗的毒副反应有一定的拮抗作用，在一定程度上维护了患者的生存质量。

本文原载《中国中西医结合杂志》，2006，26（5）：389－393，有删改.

[参考文献]

[1] 中国抗癌协会. 新编常见恶性肿瘤诊治规范［M］. 北京：中国协和医科大学出版社，1999：773－781.

[2] MOUNTAIN C F. Revisions in the international system for staging lung cancer [J]. Chest, 1997, 111 (6): 1710 - 1717.
[3] 周岱翰. 肿瘤治验集要 [M]. 广州: 广东高等教育出版社, 1997: 134 - 141.
[4] 万崇华, 张灿珍, 宋元龙, 等. 肺癌患者生存质量测定量表 FACT-L 中文版 [J]. 中国肿瘤, 2000: 9 (3) 109 - 110.
[5] JOHSON J R, TEMPLE R. Food and Drug Administration requirements for approval of new anticancer drugs [J]. Cancer treat reports, 1985, 69 (10): 1155 - 1159.
[6] ANDERSON H, HOPWOOD P, STEPHENS R J, et al. Gemcitabine plus best supportive care (BSC) vs BSC in inoperable non-small cell lung cancer: a randomized trial with quality of life as the primary outcome [J]. British journal of cancer, 2000, 83 (4): 447 - 453.
[7] CARDENAL F, LOPEZ-CABRERIZO M P, Anton A, et al. Randomized phase Ⅲ study of gemcitabine cisplatin versus etoposide-cisplatin in the treatment of locally advanced or metastatic non-small cell lung cancer [J]. Jclin oncol, 1999, 17 (1): 12 - 18.
[8] HERNDON J E, FLEISHMAN S, KORNBLITH A B, et al. Is quality of life predictive of the survival of patients with advanced non-small cell lung cancinoma? [J]. Cancer, 1999, 85 (2): 333 - 340.
[9] MONTAZERI A, MILROY R, HOLE D, et al. Quality of life in lung cancer patients: as an important prognostic factor [J]. Lung cancer, 2001, 31 (2 - 3): 233 - 240.
[10] RAMSEY S D, MOINPOUR C M, LOVATO L C, et al. Economic analysis of vinorelbine plus cisplatin versus paclitaxel plus carboplatin for advanced non-small-cell lung cancer [J]. Journal of the national cancer institute, 2002, 94 (4): 291 - 297.
[11] 林丽珠, 蓝韶清. 生存质量的评价在中医药治疗恶性肿瘤领域中的应用 [J]. 广州中医药大学学报, 1999: 16 (2): 158 - 160.
[12] STANLEY K E. Prognostic factors for survival in patients with inoperable lung cancer [J]. Journal of the national cancer institute, 1980, 65 (1): 25 - 32.
[13] FELD R, BORGES M, GINER V, et al. Prognostic factors in non-small cell lung cancer [J]. Lung cancer, 1994, 11 (3): S19 - S23.
[14] YELLEN S B, CELLA D F, LESLIE W T. Age and clinical decision making in oncology patients [J]. Journal fo the national cancer institute, 1994, 86 (23): 1766 - 1770.

实验研究与理论探索篇

益气除痰方对脾虚 Lewis 肺癌小鼠肿瘤生长、生存期及 PRDX-1、PRDX-6 表达的影响

林丽珠　王淑美　周京旭

肺癌为当前最常见的恶性肿瘤之一，世界各国肺癌的发病率和病死率都有明显增高的趋势[1]。临床研究表明，中西医结合治疗可以明显提高肺癌患者的生存率，延长生存期。中医学理论认为肺癌的发病多因正气先虚，邪毒乘虚而入，致肺气闭郁，肃降无权，痰浊内生而成。肺癌的治疗不离治痰，然痰赖气化，且培土则金生，故治痰不离健脾益气。益气除痰法治疗肺癌具有较好的临床效果[2]。

过氧化物氧化还原酶（peroxiredoxins，PRDX）是新发现的抗氧化酶系，它们除了共同的抗氧化功能外，还参与细胞增殖与分化、细胞信号转导与保护其他蛋白的氧化等。有关 PRDX 与肺癌的关系研究甚少，据文献报道过氧化物氧化还原酶 1（peroxiredoxins-1，PRDX-1）在肺腺癌组织表达增多[3]；过氧化物氧化还原酶 6（peroxiredoxins-6 PRDX-6）在肺鳞癌患者血清中含量增高[4]。本研究建立具有病证结合特点的脾虚 Lewis 肺癌（Lewis Lung Carcinoma，LLC）模型，研究益气除痰方对脾虚 Lewis 肺癌小鼠肿瘤生长、生存期及肿瘤组织 PRDX-1、PRDX-6 表达的影响。

1　材料与方法

1.1　细胞株和动物

Lewis 肺癌细胞株来源于华西医科大学（即四川大学华西医学中心）肿瘤中心。C57BL/6J 小鼠 120 只，体重 18 ~ 20 g，雌雄各半，SPF 级，生产许可证号 SCXK（渝）2007 - 0001，使用许可证号 SYXK（渝）2007 - 0001。

1.2　药物与试剂

本肿瘤科临床经验方益气除痰汤（由党参、生半夏、白术、茯苓、山慈菇、蟾酥等组成），中药饮片购自广州中医药大学第一附属医院中药房，水煎制成含生药量 2 g/mL，4 ℃保存备用。PRDX-1、PRDX-6 抗体为 Santa Cruze 产品；SABC 试剂盒为武汉博士德生物工程有限公司产品。其余试剂均为市售分析纯。

1.3　造模、分组与给药

建立慢性脾虚 C57BL/6J 小鼠模型 90 只，方法为小承气汤（生大黄、枳实、厚朴按 2 : 1 : 1 配比）7.5 g/kg 罐胃，每天 1 次，隔日禁食加高脂饮食（在基础饲料的基础上添加 0.5% 胆固醇、10% 蛋黄粉、5% 猪油），过度疲劳（隔日游泳至力竭，力竭标准：小鼠鼻尖没入水下 7 s）[5]。另 30 只 C57BL/6J 小鼠同期正常喂养，连续 6 周。全部小鼠右腋皮下各接种 1×10^7 个 Lewis 肺癌细胞[6]。第 2 天，分为 4 组，Lewis 组（对照

组）、脾虚 Lewis 组（模型组）、益气除痰方低剂量组、益气除痰方高剂量组，每组 30 只，对照组、模型组予生理盐水，治疗组予益气除痰方 1.0 g/kg、3.0 g/kg 灌胃，给药量为 0.5 mL/只，每天 1 次，正常喂养，连续 21 天，每组各处死 10 只检测各组肿瘤体积、重量、肺转移灶，并用免疫组化法比较各组肿瘤组织 PRDX-1、PRDX-6 的表达，其余荷瘤鼠观察生存期。

1.4 检测指标及方法

1.4.1 *肿瘤生长抑制率* 接种前和接种后每 3 天称量 1 次体重，按体重变化调整给药剂量。第 22 天处死小鼠，用游标卡尺测量荷瘤小鼠肿瘤的最长径 a（cm）和最小径 b（cm），按 $1V=0.5ab^2$（cm^3）计算肿瘤体积。取肿瘤称重，计算肿瘤生长抑制率，肿瘤生长抑制率（%）=（模型组平均瘤重 - 治疗组平均瘤重）/模型组平均瘤重 × 100%。取双侧肺在 10 倍放大镜下计数各肺叶表面的 Lewis 肺癌转移灶[7]。

1.4.2 *生存期* 观察各组生存天数并计算其生命延长率。中位生存期为当累积生存率为 0.5 时所对应的生存时间。生存期为接种肿瘤至死亡日期。生命延长率（%）=（给药组平均生存天数/模型组平均生存天数 - 1）×100%。

1.4.3 *免疫组化观察各组* PRDX-1、PRDX-6 的表达。取肿瘤组织，固定，脱水包埋，4 μm 连续切片，PRDX-1、PRDX-6 抗体为 Ⅰ 抗，阴性对照用 PBS 代替 Ⅰ 抗，按照试剂盒说明书进行 SABC 法免疫组织化学染色。PRDX-1、PRDX-6 表达的定量分析：选取阳性细胞密集区域，在 400 倍显微镜下选取 20 个阳性细胞，用图像分析系统测定平均吸光度（A 值），以此代表阳性细胞胞质单位面积内 PRDX-1、PRDX-6相对含量。

1.5 统计学方法

采用统计软件 SPSS 13.0 进行数据分析，计量资料数据以 $\bar{x} \pm s$ 表示，进行单因素方差分析，组间比较采用 Dunnett's 检验，用乘积极限（Kaplan Meier）法做生存分析。

2 结果

2.1 一般情况

脾虚证小鼠均出现体重明显减轻，食量减少，大便次数增多，游泳时间缩短，少动，四肢无力，毛发枯涩，畏寒等“脾虚”症状与体征。接种 Lewis 细胞后所有小鼠均生成肿瘤，用药过程中无死亡。脾虚 Lewis 模型成功标准为 Lewis 细胞接种成瘤并伴有显著脾虚证表现，成模率 100%。Lewis 对照组亦有脾虚症状出现。益气除痰方高剂量组脾虚症状减轻明显。

2.2 各组小鼠生存期比较

对照组小鼠生存期长于模型组（$P<0.05$）。益气除痰方高剂量组生存期长于对照组及模型组（$P<0.01$），生命延长率为 41.29%（见表 1、图 1）。

表1　各组小鼠生存期比较（$\bar{x} \pm s$）

组别	剂量/（g·kg^{-1}）	例数	中位生存期/天	平均生存时间/天	生命延长率/%
对照组	—	20	22.00±0.75	22.90±0.50	—
模型组	—	20	21.00±0.53*	20.95±0.44*	—
益气除痰方低剂量组	1.0	20	26.00±0.73△	25.80±0.68△	23.15
益气除痰方高剂量组	3.0	20	29.00±0.89△△▲	29.60±0.53△△▲	41.29▲

注：与对照组比较，$*P<0.05$；与模型组比较，$\triangle P<0.05$，$\triangle\triangle\ P<001$；与益气除痰方低剂量组比较，$\blacktriangle P<0.05$。

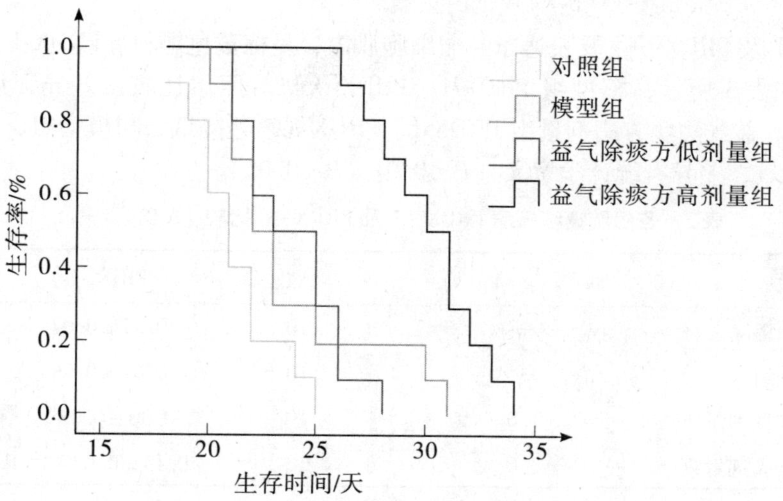

图1　各组小鼠生存期比较

2.3　各组肿瘤生长情况比较

模型组体重、肿瘤体积、瘤重较对照组降低（$P<0.05$）。益气除痰方高剂量组肿瘤体积、瘤重、肺转移灶数均明显小于对照组及模型组，差异有统计学意义（$P<0.01$）。益气除痰方高剂量组肿瘤抑制率为50.30%，与益气除痰方低剂量组比较，差异有统计学意义（$P<0.05$），见表2。

表2　各组肿瘤生长情况比较（$\bar{x} \pm s$）

组别	剂量/(g·kg)	例数	体重/g	肿瘤体积/cm³	瘤重/g	肺转移灶数/个	抑瘤率/%
对照组	—	10	23.22 ±1.54	2.83 ±0.35	2.08 ±0.28	8.60 ±1.84	—
模型组	—	10	19.84 ±3.89*	2.29 ±0.49*	1.67 ±0.33*	8.70 ±2.00	—
益气除痰方低剂量组	1.0	10	21.89 ±2.46	1.79 ±0.47△	1.31 ±0.34△	8.40 ±2.01	21.56
益气除痰方高剂量组	3.0	10	23.49 ±2.16△	1.14 ±0.30**△△	0.83 ±0.26**△△	6.20 ±2.53**△	50.30▲

注：与对照组比较，* $P<0.05$，** $P<0.01$；与模型组比较，△$P<0.05$，△△$P<0.01$；与益气除痰方低剂量组比较，▲$P<0.05$。

2.4　各组肺癌移植瘤 PRDX-1、PRDX-6 比较

PRDX-1 及 PRDX-6 主要表达于肿瘤细胞质内，呈棕黄色颗粒。PRDX-1 的表达强于 PRDX-6。如表 3 所示，模型组 PRDX-1、PRDX-6 与对照组比较，差异无统计学意义（$P>0.05$）。益气除痰方高剂量组 PRDX-1、PRDX-6 表达降低，与模型组、益气除痰方低剂量组比较，差异有统计学意义（$P<0.01$，$P<0.05$）。

表3　各组肺癌移植瘤 PRDX－1 及 PRDX－6 比较（A 值，$\bar{x} \pm s$）

组别	剂量/(g·kg⁻¹)	例数	PRDX-1	PRDX-6
对照组	—	10	0.52 ±0.07	0.43 ±0.06
模型组	—	10	0.61 ±0.09	0.56 ±0.07
益气除痰方低剂量组	1.0	10	0.36 ±0.08*	0.38 ±0.09*
益气除痰方高剂量组	3.0	10	0.15 ±0.03**△	0.12 ±0.02**△

注：与模型组比较，* $P<0.05$，** $P<0.01$；与低剂量组比较，△$P<0.05$。

3　讨论

慢性脾虚模型采用复合因素，隔日禁食导致饥饱失常，以小承气汤行气泻下损伤脾胃；隔日游泳至力竭，劳则耗气；配合高脂饮食，以肥甘厚味酿生痰湿。肺癌的多种症状都反映了痰为其病理基础，如咳嗽气促为痰湿壅肺，咯血胸痛为痰瘀搏结，淋巴结转移为痰核流窜皮下肌肤，脑转移为痰浊蒙蔽清窍，肺内结块，为痰瘀互结而成[8]。脾虚与痰密切相关，故本研究在脾虚的基础上建立肿瘤模型，具有病证结合的模型特点。

益气除痰方由党参、生半夏、白术、茯苓、山慈菇、蟾酥等组成。党参、生半夏宣肺健脾，白术、茯苓健脾化痰，山慈菇散坚消结、化痰解毒，蟾酥解毒止痛、开窍醒神等。全方通过健脾、消积、清利而共奏化痰之功，利气宽胸，标本兼顾。其中现代研究表明，生半夏抗肿瘤的主要成分为半夏多糖，对小鼠子宫颈癌、肉瘤 180、肝癌 Hca细胞、胃腺癌细胞系 BGC-823 等有明显的抑制作用，尚有镇咳、解痉、平喘等作用[9]。茯苓抗肿瘤的主要有效成分为茯苓多糖与茯苓素，茯苓多糖抗肿瘤作用机制包括提高宿

主的免疫系统功能，增强巨噬细胞功能，增加肿瘤坏死因子（TNF）水平，提高自然杀伤细胞活性及改变肿瘤细胞膜磷脂生化特性等；茯苓素抗肿瘤作用机制可能是通过抑制肿瘤细胞的核苷转运而抑制肿瘤细胞 DNA 合成，使 G0、G1 期细 S、G2 期细胞减少[10]。山慈菇抗肿瘤的有效成分为秋水仙碱及其衍生物秋水仙酰胺，秋水仙酰胺抗肿瘤作用较为明显，其抗肿瘤机理在于抑制微管蛋白，阻滞有丝分裂，使细胞分裂停止于中期，随之使细胞核结构改变，细胞发生畸形和死亡，广泛用于多种肿瘤的治疗[11]。蟾酥的有效成分蟾毒灵具有确切的抗肿瘤活性，能够诱导肿瘤细胞的凋亡、抑制肿瘤细胞增殖、促进肿瘤细胞的分化，还有逆转耐药性、抑制肿瘤血管形成及增强免疫的作用[12]。从临床扶正抗瘤实际出发，研究中药复方的抗肿瘤作用比单味中药具有更重要的临床意义。

PRDX 蛋白是新近发现的一类过氧化物酶，其催化活性和蛋白序列与其他抗氧化剂完全不同，哺乳动物的 PRDX 蛋白家族包括 6 个成员，PRDX Ⅰ、Ⅱ、Ⅲ、Ⅳ、Ⅴ和Ⅵ，它们具有同源的氨基酸序列。功能为抗氧化和调节过氧化氢介导的信号传导。最新研究显示 PRDX 与肿瘤的形成密切相关。PRDX-1 定位于细胞质，该蛋白在多种组织中表达，尤其在成体肝脏、肾脏及胚胎中高表达，并且在氧化应激及某些恶性肿瘤细胞中表达显著增高[13]。研究发现，PRDX-6 在肺组织中有相对较高的表达水平，存在于细胞质，是一个双功能蛋白，具有过氧化物酶与磷脂酶 A 双重活性。PRDX-6 与肺癌的侵袭转移相关[14]。已有报道 PRDX-1 在乳腺癌、膀胱癌、前列腺癌等肿瘤组织中高表达，PRDX-6在乳腺癌、膀胱癌、神经胶质瘤、食道癌患者组织或血清中高表达，其机制尚缺乏深入研究。PRDX-1 和 PRDX-6 在肺癌中的研究甚少，需要更多的研究证明其是否可以作为诊断和治疗的靶点[15,16]。本研究发现 PRDX-1 和 PRDX-6 在小鼠 Lewis 肺癌高表达，益气除痰方能抑制小鼠 Lewis 肺癌的生长，延长生存期，其机制可能与降低 PRDX-1 及 PRDX-6 的过量表达有一定关系，其机制尚待进一步研究。

益气除痰方中生半夏、蟾酥有一定毒性，但也是其抗肿瘤的有效成分。生半夏过量轻者口舌麻木，重者口腔、喉头、消化道黏膜强烈刺激，不能发声、流涎、呕吐、全身麻木、呼吸困难。蟾酥过量可出现呼吸急促，肌肉痉挛，心律不齐等症状。应用时必须掌握好剂量，过量会出现毒性和不良反应的风险，不及则达不到治疗效果。我们在大量的临床运用中从未发生过中毒反应，本研究表明 3.0 g/kg 剂量组（相当于人临床用药量的 3 倍）作用于 Lewis 肺癌小鼠疗效明显，未出现明显毒副反应。

本文原载《中国中西医结合杂志》，2011，31（1）：99－103，有删改.

[参考文献]

[1] RABE K F，DECRAMER M，SIAFAKAS N. They ear of the lung［J］. Lancet，2010，376（9743）：753－754.

[2] 周岱翰，林丽珠，周宜强，等. 益气除痰法延长非小细胞肺癌中位生存期的作用［J］. 中医杂志，2005（8）：600－602.

[3] LUO Y，PANG H，LI S J，et al. Inhibitory effect of novel internalized fully human phage antibody

fragments on proliferation of lung adenocarcinoma cell line overexpressing peroiredoxin Ⅰ [J]. Chinese journal of cancer, 2009, 28 (10): 1061 - 1066.
[4] ZHANG X Z, XIAO Z F, LI C, et al. Triosephosphate isomerase and peroxiredoxin 6, two novel serum markers for human lung squamous cell carcinoma [J]. Cancer science, 2009, 100 (12): 2396 - 2401.
[5] 钱会南，李娟，吴海霞，等. 脾虚模型脑内一氧化氮与乙酰胆碱酯酶表达变化及归脾汤的影响 [J]. 中华中医药学刊，2008，26 (12)：2536 - 2538.
[6] ZHURAVEL E, EFANOVA O, SHESTAKOVA T, et al. Administration of vitamin D_3 improves antimetastatic efficacy of cancer vaccine therapy of Lewis lung carcinoma [J]. Experimental oncology, 2010, 32 (1): 33 - 39.
[7] 宋晖，辛晓燕，肖锋，等. 生存素基因 RNAi 对宫颈癌裸鼠移植瘤生长、凋亡和放射敏感性的影响 [J]. 中国癌症杂志，2009，19 (8)：602 - 608.
[8] 陶志广. 论培土生金法在肺癌治疗中的地位和作用 [J]. 中医药导报，2007，13 (9)：7 - 9.
[9] 赵永娟，王蕾，侯琳，等. 半夏多糖抗肿瘤作用研究 [J]. 中国药理学通报，2006，22 (3)：368 - 371.
[10] 刘丹丹，戴娜，范婧莹. 茯苓抗肿瘤药理作用研究 [J]. 中国医药生物技术，2009，4 (4)：291 - 294.
[11] 张正海，李爱民，魏盼盼. 山慈菇应用现状及研究方向 [J]. 特产研究，2009，31 (4)：74 - 77.
[12] 刘俊珊，张冬梅，栗原博，等. 蟾酥及其活性成分抗肿瘤作用研究进展 [J]. 国际药学研究杂志，2009，36 (2)：115 - 120.
[13] ZHANG B, WANG Y, SU Y. Peroxiredoxins, a novel target in cancer radiotherapy [J]. Cancer letters, 2009, 286 (2): 154 - 160.
[14] HOJ N, LEE S B, Lee S S, et al. Phospholipase A_2 activity of peroxiredoxin 6 promotes invasion and metastasis of lung cancer cells [J]. Molecular cancer therapeutics, 2010, 9 (4): 825 - 832.
[15] W X M, HE S H, SUN J M, et al. Selective association of peroxiredoxin 1 with genomic DNA and COX - 2 upstream promoter elements in estrogen receptor negative breast cancer cells [J]. Molecular biology of the cell, 2010, 21 (17): 2987 - 2995.
[16] KIM J H, BOGNER P N, BAEK S H, et al. Up-regulation of peroxiredoxin 1 in lung cancer and its implication as a prognostic and therapeutic target [J]. Clinical cancer research, 2008, 14 (8): 2326 - 2333.

益气除痰法治疗肺癌理论探讨及临床应用

孙玲玲　林丽珠

肺癌为有形之块，中医学以“积”“癥”名之，在中医古籍中见于“肺积”“息贲”“肺痈”“劳嗽”等疾病。《难经·五十六难》云：“肺之积，名曰息贲……令人洒淅寒热，喘咳，发肺痈。”《济生论》云：“息贲之状……喘息奔溢，是为肺积……其病气逆，背痛少气，喜忘目瞑，腹寒皮中时痛，或如虱缘，或如针刺。”随着中医肿瘤学的发展，中医中药在肿瘤的综合治疗及终末期治疗中发挥了重要作用。益气除痰法作为治疗肺癌的重要方法，值得进一步深入研究和探讨。

1　肺与脾的关系

肺居上焦，脾位中焦，因“肺手太阴之脉，起于中焦”，故其经脉连属构成了肺脾生理、病理间相互联系、相互作用的基础。肺脾同属太阴经，在气血阴阳的盛衰、消长变化的过程中，具有同步变化的趋势，故在病理上常相互影响，或脾病及肺，或肺病及脾。脾属土而生肺金，故脾为肺之母，肺所主之气，所布之津均来源于脾所升清。脾居中焦，主传输津液、运化水湿，具有吸收、输布津液之功；肺主宣发肃降、通调水道，乃水之上源，故人之津液输布必依肺脾健运方臻正常。

2　肺癌病机，不离肺脾

肺与脾关系密切，二者生理病理相互影响，其影响主要在于气的生成不足和水液代谢失常两方面。肺癌发病，不离脾肺，可由脾病及肺，或由肺病及脾，最终均可导致肺脾同病。因此，临床常见肺癌患者除有痰湿蕴肺所致咳嗽外，多有神疲乏力、胃纳不振、大便溏薄等症状，亦有患者因肺气不降至腑气不通，表现出大便秘结症状。若脾胃失和、脾气运化水湿的功能失常，必然导致水液在体内停聚而产生水湿痰饮等病理产物。“脾为生痰之源，肺为贮痰之器”，脾所生之痰常可循行手太阴之脉，上输于肺。痰湿蕴肺，影响肺宣发肃降致肺气膹郁，《内经知要》云：“膹者，喘急上逆，郁者，否塞不通。”可致胸闷、气促、咳嗽等症，此即脾病及肺的病理过程，临床常见肺癌患者表现为脾虚痰湿证。肺为华盖，最易受外邪侵犯，日益严重的大气污染及烟毒常先侵犯肺脏，肺气不足则无力抵抗外邪而致肺气膹郁，肃降无权，痰浊内生。痰浊郁结于肺，肺主宣发、通百脉，肺病日久，常表现气郁痰瘀互结。正如《杂病源流犀烛·积聚癥瘕痃癖痞源流》指出：“邪积胸中，阻塞气道，气不宣通，为痰为食为血，皆得与正相搏，邪既胜，正不得而制之，遂结成形而有块。”肺癌种种症状皆因痰为患，如痰湿气促为痰湿壅肺，咳嗽胸痛为痰瘀搏结，肺癌淋巴结为痰核流窜皮下肌肤，肺癌脑转移为痰浊蒙蔽清窍。同时，肺积日久，子盗母气，可致脾气更虚，运化失健，气化乏源，肺脾两虚，临床肺癌患者后期体重下降、纳差、乏力、少气懒言、动则气促、虚汗涔涔等肺脾两虚症状明显。故肺癌之治疗，既离不开除痰、解毒，意在祛邪以扶正，也离不开益气、健脾，意在扶正以祛邪。

3　益气除痰法立法依据

3.1　培土生金

肺癌虽为有形之块，局部病变属实，但患者基础病变多表现为气虚，因此治疗当扶正祛邪，“损其肺者，益其气”，而扶正又以培土生金为大要。《素问·经脉别论》云：“饮入于胃，游溢精气，上输于脾。脾气散精，上归于肺。”脾虚乏源，不能输精于肺，则肺气虚损，外邪易乘虚而入，肺癌患者临床常见气短、语声低微、舌淡苔白、脉虚弱等气虚之象。而肺癌日久，子盗母气，必致脾土更虚，运化失健，气血生化乏源，以致脾肺俱虚。治宜补益肺气，以复其运化之功。故培土生金可使脾气健运、气血生化有源。脾气健旺则肺气充盛，经脉畅通，抗病有力，邪气自退。

3.2　调节气机

肺气膹郁是肺癌发生的关键因素，肺气不宣，气机不畅，则全身气化不利，水湿内停，痰饮内聚，积聚乃生。与肺脏气机密切相关的有肝、脾胃、大肠等。《临证指南医案》云：“肝从左而升，肺从右而降，升降得宜，则气机舒展。”生理上肝主升发，肺主肃降，升降相制，机体精气、津液、血液得以正常运行。若肝失条达，疏泄不利，肝郁气滞日久则肺失宣降，痰毒、瘀血胶结，故生肿块；脾胃居中焦，乃气机之枢，脾升胃降斡旋于中，则助肺气以肃降，助肝气以升发，助心肾以相交。脾胃不健则枢机不利，易使肺气不降，肝失条达，心肾不交，气机不利，以助邪恋毒聚，致使本病迁延不愈。肺与大肠相表里，肺气不降往往导致腑气不通；大肠气机阻滞则腑中浊气上迫于肺，使肺气不能清肃下降。贾英杰[1]擅长从“三焦气机升降失调”辨治肺癌，其认为肺癌发生与体内蓄毒有关，三焦气机升降失调，毒邪没有出路，蓄积体内，积聚乃生。上焦气机不利在于肺气郁闭，痰结不化，治疗当宣降肺气；中焦气机不利在于脾胃气虚，脾胃失和日久，运化受阻，必生痰湿，治疗上当理气健脾，使痰湿消除；下焦气机不利在于下焦腑气不利，上逆于肺气不降，治疗上当通下焦大肠腑气，肺气乃降。

3.3　化痰散结

痰邪是导致积聚发生发展的主要因素，正如“凡人身上中下有块者多是痰”。第一，痰性黏腻，常夹杂六淫、瘀毒为患，使痰瘀毒蕴结成块，预后不良。第二，痰性流动，如朱丹溪曰：“痰之为物，随气升降，无处不到。”林丽珠[2]认为，肺癌淋巴结为痰核流窜皮下肌肤，肺癌脑转移为痰浊蒙蔽清窍，痰浊是肿瘤发生转移的主要因素。第三，痰邪易于碍气耗气，痰邪瘀积体内日久，可致肺气膹郁，肺气虚弱，肺病克脾，至脾肺两虚，化痰散结是治疗肿瘤的主要治法。

培土生金、理气化痰相互辅助，缺一不可。补气需气机调达，方能使补而不滞；肺癌患者正气虚损严重，不耐受补，因此，培土生金、补益正气常需与理气之品相配合；而痰邪碍气耗气，化痰可助补气理气之功。脾气健旺，肺气充盛而能使气机通畅；补气化痰、理气化痰为消除痰邪的主要治疗方法。

4　益气除痰法的临床应用

4.1　提高生存质量

张恩欣等[3-5]观察益气除痰法在对Ⅲ、Ⅳ期非小细胞肺癌（NSCLC）患者生存质量的影响，身体状况的改善以中医组最优（$P<0.05$），而情绪、功能及附加状况的改善均以中西医组最优（$P<0.05$），认为益气化痰法可以改善中晚期非小细胞肺癌患者的生存质量，优于单纯化疗；益气除痰法可减轻化疗的毒副反应，在一定程度上维护了生存质量。张恩欣观察了益气除痰法结合射频消融在对Ⅲ、Ⅳ期中晚期 NSCLC 患者生存质量的影响，将 90 例合格病例随机分为中医组、综合治疗组和射频消融组，身体状况的改善以中医组最优（$P<0.05$），而情绪状况、功能状况及肺癌特异模块的改善均以综合治疗组最优（$P<0.05$）。因此得出以下结论：益气化痰法结合射频消融可以改善晚期 NSCLC 患者的生存质量，优于单纯中医药或单纯射频消融治疗。

4.2　延长生存期

周岱翰等[6-7]通过对近 300 例Ⅲ、Ⅳ期 NSCLC 患者采用中药、中药加化疗、化疗的前瞻性随机对照临床试验，结果显示，中医药的治疗可使Ⅲ、Ⅳ期 NSCLC 的中位患者生存期达到近 10 个月，保持较高的生存质量，且有较好的效果；与化疗联合应用有协同作用。其中，尤以益气除痰方治疗脾虚痰湿型晚期 NSCLC 为优，中位患者生存期达 401 天。

4.3　与化疗联合使用的作用

中医学认为，治疗肿瘤的化疗方法属攻邪类治法，肺癌患者化疗后常出现恶心欲呕、纳差、乏力、脸色苍白等症状，化疗在攻邪毒的同时又消耗脾胃之气，益气除痰法联合化疗治疗肺癌一方面可补益脾胃之气，减轻化疗副反应；另一方面化痰散结与化疗配合，具有增效减毒之效。

5　验案举隅

患者，男，64 岁，2007 年 11 月 8 日初诊。主诉：反复咳嗽咯痰一年余。现病史：患者于 2006 年 11 月因咳嗽咯痰在某医院行 CT 检查示：左下肺脊柱旁阴影，最大直径约 0.2 cm，于胸腹主动脉夹层。行穿刺确诊为左下肺鳞癌，因主动脉夹层未行手术，予行泽菲及铂贝化疗 4 个疗程，化疗疗效评价为 PR，咳嗽症状较前缓解。2007 年 10

月，患者自觉疲倦，咳嗽，晨起咯白色痰，黏稠难咯出，前来就诊。症见：咳嗽，晨起咯白色痰，黏稠难咯出，乏力，纳差，胃脘痞满，睡眠可，二便调，舌淡苔白，脉沉细。体格检查：卡氏评分（KPS 评分）80 分，全身浅表淋巴结未触及肿大，胸廓对称无畸形，双肺呼吸动度一致，听诊左肺呼吸音弱，左下肺可闻及散在湿啰音，右肺呼吸音可。西医诊断：左下肺鳞癌。中医诊断：肺癌病，证属脾虚痰湿型。治宜健脾益气、宣肺除痰。处方：守宫 6 g，浙贝母 10 g，北杏仁 10 个，桃仁 10 g，鱼腥草 30 g，夏枯草 30 g，桔梗 15 g，瓜蒌皮 15 g，党参 15 g，白术 15 g，茯苓 25 g，甘草 6 g。水煎，1 天 1 剂，分 2 次口服。患者症状逐渐改善，至今患者病灶无明显进展，生存期已达四年零七个月余，生活质量明显提高。

按：肺癌为有形之块，中医学认为，肺脾两脏在气的生成及津液循行方面关系密切，肺癌发病不离肺脾，肺脾气虚或气机不畅，均可使痰浊内生，聚而成积，治疗当培土生金，调达气机，化痰散结。方中党参、白术、茯苓、甘草健脾益气；桃仁、守宫即可活血，又可平喘；杏仁、桔梗肃肺平喘；浙贝母、瓜蒌皮清热化痰；鱼腥草、夏枯草清肺解毒散结。经治疗，患者症状逐渐改善，至今病灶无明显进展。

本文原载《中医研究》，2011，24（10）：1－3，有删改.

[参考文献]

[1] 张欣. 贾英杰教授治疗肺癌经验 [J]. 中国中医急症，2007，16（11）：1366，1393.
[2] 林丽珠. 周岱翰教授从痰辨治癌症经验介绍 [J]. 新中医，2006，38（3）：10－12.
[3] 张恩欣. 益气除痰法提高晚期非小细胞肺癌患者生存质量的临床研究 [J]. 中医药学报，2006，34（5）：20－21.
[4] 张恩欣. 益气化痰疗法对中晚期非小细胞肺癌患者生存质量的影响 [J]. 山东医药，2006，46（23）：60－61.
[5] 张恩欣. 益气除痰法结合射频消融对中晚期肺癌患者生存质量的影响 [J]. 福建中医药，2009，40（5）：16－17.
[6] 周岱翰，林丽珠，周宜强，等. 益气除痰法延长非小细胞肺癌中位生存期的作用 [J]. 中医杂志，2005，46（8）：600－602.
[7] 周岱翰，林丽珠，周宜强，等. 中医药对提高非小细胞肺癌中位生存期的作用研究 [J]. 广州中医药大学学报，2005，22（4）：255－258.

益气除痰方对缺氧微环境下 A549 细胞上皮间质转化及 P4HB 表达的影响

孙玲玲　林丽珠

肺癌是目前世界上发病率及死亡率最高的恶性肿瘤，有研究表明[1-2]，肺癌5年生存率仅为13 %，有区域性播散者为17 %，有远处转移者仅为1.7 %。因此，肺癌的复发和转移是影响临床疗效的重要因素，也是治疗失败和患者死亡的主要原因。益气除痰方是广州中医药大学第一附属医院肿瘤科治疗肺癌的经验方，具有良好的临床疗效。基础研究[3]表明益气除痰方可能抑制 Lewis 肺癌小鼠肿瘤肺转移并可抑制基质金属蛋白酶的分泌。本研究从上皮间质转化（Epithelial-mesenchymal transition，EMT）的角度，进一步探讨益气除痰方抗肺癌转移的作用机制。

1　材料与方法

1.1　动物及分组

SPF 级 SD 大鼠 20 只，雌性，体质量 150 ~ 220 g，广州中医药大学实验动物中心提供。生产许可证号：SCXK（粤）2008 - 002；使用许可证号：SYXK（粤）2008 - 0092。将大鼠随机分为益气除痰方组和空白对照组，各组 10 只。于每天早、晚各 1 次分别灌胃益气除痰方汤剂或生理盐水 42 $mL \cdot kg^{-1}$，连续 5 天，第 4 天晚上开始禁食不禁水，末次给药后 1 小时从心脏取血，4 ℃静置过夜，低速离心分离血清，56 ℃灭活 30 min，滤膜除菌，分装于 -30 ℃保存备用。

1.2　益气除痰方药物制备

实验所用中药材均购自广州中医药大学第一附属医院，均为《中国药典》（第一部）2010 年版收载品种。按益气除痰方的组成剂量（法半夏 15 g，枳实 15 g，人参 15 g，白术 15 g，茯苓 15 g，露蜂房 10 g 等）准确称取，粉碎后过 30 目筛，经煎药机煎煮成汤剂（按机器规程操作），并经 60 ℃浓缩成含生药 2.0 $g \cdot mL^{-1}$药液，分装密闭于 -20 ℃保存。

1.3　相差显微镜观察 A549 细胞形态

人肺腺癌细胞 A549 由南方医科大学分子生物实验室惠赠，并分为 3 组进行培养。常氧对照组：A549 培养于含体积分数为 10% 新生牛血清 RPMI - 1640 培养液中，置 37 ℃、体积分数 5% CO_2、60% 湿度的培养箱内培养 10 天。缺氧模型组：用 100 $\mu mol \cdot L^{-1}$ $CoCl_2$加入 RPMI - 1640 培养基处理 A549 细胞，模拟缺氧微环境，置于体积分数 5% CO_2、60% 湿度、37 ℃培养箱内培养 10 天。益气除痰方含药血清组：用

100 μmol · L^{-1} $CoCl_2$ 处理 A549 细胞，置于体积分数5% CO_2、湿度60%、37 ℃培养箱内培养，培养3天后，加20%益气除痰方含药血清培养7天。按上述分组培养，相差显微镜下观察A549 形态的变化。

1.4 RT-PCR 检测 P4HB、Vimentin mRNA 的表达

上述3组细胞，按Trizol法提取RNA，并进行含量和纯度测定。按RT-PCR试剂盒（Ferments公司）说明书进行RT-PCR操作。脯氨酸4－羟化酶β亚基（proly 4-hydroxylase beta polyeptide，P4HB）上游：5'－GGCAAAATCAAGCCCCACCTG－3'；下游：5'－CGTGCGTTCCCCGTTGTAATC－3'。Vimentin 上游：5'－CCCAGATTCAGGAACAGCA－3'；下游：5'－AGAGAAGTGACTCCAGGTTAG－3'。GAPDH上游：5'－ATCACTGCCACCCAGAAGACT－3'；下游：5'－CATGCCAGAGGTCGGTTCGTTT－3'（上海博尚生物公司）。逆转录条件：42 ℃ 60 min，25 ℃ 5 min，70 ℃ 5 min。PCR条件：94 ℃起始变性4 min，94 ℃变性30 s，56～58 ℃退火30 s，72 ℃延伸30 s，28个循环后，72 ℃延伸5min。PCR产物经2%琼脂糖凝胶电泳，凝胶成像电泳分析系统扫描并照相。以GAPDH为内参，采用Image J图像分析软件对各电泳条带进行灰度扫描，以各电泳条带灰度扫描面积代表信号强度，分别计算各电泳条带的灰度值。各基因的表达值分别采用各电泳条带的灰度值与内参GAPDH的灰度值的比值表示。

1.5 统计学处理方法

采用SPSS 13.0统计软件。计量资料采用单因素方差分析，组间比较采用Dunnett检验。

2 结果

2.1 相差显微镜观察 A549 形态学变化

常规培养的A549细胞呈不典型上皮细胞形态，经$CoCl_2$刺激后，大部分细胞形态明显拉长，呈现明显的间质细胞形态。益气除痰方含药血清组与常氧对照组比较，间质细胞形态的细胞增多；与缺氧模型组比较，间质细胞形态的细胞明显减少（见图1）。

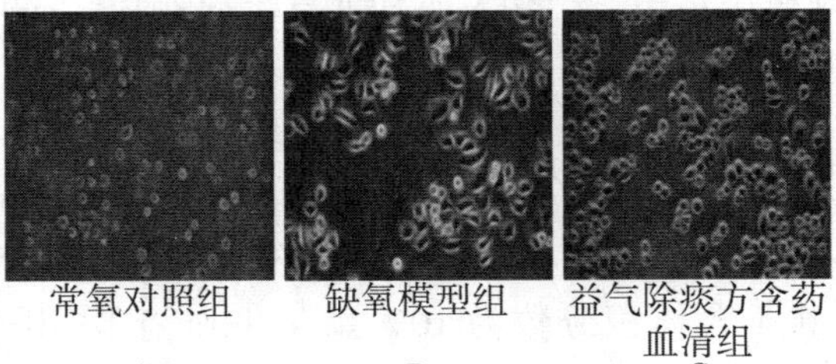

常氧对照组 A　缺氧模型组 B　益气除痰方含药血清组 C

图1　各组 A549 细胞形态

2.2 RT-PCR 检测益气除痰方对 A549 细胞 P4HB、Vimentin mRNA 表达的影响

缺氧模型组 A549 细胞 P4HB、Vimentin mRNA 的表达量较常氧对照组明显上调（$P<0.01$）；益气除痰方含药血清组 P4HB、Vimentin mRNA 的表达量较缺氧模型组明显下调（$P<0.01$，$P<0.05$），提示益气除痰方含药血清可抑制缺氧诱导的 P4HB、Vimentin mRNA 表达（见表1、图2）。

表1　各组对 A549 细胞 P4HB、Vimentin mRNA 的影响（$\bar{x}\pm s$）

组别	例数	P4HB	Vimentin mRNA
常氧对照组	10	1.35 ± 0.19	0.56 ± 0.10
缺氧模型组	10	$2.06\pm0.08^{**}$	$1.37\pm0.17^{**}$
益气除痰方含药血清组	10	$0.87\pm0.10^{\#\#}$	$0.96\pm0.17^{\#}$

注：常氧对照组比较，$**P<0.01$；与缺氧模型组比较，$\#P<0.05$，$\#\#P<0.01$。

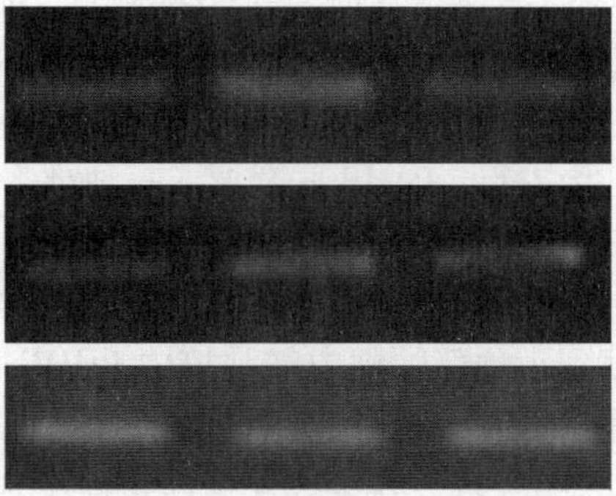

图2　各组 A549 细胞 P4HB、Vimentin mRNA 凝胶电泳图

3　讨论

EMT 是一个多步骤的动态变化过程，肿瘤细胞同质型黏附降低，与细胞外基质发生异质型黏附增加，使得从原发灶脱离；立方上皮细胞转变为纺锤形纤维细胞形态并表现出侵袭性；促进细胞分泌蛋白降解酶类降解细胞外基质成分，形成肿瘤细胞移动的通道，并以此为诱导血管生成的基础[4]。EMT 在促进肿瘤转移中发挥重要作用。缺氧是实体瘤微环境的基本特征之一。研究发现[5]，缺氧条件下内质网应激激活是诱导上皮间质转化发生的重要机制。因此，药物干预缺氧微环境下，内质网应激反应信号通路逆转 EMT 对肿瘤的治疗具有重要意义。

立方上皮细胞转变为纺锤形纤维细胞形态表现出侵袭性是 EMT 中的重要步骤。因此本研究首先以 $CoCl_2$ 构建人非小细胞肺癌 A549 细胞缺氧诱导模型，利用正常氧条件下，Co^{2+} 通过细胞内离子置换使亚铁螯合酶失活，抑制细胞氧化反应，从而达到模拟细胞缺氧的目的[6]。本研究采用 100 $\mu mol\cdot L^{-1}$ $CoCl_2$ 模拟缺氧微环境培养 A549 细胞

后，可见到大部分细胞形态明显拉长，呈现明显的间质细胞形态。波形蛋白 Vimentin 在 EMT 后期细胞呈间质细胞形态时表达明显增高，具有维持细胞形态作用，因此被视为上皮细胞间质转化的标志物[7]。本研究观察到，$CoCl_2$ 模拟缺氧微环境培养 A549 细胞后，A549 细胞 Vimentin mRNA 表达明显上调。

既往研究显示，20% 益气除痰方含药血清作用于 A549 细胞疗效最佳[8]，因此，本研究采用 20% 含药血清进行研究。结果表明，经 20% 益气除痰方含药血清干预后较缺氧模型组呈间质细胞形态的细胞数明显减少，Vimentin mRNA 表达下调，提示益气除痰方可抑制缺氧条件下 EMT 发生；P4HB 是脯氨酸羟化酶（prolyl hydroxylase，PHD）的一个 β 亚基。研究表明，缺氧等引起细胞内质网应激反应可上调 P4HB 表达[9]。而 P4HB 在促进 EMT 并促进肿瘤转移方面具有重要作用。研究发现，P4HB 可能通过促进细胞与细胞外基质异质性黏附及上皮细胞转分化为纺锤形纤维细胞形态等过程调控 EMT。Honma 等[10]研究表明，P4HB、Vimentin 在心肌成纤维细胞、皮肤成纤维细胞、肺成纤维细胞中高表达，P4HB 与 Vimentin 可视为成纤维细胞的标志物。Ohtsubo 等[11]研究认为，P4HB 在脂肪肉瘤离体培养时对维持细胞形态起关键作用。以上研究提示 P4HB 可能具有维持间质细胞形态的作用。还有研究提示 P4HB 可促进细胞与细胞外基质的异质性黏附；位于细胞表面的 P4HB 可调节整合素 integrin、纤连蛋白介导的细胞与细胞外基质黏附。纤连蛋白能与 P4HB 联合形成一种难溶的二硫化物交连基质并支配二硫化物异构酶活性。使用 P4HB 抑制剂能明显减少纤连蛋白联合成难溶的二硫化物基质，抑制 integrin 介导的细胞黏附[12]。临床研究亦提示，P4HB 的高表达与转移密切相关，如 Jokilehto 等[13]观察到头颈部肿瘤中细胞核中 PHD1 表达与纤维化病灶数量呈正相关，PHD2 与淋巴结转移状态及纤维化病灶数量呈正相关。Goplen 等[14]通过对胶质瘤肿瘤组织进行免疫组化分析发现，在某些发生远处转移的胶质瘤病灶边缘高表达，并且转移灶的 P4HB 表达强度较原发灶增强。纤维化病灶是 EMT 的结果，肿瘤病灶边缘易发生 EMT 促进转移，提示 P4HB 在转移中具有重要作用。

本研究结果表明，缺氧微环境中 P4HB mRNA 表达明显升高，而益气除痰方含药血清组较缺氧模型组 P4HB mRNA 表达降低，提示其可抑制缺氧条件下内质网应激诱导的 P4HB 表达。我们推测益气除痰方可能通过抑制 P4HB 表达拮抗 EMT，尚需进一步深入研究。

本文原载《中药新药与临床药理》，2013，24（5）：454－457，有删改.

［参考文献］

［1］PARKIN D M，BRAY F，FERLAY J. Global cancer statistics，2002［J］. CA：a cancer journal for clinicians，2005，55（2）：74－108.

［2］邹小农. 中国肺癌流行病学［J］. 中华肿瘤防治杂志，2007，14（12）：881－883.

［3］王淑美，林丽珠，熊绍权，等. 益气除痰方对肺癌系列基质金属蛋白酶表达的影响［J］. 中药新药与临床药理，2011，22（2）：135－138.

［4］高彦，马秀梅. 上皮间质转化与肿瘤干细胞［J］. 国际肿瘤学杂志，2011，38（11）：809－813.

［5］张百红. 缺氧导致肿瘤发生的机制［J］. 国际肿瘤学杂志，2012，39（2）：108－110.

[6] 仇容，司马军，沈香娣，等. 缺氧诱导对人非小细胞肺癌 A549 凋亡及 Survivin 基因表达的影响 [J]. 癌变·畸变·突变，2009，21（1）：24-26.

[7] ZEISBERG M，NEILSON E G. Biomarkers for epithelial-mesenchymal transitions [J]. Clin invest，2009，119（6）：1429-1437.

[8] 孙玲玲，林丽珠. 益气除痰方对 A549 细胞凋亡及凋亡相关基因表达的影响 [J]. 广州中医药大学学报，2012，29（1）：49-52，55.

[9] FONG G H，TAKEDA K. Role and regulation of prolyl hydroxylase domain Proteins [J]. Cell death and differentiation，2008，15（4）：635-641.

[10] HONMA M，KOIZUMI F，WAKAKI K，et al. Co-expression of fibroblastic，histiocytic and smooth muscle cell phenotypes on cultured adherent cells derived from human palatine tonsils：a morphological and immunocytochemical study [J]. Pathology international，1995，45（12）：903-913.

[11] OHTSUBO R，MATSUI M，HORIGUCHI H，et al. Characterization of a human cell line derived from liposarcoma tissue：is the beta subunit of prolyl 4-hydroxylase specific for a fibroblastic phenotype in culture cells [J]. In vitro cellular & developmental biology animal，2000，36（4）：217-221.

[12] WESTON B S，WAHAB N A，ROBERTS T，et al. Bacitracin inhibits fibronectin matrix assembly by mesangial cells in high glucose [J]. Kidney international，2001，60（5）：1756-1764.

[13] JOKILEHTO T，RANTANEN K，LUUKKAA M，et al. Overexpression and nuclear translocation of hypoxia-inducible factor prolyl hydroxylase PHD2 in head and neck squamous cell carcinoma is associated with tumor aggressiveness [J]. Clinical cancer research，2006，12（4）：1080-1087.

[14] GOPLEN D，WANG J，ENGER P，et al. Protein disulfide isomerase expression is related to the invasive properties of malignant glioma [J]. Cancer research，2006，66（20）：9895-9902.

蛋白质组学与中医理法方药

王淑美　林丽珠

蛋白质是生命活动的执行者和体现者，是生物体最重要的结构部分，是生命的物质基础。机体不同细胞在同一时间以及同一细胞在不同时间其蛋白质表达均不一样，蛋白质组随特定的时空和不同的影响因素呈动态变化。蛋白质组研究的是整个细胞甚至整个组织的全套蛋白质，从整体水平上反映了疾病的动态演变过程，与具有宏观和系统特色的中医药相似相通，依据蛋白质组学的理论和技术来探索和发展中医药具有重要意义。现就有关蛋白质组学在中医药研究中的运用及其不足之处做一综述。

1　蛋白质组学与中医理法

围绕整体观念与辨证论治的核心范畴，阴阳五行、脏腑经络等学说均系统而辩证地体现了中医的全局思维。蛋白质组学也强调整体水平，在生命巨系统中，两者均注重多因素及系统分析思路。蛋白质组研究通过对细胞内蛋白质进行大规模的分离和分析鉴定，获得相应蛋白的各参数，对不同时间和空间发挥功能的特定蛋白质群体进行研究，充分体现系统性和整体性。

1.1　中医精气理论的物质基础

中医精气学说为阴阳学说所派生，也是中医理论的核心内容之一。精和气是一对阴阳，也是中医唯物观与辩证法的具体体现。“阴精”和“阳气”反映了机体形质与功能的辩证关系，集中体现了中医理论对生命的起源、本质、物质基础、功能现象的高度概括。“精”的综合表现及物质基础对应于基因组信息整体。人体基因组的全部信息禀受于父母，相当于生殖之精，而特定脏腑的基因组相当于脏腑之精，周身细胞也是特定信息的基因组整体，体现了“精”的全息性。“气”由“精”所化，“气”应该是蛋白质组的集中和综合表现，反映了蛋白质组的总体功能状态[1]。

对蛋白质作用模式、功能机理、调节控制以及蛋白质群体内的相互关系的探索，有利于阐释中医“气”的物质基础与功能特性，获得对疾病过程、细胞生理病理过程及调控网络的全面而深入的认识，进一步揭示生命活动的基本规律。基因组基本上是稳定不变的，而蛋白质组的表达是动态的，具有时空性和可调节性。蛋白质组研究能独立于基因组的研究而进行，并且对基因组的研究是一种完善和补充。蛋白质组与基因组的相互完善和补充体现了中医理论中“精”和“气”的互根互用。

1.2　中医基本证候的蛋白质组研究

中医通过疾病的外在征象推断疾病的病因、病性、病位、病势等内在本质，归纳出相应的证候。证候是致病因子与体质因素相互作用的综合反应，通过现代研究揭示其物质基础，使中医证候客观化、标准化、规范化具有十分重要的意义。蛋白质组学有利于阐明证的整体性、动态性和异病同证、同病异证的分子基础。

钟小兰等[2]以束缚制动法制备肝郁证大鼠模型，以基质辅助激光解吸电离飞行时间质谱（MALDI-TOF-MS）检测肽质量指纹，发现3个与肝郁证辨证相关的肝组织差异表达蛋白，鉴定为芳基硫基转移酶、烯酰辅酶A水合酶和转甲状腺素蛋白。区健刚等[3]采用MALDI-TOF-MS研究中医肝阳化风证和血虚生风证帕金森病患者和正常人外周血单个核细胞的蛋白质组差异，对其中的15个差异蛋白质点，初步鉴定为一些与细胞骨架、抗氧化应激、蛋白降解、信号转导、细胞周期调控等有关的蛋白质。赵健等[4]应用强激光解析电离飞行时间质谱（SELDI-TOF-MS）技术分别检测12例气阴两虚肺癌和12例气滞血瘀肺癌的血清蛋白质谱，共检测到113个有效的蛋白质波峰。卢德赵等[5]研究肾阳虚大鼠肝线粒体蛋白质组，并从肝线粒体蛋白质组角度阐述肾阳虚与能量代谢的关系，结果表明，肾阳虚动物能量代谢相关酶的变化与肾阳虚的临床虚寒症状有关。吴红金等[6]研究了冠心病血瘀证患者与正常人血浆中的蛋白质变化，发现冠心病血瘀证患者血浆与正常人相比表达升高的蛋白质有免疫球蛋白、纤维蛋白原、粒酶，表达降低的蛋白质有CD44SP等。曾星等[7]研究了10例原发性高血压肝阳上亢患者及10例正常对照者外周血单个核细胞的总蛋白，结果高血压肝阳上亢病例检测到917个点，其中515个点可能与高血压肝阳上亢证候相关。王忆勤等[8]采用SELDI-TOF-MS蛋白质芯片技术对慢性胃炎湿证、非湿证患者及正常人血清样品进行蛋白质表达谱研究，结果表明湿证患者蛋白质表达谱质荷比为32kD、64kD、81kD的3个肽出现高表达趋势；非湿证患者与正常人在上述位点呈低表达趋势。

1.3 中医治则治法与蛋白质组

中医证候蛋白质组学研究的目的在于明确特定证候的关键蛋白质，最终阐明中医“证”的实质及其演变规律，为异病同治与同病异治等治则治法提供微观依据。以蛋白质为靶点，运用蛋白质组学的技术和策略对中医治则治法理论实质进行探讨，比其他技术与手段更具优势，更符合中医学“整体”及“辨证”的思想。理法一贯，法从证出，治则治法在证候的基础上确立，具体而有针对性地体现了中医的“理”。如“热结旁流”“通腑泄热”“增液行舟”等治法体现在中医的形象思维特征，乃至“气行则血行”，“有形之血难以速生，无形之气所当急固”，“治风先治血，血行风自灭”，“益气摄血”，“健脾利水、温阳利水、活血利水、宣肺利水”，“水血同治”，“平肝潜阳”，“清热凉血”“化瘀止血”等治法均是理法并重。目前对治则治法与蛋白质组的独立研究较少，更多地体现在与证候及方药结合进行研究。

2 蛋白质组学与中药

2.1 蛋白质组学与中药作用靶点

发现、筛选及优化药物的作用靶点是蛋白质组学在中药开发中的重要应用。以蛋白质组学理论为指导，对中药的有效部位或有效成分作用靶点识别的大量结果，进行系统化分析和整理，有利于中药材或制剂中化学成分的发现和分离，最终建立中药靶点识别体系。

马兵等[9]研究了泽泻引起 Lewis 肺癌小鼠血清蛋白质组变化，结果泽泻 10 g/（kg·d），20 g/（kg·d）连续给药 20 天均可使肺中的转移灶数明显减少，且荷瘤小鼠血清蛋白成分发生显著变化，模型组检测到（269 ±12）个蛋白质点，治疗组检测到（295 ±8）个蛋白质点。黄黎明等[10]研究了山茱萸醇提取物对鼠 IgA 肾病的肾组织差异蛋白质表达的影响，发现表达量差异在 2 倍以上的有 263 个，用药后有 147 个恢复正常表达，在 IgA 肾病 3 种未表达和 1 种特异表达的蛋白质都恢复了正常表达，提示这些蛋白质可能是 IgA 肾病和 FCE 药物作用的靶蛋白。张萃等[11]研究发现丹参酮ⅡA 对内毒素诱导的炎症细胞模型有明显抑制作用，双向电泳图像分析筛选出差异性明显的蛋白质点 26 个，模型组有 16 个蛋白质点增高，丹参酮ⅡA 能使其中的 13 个蛋白质点下调，3 个进一步上调，而对模型组表达下调的 10 个蛋白质点，丹参酮ⅡA 对其均有不同程度上调趋势。王若光等[12]以 MALDI-TOF-MS 对地龙蛋白/肽成分进行蛋白质组分析共获得 29 个蛋白/肽相对分子质量峰，其中生干品地龙获取 17 个有意义峰，炮制品获取 12 个有意义峰。对传统中药蛋白/肽成分进行蛋白质组分析，可作为中药数字化质控标准，并为进一步分离、纯化及验证中药功能相关活性蛋白/肽成分打下基础。

2.2 中药毒性研究

蛋白质组学还可应用于药物毒理学与临床前安全性评价。结合蛋白质组学技术，开展中药毒性研究，揭示中药毒性的产生机制，找出其关键环节和作用靶点予以干预，可有效控制与减缓其毒性。孙世仁等[13]应用马兜铃酸腹腔注射制备大鼠慢性马兜铃酸肾病模型，对马兜铃酸诱导肾间质纤维化早期（12 周）大鼠模型的肾组织和正常大鼠肾组织进行蛋白质组差异比较，发现一些明显差异的蛋白质点，提示这些差异表达的蛋白质可能参与了早期肾损害的毒性作用，可能成为马兜铃酸导致肾纤维化的始动分子。

3 蛋白质组学与复方作用机理

中医临床多以复方治病，单味中药的研究不足以全面阐释疾病的多因素、多环节发病机制。中药复方突出的特点是多组分、多靶点、多途径，突出多脏器、多层次、多环节对疾病进行防治，与以整体和全局为出发点的蛋白质组学具有明显的可类比性。以蛋白质表达为指标，采用蛋白质组相关分析技术及生物信息学等方法，通过比较分析方剂作用前后组织、细胞蛋白质的变化规律，可在分子水平上阐明复方的作用靶点及代谢途径。

李臻琰等[14]采用自发性高血压大鼠加灌附子汤复制高血压肝阳上亢证大鼠模型，研究天麻钩藤饮降血压和改善肝阳上亢证症状的机理，肝阳上亢证组中蛋白质点表达上升 2 倍以上的点有 26 个，下降 2 倍以上的点有 97 个。治疗组中这些表达上升的点均有下降，表达下降的点均有上升。周军等[15]对酵母发热大鼠模型和桂枝汤治疗组下丘脑组织中蛋白质表达进行比较，发现在给予桂枝汤后有 8 种蛋白质表达增强，6 种蛋白质表达降低。郭平等[16]报道四物汤可以逆转放射线所致的血虚证小鼠骨髓蛋白质10个上调和5个下调，并鉴定了其中的蛋白酶体26SATP酶亚组分4、造血细胞蛋白质酪氨酸磷酸酶、H-ras、3-磷酸甘油醛脱氢酶、生长因子受体结合蛋白-14及Lgals12。唐发清等[17]利用蛋白质组技术研究了益气解毒颗粒（组成为黄连、天花粉、臭牡丹等）对鼻咽癌细胞杀伤作用的分子机制，发现益气解毒颗粒药物处理组与未处理组的平均蛋白质数差异为673个。蒋红梅等[18]探讨了益生注射液（有效成分提取自夏枯草、红陈艾等中药）抗移植物缺血再灌注损伤的分子机制，利用血管内皮细胞缺氧损伤模型模拟移植器官的缺血再灌注损伤过程，结果发现益生注射液可能将血管内皮细胞的8种蛋白质作为靶标发挥抗缺血再灌注损伤作用。

4 展望

蛋白质组的研究涉及蛋白质的表达水平，翻译后的修饰，蛋白与蛋白的相互作用等，其重视联系与整体的思维对中医药研究具有重要意义。但目前这方面的研究尚处于起步阶段，由于蛋白质组表达过程中严格的时空性与易变性，对实验研究的可重复性与准确性提出了挑战。目前对很多病证和方药仅做了普筛，结果较为笼统和模糊，对差异蛋白未进行准确鉴定和反复验证。但中医药与蛋白质组的结合相得益彰，具有强大的生命力，今后的研究中不断积累，就能最终从模糊走向清晰，实现中医药与蛋白质组学两者的科学发展与质的飞跃。

本文原载《时珍国医国药》，2010，21（6）：1513-1514，有删改.

[参考文献]

[1] 钟云良，谢桂权. 蛋白质组学与中医肾病证候研究［J］. 中医药通报，2008，7（1）：64-66.
[2] 钟小兰，吕志平，钱令嘉，等. 束缚所致肝郁证动物模型肝组织蛋白质组的差异表达研究［J］. 中医杂志，2006，47（5）：371-373.
[3] 区健刚，梁清华，陈疆，等. 中医不同证型帕金森病患者外周血单个核细胞蛋白质组学研究［J］. 中国中医药信息杂志，2008，15（6）：10-13.
[4] 赵健，黄维华，王远东，等. 应用SELDI-TOF-MS技术于肺癌中医辩证的初步研究［J］. 肿瘤基础与临床，2008，21（5）：419-421.
[5] 卢德赵，沃兴德，施孟如，等. 激素型肾阳虚动物肝线粒体蛋白质组与能量代谢相关性［J］. 中国生物化学与分子生物学报，2005，21（6）：807-814.
[6] 吴红金，马增春，高月，等. 蛋白质组学技术对冠心病血瘀证相关蛋白的研究［J］. 中西医结合心脑血管病杂志，2005，3（3）：189-191.
[7] 曾星，张娴，黄羽，等. 原发性高血压肝阳上亢患者外周血单个核细胞蛋白质组的双向电泳分析［J］. 中华实用中西医杂志，2004，17（6）：783-784.
[8] 王忆勤，李福凤，王文静，等. 慢性胃炎中医湿证血清蛋白组学研究［J］. 中西医结合学报，2007，5（5）：514-516.
[9] 马兵，项阳，李涛，等. 泽泻对Lewis肺癌自发性转移的抑制作用及其机制研究［J］. 中草药，

2003, 34 (8): 743-746.
[10] 黄黎明，梁恒，邢建宇，等. 山茱萸提取物对慢性肾炎小鼠的药理作用及蛋白质组学效应的实验研究 [J]. 中国药理学通报，2004，20 (10): 1144-1150.
[11] 张萃，王培训，周联，等. 活血化瘀中药对内毒素诱导 THP-1 细胞增殖及蛋白质组的影响 [J]. 中国免疫学杂志，2006，22 (7): 662-665，670.
[12] 王若光，李春梅，王陆颖，等. 以蛋白质芯片为中药蛋白质/肽相互作用载体分析中药地龙生干品和炮制品的生物学特征 [J]. 中国组织工程研究与临床康复，2008，12 (13): 2489-2492.
[13] 孙世仁，宁晓暄，陈威. 慢性马兜铃酸肾病大鼠模型肾组织中差异蛋白质的筛选 [J]. 第三军医大学学报，2006，28 (5): 383，386.
[14] 李臻琰，李炜，颜永平，等. 天麻钩藤饮对高血压肝阳上亢证大鼠下丘脑差异蛋白质表达的影响 [J]. 中国临床康复，2006，10 (47): 58-61.
[15] 周军，李沧海. 桂枝汤对发热大鼠下丘脑蛋白质组影响初探 [J]. 中国实验方剂学杂志，2003，9 (1): 31-34.
[16] 郭平，马增春，李鹰飞，等. 四物汤对放射线致血虚证小鼠骨髓蛋白质表达的影响 [J]. 中国中药杂志，2004，29 (9): 893-896.
[17] 唐发清，田道法，龚志军，等. 益气解毒颗粒干预鼻咽癌细胞 HNE1 蛋白质表达的研究 [J]. 中国中西医结合耳鼻咽喉科杂志，2004，12 (3): 120-123.
[18] 蒋红梅，卢晓风，李幼平，等. 用双向电泳技术探讨益生注射液抗缺血再灌注损伤的分子机制 [J]. 中国医药学报，2003，18 (9): 524-526.

P4HB 基因真核表达质粒的构建及在人肺腺癌 A549 细胞中的表达

孙玲玲　林丽珠　周京旭

肺癌是世界上发病率及死亡率最高的恶性肿瘤，肺癌的复发和转移是影响其临床疗效的重要因素，也是治疗失败和患者死亡的主要原因[1-2]。P4HB 是脯氨酸羟化酶（prolyl hydroxylase，PH）的一个 β 亚基[3]。多项研究表明，P4HB 在肺癌、乳腺癌、胶质瘤等多种肿瘤组织细胞中高表达[4-6]，但其是否具有促进肿瘤发生、进展的作用尚不明确，因此，深入研究 P4HB 基因的表达与肺癌侵袭、转移及预后的相关性十分必要。

本实验利用基因克隆技术构建了 P4HB 基因真核表达质粒 pcDNA3.1－P4HB，并将其转染入人肺腺癌 A549 细胞中，建立稳定转染的 P4HB 高表达细胞，为进一步研究 P4HB 对人肺癌细胞增殖、侵袭和转移能力的影响奠定基础。

1　材料与方法

1.1　质粒、菌株及细胞

pcDNA3.1（+）载体购自美国 Promega 公司；大肠埃希菌 DH5α 购自天根生化科技（北京）有限公司；人肺腺癌 A549 细胞购自美国模式菌种收集中心（ATCC）；正常人肝细胞 HL7702 购自中科院上海细胞库。

1.2　主要试剂

M－MLV 和 Rnasin inhibitor 购自美国 Promega 公司；Trizol 试剂和转染试剂 Lipofectamine™2000（批号：11668－019）购自美国 Invitrogen 公司；DNA marker DL2000、1 kb DNA Ladder marker、T4 DNA Ligase、限制性内切酶 BamH Ⅰ和 EcoR Ⅰ均购自日本 TaKaRa 公司；KOD Plus Neo DNA-Polymerse 和 SYBR Green PCR Master Mix 购自日本 TOYOBO 公司；DNA 凝胶回收试剂盒和 G-SHUN 高纯质粒小量提取试剂盒均购自北京东胜创新生物科技有限公司；Opti-MEM 培养基购自美国 Gibco 公司（批号：31985－070）；BCA 法蛋白定量试剂盒购自南京凯基生物发展有限公司；兔抗人 GAPDH 单抗购自上海康成生物工程有限公司；兔抗人 P4HB 单抗购自美国 Protein Tech 公司；HRP 标记的羊抗兔 IgG 购自美国 Southern biotech 公司；PVDF 膜购自美国 Millipore 公司；逆转录试剂盒购自生工生物工程（上海）股份有限公司。

1.3　细胞总 RNA 的提取

用 Trizol 试剂提取正常人肝细胞 HL7702 总 RNA，在 Beckman Coulter DU® 520 UV/Vis Spectrophotometer 上测定 A_{260} 和 A_{280} 值，并计算二者比值，分析总 RNA 的纯度；1% 琼脂糖凝胶电泳检测总 RNA 完整性。

1.4 引物设计及合成

根据 GenBank 中登录的 P4HB 基因序列（100196113），应用 Primer Premier 5.0 软件设计引物，序列为，F：5′ - CGCGGATCCATGCTGCGCCGCGCTCTGCT - 3′（下画线部分为 BamH Ⅰ酶切位点），R：5′ - CCGGAATTCTTACAGTTCATCTTTCACAGCTTTCTG - 3′（下画线部分为 EcoR Ⅰ 酶切位点），扩增片段大小为 1 527 bp。引物由苏州金唯智生物科技有限公司合成。

1.5 P4HB 基因的扩增

采用 RT - PCR 法。以提取的总 RNA 为模板，逆转录合成 cDNA，再以其为模板，PCR 扩增 P4HB 基因。反应体系为：20 倍稀释的 cDNA 原液 0.5 μL，2 mmol/L dNTP mixture 2.5 μL，10 × KOD buffer 2.5 μL，25 mmol/L $MgSO_4$ 1.5 μL，上下游引物各 0.3 μL，KOD plus neo 0.3 μL，加 ddH_2O 至 25 μL。反应条件为：94 ℃ 5 min，98 ℃ 30 s，62 ℃ 30 s，68 ℃ 50 s，共 30 个循环；68 ℃ 5 min，16 ℃保存。扩增产物经 1% 琼脂糖凝胶电泳鉴定。

1.6 重组真核表达质粒的构建

用 BamH Ⅰ 和 EcoR Ⅰ 分别双酶切回收的 PCR 产物和 pcDNA3.1（+）载体，回收目的基因片段和载体片段，以 T4 DNA Ligase 于 16 ℃连接 2 小时。冰浴中将连接产物转化至感受态大肠埃希菌 DH5α 中，将菌液均匀涂布于含氨苄西林（100 μg/mL）的 LB 平板上，37 ℃过夜培养；从平板上挑取 3 个单克隆，接种于 3 mL LB 管中，摇床过夜培养；收集 3 μL 菌液，按 G-SHUN 高纯质粒小量提取试剂盒说明书提取质粒，用 BamH Ⅰ 和 EcoR Ⅰ 双酶切鉴定。阳性克隆菌液送华大基因公司测序，测序结果进行 BLAST 比对。

1.7 细胞转染及筛选

转染前 1 天对 A549 细胞株进行传代，当细胞汇合度为 60% ~ 70% 时，用 Opti - MEM 培养基，在 Lipofectamine™2000 介导下，将重组表达质粒 pcDNA3.1 - P4HB 转染 A549 细胞，孵育 4 小时后，更换细胞生长培养基继续培养。将转染细胞接种于 96 孔板中，每孔约 10^3 个细胞，待细胞贴壁良好后，分别加入不同浓度（0、100、200、300、400、500、600、700、800、900、1 000 μg/mL）的 G418，观察 7 天，期间换液 1 次；至第 7 天，G418 浓度为 0 ~ 100 μg/mL 时，有不同孔数细胞存活，G418 浓度为 200 ~ 1 000 μg/mL时，细胞死亡，选择 200 μg/mL 的 G418 浓度为筛选浓度。细胞转染后第 2 天，培养基更换为含 200 μg/mL G418 的完全培养基，筛选 4 ~ 5 周，至细胞在 200 μg/mL的 G418 压力下无明显死亡为止，将稳定转染 pcDNA3.1 - P4HB 质粒的细胞命名为 A549 - P4HB。同时设空载体 pcDNA3.1（+）转染的细胞（命名为 A549 空）和未转染的细胞作为对照。

1.8 转染细胞的鉴定

1.8.1 细胞中P4HB基因mRNA水平的检测 采用qPCR法。用Trizol试剂分别抽提A549－P4HB、A549空细胞及未转染的细胞总RNA，用oligo（dT）primers和M-MLV将5 μg总RNA逆转录合成cDNA，使用基因扩增仪进行定量PCR。引物序列为，P4HB，F1：5′－GGAATGGAGACACGGCTTC－3′，R1：5′－TTCAGCCAGTTCACGATGTC－3′；18SrRNA，F：5′－CCTGGATACCGCAGCTAGGA－3′，R：5′－GCGGCGCAATACGAATGCCCC－3′。反应体系共20 μL，含cDNA（1：20）、上下游引物、2×SYBR Green PCR Master Mix、ddH_2O。反应条件为：95 ℃ 5 min，95 ℃ 15 s，60 ℃ 15 s，72 ℃ 32 s，共40个循环。以18S rRNA作为内参。

1.8.2 细胞中P4HB蛋白表达的检测 采用Western blot法。取A549－P4HB细胞和未转染的A549细胞，经细胞裂解液裂解提取总蛋白，BCA法定量。分别取50 μg总蛋白，经10% SDS-PAGE分离后，电转移至PVDF膜上，以5%脱脂奶粉中（TBST溶解）室温封闭5小时；加入P4HB一抗（1：800稀释），4 ℃孵育过夜；TBST洗膜3次，每次10 min，加入goat anti-rabbit IgG-HRP（1：5 000稀释），室温孵育2小时；TBST洗膜4次，每次10 min，化学发光法显影。以GAPDH作为内参照。

2 结果

2.1 总RNA的纯度及完整性

经计算，提取的总RNA的A_{260}/A_{280}值大于1.8，表明提取的总RNA较纯，无蛋白质污染。1%琼脂糖凝胶电泳分析显示，提取的总RNA 5S rRNA、18S rRNA和28S rRNA条带完整，见图1，表明总RNA抽提较完整。

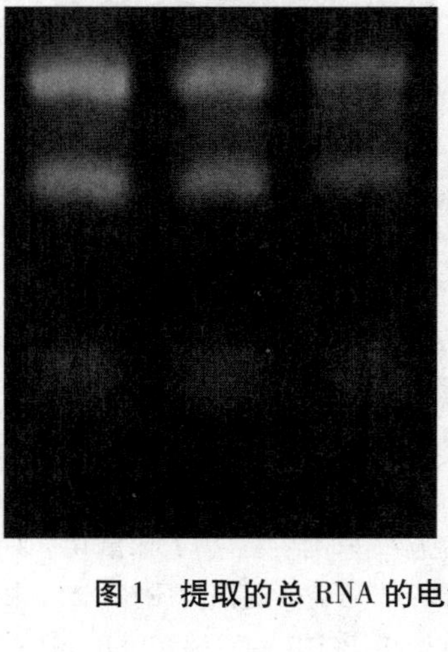

图1 提取的总RNA的电泳图

2.2 P4HB 基因扩增产物的鉴定

P4HB 基因 PCR 扩增产物经 1% 琼脂糖凝胶电泳分析，可见约 1 500 bp 的特异性片段，大小与预测相符，见图 2。

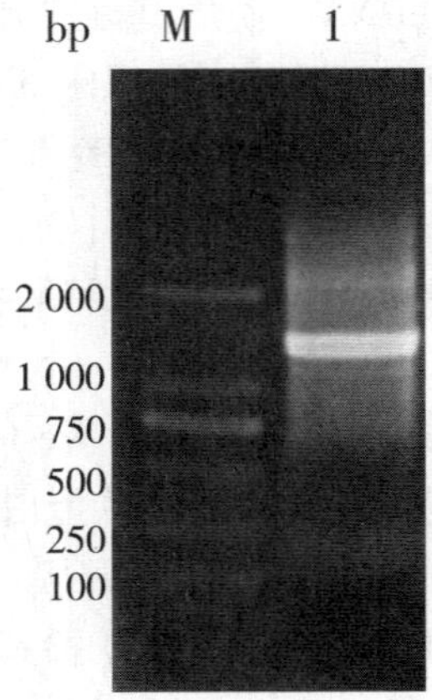

M：DNA marker DL2 000；1：P4HB 基因 PCR 产物。

图 2　P4HB 基因 PCR 扩增产物电泳图

2.3 重组表达质粒的鉴定

1% 琼脂糖凝胶电泳分析显示，1 号、3 号克隆提取的质粒经 BamH Ⅰ 和 EcoR Ⅰ 双酶切可见 1 527 bp 的目的基因条带，见图 3。选取 3 号克隆提取的质粒测序，测序结果经 BLAST 比对，与已知序列完全一致，表明 P4HB 基因已成功克隆入真核表达载体 pcDNA3.1（+）中，重组表达质粒 pcDNA3.1 – P4HB 构建正确。

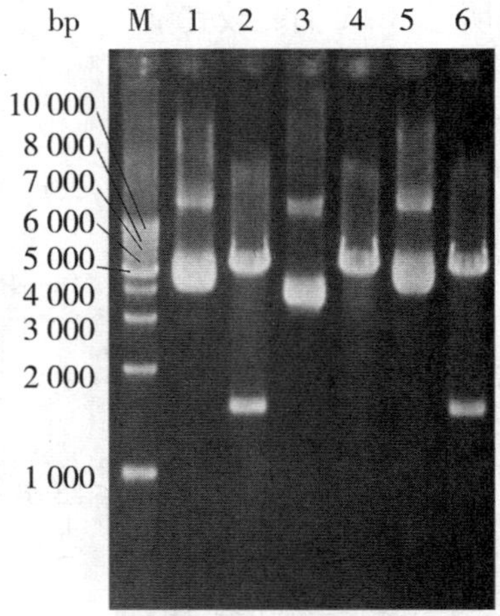

M：1 kb DNA Ladder marker；1，2：1 号克隆提取的质粒（1：未酶切；2：酶切后）；3，4：2 号克隆提取的质粒（3：未酶切；4：酶切后）；5，6：3 号克隆提取的质粒（5：未酶切；6：酶切后）。

图 3　重组表达质粒 pcDNA3.1 – P4HB 的双酶切（BamH Ⅰ/EcoR Ⅰ）鉴定

2.4 转染细胞的鉴定

（1）各组 A549 细胞中 P4HB 基因 mRNA 的水平 qPCR 结果表明，A549 – P4HB 细胞中 P4HB 基因 mRNA 的水平较 A549 空细胞和未转染的 A549 细胞明显升高，为 A549 空细胞和未转染的 A549 细胞的 102 倍，见图 4。

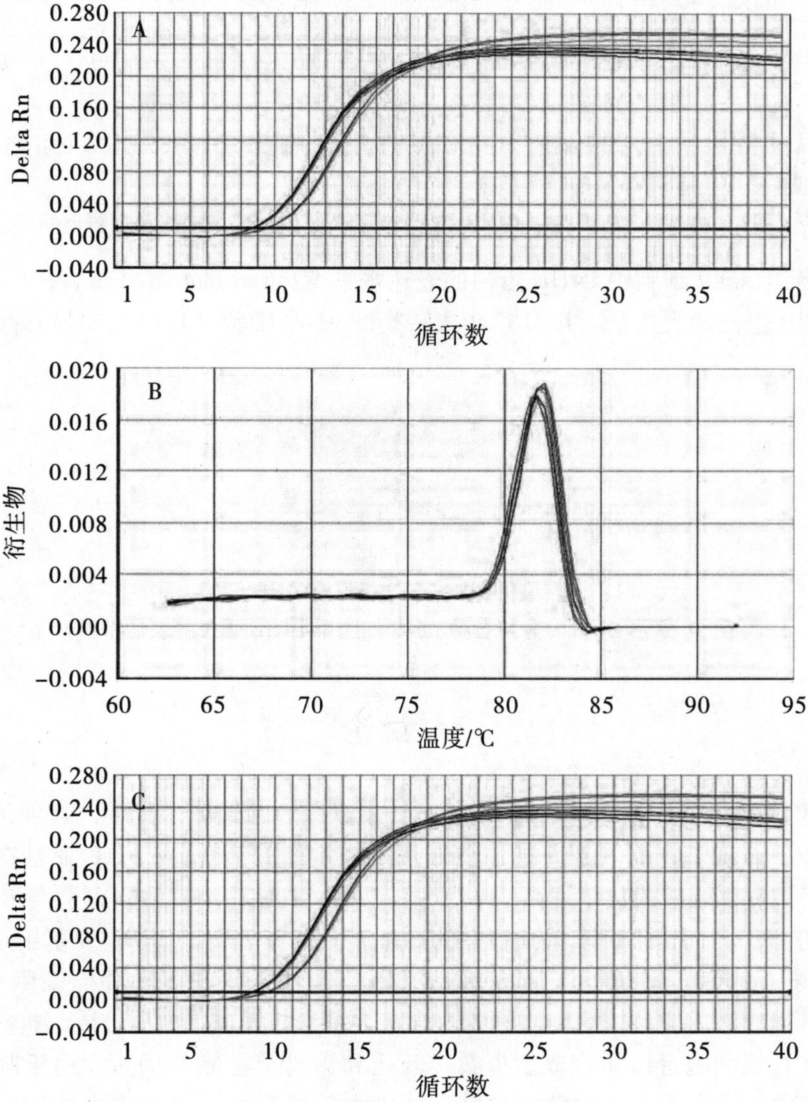

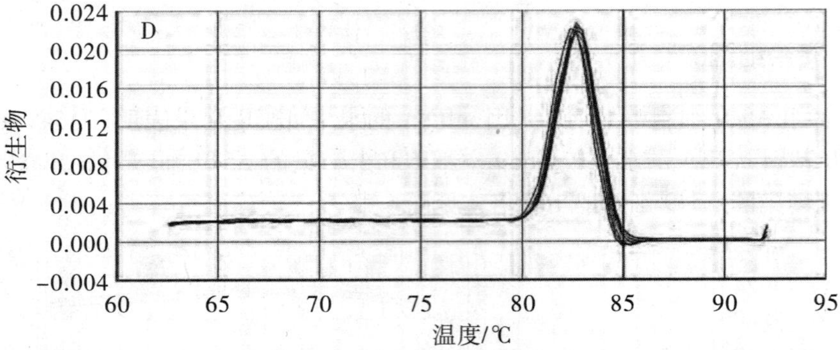

A：P4HB 基因的扩增曲线；B：P4HB 基因的熔解曲线；C：18S rRNA 的扩增曲线；D：18S rRNA 的熔解曲线。

图 4　各组 A549 细胞中 P4HB 和 18S rRNA 基因的扩增曲线及熔解曲线

（2）各组 A549 细胞中 P4HB 蛋白的表达水平 Western blot 结果显示，A549 – P4HB 细胞中 P4HB 蛋白的表达量（1. 71）较未转染的 A549 细胞（1. 11）明显升高，见图 5。

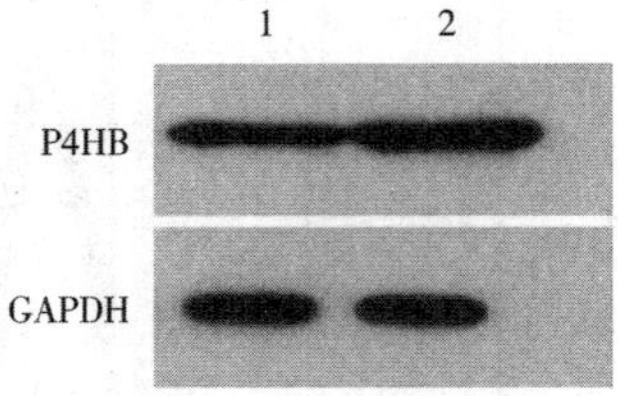

1：未转染的细胞；2：A549 – P4HB 细胞。

图 5　Western blot 分析各种 A549 细胞中 P4HB 蛋白的表达水平

3　讨论

PHD 家族是一个具有 2 个 α 亚基和 2 个 β 亚基的四聚体，其中，起催化作用的主要部位存在于 β 亚基，而 α 亚基的主要作用是决定酶的活性。α 及 β 亚基在细胞内的表达并不一致，β 亚基的数量远高于 α 亚基，因此 α 亚基合成后立刻会与 β 亚基结合成有活性的 PHD，而留下许多单独存在的 β 亚基。研究表明，PHDβ 亚基正是单独的二硫键异构酶（protein disulphide isomerase，PDI）[7]。P4HB 在多种肿瘤细胞中高表达，主要由内质网应激反应调控。内质网腔内含有大量参与完成蛋白质合成、折叠的分子伴侣蛋白，是真核细胞蛋白质合成、折叠、转运和钙离子存储的场所。由于肿瘤血供不足、营养较差等原因，存在缺氧、缺糖、酸中毒等应激，导致细胞内质网的内稳态失衡，非折叠蛋白或错误折叠蛋白在内质网腔内积聚，对细胞产生毒性，称为内质网应激（endoplasmic reticulum stress，ER stress）[8]。内质网应激不利于细胞生存，但细胞在进化过程中形成了针对应激的高度特异的内质网信号通路，以确保在应激条件下其蛋白质折叠的能力不被破坏。这条特有的保护性反应途径称为非折叠蛋白反应（unfolded protein response，UPR）[9]。UPR 可导致多个靶基因如 grp78、grp94、P4HB 等分子伴侣表达的上调。

不同部位的 P4HB 促进肿瘤侵袭、进展的机制可能不同。研究表明，定位于细胞内质网内的 P4HB 蛋白一方面作为内质网内重要的分子伴侣，可抑制错误折叠蛋白的聚集及内质网应激强度的加剧，同时其作为蛋白二硫键异构酶家族的主要成员，可促进蛋白二硫键的生成和错配二硫键的重排，降低内质网内未折叠蛋白负荷，从而保护细胞，抑制肿瘤细胞的凋亡[9]。多项研究表明，通过抑制 PDI 或敲除 PDI 基因后，可通过内质网应激反应诱导细胞凋亡或逆转细胞耐药[10-13]，如 Sun 等[10]研究表明，抑制 P4HB 可通过内质网应激反应通路削弱替莫唑胺的耐药；Lovat 等[11]研究表明，抑制 PDI 可废除内质网应激引起的未折叠蛋白保护抑制，从而增加骨髓瘤细胞的凋亡；Hashida 等[12]发现，敲除 PDI 基因后，可引起 MCF－7 乳腺癌细胞的凋亡。

另外，众多研究表明，P4HB 的高表达与肿瘤的转移密切相关，如 Goplen 等[4]通过对胶质瘤肿瘤组织进行免疫组化分析发现，P4HB 在某些发生远处转移的胶质瘤病灶边缘高表达，且转移灶的 P4HB 表达强度较原发灶增强，而肿瘤病灶边缘易发生上皮间质转化，促进转移；Bartkowiak 等[5]的研究亦表明，乳腺癌肿瘤播散性肿瘤细胞 grp78、grp94、P4HB 的表达明显升高，并显示出肿瘤干细胞的特征。

P4HB 在胰腺癌、胶质瘤、骨髓瘤、肺癌[6]等多种肿瘤组织细胞中高表达，促进肿瘤的进展。因此，深入研究 P4HB 基因的表达与肺癌侵袭、转移及预后的相关性十分必要，通过进一步明确 P4HB 促进肺癌侵袭、转移的机制，可能为肺癌的治疗提供新的靶点。

本实验构建了 P4HB 基因的真核表达质粒 pcDNA3.1－P4HB，经脂质体介导转染 A549 细胞后，分别采用 qPCR 和 Western blot 法检测 P4HB 基因 mRNA 水平及蛋白表达水平，结果显示，与未转染组和空载体转染组细胞相比，质粒 pcDNA3.1－P4HB 转染组细胞中的 P4HB 基因在 mRNA 水平和蛋白水平均出现了较强的表达，证实 P4HB 基因已稳定转染入 A549 细胞中。本实验为进一步研究 P4HB 对人肺癌细胞增殖、侵袭和转移能力的影响奠定了基础。

本文原载《中国生物制品学杂志》，2014，27（4）：519－523，有删改.

[参考文献]

[1] PARKIN D M, BRAY F, FERLAY J, et al. Global cancer statistics, 2002 [J]. CA: a cancer journal for clinlcians, 2005, 55 (2): 74－108.

[2] ZOU X N. Epidemiology of lung cancer in China [J]. Chinese journal of cancer prevention and treatment treat, 2007, 14 (6): 881－883.

[3] FONG G H, TAKEDA K. Role and regulation of prolyl hydroxylase domain proteins [J]. Cell death and differentiation, 2008, 15 (4): 635－641.

[4] GOPLEN D, WANG J, ENGER P O, et al. Protein disulfide isomerase expression is related to the invasive properties of malignant glioma [J]. Cancer research, 2006, 66 (20): 9895－9902.

[5] BARTKOWIAK K, EFFENBERGER K E, HARDER S, et al. Discovery of a novel unfolded protein response phenotype of cancer stem/progenitor cells from the bone marrow of breast cancer patients [J]. Journal of proteome research, 2010, 9 (6): 3158－3168.

[6] 王琪. 内质网分子伴侣 GRP94、GRP78 和 PDI 在人体肺癌组织中表达的研究 [D]. 大连：大连理工大学，2002.

[7] LAI E, TEODORO T, VOLCHUK A. Endoplasmic reticulum stress: signaling the unfolded protein response [J]. Physiology (Bethesda), 2007, 22 (3): 193 - 201.

[8] RZYMSKI T, HARRIS A L. The unfolded protein response and integrated stress response to anoxia [J]. Clinical cancer research, 2007, 13 (9): 2537 - 2540.

[9] Schröder M, KOHNO K. Recent advances in understanding the unfolded protein response [J]. Antionxidants & redox signaling, 2007, 9 (12): 2241 - 2244.

[10] SUN S, LEE D, HO A S, et al. Inhibition of prolyl 4-hydroxylase, beta polypeptide (P4HB) attenuates temozolomide resistance in malignant glioma via the endoplasmic reticulum stress response (ERSR) pathways [J]. Neuro-oncology, 2013, 15 (5): 562 - 577.

[11] LOVAT P E, CORAZZARI M, ARMSTRONG J L, et al. Increasing melanoma cell death using inhibitors of protein disulfide isomerases to abrogate survival responses to endoplasmic reticulum stress [J]. Cancer research, 2008, 68 (13): 5363 - 5369.

[12] HASHIDA T, KOTAKE Y, OHTA S. Protein disulfide isomerase knockdown-induced cell death is cell-line-dependent and involves apoptosis in MCF-7 cells [J]. Journal of toxicological sciences, 2011, 36 (1): 1 - 7.

[13] YU S J, YOON J H, YANG J I, et al. Enhancement of hexokinase Ⅱ inhibitor-induced apoptosis in hepatocellular carcinoma cells via augmenting ER stress and anti-angiogenesis by protein disulfide isomerase inhibition [J]. Journal of bioenergetics and biomembranes, 2012, 44 (1): 101 - 115.

益气除痰方治疗非小细胞肺癌疗效与脯氨酸 4 - 羟化酶 β 亚基表达的相关性分析

孙玲玲　林丽珠　周京旭　陈壮忠　陶文慧

个体化治疗是近年来肿瘤治疗的研究热点，也是未来肿瘤治疗研究的发展趋势[1]。中医“辨证论治”的核心思想具有个体化治疗的优势，然而临床辨证的不准确、不规范性给治疗的准确性也带来一定的影响。建立客观、科学的疗效预测模型用于筛选受益人群，更有效地运用中医药治疗是促进中医个体化治疗规范化、现代化研究中的关键科学问题。但目前此方面的研究报道甚少。

益气除痰法是广州中医药大学第一附属医院肿瘤科治疗肺癌的主要治法，益气除痰方是治疗肺癌的基本经验方，治疗中、晚期肺癌具有稳定瘤体、延长生存期的疗效[2,3]。脯氨酸 4 - 羟化酶 β 亚基（proly 4-hydroxylase beta polypeptide，P4HB）是本课题组在前期蛋白质组学研究中筛选出的经益气除痰方治疗后肺癌组织表达明显下调的内质网分子伴侣蛋白，在肿瘤的发生、发展中起重要作用[4]。研究结果表明，益气除痰方治疗肺癌的疗效与 P4HB 相关。本研究进一步探讨 P4HB 的表达与益气除痰法治疗肺癌疗效的相关性，以期探索性分析 P4HB 的表达是否可作为中药治疗肺癌的疗效预测因子。

1　资料与方法

1.1　诊断标准

参照中华人民共和国医政司编写的《常见恶性肿瘤诊治规范》中的原发性支气管肺癌的诊断标准[3]。分期标准按照国际抗癌联盟（UICC）1997 年制定的肺癌 TNM 分期系统。中医辨证分型标准参照周岱翰主编的《肿瘤治验集要》[5]。肺郁痰瘀型：咳嗽不畅，痰中带血，胸胁痛或胸闷气急，唇紫，口干，便秘，舌暗红，有瘀斑（点），苔白或黄，脉弦滑。脾虚痰湿型：咳嗽痰多，胸闷气短，疲乏懒言，纳呆消瘦，腹胀便溏，舌边有齿痕，舌苔白腻，脉濡、缓、滑。阴虚痰热型：咳嗽痰少，干咳无痰，或痰带血丝，咯血，胸闷气急，潮热盗汗，头晕耳鸣，心烦口干，尿赤便结，舌红绛，花剥苔或舌光无苔，脉细数无力。气阴两虚型：干咳少痰，咳声低微，或痰少带血，颜面萎黄暗淡，唇红，神疲乏力，口干短气，纳呆肉削，舌淡红或胖，苔白干或无苔，脉细如丝。

1.2　纳入及排除标准

（1）纳入标准：①病理组织学确诊，临床分期明确的肺癌患者，在广州中医药大学第一附属医院行手术或穿刺活检，病理蜡块保存良好。②年龄 22 ~ 80 岁。③预计生存期大于 3 个月。④卡氏评分大于 60 分。⑤无严重的心、肝、肾、脑等器质性或功能性疾患。⑥无其他恶性肿瘤病史。⑦病例资料完整。

（2）排除标准：①妊娠或哺乳期妇女。②精神病患者。③依从性差者。

1.3　一般资料

全部病例来源于2008年3月至2010年12月查找科技部“十一五”科技支撑计划“老年非小细胞肺癌的中医药综合治疗方案研究”（2006BAI04A05－3）广州中医药大学第一附属医院中医组，46例患者均完成了4个疗程的标准中医药治疗并进行疗效评价。其中初治患者（确诊后只采用中医药进行一线治疗）28例，复治患者（经一线化疗失败后采用单纯中医药进行治疗）18例；男24例，女22例；吸烟25例，不吸烟21例；60～69岁30例，70～79岁16例；腺癌37例，鳞癌9例；Ⅲa期7例，Ⅲb期13例，Ⅳ期26例；体力活动状况评分（performance status，PS）1分28例，2分18例；肺郁痰瘀型22例，脾虚痰湿型20例，阴虚痰热型3例，气阴两虚型1例。

1.4　治疗方法

以益气除痰方为基础方煎取200 mL，口服，每日2次，21天为1个疗程，共4个疗程。益气除痰方组成：党参15 g，法半夏10 g，白术15 g，茯苓15 g，瓜蒌皮15 g，鱼腥草30 g，露蜂房10 g，枳实15 g。在此基础上辨证加减：①肺郁痰瘀型，加猫爪草30 g，苇茎15 g，浙贝母15 g。②脾虚痰湿型，加浙贝母15 g，薏苡仁30 g，麦芽30 g。③阴虚痰热型，加沙参15 g，猫爪草30 g，生地黄20 g，麦冬15 g。④气阴两虚型，加仙鹤草30 g，麦冬15 g，黄芪15 g，浙贝母15 g。每例患者治疗均由2名高级医师进行辨证并加减用药，所有患者均按医嘱坚持服药，依从性良好。

1.5　观察指标及方法

1.5.1　*疗效评价*　患者完成4个疗程治疗后按实体瘤的疗效评价标准（RECIST）评价标准[3]评价，分为完全缓解（CR）、部分缓解（PR）、无变化（NC）、疾病进展（PD），有效率＝（CR＋PR）/总例数×100%，控制率＝（CR＋PR＋NC）/总例数×100%。

1.5.2　*免疫组织化学法检测肺癌组织P4HB蛋白表达*　共15例初治患者的肺癌病理组织留存于广州中医药大学第一附属医院病理科，行P4HB蛋白表达检测。P4HB鼠抗人单克隆抗体购自Protein Tech Group，Inc（批号：11245－1－AP）。肺癌组织蜡块标本进行切片，厚4 μm，以微波进行抗原修复，采用SP法检测肺癌组织中P4HB蛋白的表达。结果判读标准：每张切片至少观察5个视野，每个高倍镜下至少观察100个细胞P4HB阳性染色定位于细胞质及细胞核。根据染色强度分级：不着色为阴性（－），浅黄色为（＋），棕黄色为（＋＋），黄褐色为（＋＋＋）。

1.6　统计学方法

采用SPSS 16.0进行统计学分析，单因素分析采用χ^2检验或Fisher确切概率法，多因素分析采用Logistic回归模型，$P<0.05$为差异有统计学意义。

2 结果

2.1 疗效分析

经4个疗程益气除痰法中药治疗后，PR 1例，NC 16例，PD 29例，老年Ⅲ、Ⅳ期NSCLC疾病控制率为36.96%（17/46）。

2.2 15例患者肺癌组织中P4HB的表达

免疫组化检测临床肺癌组织P4HB的表达，结果显示，P4HB在肺腺癌、鳞癌中均有表达，胞核、胞浆及胞膜中均有表达（见图1）。P4HB在肺癌组织中表达明显升高，其中高表达6例，中表达7例，低表达2例。

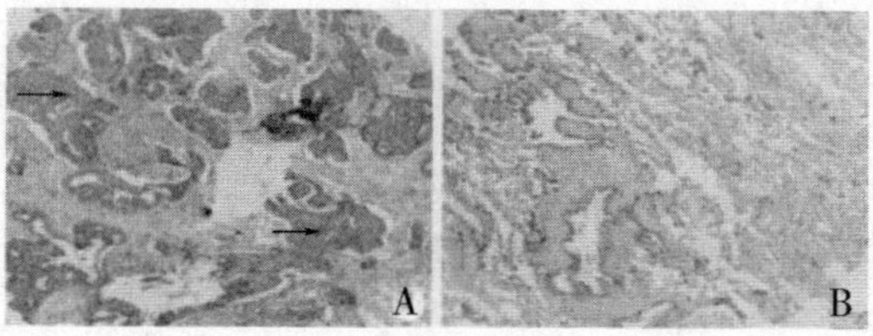

注：A为肺癌组织；B为肺癌癌旁组织；箭头所指为P4HB表达阳性区域。

图1 肺癌组织及癌旁组织中P4HB的表达（SP法，×200）

2.3 肺癌临床特征与益气除痰法治疗肺癌疗效的相关性分析

单因素方差分析结果表明，性别、既往是否治疗情况为影响益气除痰方治疗肺癌的疗效的因素。将患者性别、吸烟状态、是否伴肺部基础病、病理分期、病理类型、初治与复治等因素代入Logistic回归模型，进行多因素回归分析，结果显示，仅性别、初治与复治为影响益气除痰方治疗肺癌疗效的独立因素。其中女性复治的患者疾病控制率较高（见表1、表2）。

表1 益气除痰法治疗肺癌疗效的影响因素分析

项目	例数	疗效/例		χ^2	P值
		PD	CR+PR+NC		
性别					
男	24	21	3	12.88	0.000
女	22	8	14		
吸烟状态					
是	25	13	12	2.87	0.090
否	21	16	5		

续上表

项目	例数	疗效/例		χ^2	P值
		PD	CR + PR + NC		
年龄					
60～69岁	30	18	12	0.34	0.558
70～79岁	16	11	5		
病理类型					
腺癌	37	24	13	0.02	0.893
鳞癌	9	5	4		
病变类型					
中央型	21	13	8	0.02	0.883
周围型	25	16	9		
病理分期					
Ⅲ	20	10	10	2.58	0.108
Ⅳ	26	19	7		
是否伴发肺部疾病					
无	17	13	4	2.09	0.149
有	29	16	13		
PS					
1	28	17	11	0.17	0.683
2	18	12	6		
既往是否治疗					
无	28	21	7	4.39	0.036
有	18	8	10		

表2　益气除痰法治疗肺癌疗效影响因素的多因素分析

自变量	*B*	*S. E.*	*Wald*	*df*	*Sig.*	Exp（B）	95% *CI* for Exp（B）	
常数项	-2.71	0.87	9.79	1	0.002	0.07		
性别								
男	2.23	0.76	8.56	1	0.003	9.34	2.090	41.69
女	参照	—	—	—	—	—	—	—
初治	1.50	0.79	3.59	1	0.048	4.49	0.950	21.22
复治	参照	—	—	—	—	—	—	—

2.4 初治患者疾病控制与 P4HB 表达的相关性分析

15 例患者中，6 例 P4HB 高表达者有 5 例得到疾病控制，7 例 P4HB 中表达者有 4 例疾病得到控制，2 例低表达者中医药治疗后疾病仍进展，提示随着 P4HB 表达的升高，益气除痰法治疗疗效越来越好，两者可能具有一定相关性。

3 讨论

中医学认为，肺癌的发生与正气虚损和邪毒入侵关系较密切。正气内虚，脏腑阴阳失调是罹患本病的主要基础。诸如烟毒、山岚瘴气、工业废气等是形成本病的常见原因。肺为娇脏，易受邪毒侵袭，致肺气膹郁，津血运行不畅，痰瘀互结，久而形成积块。

周岱翰教授采用辨病与辨证相结合的中医个体化治疗方案，通过对近 300 例Ⅲ、Ⅳ期非小细胞肺癌患者采用前瞻性、多中心、随机、对照的临床流行病学方法观察益气化痰法延长Ⅲ、Ⅳ期 NSCLC 生存期的作用[2,3]，将符合标准的病例按肺郁痰瘀型、脾虚痰湿型、阴虚痰热型及气阴两虚型 4 型辨证施治。辨病治疗以益气化痰法为主，以益气除痰方为主方，辨证治疗分别以宣肺除痰、益气除痰、滋阴化痰、益气养阴法为主。结果提示，益气除痰方对脾虚痰湿型肺癌患者疗效最优，肿瘤总缓解率、中位生存期及 1 年累积生存率最高。

益气除痰方由法半夏、枳实、人参、白术、茯苓、露蜂房等组成，其中法半夏、枳实除痰消积，人参、白术益气健脾，辅以茯苓利湿化浊，露蜂房解毒消肿，全方标本兼治，共奏益气除痰、解毒散结之功。实验研究表明，益气除痰方可抑制 Lewis 肺癌生长、抗肺转移，延长生存时间。蛋白质组学研究发现，益气除痰方可能作用于内质网应激反应及上皮间质转化两个蛋白质功能组，其中 P4HB 的下调较为明显[4]；P4HB 是脯氨酸羟化酶（prolylhydroxylase，PHD）的一个 β 亚基。研究表明 PHDβ 亚基正是单独的二硫化异构酶（protein disulphide isomerase，PDI）[6]。P4HB 在多种肿瘤细胞中呈高表达，即可通过参与未折叠蛋白反应保护细胞，抑制肿瘤细胞的凋亡[7]，又与肿瘤的侵袭、转移密切相关[8,9]。本研究经免疫组化分析显示，P4HB 在肺腺癌、鳞癌中表达较癌旁组织增高，提示 P4HB 在肺癌的发生、发展中同样起到重要的作用。

多项研究表明，通过抑制 PDI 或敲除 PDI 基因可诱导细胞凋亡、抗微血管生成、逆转靶向药物耐药[10-13]。在前期实验研究中，笔者也发现益气除痰方可能通过下调 P4HB 抑制上皮间质转化过程，抑制肺癌的进展侵袭[14]。

在前期研究的基础上，进一步分析益气除痰法治疗肺癌疗效与 P4HB 的相关性。首先在 15 例初治患者中 P4HB 高表达者获得瘤体稳定的概率较高；其次，笔者发现益气除痰方对女性、复治的肺癌患者疾病控制率较高；考虑复治的患者多为既往治疗耐药患者，未折叠蛋白反应增强是肿瘤治疗耐药的重要原因之一。研究表明，临床化疗、放疗、生物治疗、分子靶向治疗等均会造成肿瘤细胞的内质网应激，从而启动具有自身保护性反应的内质网未折叠蛋白反应，日久使肿瘤细胞产生耐药和逃避打击[15]。P4HB 是未折叠蛋白反应的重要分子，既往治疗耐药的复治患者肿瘤组织中 P4HB 表达亦应较高。因此，笔者推测益气除痰法可能对 P4HB 高表达的患者疗效较好，因此 P4HB 的表达可能可作为益气除痰法治疗肺癌疗效的预测因子。但由于本研究所纳入病例过少，P4HB 的表达含量与益气除痰方治疗肺癌的疗效相关性研究未能进行直接的数据统计分析，进一步研究将扩大样本含量。

本文原载《中国中西医结合杂志》，2015，35（2）：184－187，有删改.

［参考文献］

［1］纪小龙．癌症的个体化治疗［J］．肿瘤防治杂志，2005，12（23）：1833－1836，1838.

［2］周岱翰，林丽珠，周宜强，等．益气除痰法延长非小细胞肺癌中位生存期的作用［J］．中医杂志，2005，46（8）：600－602.

［3］周岱翰，林丽珠，周宜强，等．中西医结合治疗非小细胞肺癌近期疗效观察［J］．中国中西医结合杂志，2005，25（12）：1061－1065.

［4］WANG S M，SUN L L，LIN L Z，et al. The effect of Yiqi Chutan Tang on proteome in LEWIS lung cancer in mice［J］. Asian pacific journal of cancer prevention：APJCP，2011，12（7）：1665－1669.

［5］周岱翰．肿瘤治验集要［M］．广州：广东高等教育出版社，1997：134－141.

［6］FONG G H，TAKEDA K. Role and regulation of prolyl hydroxylase domain proteins［J］. Cell death and differentiation，2008，15（4）：635－641.

［7］SCHÖPDER M，KOHNO K. Recent advances in understanding the unfolded protein response［J］. Antionxidants & redox signaling，2007，9（12）：2241－2244.

［8］GOPLEN D，WANG J，ENGER P，et al. Protein disulfide isomerase expression is related to the invasive properties of malignant glioma［J］. Cancer research，2006，66（20）：9895－9902.

［9］BARTKOWIAK K，EFFENBERGER K E，HARDER S，et al. Discovery of a novel unfolded protein response phenotype of cancer stem/progenitor cells from the bone marrow of breast cancer patients［J］. Journal of proteome research，2010，9（6）：3158－3168.

［10］HASHIDA T，KOTAKE Y，OHTA S. Protein disulfide isomerase knockdown-induced cell death is cell-line-dependent and involves apoptosis in MCF-7 cells［J］. Journal of toxicological sciences，2011，36（1）：1－7.

［11］LOVAT P E，CORAZZARI M，ARMSTRONG J L，et al. Increasing melanoma cell death using inhibitors of protein disulfide isomerases to abrogate survival responses to endoplasmic reticulum stress［J］. Cancer research，2008，68（13）：5363－5369.

［12］YU S J，YOON J H，YANG J I，et al. Enhancement of hexokinase Ⅱ inhibitor-induced apoptosis in hepatocellular carcinoma cells via augmenting ER stress and anti-angiogenesis by protein disulfide isomerase inhibition［J］. Jaurnal of bioenergetics and biomembrans，2012，44（1）：101－115.

［13］SUN S，LEE D，HO A S，et al. Inhibition of prolyl 4-hydroxylase，beta polypeptide（P4HB）attenuates temozolomide resistance in malignant glioma via the endoplasmic reticulum stress response（ERSR）pathways［J］. Neuro-oncology，2013，15（5）：562－577.

［14］孙玲玲，林丽珠．益气除痰方对缺氧微环境下 A549 细胞上皮间质转化及 P4HB 表达的影响［J］．中药新药与临床药理，2013，24（5）：454－457.

［15］TILIGADA E. Chemotherapy：induction of stress responses［J］. Endocrme-related cancer，2006，13：115－124.

中药多靶点逆转肺癌多药耐药机制研究

李元滨　林丽珠

《2012 中国肿瘤登记年报》显示，肺癌居我国恶性肿瘤发病率及死亡率首位，严重危害我国居民健康。肺癌早期发现率低，多数患者确诊时已至中晚期，主要依赖以化疗为主的综合治疗，但疗效并不理想，其主要原因之一是肺癌细胞对化疗药物产生了多药耐药性（multi-drug resistance，MDR）。深入研究肺癌 MDR 机制并寻找有效的逆转策略是当前肺癌治疗中亟待解决的问题之一。中药因其高效、低毒、多靶点的优势，近年来在肺癌多药耐药研究中日益受到重视。

1　肿瘤多药耐药产生机制

MDR 是肿瘤细胞对一种抗肿瘤药物产生耐药的同时，对其他结构和机制不同的药物也产生交叉耐药性[1]。体内外多项研究显示，肿瘤多药耐药性产生的分子机制主要与以下方面有关：①膜转运蛋白介导的药物外排泵机制，如 P－糖蛋白（P-gP）、多药耐药相关蛋白（MRP）、乳腺癌耐药蛋白（BCRP）、肺耐药相关蛋白（LRP）等。其中，MDR1 基因的大量扩增及其编码产物 P-gP 的过度表达是肿瘤细胞耐药的主要原因[2]。②酶介导的肿瘤细胞解毒、修复功能增强，如谷胱甘肽（GSH）和谷胱甘肽－S－转移酶（GST）[3]、金属硫蛋白（MT）[4]通过与某些抗肿瘤药物形成复合物使其活性下降并将其排出细胞；DNA 拓扑异构酶Ⅱ（TopoⅡ）[5]表达下降可使肿瘤细胞快速修复 DNA 而逃避 DNA 为靶点的化疗药物杀伤而导致耐药。③凋亡调控基因异常，如 Bcl-2[6]、Survivin[7]、Livin[8]等通过抑制天冬氨酸特异性半胱氨酸（caspase）阻止细胞凋亡诱导耐药。④信号转导因子发挥抗凋亡机制，如蛋白激酶 C（PKC）[9]、PI3K/Akt 通路[10]、NF-κB[11]等。⑤肿瘤干细胞（TSC）通过增强 DNA 修复能力，上调 P-gP、MRP、BCRP 等膜转运蛋白的表达，高表达抗凋亡基因对化疗药物产生耐药性[12]。⑥肿瘤细胞外基质（ECM）密度增强[13]等。可见，肿瘤多药耐药性的分子机制是多因素参与的复杂过程。

2　中药逆转肺癌多药耐药机制研究

2.1　下调膜转运蛋白

中药单体及复方从下调膜转运蛋白途径探讨逆转肺癌 MDR 机制研究最为深入。人参皂苷 Rg_3 是人参抗肿瘤作用的主要药理成分之一，其可增加耐顺铂人肺腺癌细胞系 A549/DDP 细胞对顺铂的敏感性，在低毒剂量（10 μmol）有效逆转 A549/DDP 细胞耐药 7.3 倍，10 μmol Rg3 预处理 A549/DDP 细胞 12 小时、24 小时、36 小时及 48 小时后分别逆转耐药1.0、1.6、7.6、10.4倍；通过免疫组化和PCR进一步研究表明，Rg_3无论在蛋白水平还是mRNA水平均可下调耐药基因MDR1、MRP、LRP表达，并呈时间依赖性[14]。去甲斑蝥酸钠作用A549/DDP细胞耐药相关基因的表达显示，随着去甲斑蝥酸钠浓度的增加，MDR1 mRNA、MRP1 mRNA表达明显下降（$P<0.05$）[15]；白花蛇舌草乙醇提取物可使A549/DDP细胞对顺铂的耐药倍数由10.294下降至5.586，并显著下调MRP蛋白表达[16]。浙贝母碱可逆转肺癌A549/DDP细胞株的多药耐药，其作用机制可能与其促进耐药细胞凋亡、下调LRP蛋白表达有关[17]。汉防已甲素可逆转GLC－82/ADR耐药肺癌细胞对阿霉素的耐药，下调化疗耐药肺癌细胞MRP蛋白表达，协同阿霉素增强对化疗耐药肺癌细胞凋亡作用[18]。另有研究显示，异钩藤碱[19]、芦荟大黄素[20]逆转A549/DDP细胞耐药与增加细胞内药物浓度有关。目前动物研究方面相关报道较少，吴广洲[21]等构建人肺腺癌耐顺铂细胞裸鼠移植瘤模型观察三氧化二砷（As_2O_3）裸鼠体内多药耐药的逆转作用，结果提示As_2O_3能在体内逆转A549/DDP细胞的耐药性，其机制可能是通过降低MRP1基因表达，提高A549/DDP细胞对顺铂敏感性来实现逆转作用的。

中药复方相关研究主要集中在含药血清体外细胞实验方面。研究显示，温下方（附子、大黄、人参、当归）含药血清逆转A549/DDP细胞多药耐药与明显下调P-gP、MRP、LRP表达相关[22]；扶正合剂（人参、黄芪、冬虫夏草、灵芝、鳖甲等）含药血清对A549/DDP细胞LRP表达有显著的抑制作用（$P<0.05$），而兔正常血清对LRP的表达无统计学意义（$P>0.05$）[23]；金复康口服液通过下调A549/DDP细胞膜转运蛋白LRP、MRP的表达逆转耐药[24]；补肾化瘀解毒方（肉桂、补骨脂、莪术等）含药血清能增强顺铂对肺癌细胞敏感性，逆转A549/DDP细胞耐药性，可能是通过抑制MRP的表达和耐药细胞对DDP的外排，进而提高耐药细胞内顺铂的浓度而发挥作用[25]。

2.2 降低肿瘤细胞解毒、修复功能

研究显示，0.15 $\mu mol \cdot L^{-1}$ As_2O_3可逆转A549/R细胞对阿霉素耐药，逆转倍数为2.3倍。其逆转作用可能与影响GSTs活性表达有关，且呈浓度依赖性变化[26]。马蔺子素预处理12小时可明显增加A549/DDP细胞对顺铂的敏感性（逆转倍数为9.41倍）；进一步研究发现耐药细胞内GSH、GST－π、MRP蛋白表达降低，并呈时间、剂量依赖性[27]。何欣等[28]应用流式细胞仪荧光检测小鼠Lewis获得性多药耐药模型细胞株，皮下注射丹参酮II_A，发现丹参酮II_A能降低P-gP，Topo Ⅱ表达，提高环磷酰胺的抑瘤率及肿瘤细胞凋亡。

丁雨钦等研究鸦胆子油乳联合siRNA-ERCC1对肺腺癌A549/DDP细胞的耐药逆转作用，结果显示，鸦胆子油乳可逆转A549/DDP细胞耐药，其逆转机制可能与下调膜表面转运蛋白ERCC1的表达有关[29]。

2.3 影响信号转导凋亡调控基因

大量研究表明活血祛瘀药通过影响肿瘤细胞增殖与凋亡，调控凋亡基因起到逆转耐药作用。如丹参提取物丹参酮II_A[30]在0.6～5.0 $mg \cdot L^{-1}$，对A549/CDDP均有增殖抑

制作用，并呈剂量依赖趋势；2.5、5.0 mg·L^{-1}72 h 组，survivin DNA 条带强度较对照组明显减弱，Bax DNA 条带强度较对照组明显增强，流式细胞术显示丹参酮Ⅱ$_A$明显抑制耐药细胞株进入细胞增殖周期，提示其分子机制可能与下调 survivin、上调Bax 相关。姜黄素[31]非毒性剂量浓度 10 μmol·L^{-1}作用于肺腺癌耐药细胞，可使survivin mRNA相对表达水平由（79.17 ±5.96）% 下调至（57.8 ±9.8）%，P =0.014；蛋白表达水平也由（1.174 ±0.059）降至（1.009 ±0.072），P =0.023；与顺铂联用可使细胞凋亡率达到40.61%。其逆转机制与下调细胞 survivin 表达，部分解除 survivin 抑制的细胞凋亡有关。我术提取物 β－榄香烯[32]10 mg·L^{-1}可逆转人肺腺癌细胞 PC9/ZD 对吉非替尼的耐药性，逆转倍数为 2.68，其机制可能与降低耐药细胞内 P-gP、survivin 表达水平有关。薏苡仁注射液通过降低 MDR1、P-gP、survivin、Bcl－2 表达，升高 Bax 表达而实现逆转肺癌耐药[33]。此外有研究表明，清热燥湿药苦参提取物苦参碱亦可通过抑制 survivin 蛋白，促进紫杉醇引起的细胞凋亡[34]。

Ma H 等[35]通过体内体外实验表明青蒿琥酯可降低表皮生长因子受体（EGFR）、蛋白激酶 B（Akt）和 ABCG2 的表达，从而提高对抗癌药物的敏感性；通过抑制 ATP 结合转运蛋白 ABCG2 的功能减少药物外排实现逆转肿瘤细胞耐药。吴茱萸碱在质量浓度为 0.125、0.25 mg·L^{-1}时，逆转耐药倍数分别为 3.668、11.48 倍，与 DDP 联用可提高细胞对化疗敏感性，并呈剂量依赖性，其机制与抑制 IκB-α 磷酸化阻断NF-κB信号通路，促进细胞凋亡，抑制细胞增殖有关[36]。人参皂苷 Rg_3 可能通过上调转移抑制基因 nm23、caspase－3 信号途径的表达，降低细胞膜的流动性达到逆转肺腺癌 A549/DDP 细胞耐药的作用[37]。类似的研究还显示，姜黄素可通过抑制 HIF－1α 与激活 caspase－3 表达逆转 A549/DDP 细胞耐药[38]。

中药复方研究表明，补中益气汤含药血清可能通过影响有关 mTOR 蛋白的细胞通路，抑制肿瘤细胞增殖，促进其凋亡，逆转 A549/DDP 细胞对顺铂的耐药[39]。季旭明等[40]近年研究显示温下方含药血清逆转 A549/DDP 细胞多药耐药亦与明显下调 Bcl-2 蛋白表达，上调 Bax、p53 相关。

2.4 影响细胞周期

蒋亦燕等[41]研究发现，去甲斑蝥酸钠无毒质量浓度（5 mg·L^{-1}）与顺铂联用逆转 A549/DDP 细胞耐药，逆转倍数为 1.97，其机制与改变细胞周期有关，二者协同杀伤 S 期细胞，使细胞停滞于 G_0/G_1 期，S 期细胞减少。益气养阴方（黄芪、白术、北沙参、天冬等），可以显著提高顺铂对 A549/DDP 细胞的增殖抑制作用，二者协同具有显著诱导 A549/DDP 细胞凋亡的作用，并使细胞周期阻滞于 G_0/G_1，逆转 A549/DDP 细胞对顺铂的凋亡抵抗[42]。类似研究显示补肾化瘀解毒复方含药血清可使 A549/DDP 阻滞于 G_0/G_1 期，S 期和 G_2/M 期的细胞比例下降；与 DDP、维拉帕米联用后，协同增强 DDP 和 VCR 阻止耐药细胞 DNA 的合成，抑制肺癌耐药细胞的分裂增殖[43]。

2.5 影响肿瘤细胞外基质

毛海婷等[44]研究发现，淫羊藿苷通过下调人高转移肺癌 PG 细胞表面黏附分子

CD44 剪接变异体 V6、层粘连蛋白受体（LN-R）蛋白水平，降低胞浆内 CK18 的表达，抑制肿瘤细胞对胞外基质的黏附性及侵袭转移。最近亦有报道淫羊藿苷（ICA）具有逆转耐甲氨蝶呤肺癌 A549 细胞转移表型的作用[45]。

3 小结

上述多项研究证实，中药单体及复方通过多途径、多层次逆转肺癌多药耐药，逆转作用机制广泛，体现了中医药高效、低毒、多靶点的优势。但目前研究大多集中在中药单体成分、体外研究，中药复方及临床研究明显不足，而中医临床辨证用药及疗效的发挥大多是以中药复方为手段实现的。因此，充分运用现代分子生物学技术，着力中药复方逆转剂的研究更具临床应用价值；中医药必将在逆转肿瘤耐药，防治复发转移、延长生存期、提高患者生存质量方面发挥重要作用。

本文原载《中国实验方剂学杂志》，2014，20（8）：232－236，有删改.

[参考文献]

[1] BIEDLER J L，RIEHM H. Celluar resistance to actinomycin D in Chinese hamster cells in vitro：cross-resistance，radioautographic and cytogenetic studies [J]. Cancer research，1970，30（4）：1174－1184.

[2] LI Y，YUAN H，YANG K，et al. The structure and functions of P-glycoprotein [J]. Current medicinal chemistry，2010，17（8）：786－800.

[3] BACKOS D S，FRANKLIN C C，REIGAN P. The role of glutathione in brain tumor drug resistance [J]. Biochemical pharmacology，2012，83（8）：1005－1012.

[4] MIN Y Z，MAO C Q，CHEN S，et al. Combating the drug resistance of cisplatin using a platinum prodrug based delivery system [J]. Angewandte chemie international，2012，51（27）：6742－6747.

[5] NITISS J L. Targeting DNA topoisomerase Ⅱ in cancer chemotherapy [J]. Nature reviews cancer，2009，9（5）：338－350.

[6] NITURE S K，JAISWAL A K. Nrf2-induced antiapoptotic Bcl-xL protein enhances cell survival and drug resistance [J]. Free radical biology & medicine，2013，57：119.

[7] PARK E，GANG E J，HSIEH Y T，et al. Targeting survivin overcomes drug resistance in acute lymphoblastic leukemia [J]. Blood，2011，118（8）：2191.

[8] DING Z Y，LIU G H，OLSSON B，et al. Upregulation of the antiapoptotic factor Livin contributes to cisplatin resistance in colon cancer cells [J]. Tumour biology，2013，34（2）：683－693.

[9] ZHAO L J，XU H，QU J W，et al. Modulation of drug resistance in ovarian cancer cells by inhibition of protein kinase C-alpha（PKC-α）with small interference RNA（siRNA）agents [J]. Asian pacific journal of cancer prevention，2012，13（8）：3631－3636.

[10] CASSINELLI G，ZUCO V，GATTI L，et al. Targeting the Akt kinase to modulate survival，invasiveness and drug resistance of cancer cells [J]. Current medicinal chemistry，2013，20（15）：1923－1945.

[11] YANG H Y，ZHAO L，YANG Z，et al. Oroxylin a reverses multi-drug resistance of human hepatoma BEL7402/5-FU cells via downregulation of P-glycoprotein expression by inhibiting NF-κB signaling

pathway [J]. Molecular carcinogenesis, 2012, 51 (2): 185-195.

[12] SINGH A, SETTLEMAN J. EMT, Cancer stem cells and drug resistance: an emerging axis of evil in the war on cancer [J]. Oncogene, 2010, 29 (34): 4741-4751.

[13] HELLEMAN J, JANSEN M P, BURGER C, et al. Integrated genomics of chemotherapy resistant ovarian cancer: a role for extracellular matrix, TGFbeta and regulating microRNAs [J]. International journal of biochemistry & cell biology, 2010, 42 (1): 25-30.

[14] 张伟，刘叙仪，王洁，等. 人参皂甙 Rg 3 对耐顺铂人肺腺癌细胞系 A549/DDP 逆转作用及其机理的研究 [J]. 中国呼吸与危重监护杂志，2002，1 (2): 100-103.

[15] 蒋亦燕，尹丽慧，费正华，等. 去甲斑蝥酸钠对耐顺铂肺腺癌 A549/DDP 细胞耐药相关基因表达的影响 [J]. 中药药理与临床，2009，25 (5): 37-40.

[16] 高宝安，陈世雄，邓红艳，等. 白花蛇舌草乙醇提取物对肺腺癌 A549/DDP 细胞的耐药逆转及其机制 [J]. 时珍国医国药，2009，20 (11): 2714-2715.

[17] 唐晓勇，唐迎雪. 浙贝母碱对肺癌 A549/DDP 细胞多药耐药的逆转作用观察及机制探讨 [J]. 山东医药，2012，52 (18): 4-6.

[18] 徐萌，周蓓. 汉防己甲素逆转肺癌化疗耐药和凋亡抗性的实验研究 [J]. 新中医，2006，38 (6): 90-91.

[19] 周于禄，唐铭翔，刘世坤. 异钩藤碱对人肺腺癌细胞 A549/DDP 多药耐药的逆转作用 [J]. 中国新药杂志，2009，18 (14): 1338-1342.

[20] 曾嵘，周知午，吴翠芳，等. 芦荟大黄素脂质体逆转人肺腺癌细胞 A549/DDP 对顺铂多药耐药的作用研究 [J]. 中国中药杂志，2008，33 (12): 1443-1445.

[21] 吴广洲，沈振亚，刘国锋，等. 三氧化二砷对人肺腺癌细胞 A549/DDP 裸鼠体内的多药耐药逆转作用 [J]. 苏州大学学报 (医学版)，2011，31 (1): 79-83.

[22] 季旭明，欧阳兵，王春燕，等. 温下方逆转 A549/DDP 细胞的多药耐药及对膜表面蛋白表达的影响 [J]. 中国药物与临床，2006，6 (12): 885-888.

[23] 田菲，贾文娟，邢秀玲，等. 扶正合剂含药血清对肺癌细胞生长及耐药基因表达的影响 [J]. 中医研究，2007，20 (8): 20-22.

[24] 孙建立，孙玺媛，刘嘉湘. 金复康口服液对耐药人肺腺癌 A549/DDP 膜转运蛋白 LRP MRP mRNA 表达的影响 [J]. 辽宁中医药大学学报，2009，11 (7): 210-213.

[25] 曹勇，张丹，郑广娟，等. 补肾化瘀解毒方药对肺癌耐药细胞的耐药逆转及机制研究 [J]. 山东中医杂志，2004，23 (2): 100-103.

[26] 冯觉平，孔庆志，黄涛，等. 三氧化二砷逆转人肺腺癌 A549/R 细胞耐药及对 GSTs 表达的影响 [J]. 肿瘤防治研究，2005，32 (8): 493-495.

[27] 梁莉，刘叙仪，王洁，等. 马蔺子素对耐顺铂人肺腺癌细胞系 A549DDP 耐药逆转及可能的机制 [J]. 中华医学杂志，2001，81 (22): 1392-1393.

[28] 何欣，曾柏荣，刘华. 丹参酮 II_A 对小鼠 Lewis 肺癌获得性多药耐药及相关酶系影响的实验研究 [J]. 中医药导报，2010，16 (9): 89-91.

[29] 丁雨钦，曲杰，张晶晶，等. 鸦胆子油乳联合 siRNA-ERCC1 对肺腺癌 A549/DDP 细胞的耐药逆转作用 [J]. 中国实验方剂学杂志，2012，18 (20): 235-239.

[30] 王江峰，周卸来，袁红，等. 丹参酮 II_A 对人肺癌细胞株 A549/CDDP 细胞增殖和凋亡的影响 [J]. 实用肿瘤杂志，2010，25 (6): 684-688.

[31] 张梅春，赵子文，曾军，等. 姜黄素对耐顺铂人肺腺癌细胞 Survivin 表达及其化疗敏感性的影响 [J]. 中华肿瘤防治杂志，2007，14 (19): 1454-1457.

[32] 张爱琴，孙燕，郜飞宇. β-榄香烯体外逆转人肺腺癌细胞 PC9 耐吉非替尼的研究 [J]. 中国肿瘤，2013，22 (2)：126-129.
[33] 吕品田，萧娟，周坤，等. 薏苡仁注射液对肺腺癌细胞多药耐药性逆转作用的机制研究 [J]. 中国全科医学，2010，13 (26)：2956-2958.
[34] 罗素霞，陈小兵，李宁. 非小细胞肺癌 survivin 表达与紫杉醇耐药的关系及苦参碱逆转耐药的研究 [J]. 肿瘤研究与临床，2007，19 (12)：809-811.
[35] MA H，YAO Q，ZHANG A M，et al. The effects of artesunate on the expression of EGFR and ABCG2 in A549 human lung cancer cells and a xenograft model [J]. Molecules，2011，16 (12)：10556-10569.
[36] 农丽，伍钢，戴晓芳，等. 吴茱萸碱逆转人肺癌细胞株 A549/DDP 耐药机理的实验研究 [J]. 临床肿瘤学杂志，2010，15 (6)：487-492.
[37] 王艳，刘静蕾，刘莉，等. 人参皂苷 Rg3 对人肺腺癌细胞株 A549/DDP 抑制转移及逆转耐药作用的研究 [J]. 中国卫生检验杂志，2011，21 (3)：609-611，614.
[38] YE M X，ZHAO Y L，LI Y，et al. Curcumin reverses cisplatin resistance and promotes human lung adenocarcinoma A549/DDP cell apoptosis through HIF-1α and caspase-3 mechanisms [J]. Phytomedicine：international journal of phytotherapy and phytopharmacology，2012，19 (8/9)：779.
[39] 史妍婷，井欢，王莹，等. 补中益气汤含药血清逆转 A549/DDP 的顺铂耐药及对 mTOR 表达的影响 [J]. 中国实验方剂学杂志，2013，19 (9)：215-219.
[40] 季旭明，欧阳兵，吴智春，等. 温下方含药血清诱导 A549/DDP 细胞凋亡及对 Bcl-2，Bax，p53 蛋白表达的影响 [J]. 中国实验方剂学杂志，2011，17 (12)：123-126.
[41] 蒋亦燕，施畅，全世超，等. 去甲斑蝥酸钠对耐顺铂人肺腺癌细胞系 A549/DDP 的逆转作用 [J]. 肿瘤学杂志，2009，15 (12)：1088-1091.
[42] 孙玺媛，孙建立. 益气养阴方逆转人肺腺癌 A549/DDP 多药耐药机理 [J]. 实用肿瘤学杂志，2009，23 (1)：26-28，34.
[43] 曹勇，钟安朴，陈璐，等. 补肾化瘀解毒复方含药血清对肺癌 A549/DDP 耐药细胞周期的影响 [J]. 中医杂志，2008，49 (6)：546-549.
[44] 毛海婷，张玲，王芸，等. ICA 和 PJA 对高转移性人肺癌细胞体外侵袭转移能力抑制的研究 [J]. 中国免疫学杂志，2001，17 (1)：27-29，35.
[45] 吴剑锋，何晓东，许卫东，等. 淫羊藿苷逆转耐甲氨蝶呤肺癌 A549 细胞转移表型 [J]. 肿瘤，2009，29 (12)：1124-1128.

应用CT灌注成像观察益气除痰方加减治疗中晚期非小细胞肺癌的疗效

郑心婷　林丽珠

肿瘤血管生成促进了肿瘤血供的增加，是实体肿瘤进展、转移的关键[1]。肿瘤血管生成引起的肿瘤微血管变化在活体状态下表现为毛细血管通透性增加、血流阻力低、血流灌注增加[2,3]。随着近年来对肿瘤新生血管研究的深入，中药对肿瘤血管的作用也逐渐受到重视。有研究证实，中药对于肿瘤新生血管的作用，主要表现在对肿瘤血管生长促进因子与抑制因子的调节上[4,5]。近年来蓬勃发展的多层螺旋CT（MSCT）灌注成像为研究肿瘤微循环变化提供了一条新的途径。本研究采用CT灌注成像（CT perfusion，CTP）观察益气除痰方加减治疗中晚期非小细胞肺癌（non-small cell lung cancer，NSCLC）的疗效，现报道如下。

1　资料与方法

1.1　诊断标准

原发性支气管肺癌的诊断标准参照《临床诊疗指南·肿瘤分册》[6]；分期标准参照美国癌症分期联合委员会（American Joint Committee on Cancer，AJCC）第7版肺癌分期系统[7]。中医辨证分型参照《肿瘤治验集要》[8]分为肺郁痰瘀、脾虚痰湿、阴虚痰热和气阴两虚型。

1.2　纳入及排除标准

1.2.1　纳入标准　符合NSCLC的诊断标准及中医辨证分型其中之一者；有客观可测量的病灶；肺癌分期标准为Ⅲ、Ⅳ期；年龄18～80岁；体力活动状态（PS）评分不大于2分；各项检查指标符合化疗适应证；停止放、化疗大于1个月；预计生存期在3个月以上，不能或不愿接受手术治疗；患者自愿参加本研究，并签署知情同意书。

1.2.2　排除标准　妊娠期或哺乳期女性；合并严重的心、脑血管，或精神障碍等疾病者。

1.3　一般资料

87例患者均为2011年9月至2014年1月广州中医药大学第一附属医院肿瘤科中符合标准的住院患者。采用前瞻性、随机、对照的临床研究方法通过SAS软件Proc Plan过程得出随机数字，按1∶1比例分为治疗组（44例）和对照组（43例）。两组年龄、性别、体力活动状态、临床分期、病理类型等一般资料比较（见表1），差异无统计学意义（$P>0.05$）。

表1　两组一般资料比较

项目	治疗组（44例）	对照组（43例）
年龄（岁，$\bar{x} \pm s$）	55.63 ±9.73	57.13 ±10.01
性别（男/女）	26/18	24/19
PS评分（例）		
0分	9	10
1分	20	17
2分	15	16
临床分期（例）		
Ⅲ	8	7
Ⅳ	36	36
转移部位（例）		
肺转移	18	14
肝转移	17	20
骨转移	9	8
淋巴结转移	38	36
其他	4	2
病理类型（例）		
鳞癌	13	13
腺癌	27	28
其他	4	2
既往治疗（例）		
初治	12	13
复治	32	30

1.4　治疗方法

治疗组予参一胶囊加益气除痰方加减联合化疗治疗，对照组予单纯化疗。对照组化疗方案采用GP/DP/TP方案。GP方案具体用法：吉西他滨（200 mg/瓶，美国礼来制药生产，产品批号：A502603A）1 000 mg/m^2，每疗程第1天和第8天静脉滴注，顺铂针（10 mg/支，齐鲁制药有限公司生产，产品批号：301002CE）25 mg/m^2，每疗程第1～3天静脉滴注，21天为1个疗程，共4个疗程；DP方案具体用法：多西他赛（20 mg/瓶，江苏恒瑞医药股份有限公司生产，产品批号：11021015）75 mg/m^2，每疗程第1天静脉滴注，顺铂针25 mg/m^2，每疗程第1～3天静脉滴注，21天为1个疗程，共4个疗程；TP方案具体用法：紫杉醇（30 mg/瓶，美国百时美施贵宝公司生产，产品批号：2G81247）135 mg/m^2，每疗程第1天静脉滴注，顺铂针25 mg/m^2，每疗程第

1～3天静脉滴注，21天为1个疗程，共4个疗程。治疗组：化疗方案同对照组，中医药治疗采用辨病与辨证相结合的治疗方法。辨病治疗采用参一胶囊（10 mg/粒，吉林亚泰制药有限公司生产，批号：20110801）口服，每次2片，每天2次，21天为1个疗程，共服4个疗程。辨证分型治疗，以益气除痰方（由党参15 g，法半夏10 g，白术15 g，茯苓25 g，瓜蒌皮15 g，鱼腥草30 g，露蜂房10 g，枳实15 g组成）为基本方，按肺郁痰瘀、脾虚痰湿、阴虚痰热、气阴两虚4个证型辨证加减治疗。肺郁痰瘀者加仙鹤草30 g，田七6 g；脾虚痰湿者加猪苓25 g，薏苡仁30 g；阴虚痰热者加鳖甲15 g（先煎），生地黄20 g；气阴两虚者加麦冬15 g，五味子10 g。每天1剂，21天为1个疗程，共服4个疗程。

1.5 观察指标及检测方法

1.5.1 瘤体大小及疗效评价　采用东芝64排螺旋CT（Toshiba Aqulion 64）。平扫范围为锁骨上窝至膈下，屏气扫描，对比剂用优维显300（拜耳医药保健有限公司广州分公司生产，产品批号：863A），浓度为300 mg/mL，总剂量100 mL（含灌注扫描50 mL）。扫描条件：120 kV，50 mA，探测器准直0.5 mm×64，螺距因子（pitch factor，PF）53，球管旋转速度0.5 s/周，采集野直径400 mm，重建层厚5 mm。疗效评价标准参照RECIST 1.1标准[9]分为完全缓解（CR）、部分缓解（PR）、疾病稳定（SD）、疾病进展（PD），缓解率（%）=（CR+PR）例数/总例数×100%，总稳定率（%）=（CR+PR+SD）例数/总例数×100%。CT检查时间为化疗前2周内、第2、4个疗程化疗结束后1周内。

1.5.2 肿瘤血管功能评价　主要观察指标包括血流量（blood flow，BF）、血容量（blood volume，BV）、平均通过时间（mean transit time，MTT）、到达峰值时间（time to peak，TP）及表面渗透性（permeability surface，PS）项目。根据平扫确定肿瘤中心层面，作为灌注扫描的中心。采用“S&S”轴面动态扫描程序，探测器准直为0.5 mm×64，重建图像8 mm×4。扫描条件：120 kV，50 mA，旋转速度0.5 s/周，每次扫描之间暂停0.5 s，采集野直径320 mm。灌注扫描对比剂用量为50 mL，注射速度为5 mL/s，延迟扫描时间为3 s。灌注扫描总时长为50 s，共扫描50次、采集200幅图像。扫描结束后灌注原始数据传输至Vitaea 2工作站，使用奥赛德肺部灌注分析软件分析，采用去卷积算法。软件自动计算处理后获取对比剂首次通过肿瘤组织的时间—密度曲线（time-density-curve，TDC），BF、BV、MTT、TP、PS的彩色编码图。检查时间为化疗前2周内、第2、4个疗程化疗结束后1周内。

1.5.3 随访情况　治疗结束后每2个月1次以电话及书信形式对患者进行随访，直至失访或死亡，统计生存期及生存率。

1.6 统计学方法

采用SPSS 19.0软件包进行处理，计量资料以$\bar{x}\pm s$表示，组间比较采用t检验或方差分析，计数资料采用χ^2检验或秩和检验，用乘积极限（Kaplan-Meier）法进行生存分析。$P<0.05$为差异有统计学意义。

2 结果

2.1 脱落情况

治疗过程中脱落7例，其中5例CTP成像失败（治疗组2例，对照组3例），皆因无法获得主要观察指标而退出研究；其中2例（均为对照组）因治疗后出现4度骨髓抑制并肺部感染，仅完成1个疗程后退出研究。共完成病例80例，治疗组40例，对照组40例。

2.2 两组疗效比较

见表2，4个疗程治疗后，两组均无CR病例，两组缓解率及总稳定率比较，差异均无统计学意义（$\chi^2=0.672$、1.227，$P>0.05$）。

表2 治疗组和对照组疗效比较

组别	例数	CR/例	PR/例	SD/例	PD/例	缓解率（例/%）	总稳定率（例/%）
治疗组	40	0	19	12	9	19（47.5）	31（77.5）
对照组	40	0	16	10	14	16（40.0）	26（65.0）

2.3 两组治疗前后各项CT灌注参数比较

如表3所示，两组各项参数治疗前比较，差异无统计学意义（$P>0.05$）。与本组治疗前比较，治疗组治疗2、4个疗程BF和PS值降低，MTT值升高（均$P<0.05$）；对照组治疗2个疗程BF和PS值降低，MTT值升高（均$P<0.05$）。与对照组同期比较，治疗组治疗4个疗程后BF值降低更明显，差异有统计学意义（$P<0.05$）；两组BV、PS、TP和MTT比较，差异无统计学意义（$P>0.05$）。

表3 治疗组和对照组治疗前后各项CT灌注参数比较（$\bar{x}\pm s$）

组别	例数	时间	BV（mL/100 g）	BF（mL/min·100 g）	PS（mL/min·100 g）	TP/s	MTT/s
治疗组	40	治疗前	7.98±1.94	59.37±8.08	20.02±4.92	24.84±6.99	10.93±3.69
		治疗2个疗程	7.21±1.62	41.66±13.81*	15.37±5.39*	24.04±6.52	13.77±4.31*
		治疗4个疗程	6.77±2.44	40.61±25.15*△	14.11±5.91*	23.96±6.95	14.97±6.20*
对照组	40	治疗前	7.39±1.88	56.78±9.23	18.87±5.08	26.62±6.87	11.31±3.62
		治疗2个疗程	7.08±1.72	43.09±15.76*	16.25±6.65*	25.69±6.57	13.32±4.72*
		治疗4个疗程	6.31±2.45	53.44±22.05	16.88±7.85	25.09±7.81	12.79±5.20

注：与本组治疗前比较，*$P<0.05$；与对照组同期比较，△$P<0.05$。

2.4 CT灌注参数与疗效的关系

治疗后，根据RECIST标准将患者分为缓解组（35例）和未缓解组（45例）。与本组治疗前比较，治疗后缓解组 BV、BF 和 PS 值均下降，MTT 值升高（均 $P<0.05$）；未缓解组 BV、BF、PS、MTT 值升高（$P<0.05$）。与未缓解组比较，治疗前缓解组 BV 和 BF 值均较高，差异有统计学意义（$P<0.05$，见表 4）。

表 4　缓解组与未缓解组治疗前后各项灌注参数比较（$\bar{x}\pm s$）

组别	例数	时间	BV（mL/100 g）	BF（mL/min · 100 g）	PS（mL/min · 100 g）	TP/s	MTT/s
缓解组	35	治疗前	$9.00\pm1.44^{\triangle}$	$65.12\pm5.86^{\triangle}$	20.36 ± 5.07	26.35 ± 7.41	10.60 ± 3.49
		治疗后	$5.32\pm2.05^{*}$	$30.44\pm17.16^{*}$	$10.19\pm5.02^{*}$	24.55 ± 6.07	$16.09\pm5.97^{*}$
未缓解组	45	治疗前	6.66 ± 1.60	52.60 ± 6.31	18.74 ± 4.89	25.25 ± 6.60	11.52 ± 3.74
		治疗后	7.57 ± 2.37	$59.93\pm21.19^{*}$	19.63 ± 5.45	24.51 ± 8.31	12.15 ± 5.07

注：与本组治疗前比较，$*P<0.05$；与未缓解组同期比较，$\triangle P<0.05$。

2.5　CT 灌注参数与预后的关系

根据 BF 值的变化趋势将患者分为 BF 值降低组和 BF 值升高组，其中降低组 46 例，升高组 34 例。图 1 结果显示，降低组中位生存期 387 天，1 年累积生存率为 53.1%；升高组中位生存期 246 天，1 年累积生存率为 13.0%。与升高组比较，降低组生存期延长，1 年累计生存率提高，差异有统计学意义（$\chi^2=19.057$，$P=0.000$）。

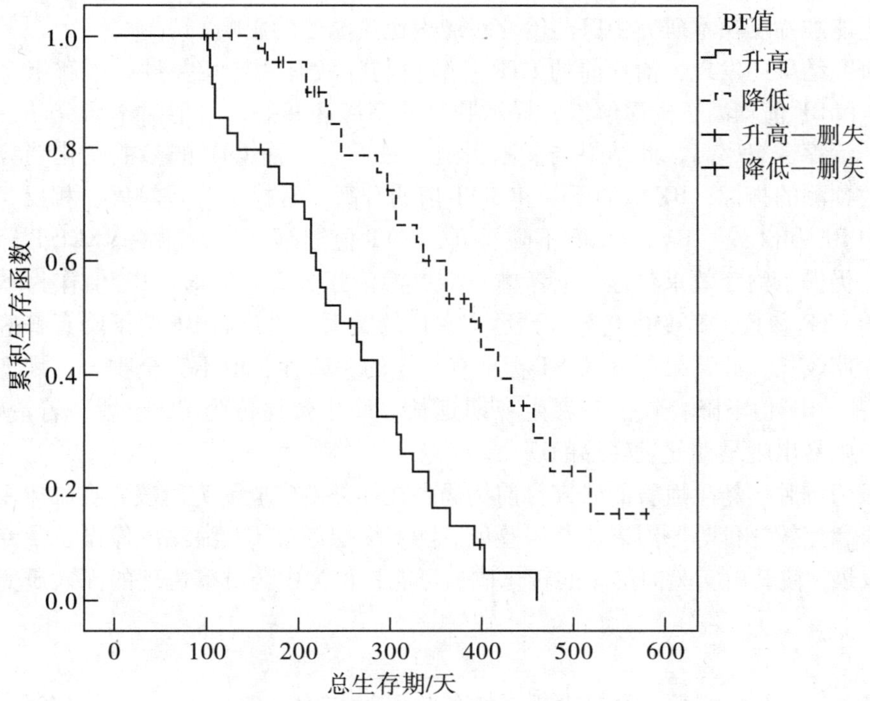

图 1　BF 值降低组和 BF 值升高组生存曲线图

3 讨论

本研究方案辨病用药参一胶囊，其有效成分为人参皂甙 Rg_3，是目前研究认为有抗肿瘤新生血管作用的中药单体之一[10-12]。本研究辨证治疗选用益气除痰方，紧紧围绕肺癌“痰”“虚”的病机，方中以党参、白术、茯苓健脾益气除痰，功在扶正，养正则积自除；法半夏、鱼腥草、露蜂房、枳实、瓜蒌皮皆有化痰之功，兼清热、消积、理气、宽胸之效，以上 5 味效在祛邪，邪去则正自安。试验研究证实，益气除痰方可通过下调微血管密度、阻止血管内皮基底膜降解等途径，发挥抑制肿瘤血管生成的作用[13]。

本研究将参一胶囊和益气除痰方联合应用于临床治疗中晚期 NSCLC 患者，结果显示出与化疗有良好的协同作用，在 CTP 中则表现为 PS、BF 值下降，同时伴有 MTT 值升高的“血管正常化”现象。研究结果发现，对照组尽管在化疗后也可出现 PS 值下降和 MTT 值的升高，但疗效持续时间较短，易于反弹。参一胶囊加益气除痰方的中医药治疗通过减少瘤体局部的血流灌注量，改善血管的渗透性，一方面控制了肿瘤的进展，另一方面提高了肿瘤细胞对化疗药物的敏感性。临床应用广泛的 RECIST 实体瘤疗效评价标准仅从肿瘤大小变化来评价方案的疗效，但随着肿瘤内“血管正常化”现象的出现，尽管治疗前后瘤体变化不明显，但常伴有瘤内实质的坏死或 CT 值下降。CTP 即可从形态学又可从血管功能方面反应治疗前后瘤体的变化，因而较 RECIST 标准的敏感性更高，更能准确反映本研究中医药治疗对瘤内血流灌注的影响。

本研究结果还发现，治疗前的 CTP 参数值与疗效有一定相关性，缓解组患者治疗前的 BV 和 BF 值均高于未缓解组，提示肿瘤的高灌注状态，可能对本研究的治疗方案更敏感，治疗缓解率高，此结果与文献报道一致[14,15]。而 CTP 的参数变化趋势同样可作为疗效预测的指标，BF 值的下降和 MTT 值的升高，常提示疗效较好，相反，若在治疗过程中 BF 和（或）BV、PS 值不降反升，MTT 值继续下降，即使 RECIST 标准评价为稳定，仍提示治疗效果欠佳，应考虑及早更换治疗方案。同时，BF 值作为本研究中最敏感的 CTP 参数，其变化趋势与预后有密切的关系，治疗后 BF 值下降者普遍预后较好，生存期较长，此结果与 RECIST 标准有一定的关联性，但不完全吻合，表现为同为 SD 的患者，BF 值下降者较上升者生存期延长，而疗效评价为 PR 患者，若治疗后 BF 值上升，则易出现早期复发转移的现象。

中医药抗肿瘤新生血管的研究目前仍局限在体外的实验研究阶段，在临床中，由于检测方法和疗效评价等原因未能获得验证。随着多层螺旋 CT 灌注成像设备及专用灌注软件的发展，使其由实验向临床的转化成为可能，也为中药抗癌机理的深入研究提供了途径。

本文原载《中国中西医结合杂志》，2016，36（2）：155－159，有删改.

［参考文献］

［1］ MILES K A，GRIFFTHS M R. Perfusion CT：a worthwhile enhancement?［J］. The British journal of

radiology, 2003, 76 (904): 220 - 231.
[2] MILES K A. Functional computed tomography in oncology [J]. European journal of cancer, 2002, 38 (16): 2079 - 2084.
[3] 胡科. 肿瘤血管网及微环境特点 [J]. 微循环杂志, 2010, 20 (2): 44 - 46.
[4] 陈丽霞. 中药抗肿瘤血管生成研究概况 [J]. 中医杂志, 2008, 49 (12): 1133 - 1135.
[5] 季秀海, 钱晓萍, 刘宝瑞. 中药有效成分抗肿瘤血管生成研究进展 [J]. 现代肿瘤医学, 2010, 18 (3): 594 - 597.
[6] 中华医学会. 临床诊疗指南·肿瘤分册 [M]. 北京: 人民卫生出版社, 2005: 99 - 107.
[7] GOLDSTRAW P, CROWLEY J, CHANSKY K, et al. The IASLC Lung Cancer Staging Project: proposals for the revision of the TNM stage groupings in the forthcoming (seventh) edition of the TNM Classification of malignant tumours [J]. Journal of thoracic oncology, 2007, 2 (8): 706 - 714.
[8] 周岱翰. 肿瘤治验集要 [M]. 广州: 广东高等教育出版社, 1997: 134 - 141.
[9] EISENHAUER E A, Therasse P, BOGAERTS J, et al. New response evaluation criteria in solid tumours: revised RECIST guideline [J]. European journal of cancer, 2009, 45 (2): 228 - 247.
[10] 陈明伟, 杨岚, 倪磊, 等. Rg_3 对人肺腺癌 A549 细胞及其内源性 VEGF 的影响 [J]. 四川大学学报 (医学版), 2006, 37 (1): 60 - 62.
[11] 陈明伟, 马爱群, 倪磊, 等. 人参皂甙对肺癌细胞和血管内皮细胞增生、凋亡及其周期的影响 [J]. 中南大学学报 (医学版), 2005, 30 (2): 149 - 152.
[12] YUE P Y, WONG D Y, WU P K, et al. The angiosuppressive effects of 20 (R)-ginsenoside Rg_3 [J]. Biochemical pharmacology, 2006, 72 (4): 437 - 445.
[13] 王淑美, 林丽珠, 熊绍权, 等. 益气除痰方对肺癌系列基质金属蛋白酶表达的影响 [J]. 中药新药与临床药理, 2011, 22 (2): 135 - 138.
[14] 王建卫, 吴宁, 宋颖. CT 灌注成像在早期非小细胞肺癌疗效评估和预后评价中的应用 [J]. 中华放射学杂志, 2010, 44 (1): 12 - 15.
[15] 谢海涛, 黎庶, 初金刚, 等. CT 灌注参数变化对肺癌化疗早期疗效的观察与评估 [J]. 中国临床医学影像杂志, 2012, 23 (10): 699 - 702.

益气除痰方防治化疗相关性疲劳的疗效观察

关洁珊　欧阳明子　肖志伟　林丽珠　曾科学

化疗相关性疲劳是接受化疗患者中最常见、最痛苦的症状之一，甚至在癌症治疗结束后的幸存者也可能有持续多年的疲劳存在[1]。化疗相关性疲劳属于癌因性疲劳（cancer related fatigue，CRF）范畴，主要表现为乏力、情绪低落、认知能力下降、兴趣丧失、无法从事原先可以胜任的工作，且疲劳程度不与活动情况相关，经充足睡眠及休息后无法缓解[2]。目前，化疗相关性疲劳的发病机制尚不明确，其干预手段疗效不确切。中医药基于辨证论治的个体化治疗特色，可显著改善化疗所带来的不良反应，缓解疲劳，提高生活质量。肿瘤科采用益气除痰方加减防治化疗相关性疲劳取得良好的疗效，现报道如下。

1　资料与方法

1.1　病例选择

2015 年 1 月至 12 月期间，在广州中医药大学第一附属医院肿瘤中心接受化疗的晚期非小细胞肺癌和大肠癌患者。用数字随机法把患者分为治疗组 32 例，对照组 31 例。治疗组男 20 例，女 12 例；年龄 25 ~ 70 岁；非小细胞肺癌 19 例，大肠癌 13 例。对照组男 18 例，女 13 例；年龄 28 ~ 73 岁；非小细胞肺癌 20 例，大肠癌 11 例。两组基线特征比较，差异均无统计学意义（$P > 0.05$），具有可比性。

1.2　纳入标准

有明确的组织学或细胞学诊断的晚期非小细胞肺癌、大肠癌患者；年龄 18 ~ 75 岁；KPS 评分≥70 分；预计生存期大于 3 个月；肝肾功能基本正常；血常规基本正常，血红蛋白≥90 g/L；意识清楚，无精神疾病，可独立填写调查问卷。

1.3　排除标准

不符合纳入标准者；有症状的脑转移患者；精神病疾病或抑郁症患者；有重度感染患者；主要器官功能衰竭患者；有药物及酒精依赖者；不按规定服药者。

1.4　分组给药

1.4.1　对照组　化疗方案：肺癌使用含铂双药方案化疗，21 天为 1 个周期，连用 2 个周期。大肠癌方案：FOLFOX 或 FOLFIRI 方案，14 天为 1 个周期，连用 2 个周期。

1.4.2　治疗组　化疗方案同前，同时配合益气除痰方加减。益气除痰方方药组成：党参 15 g，茯苓 25 g，法半夏 15 g，浙贝母 15 g，枳壳 15 g，猫爪草 30 g，僵蚕 10 g，肿节风 15 g，山慈菇 15 g。同时辨证加减：如中焦气滞者加苏梗、木香、竹茹、砂仁；气血两虚加熟地黄、制首乌、白芍、山药；脾肾阳虚加制附子、干姜、淫羊藿、杜仲。1 剂/天，水煎至 150 mL，21 天或者 14 天为 1 个疗程，共 2 个疗程。

1.5 观察指标及方法

1.5.1 *疲劳程度* 两组患者在第 1 周期化疗前、2 周期结束后，用简易疲劳量表（BFI）让患者进行自我评价。2 周期后评分与第 1 周期前比较，分数升高为加重，分数相同为稳定，分数降低为有效。BFI 量表是 0 ~ 10 分数字评分量表，包括 9 个问题，分 10 个评价等级（0 ~ 10，0 表示无疲劳，10 表示极度疲劳，1 ~ 3 分代表轻度疲劳，4 ~ 6 分代表中度疲劳，≥7 分代表重度疲劳），疲劳分值为总分除以 9 所得的数值。分值越高表明 CRF 程度越重。前 3 个问题是询问患者目前的疲乏状况，后 6 个问题是询问患者在过去 24 小时内，疲乏症状对生活不同方面的影响[3]。

1.5.2 *生活质量* 采用欧洲癌症研究与治疗组织生存质量测定特异量表 QLQ-C30[4]。QLQ-C30 量表是最频繁使用的评测患者生活质量的自评量表之一。问卷为自我报告形式共 30 个项目，分为九个领域，其中包括五个功能领域：躯体功能、角色功能、情绪功能、认知功能和社会功能；三个症状领域：疲倦、恶心与呕吐、疼痛；一个总健康状况领域和六个单项测量项目（每条作为一个领域）：气促或呼吸困难、失眠、食欲丧失、便秘、腹泻和经济困难，可并称为十五个维度。根据计分规则，功能领域和整体生活质量领域得分越高说明功能状况和生活质量越好，症状领域得分越高表明症状或问题越多，生活质量越差。

1.5.3 *外周血象* 两组患者在第 1 周期化疗前、2 周期结束后，使用希森美康 XE – 5000血细胞分析仪检测两组患者血红蛋白浓度、白细胞数量、血小板数量。

1.6 统计学方法

采用 SPSS 17.0 统计软件进行统计学分析，计数资料采用 t 检验，计量资料采用 χ^2 检验，以 $P<0.05$ 为差异有统计学意义。

2 结果

2.1 两组治疗后疲劳程度疗效比较

见表 1，两组治疗前疲劳程度比较，无统计学差异，$P>0.05$；治疗后，两组间比较，对照组中重度疲倦患者较治疗组多，且 $P<0.05$，有统计学意义。

表1　两组治疗前后疲劳程度比较

单位：例

疲劳程度	治疗组		对照组	
	治疗前	治疗后	治疗前	治疗后
无	5	2	4	0
轻度	18	17	20	8
中度	8	11[ac]	7	17[b]
重度	1	2[ac]	0	6[b]

注：与治疗前相比，a$P<0.05$，b$P<0.05$，c$P<0.05$。

两组治疗前疲劳程度比较，无统计学差异，$P>0.05$；治疗后，两组间同级别比较，差异有统计学意义，$P<0.05$。

2.2　两组治疗前后生活质量比较

两组治疗前各领域评分比较，无统计学差异（$P>0.05$）。两周期后，在功能领域，治疗组在角色功能、情绪功能、社会功能、总健康状况领域评分较治疗前上升，差异有统计学意义（$P<0.05$）；在躯体功能、认知功能领域评分较治疗前下降，差异无统计学意义（$P>0.05$）；对照组治疗后各功能领域评分均较治疗前下降，差异有统计学意义（$P<0.05$）。两组间治疗后比较，$P<0.05$，说明治疗组治疗后患者在功能领域较对照组有所改善。在症状领域，两组患者气促、疼痛等与癌症本身相关的症状领域评分较治疗前下降，差异有统计学意义（$P<0.05$），说明治疗有癌症相关症状得到改善；疲倦、恶心与呕吐、失眠、食欲丧失、便秘、腹泻等与化疗相关的症状领域评分治疗后较治疗前上升，但治疗组治疗前后差异无统计学意义（$P>0.05$），对照组治疗前后差异有统计学意义（$P<0.05$），治疗后两组间比较，$P<0.05$，说明治疗组出现化疗相关不良反应较少，中药能减轻治疗相关症候群。在经济困难领域，两组治疗前后均上升，且有统计学差异（见表2）。

表2　两组治疗前后生活质量评分比较

项目	治疗组		对照组	
	治疗前	治疗后	治疗前	治疗后
躯体功能（PF）	66.20±9.38	65.08±9.05[bc]	67.69±8.48	56.08±9.15[a]
角色功能（RF）	60.05±9.82	62.45±8.12[ac]	62.95±9.34	55.45±9.62[a]
情绪功能（EF）	64.98±10.02	66.56±7.33[ac]	66.01±5.02	51.06±6.80[a]
认知功能（CF）	70.53±11.01	69.54±8.34[bc]	70.76±7.91	54.84±8.04[a]
社会功能（SF）	64.05±9.33	66.56±12.45[ac]	65.01±8.31	56.06±8.15[a]
总健康状况（QL）	60.02±10.06	67.88±8.87[ac]	59.92±5.06	55.08±7.97[a]
疲倦（FA）	38.40±8.33	39.17±8.23[bc]	39.12±7.36	49.18±9.03[a]

续上表

项目	治疗组		对照组	
	治疗前	治疗后	治疗前	治疗后
恶心与呕吐（NV）	6.30 ±3.81	7.05 ±7.54[bc]	6.31 ±6.61	20.05 ±6.67[a]
疼痛（PA）	20.58 ±7.22	10.11 ±5.09[a]	21.01 ±8.52	12.23 ±7.29[a]
气促（DY）	27.50 ±6.77	18.12 ±6.32[a]	28.57 ±7.07	18.10 ±8.02[a]
失眠（SL）	23.34 ±7.08	25.21 ±5.67[b]	23.04 ±9.28	29.29 ±7.90[a]
食欲丧失（AP）	9.89 ±3.09	11.08 ±7.12[bc]	8.09 ±6.89	33.98 ±4.12[a]
便秘（CO）	9.01 ±5.66	10.23 ±4.64[bc]	8.90 ±6.54	18.13 ±5.14[a]
腹泻（DI）	7.56 ±5.89	9.34 ±7.45[bc]	8.56 ±7.59	20.39 ±6.55[a]
经济困难（FI）	33.65 ±8.98	40.99 ±6.24	34.75 ±6.38	41.09 ±9.34

注：组内比较，与治疗前相比，a$P<0.05$；与治疗前相比，b$P>0.05$；治疗组与对照组比较，c$P<0.05$。

2.3 两组治疗前后血细胞三系的比较

如表3所示，两组治疗前白细胞、中性粒细胞、红细胞、血小板比较，无统计学差异。治疗后两组白细胞、中性粒细胞均较前降低（$P<0.05$），与治疗组相比，对照组降低更显著（$P<0.05$）。两组治疗前后红细胞、血红蛋白与治疗前比较，差异无统计学意义（$P>0.05$）。治疗后两组血小板均较治疗前降低，治疗后两组间比较无统计学差异（$P>0.05$）。

表3　两组治疗前后血细胞三系的比较

指标	治疗组		对照组	
	治疗前	治疗后	治疗前	治疗后
白细胞（$\times10^9$/L）	5.51 ±1.42	3.81 ±0.51[ab]	5.43 ±1.36	2.71 ±0.44[a]
中性粒细胞（$\times10^9$/L）	2.82 ±0.31	1.53 ±0.29[ab]	2.94 ±0.25[ab]	1.21 ±0.23[a]
红细胞（$\times10^{12}$/L）	4.51 ±1.36	3.81 ±0.23[c]	4.43 ±1.22	3.71 ±0.43[c]
血红蛋白（g/L）	105.00 ±4.58	103.00 ±3.18[c]	104.00 ±7.22	101.00 ±2.51[c]
血小板（$\times10^9$/L）	298.00 ±35.11	285.00 ±23.06[c]	290.00 ±32.04	279.00 ±23.17[c]

注：组内治疗前后比较，a$P<0.05$；组间治疗后比较，b$P<0.05$；组内治疗前后比较，c$P>0.05$。

3　讨论

据统计，有65%～100%的化疗患者会发生疲倦。化疗相关性疲倦严重影响了患者的身体、心理、家庭、社会功能及生活质量[5]。化疗相关性疲倦临床上主要表现为神疲乏力、少气懒言、腰酸腿软、头晕、自汗、脉虚弱等，属于中医学“虚劳”“血虚”等范畴。中医肿瘤学强调辨病与辨证相结合，认为化疗主要损伤人体“阳气”，本科前期临床研究也发现癌症相关性疲劳主要责之于肾、脾、肺三脏的虚损。治疗主要从脾肾论治，或健脾和胃，或益气健脾，或温补脾肾，或补肾壮阳，现代医家大多以“虚劳”论治化疗相关性疲劳。但两者又不完全等同，肿瘤患者化疗后出现疲劳，既有化疗后“虚”的表现，又有肿瘤本身为“实”的基础；既有肾、脾、肺三脏的虚损，又有痰瘀毒聚的有形之邪内结。因此，治疗上应补虚泻实、攻补兼施。倘若一味补益，势必事半功倍。

益气除痰方是广州中医药大学第一附属医院肿瘤中心的经验方，在前期的研究中发现，以益气除痰方为主的中医综合治疗方案能延长患者生存期，改善症状，提高生活质量[6]。益气除痰方由党参、茯苓、法半夏、浙贝母、枳壳、猫爪草、僵蚕、肿节风、山慈菇组成。其中党参、茯苓益气健脾，法半夏化痰消肿、解毒散结，枳壳理气宽中、化痰消积，猫爪草、僵蚕、浙贝母化痰散结，肿节风、山慈菇清热解毒，全方共奏益气除痰、解毒散结之攻。

本研究显示益气除痰方组较对照组化疗相关性疲劳程度轻；在生活质量评分领域显示益气除痰方能减轻治疗相关证候群疲倦、恶心呕吐、失眠、食欲丧失、便秘腹泻，提高患者角色功能、情绪功能、社会功能及总健康状况；益气除痰方还能减轻化疗所致的骨髓抑制，主要表现为提升白细胞计数，而对血红蛋白及血小板的影响不明显。究其原因，因本研究观察时间只有两个化疗周期，时间较短，而化疗引起的骨髓抑制首先表现为白细胞的下降，而对血红蛋白及血小板的影响相对滞后，故尚未观察到益气除痰方对血红蛋白及血小板的影响。本研究在益气除痰方原方的基础上根据患者的症状辨证加减，中焦气滞者加苏梗、木香、竹茹、砂仁减轻化疗期间的恶心呕吐、胸闷脘痞，保证了患者饮食的摄入；气血两虚加熟地黄、制首乌、白芍、山药；脾肾阳虚加制附子、干姜、淫羊藿、杜仲均有利于骨髓功能的恢复，减少了化疗相关性疲劳的发生。以上结果表明，益气除痰方能减轻化疗相关性疲劳的发生，提高患者生活质量。

但本研究仍存在诸多不足的地方。研究时间短，不足以观察益气除痰方对血色素的影响，但贫血是现今公认的化疗相关性疲劳的原因之一。未能检查患者的 IL-1β、IL-6、TNF-α 等致炎细胞因子与化疗相关性疲劳及益气除痰方的关系，这是当今国际上有关癌因性疲劳探讨中最热门的问题[7]。我们将继续进行进一步临床及基础研究，探讨如何用中医药防治化疗相关性疲劳，为中医减轻癌症相关性疲劳提供更多理论研究。

本文原载《辽宁中医杂志》，2016，43（6）：1211－1213，有删改.

［参考文献］

［1］ LAWRENCE D P，KUPELNICK B，MILLER K，et al. Evidence report on the occurrence，assessment，and treatment of fatigue in cancer patients［J］. Journal of the national cancer institute，2004（32）：40－50.

［2］ JULIENNE E B，DONALD M L. Inflammation and cancer-related fatigue：mechanisms，contributing factors, and treatment implications [J]. Brain behavior and immunity, 2013, 30: S48 - 57.

[3] VRIES J D, MICHIELSEN H J, HECK G L V. Assessment of fatigue among working people: a comparison of six questionnaires [J]. Occupational and environmental medicine, 2003, 60 (1): 10 - 15.

[4] 李佩文. 肿瘤患者生存质量的中西医维护 [M]. 北京: 人民卫生出版社, 2006: 66 - 68.

[5] GUPTA D, LIS C G, GRUTSCH J F. The relationship between cancer-related fatigue and patient satisfaction with quality of life in cancer [J]. Journal of pain and symptom managment, 2007, 34 (1): 40 - 47.

[6] 周岱翰, 林丽珠, 周宜强, 等. 中西医结合治疗非小细胞肺癌近期疗效观察 [J]. 中国中西医结合杂志, 2005, 25 (12): 1061 - 1065.

[7] WOOD L J, WEYMANN K. Inflammation and neural signaling: etiologic mechanisms of the cancer treatment-related symptom cluster [J]. Current opinion in supportive and palliative care, 2013, 7 (1): 54 - 59.

益气除痰方调控 JNK/SAPK 信号通路干预 A549 细胞的试验研究

李佳殷　林丽珠　杨秋晔

肺癌是全球最常见的恶性肿瘤之一，2010 年中国卫生统计年鉴显示，肺癌死亡率居我国恶性肿瘤死亡率的第 1 位[1]。同时，肺癌也是美国 40 岁以上男性、60 岁以上女性癌症死亡的首要原因[2]。非小细胞肺癌（NSCLC）约占肺癌的 75% ~85%[3]，2/3 以上 NSCLC 患者确诊时已属晚期，失去了手术的机会。益气除痰方是治疗非小细胞肺癌的临床经验方，由党参 15 g，白术 15 g，茯苓 15 g，法半夏 10 g，瓜蒌皮 15 g，枳实 15 g，鱼腥草 30 g，露蜂房 10 g 组成，临床研究表明其可延长Ⅲ、Ⅳ期非小细胞肺癌患者的生存期，改善生活质量[4]；动物实验表明益气除痰方能明显降低 Lewis 肺癌 C57BL/6J 小鼠的肿瘤体积、瘤重及肺转移灶，抑制小鼠 Lewis 肺癌的生长，延长生存期[5]。在前期研究的基础上，本研究探讨了益气除痰方对人肺腺癌 A549 细胞的生长抑制作用及其对 JNK、p-JNK 等表达的影响。

1　材料与方法

1.1　细胞株

人肺腺癌细胞 A549 购自中山大学动物实验中心。

1.2　实验动物

SPF 级 SD 大鼠 40 只，180 ~220 g，均为雄性，由广州中医药大学实验动物中心提供；合格证号：SCXK（粤）2008 -0020。

1.3　药物与试剂

益气除痰方所用中药材购自广州中医药大学第一附属医院中药房；优级胎牛血清（杭州四季青生物工程有限公司）；RPMI -1640（美国 HyClone 公司）；MTT（美国 Sigma 公司）；Annexin V -FITC/PI 细胞凋亡试剂盒（南京凯基生物科技发展有限公司）；兔抗人 JNK/SAPK 抗体及小鼠抗人 Phospho-SAPK/JNK（Thr183/Tyr185）抗体（上海碧云天生物技术有限公司）。

1.4　主要仪器

2424 -2 型 CO_2 培养箱（美国 SHELLAB 公司）；MK3 型酶标仪（美国 Thermo Labsystems 公司）；ALTRA EPICS 流式细胞仪（美国 Beckman Coulter 公司）；XSP -4C 型生物显微镜（上海彼爱姆光学仪器制造公司）；DYY -10C 型电泳仪（中国北京六一仪器厂）；DYCP -33A 型水平电泳槽（中国北京六一仪器厂）。

1.5 益气除痰方含药血清及空白血清制备

按益气除痰方组成（党参 15 g，白术 15 g，茯苓 15 g，法半夏 10 g，瓜蒌皮 15 g，枳实 15 g，鱼腥草 30 g，露蜂房 10 g）准确称取剂量，水煎 2 次。第一次 10 倍水提取，生法半夏先煎 0.5 小时，后加入其余 7 味药材共煎，继续煎煮 1 小时；第二次 8 倍水提取 1 小时，滤过，合并续滤液，浓缩至相对密度 1.28～1.32（60 ℃）的清膏，放入真空干燥器干燥，干膏打粉即得。将 40 只大鼠随机分成益气除痰方组和空白对照组，各组 20 只。益气除痰方组于每日早、晚各 1 次灌胃中药汤剂 63 g/（kg·d），空白对照组予等体积生理盐水，连续 7 天，第 7 天晚上开始禁食不禁水，末次给药 1 小时后无菌条件下从腹主动脉取血，采血后静置 2 小时，3 000 r/min 离心 15 min 分离血清，滤膜除菌，分装于 EP 管中 −20 ℃保存备用。

1.6 细胞培养

人肺腺癌 A549 细胞为贴壁细胞，培养于 RPMI－1640 完全培养液（体积分数 10% 胎牛血清、100 U/mL 青霉素、100 U/mL 链霉素）中，置于 37 ℃，体积分数 5% CO_2、60% 湿度培养箱内培养。

1.7 细胞形态观察

取对数生长期的 A549 细胞，用胰酶消化计数后，以 3×10^5 个/孔接种于 6 孔培养板。细胞贴壁后，以无血清培养基饥饿 24 小时使之同步化，后弃去原培养基，分别以（体积分数）35% 胎牛血清、35% 空白血清、10% 含药血清、20% 含药血清、25% 含药血清、30% 含药血清及 35% 含药血清培养不同孔中的 A549 细胞，培养 72 小时后于显微镜下观察细胞形态并进行拍照。

1.8 MTT 法检测细胞增殖抑制率

取对数生长期的 A549 细胞，经胰酶消化后，吹打成单细胞悬液，调整细胞浓度为 3×10^4/mL，以每孔 100 μL 接种于 96 孔培养板。培养 24 小时后，在细胞处于对数生长期时，弃原培养液，分别加入空白对照组（体积分数 35% 胎牛血清，下同）、空白血清组（35% 空白血清）、10% 含药血清组、20% 含药血清组、25% 含药血清组、30% 含药血清组、35% 含药血清组培养液。培养液配置方法为体积分数 65% RPMI－1640 无血清培养液 + x% 含药血清 + （35 − x）% 空白血清，其中 x% 指含药血清浓度。各组分别设 4 个复孔，置培养箱中继续培养 24、48、72 小时后，每孔加入 5 mg/mL MTT 溶液 20 μL，37 ℃温育 4 小时后弃上清，加入 DMSO 100 μL/孔，避光室温摇床振荡 10 min，于酶标仪 490 nm 单波长处测定各孔吸光度（OD）值，并计算细胞生长的抑制率（IR）。重复实验 3 次，取平均值。IR（%）＝（1 − 实验组平均 OD 值/空白对照组平均 OD 值）×100%。

1.9 流式细胞术测定细胞凋亡率

取对数生长期细胞，用胰酶消化计数后，以 3×10^5 个/孔接种于 6 孔培养板。细胞贴壁后，以无血清培养基饥饿24小时使之同步化。培养24小时后弃原培养液，分别加入A组（35%空白血清）、B组（10%含药血清）、C组（20%含药血清）、D组（25%含药血清）、E组（30%含药血清组）、F组（35%含药血清）培养液，培养液配置方法为体积分数65% RPMI－1640无血清培养液＋x%含药血清＋（35－x）%空白血清（x%指含药血清浓度），置于培养箱中继续培养72小时后胰酶消化收集细胞，调整细胞浓度为1×10^5/mL，取1 mL细胞悬液用2 000 r/min离心5 min后弃上清，PBS洗涤细胞两次，加入500 μL的Binding Buffer悬浮细胞后加入5 μL Annexin V－FITC混匀，再加入5 μL PI混匀，室温避光孵育15 min后流式细胞仪进行检测，计算各组细胞凋亡率。实验重复3次，取平均值。

1.10 Western blotting检测JNK和p-JNK的蛋白表达

各组细胞培养72小时后收集细胞，预冷PBS漂洗1次，加入适量含10 mmol/L PMSF的RIPA裂解液冰上裂解30 min，4 ℃、13 000 r/min离心15 min取上清液，BCA法调整各组蛋白浓度一致。将适当比例的上清液、超纯水及上样缓冲液进行混合，充分振荡，沸水浴10 min，取50 μg总蛋白上样。采用5%浓缩胶80 V（15 min）和12%分离胶120 V（80 min）进行SDS-PAGE电泳后，以50 V电压转印1小时，将凝胶上的蛋白转移到PVDF膜上。将膜取出后经5%脱脂奶粉封闭，洗膜后加入一抗（1∶1 000稀释），4 ℃孵育过夜。次日加入二抗（1∶5 000稀释）常温孵育1小时，加入ECL试剂暗室曝光，经显影定影后应用自动电泳凝胶成像分析系统采集图像，测定条带积分光密度值（IOD）。以GAPDH为内参，以JNK/GAPDH及p-JNK/GAPDH比值作为JNK和p-JNK的相对表达水平。

1.11 统计方法

采用SPSS 13.0软件进行统计分析，计量资料以$\bar{x}\pm s$表示，组间比较采用单因素方差分析，多重比较采用LSD-t检验。

2 结果

2.1 细胞形态

在光学显微镜下观察，使用胎牛血清及空白血清培养的A549细胞贴壁良好，具有人肺腺癌细胞的典型形态学特征，细胞排列不规则，外形以梭形和多角形为主。不同浓度的含药血清培养A549细胞后，部分A549细胞体积缩小，部分未能贴壁生长，细胞质及细胞核固缩，细胞形态呈现为小圆形，其中以30%含药血清组及35%含药血清组的细胞形态改变最为明显。

2.2 各组MTT实验结果

图1、表1结果显示：大鼠空白血清对A549细胞增殖无影响，各含药血清组对

A549 细胞增殖均有抑制作用（$P<0.001$），其中 30% 含药血清组对 A549 细胞生长的抑制率（IR）最高（$P<0.01$）；除 10% 含药血清组外，余各含药血清组的抑制作用均随培养时间的延长而增高（$P<0.05$）。

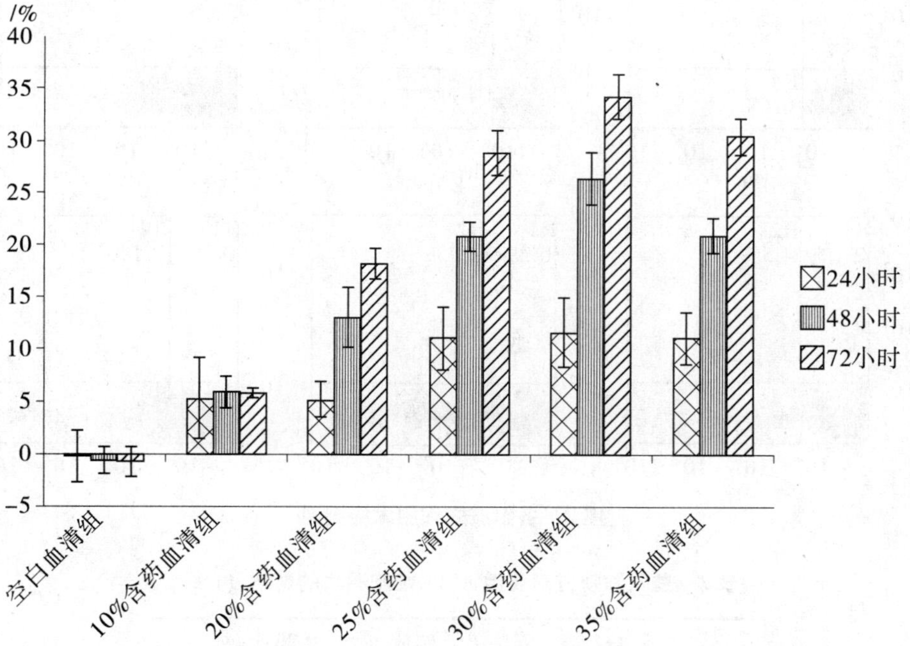

图 1　空白血清组及各含药血清组对 A549 细胞生长的抑制率

表 1　空白血清组及各含药血清组对 A549 细胞生长的抑制率（$\bar{x}\pm s$）

组别	例数	24 小时/%	48 小时/%	72 小时/%
空白血清组	4	−0.22 ±2.43	−0.62 ±1.30	−0.75 ±1.41
10% 含药血清组	4	5.35 ±3.82	5.90 ±1.58	5.85 ±0.50
20% 含药血清组	4	5.25 ±1.69	13.06 ±2.87	18.23 ±1.49
25% 含药血清组	4	11.11 ±3.01	20.83 ±1.45	28.96 ±2.16
30% 含药血清组	4	11.72 ±3.32	26.50 ±2.54	34.38 ±2.14
35% 含药血清组	4	11.14 ±2.48	20.98 ±1.76	30.55 ±1.78

2.3　各组流式细胞术检测结果

图 2、表 2 结果显示：各含药血清组干预 A549 细胞 72 小时后，均可诱导 A549 细胞凋亡，与空白血清组比较差异均有统计学意义（$P<0.05$）；各组凋亡率随含药血清浓度升高有上升趋势，其中 30% 含药血清组细胞凋亡率最高（$P<0.01$）。

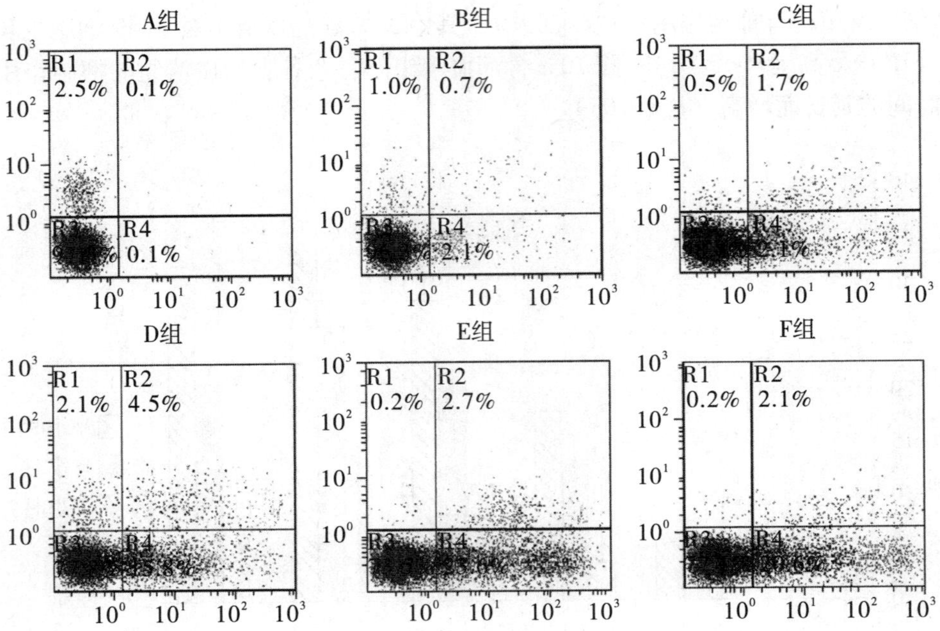

图 2　各组流式细胞术检测图

表 2　益气除痰方对各组 A549 细胞凋亡的影响（$\bar{x} \pm s$）

分组	例数	*P* 凋亡/ %
A 组（35%空白血清）	3	0. 13 ±0. 06
B 组（10%含药血清）	3	2. 87 ±0. 75
C 组（20%含药血清）	3	9. 17 ±1. 40
D 组（25%含药血清）	3	17. 10 ±1. 35
E 组（30%含药血清）	3	23. 83 ±1. 86
F 组（35%含药血清）	3	20. 27 ±1. 72

2. 4　各组 JNK 和 p-JNK 的蛋白表达结果

图 3、表 3 结果显示：各组 JNK 蛋白表达无明显差异；各含药血清组 p-JNK 蛋白表达均低于空白血清组（$P<0.001$），其中 30% 含药血清组 p-JNK 蛋白相对表达量（p-JNK/GAPDH）最低，差异有统计学意义（$P<0.01$）。

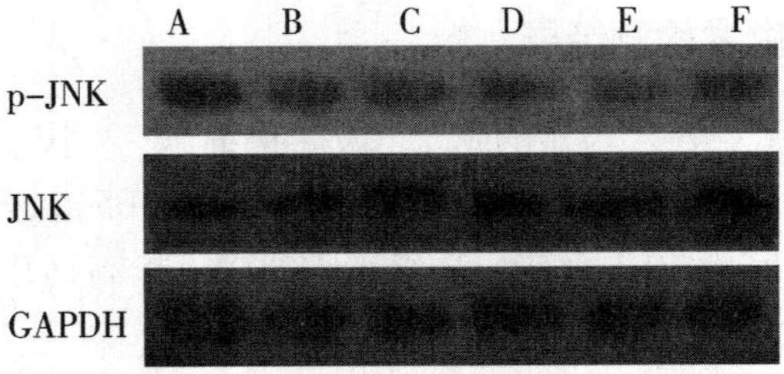

图 3　Western blotting 检测各组 p-JNK 及 JNK 蛋白表达结果

表3 益气除痰方检测各组 p-JNK 及 JNK 蛋白表达（$\bar{x} \pm s$）

分组	例数	JNK/GAPDH	p-JNK/GAPDH
A 组（35%空白血清）	3	0.23 ±0.02	0.69 ±0.00
B 组（10%含药血清）	3	0.24 ±0.00	0.58 ±0.01
C 组（20%含药血清）	3	0.24 ±0.01	0.57 ±0.01
D 组（25%含药血清）	3	0.24 ±0.01	0.54 ±0.01
E 组（30%含药血清）	3	0.23 ±0.01	0.51 ±0.01
F 组（35%含药血清）	3	0.24 ±0.01	0.57 ±0.01

3 讨论

c-Jun 氨基末端激酶（c-Jun N-terminal kinase，JNK）是哺乳动物细胞中广泛存在的一种蛋白激酶，因其可被多种细胞外的应激信号激活，所以也称应激活化蛋白激酶（stress-activated protein kinase，SAPK）[6]，它是 MAPK 家族中的重要一员。JNK 在被上游信号激活后，可使 c-Jun 氨基末端的第 63 位和第 73 位丝氨酸残基磷酸化，进一步激活 c-Jun 而增强其转录活性。JNK 信号通路参与细胞的增殖与分化、细胞凋亡、细胞形态维持等多种生物学反应[6]，在肿瘤的发生发展及治疗过程中也发挥着重要作用。Uhlirova 等[7]在研究 Ras/Raf 诱导的果蝇肿瘤中发现 JNK 通路被激活，Raf 和 JNK 协同诱导细胞的异常增生。Nateri 等[8]在剔除 c-Jun 基因或改变 JNK 磷酸化的位点后，可使小鼠肠道肿瘤缩小，并延长小鼠的生存期。

刘静等[9]使用 JNK 通路抑制剂 SP600125 干预人胃癌 MGC803 细胞后，可显著增强 TRAIL 的抗肿瘤作用。以上结果提示在多种肿瘤细胞中 JNK 通路被激活，抑制 JNK 通路可作为肿瘤治疗的一个潜在靶点。

益气除痰方是广州中医药大学第一附属医院肿瘤中心治疗非小细胞肺癌的临床经验方，方中党参、白术益气健脾，茯苓利湿化浊，法半夏、瓜蒌皮、枳实化痰消积，鱼腥草、露蜂房解毒散结，全方标本兼治，共奏益气除痰、解毒散结之功。本研究分别使用空白血清及不同浓度的益气除痰方含药血清处理人肺腺癌 A549 细胞，结果显示空白血清对 A549 增殖及凋亡无明显影响，而益气除痰方含药血清可抑制 A549 细胞增殖及诱导凋亡，其中 30% 含药血清的生长抑制作用最强。Western blotting 结果显示各组的 JNK 蛋白表达无明显差异，但不同浓度含药血清组的 p-JNK 蛋白表达均低于空白血清组，这其中又以 30% 含药血清组相对表达量最低，提示益气除痰方对 c-Jun 氨基末端激酶本身无明显影响，但可抑制 JNK 的磷酸化；益气除痰方对 A549 细胞的生长抑制作用可能与抑制 JNK 信号通路的激活有关。

本文原载《四川中医》，2016，34（9）：50－53，有删改.

[参考文献]
[1] 中华人民共和国卫生部.2010年中国卫生统计年鉴[M]. 北京: 中国协和医科大学出版社, 2010: 261-262.
[2] JEMAL A, SIEGEL R, XU J Q, et al. Cancer Statistics, 2010 [J]. CA: a cancer journal for clinicians, 2010, 10 (7): 136-140.
[3] STINCHCOMBE T E, SOCINSKI M A. Considerations for second-line therapy of non-small cell lung cancer [J]. The oncologist, 2008, 13: 28-36.
[4] 周岱翰, 林丽珠, 周宜强, 等. 益气除痰法延长非小细胞肺癌中位生存期的作用[J]. 中医杂志, 2005, 46 (8): 600-602.
[5] 林丽珠, 王淑美, 周京旭. 益气除痰方对脾虚 Lewis 肺癌小鼠肿瘤生长、生存期及 PRDX-1、PRDX-6 表达的影响[J]. 中国中西医结合杂志, 2011, 31 (1): 99-103.
[6] WESTON C R, DAVIS R J. The JNK signal transduction pathway [J]. Current opinion in genetics & development, 2007, 19 (2): 142-149.
[7] UHLIROVA M, JASPER H, BOHMANN D. Non-cell-autonomous induction of tissue overgrowth by JNK/Ras cooperation in a Drosophila tumor model [J]. Proceedinge of the national academy of sciences, 2005, 102 (37): 13123-13128.
[8] NATERI A S, SPENCER-DENE B, BEHRENS A. Interaction of phosphorylated c-Jun with TCF4 regulates intestinal cancer development [J]. Nature, 2005, 437 (7056): 281-285.
[9] 刘静, 曲秀娟, 刘云鹏, 等. 抑制 JNK 通路对 TRAIL 诱导胃癌细胞凋亡影响的研究[J]. 中华肿瘤防治杂志, 2011, 18 (7): 481-484.

总结思辨篇

试谈中医治疗恶性肿瘤（实体瘤）的疗效标准

林丽珠　蓝韶清　周岱翰

恶性肿瘤（实体瘤）的疗效评价问题一直备受关注。近年来随着中医肿瘤学的研究进展，其疗效的评价也成为研究的热点之一。

1　现行实体瘤疗效评价标准的局限性

实体瘤的疗效评价标准一直沿用WHO提出的完全缓解（CR）、部分缓解（PR）、无变化（NC）和疾病进展（PD）的分级标准。肿瘤细胞完全杀灭是现代医学治疗肿瘤的理想标准。但是，从肿瘤细胞增殖动力学及抗癌药物的药代动力学规律来考虑，要达到体内肿瘤细胞的完全消灭，几乎是不可能的。迄今为止，恶性肿瘤的治疗，仍以手术、放疗、化疗为主，其疗效尚未有突破性进展，要达到肿瘤的完全杀灭，“无瘤生存”，只是一个理想的目标。为了追求这一理想的标准，往往会带来的弊端是：第一，导致肿瘤的过分治疗，即使肿瘤治好患者也变成残疾或因功能的严重失调而过着非常人的生活；第二，由医源性带来的机体损害。恶性肿瘤是一种全身性的疾病，局部瘤体的表现只是全身病变的部分反映，许多“早期”的癌症患者，在诊断时已有亚临床转移灶的存在。因此，在外科领域，即使通过扩大根治术来提高疗效，肿瘤也很快复发。而作为非手术治疗的放、化疗来讲，由于许多肿瘤细胞对治疗的不敏感性，即使加大剂量，也往往会造成机体的严重损害而无法完全杀灭肿瘤细胞。

现行的WHO的实体瘤评价标准，一是仅以影像学资料作为评价疗效的唯一标准，以局部的疗效来判定疾病的治疗效果；二是仅以瘤体缩小持续4周以上来评价，反映的只是近期的疗效；三是以单一的客观标准来反映复杂的人体病变，忽视了作为社会上的人的主观感受。因此，不论中医西医，肿瘤学家们均认为WHO的疗效评价标准尚未完善。

2　生存质量在疗效评定中的重要性

随着医学模式的改变，人们对于生存的概念，从活着转变为如何活着，从追求生存的数量进而追求生存的质量。因此，对于恶性肿瘤的治疗，人们的观念也发生了改变，从过去的追求无瘤生存转为重视患者的生活质量，以机体的反应性来指导治疗措施的实施。近20年来，随着生存质量在医学领域的广泛应用，将生存质量的评价纳入恶性肿瘤疗效评价的范畴已为多数人所接受。

长期以来，中医肿瘤学的疗效评价一直采用WHO的实体瘤的疗效评价标准，但中医药治疗恶性肿瘤的对象多数为中晚期患者，其治疗特点是“带瘤生存”，强调的是患者的主观感受。因此，以 WHO 的实体瘤的疗效评价标准来评价中医药的疗效，只能是稳定，甚至是无效的。实践证明，中医药在恶性肿瘤的治疗中起着不可或缺的作用，尤其对于许多中晚期，且放、化疗不敏感的恶性肿瘤，如中晚期的非小细胞肺癌、原发性肝癌以及某些消化系统的恶性肿瘤等，均取得肯定的效果[1-3]。但是，如何评价这些疗效，一直困扰着中医肿瘤学家们。近年来，强调将生存质量的评价引入中医肿瘤学的疗效评价中[4]的建议已得到认同。如何综合评价中医药的治疗疗效，建立中医肿瘤学的疗效标准已逐步引起中医肿瘤学家们的重视。

3 中医肿瘤疗效评定的综合性

从中医肿瘤的临床实践特点考虑，其疗效的综合评定要素，第一，必须包括软标准和硬标准。软标准主要包括临床症状、生存质量两要素。临床症状的评价应将各个病种的主症和辨证分型症状分开，尽量简化，并对各个症状进行量化，始能对症状的疗效进行客观的评价，从中也可对中医"证"的变化以及证型的疗效差别进行评定；生存质量的评价，不但要有患者的行为状态指标（包括 KPS、ECOG），更须全面地评价患者的生存质量。关于生存质量量表的制作，可在某些较为成熟的量表，如 WHOQOL 等量表的基础上，加入中医特色的内容，并对量表的信度、效度、灵敏度进行再评价，以能较为准确地反映中医药的疗效。硬指标在沿用 WHO 实体瘤疗效评价标准的基础上，加入对肿瘤的疗效有参考价值的某些相关抗原，如 AFP、CEA、CA125 等，或某些能对疗效影响较大的生化指标，以从局部和全身情况全面地评价疗效。免疫功能的指标也可纳入中医肿瘤疗效评价中，但由于该指标的分级评分存在一定的困难，因此，该指标的分级评定须尽量简化。第二，应包括近期和远期疗效。以上评价指标主要为近期疗效指标的判定。远期疗效要求必须建立随访制度，主要评价生存期、生存质量两个要素。根据各个要素的权重进行综合评价。第三，必须建立单个病种的疗效评定标准。不同病种间其症状表现等各方面不同，因此疗效评价标准有所区别。在诸要素中，生存质量的评价最为关键，也最为复杂。重视生存质量在恶性肿瘤疗效评价中的作用，关键是量表的制作，我们已在这方面进行了尝试。

中医药对恶性肿瘤的治疗，从基础到临床，已深入各个领域，且在某些领域的研究，如对于非小细胞肺癌、原发性肝癌、某些消化系统癌瘤的治疗，以及提高中晚期患者生存质量方面，已取得较为肯定的疗效。随着我国加入 WTO 以来，中医药越来越受到全世界的重视，制订一套能客观地反映中医药治疗效果的疗效标准，并能为医学界广泛接受，使之成为行业标准，具有较高的学术价值。

本文原载《新中医》，2001，33（8）：5-6，有删改.

[参考文献]

[1] 张培宇. 晚期肺癌的综合治疗效果 [J]. 中国肿瘤, 1999, 8 (10): 444-480.

[2] 黄立中, 曾松林, 蒋益兰, 等. 肝复乐片治疗原发性肝癌31例疗效观察 [J]. 湖南中医杂志, 1997 (1): 4-5, 12.

[3] 邱佳信, 贾筠生, 杨金坤, 等. 健脾法为主治疗晚期胃癌的探讨 [J]. 中医杂志, 1992 (8): 23-25.

[4] 林丽珠, 蓝韶清. 生存质量的评价在中医药治疗恶性肿瘤领域中的应用 [J]. 广州中医药大学学报, 1999, 16 (2): 158-160.

WHO 标准和 RECIST 在肺癌多中心疗效评价的比较

林丽珠　陶志广　周岱翰

肿瘤大小的变化是各种抗癌药客观疗效的重要指标。1979 年 WHO 按此原则制定出药物疗效的评定标准后，一直被世界各国所采用。但经过 20 余年的应用，发现 WHO 标准也存在很多问题，如肿瘤病灶有可测量、可评价和不可测量但可评价的差别；同一器官或多个器官中有多个病灶时，应测量的病灶数目也没有具体要求等。基于此，2000 年，欧洲癌症研究与治疗协会（EORTC）、美国国立癌症研究所（NCI）及加拿大国立癌症研究所（NCIC）提出抗肿瘤药对实体肿瘤客观疗效评定新标准——RECIST (Response Evaluation Criteria In Solid Tumors)[1]。WHO 标准的特点是以肿瘤的最长径与其最大垂直径的乘积来进行疗效评估；而 RECIST 标准的特点是采用肿瘤最大直径的变化率来进行疗效评估，不仅简单易用，而且确定了需要测定的病灶数量，可以重复多次测量，能减少测量误差。本研究的目的在于比较两种标准在肺癌近期疗效评价中的相关性，从而对 RECIST 标准的临床适用性进行评价。

1　材料与方法

1.1　研究对象

本研究分析了 187 例非小细胞肺癌患者，均为 2001 年 12 月至 2004 年 1 月 31 日间住院患者，参加了“提高肺癌中位生存期多中心临床试验”，均按照 GCP 规范进行。临床试验在 6 个单位进行。

1.1.1　*入组标准*　①经组织学或细胞学证实的非小细胞肺癌。②停止放、化疗大于 1 个月。③原发肿瘤病灶为可测量病灶（指肿瘤病灶最长径及其最大垂直径均可测量，胸片或普通胸部 CT 上最长直径应不小于 2 cm，螺旋 CT 片上最长直径应不小于 1 cm）。

1.1.2　*治疗方案*　入组患者随机分为中医中药组、中西医结合组和西药组，各组均按所规定的治疗方案进行治疗。化疗 3 个周期或治疗 3 个疗程后评价疗效。

187 例肺癌患者中，中医中药组 64 例，中西医结合组 59 例，西药组 64 例。其中男 135 例，女性 52 例；年龄 30～80 岁（60.15 ± 0.79 岁）；其中鳞癌 105 例，腺癌 72 例，鳞腺癌 10 例；按照 UICC 第五版 1997 分期系统，Ⅲa 期 26 例，Ⅲb 期 74 例，Ⅳ期 87 例。

1.2　方法

1.2.1　*治疗前基线数据采集*　治疗开始前 2 周内进行胸部 CT 扫描、胸部 X 线摄片，并测量肿瘤的最长径和其最大垂直径，每个受累脏器最多测量 5 个可测量病灶，累加最多10个病灶；对不可测量病灶进行记录，而无须测量其大小。

1.2.2 *治疗后数据采集* 常规给予化疗后4周复查胸片或胸部CT，测量肿瘤的最长径和其最大垂直径，记录不可测量病灶；计算最大直径的变化率、最长直径与最大垂直径的乘积及其变化率。

1.2.3 *疗效评估方法* 按照治疗效果分为完全缓解（CR）、部分缓解（PR）、稳定（SD）和疾病进展（PD）。CR指所有已知病灶消失并保持最少4周。WHO标准的PR指肿瘤双径乘积之和减少50%，并保持4周以上；RECIST标准指肿瘤最大单径之和减少30%，并保持4周以上。WHO标准定义PD为双径乘积之和增加25%或出现新病灶；RECIST标准指最大单径之和（LDs）增加20%或出现新病灶。所有其他病灶归为病情稳定SD，判定为SD至少须经2周期化疗。

1.3 统计方法

Spearman等级相关方法对总疗效进行相关分析。

2 结果

2.1 两种标准对肿瘤缓解疗效的评价

187例原发性非小细胞肺癌采用3种不同治疗方案的反应率在3.1%~39.0%之间，以中西医结合组的疗效最佳，按WHO标准有效率（RR）达39.0%，按RECIST标准达到39.0%。对所有病例进行总的评价，结果显示，按照WHO标准进行疗效评价，总反应率（RR）为19.8%，总稳定率（OSD）为73.3%，PD有49例（26.2%）；按RECIST标准进行疗效评价，RR为20.9%，总稳定率（OSD）为73.3%，PD有49例（26.2%）。疗效的具体构成见表1。

表1 WHO标准和RECIST对肿瘤缓解疗效评估的比较例

组别	标准	例数	CR	PR	SD	PD	RR/%	OSD/%	PD/%
中医中药组	WHO	64	0	2	39	23	3.1	64.1	35.9
	RECIST	64	0	4	36	24	6.3	62.5	37.5
中西医结合组	WHO	59	1	22	24	12	39.0	79.7	20.3
	RECIST	59	1	22	24	12	39.0	79.7	18.6
西药组	WHO	64、	1	11	37	15	18.8	76.6	23.4
	RECIST	64	1	11	38	14	18.8	78.1	21.9
总计	WHO	64	1	11	37	15	18.8	76.6	23.4
	RECIST	187	2	37	98	50	20.9	73.3	26.2

2.2 两种评价方法的相关性分析

按两种评价标准判定为 PR 的 37 例中一致的有 35 例（35/37），不一致的有 2 例（2/37），因其双径乘积减少 50%，按 WHO 标准判为 PR，而最大单径之和减少 30%，按 RECIST 标准判为 PR；按两种评价标准判定为 SD 的 100 例中一致的有 98 例（98/100），不一致的有 2 例（2/100）；两种评价方法判为 PD 的 50 例患者中一致的有 48 例（48/50），不一致的有 2 例（2/50），因其双径乘积增加 33%，按 WHO 标准判为 PD，而在单径测量中因其最大径无变化，按 RECIST 标准判为 SD。以 Spearmen 等级相关方法对反应率进行相关分析，相关系数 $r_s = 0.622$，两种评价标准的结果间存在相关关系（$P < 0.05$）；对总稳定率进行相关分析，相关系数 $r_s = 0.864$，两种评价标准的结果间存在相关关系（$P < 0.05$）。

3 讨论

研究者认为，肺癌 WHO 标准和 RECIST 标准的结果相近。RECIST 标准与 WHO 标准对 CR 的定义相同，而对 PR 的定义虽有不同，但两种评价标准的反应率基本相同。两种标准同时应用于 14 个不同临床试验的疗效评价，结果显示反应率基本没有区别[1]。这意味着最大径法（LD）和垂直径法从基线水平减少至少 30%，所以 PR 的标准两种指南基本相同。本研究也发现两种方法在反应率的评价上具有较好的一致性，相关系数 $r_s = 0.622$，与国内的研究结果一致[2-4]。14 个临床试验中有 11 个 RECIST 标准与 WHO 标准的 PR 存在不同，大部分的临床试验是较大的。因此，虽然 PR 的差别很小，却可以影响中等规模Ⅰ、Ⅱ期临床试验的执行，因为仅仅反应率上的微小差别就足以决定是继续还是停止进行试验。[5]

两种方法的 PD 标准也不同。WHO 标准要求单个病灶增加至少 25% 或出现新的病灶，而 RECIST 标准要求 LDs 增加 20% 或出现新病灶。假设球体肿瘤 LDs 增加 20% 或 30% 等同于垂直径增加的百分比，那么就意味着肿瘤体积分别增加 44% 或 69%。

WHO 标准要求垂直径的乘积总和仅仅增加 25% 就被判为 PD 被 Lavin 等批评，他们证实因为测量方法的变化导致 1/4 未变化的肿瘤被判为 PD[6]。James 等[7]研究单纯测量肿瘤长径和肿瘤两条径线乘积与肿瘤细胞数量的对数关系，发现长径比两个方向的径线乘积更能反映肿瘤细胞数量的变化。当肿瘤为球体时，球体面积缩小 50%，对应长径减少 30%。WHO 规定的肿瘤面积增加 25% 以上为 PD 的判定标准，容易因为误差引起评价不够。WHO 标准对 PD 的过高判定可能使一部分患者失去治疗机会，也严重影响抗肿瘤药物临床试验的结果[8]。

国外有研究指出需要慎重解释区分由于评价标准的改变导致的 SD 升高，特别是以肿瘤稳定而不是肿瘤缩小为终点指标的分子靶点药物的评价。[8] 中医治疗具有稳定率高、有效率低的特点，“带瘤生存”是中医药治疗 NSCLC 的疗效特点[9]。中医治疗对瘤体的稳定作用与分子靶点药物的疗效特点近似，而 RECIST 标准对 SD 本研究发现两种方法在稳定率的评价上具有较好的一致性，相关系数 $r_s = 0.622$。

肿瘤最大径之和是衡量肿瘤变化的较好指标，单径测量方法较双径测量方法简单易用，两种方法间具有较好的一致性，国外近期的临床试验已经普遍采用 RECIST 标准，国内采用的还比较少，为便于与国际上的交流，建议以后临床试验采用这一新的标准。

本文原载《中国肿瘤临床》，2006，33（5）：253－255，有删改.

[参考文献]

[1] THERASSE P，ARBUCK S G，EISENHAUER E A，et al. New guidelines to evaluate the response to treatment in solid tumors［J］. Journal of the national cancer institute，2000，92（3）：205－216.

[2] 周岱翰. 肿瘤治验集要［M］广州：广东高等教育出版社，1997：134－141.

[3] WATANABE H，YAMAMOTO S，KUNITOH H，et al. Tumor response to chemotherapy：The validity and reproducibility of RECIST guidelines in NSCLC patients［J］. Cancer science，2003，94（11）：1015－1020.

[4] 陈智伟，廖美琳，陈玉蓉，等. WHO 标准和 RECIST 标准评价肺癌化疗疗效的比较［J］. 循证医学，2004（2）：83－84.

[5] GEHAN E A，TEFFT M C. Will there be resistance to the RECIST（Response Evaluation Criteria in Solid Tumors）［J］. Journal of the national cancer institute，2000，92（3）：179－181.

[6] LAVIN P T，FLOWERDEW G. Studies in variation associated with the measurement of solid tumors［J］. Cancer，1980，46（5）：1286－1290.

[7] JAMES K，EISENHAUER E，CHRISTIAN M，et al. Measuring response in solid tumors：unidimensional versus bidimensional measurement［J］. Journal of the national cancer institute，1999，91（6）：523－528.

[8] MAZUMDAR M，SMITH A，LAWRENCE H S，et al. A statistical simulation study finds discordance between WHO criteria and RECIST guideline［J］. Journal of clinical epiclemio-logy，2004，57（4）：358－365.

[9] 陈志峰，李成柱，刘少翔，等. 中医药治疗原发性非小细胞肺癌疗效的 Meta 分析［J］. 中医杂志，1999，40（5）：287－288.

骨肉瘤内科治疗研究进展：ASCO 会议（2007）展望

林丽珠　刘清华

骨肉瘤（osteosarcoma）是一种起源于间叶组织的恶性肿瘤，以能够产生骨样组织的梭形基质细胞为特征，是骨骼系统最常见的恶性肿瘤，多发于青少年，好发于血运丰富的长骨干骺端，其血行转移发生率高且早，进展迅速，容易出现复发和转移。既往，骨肉瘤仅限于手术治疗，5 年生存率仅为 20% 左右。外科手术在骨肉瘤的治疗中占主导地位，约 80% 的肢体骨肉瘤患者可以行保肢手术。骨肉瘤对放疗不敏感，放疗仅可以用作辅助治疗和姑息性治疗，对于一些没有手术条件又不同意截肢的患者，可以采取局部放疗。近年来，新辅助化疗的出现使患者的 5 年生存率大为提高，保肢术逐渐取代截肢术，靶向治疗和免疫疗法已成为骨肉瘤治疗的新发展方向。总体而言，近年来骨肉瘤的治疗研究并没有大的突破。本文结合 2007 年 ASCO 会议中有关骨肉瘤的治疗研究新进展，对骨肉瘤的内科治疗手段做简要回顾与分析。

1　化疗

骨肉瘤的化疗疗效得到肯定始于 20 世纪 70 年代，Rosen 于 1982 年提出新辅助化疗的概念，使骨肉瘤的保肢手术取代了常规截肢术。术后再根据肿瘤化疗后的组织坏死程度判定疗效，指导下一步的治疗，如果肿瘤坏死率大于 90%，继续原化疗方案，如果肿瘤坏死率小于 90%，则更换治疗方案，增加新药或提高药物剂量。目前，骨肉瘤的 5 年生存率为 50% ~80%，在一些先进的骨肿瘤治疗中心，5 年生存率可以达到 80% 以上。标准的辅助化疗是在截肢术后 1 周左右或保肢术后 2 ~3 周开始接受预定方案的化疗，总疗程一般持续 1 年左右。目前临床治疗骨肉瘤的化疗药物仍以阿霉素（ADM）、顺铂（DDP）和大剂量甲氨蝶呤（MTX）为主，其他还有异环磷酰胺（IFO）、长春新碱（VCR）等。化疗耐药的出现对骨肉瘤化疗提出了新的挑战，但化疗在骨肉瘤治疗中的地位尚无法替代。在辅助化疗中，多种药物联合应用有利于克服肿瘤细胞的异质性，减少耐药性产生，使疗效有所提高。

1.1　新化疗方案的临床研究

虽然化疗的进展使骨肉瘤的预后取得了较大改善，但仍有不少患者化疗后预后不佳或出现耐药，即使与其他治疗方案联合使用也很难改善。因此，对化疗耐药相关分子机制的进一步探讨，开发新的化疗药物，以及与其他技术如基因治疗、免疫治疗的联合实施诱导凋亡将是未来化疗的发展方向。

Hingmire 等比较了高剂量高强度甲氨蝶呤化疗与非甲氨蝶呤三联化疗治疗初发骨肉瘤的临床效果。自 2000 年至 2005 年共纳入 54 例新近诊断为骨肉瘤的患者。化疗方案包括 3 种药物，即阿霉素（20 mg/m^2，d1 ~3），顺铂（100 mg/m^2，d1），异磷酰胺

（2000 mg/m^2，d1～5），此为 A1 化疗周期；B1 周期：阿霉素 + 顺铂；C1 周期：顺铂 + 异磷酰胺。化疗顺序为 A2、B2、C2（合计 6 个周期），3 个化疗周期完成后行原发肿瘤外科切除术。结果统计：入组患者年龄中值为 15.5 岁，男性患者居多（$n=38$，占 70.4%）。1 例中轴骨骼（上颌骨）受累，股骨下段末端是原发骨肉瘤的最常见部位（$n=27$，占 50%）。50 例患者按照既定方案接受了 6 个周期的化疗。35 例患者（占 64.8%）接受了肢体重建手术，18 例患者（占 33.3%）出现肿瘤完全坏死。中位随访时间为 16 个月，无病存活率和 3 年总生存率分别为 41.4% 和 43.6%。经单变量分析，完全的组织学应答（肿瘤坏死率为 100%）是良好的预后因素（3 年总生存率为 73.6%，$P=0.003$）。总生存率在患者性别、年龄分组、肿瘤大小等因素上的差异无统计学意义。研究认为，非甲氨蝶呤三联化疗对初发骨肉瘤是有效的治疗选择[1]。

由于缺乏瘤体的显著变化，在新辅助化疗治疗骨肉瘤的评价中，传统的静态显像方法存在一定的局限性。磁共振灌注成像及动态增强检查方法能够很好地反映骨肉瘤及瘤周组织肿瘤血管的生成情况，可确定是否存在显微镜下肿瘤浸润，对手术切缘安全性的术前判定和预后估测提供更大的帮助[2]。Reddick 在多药联合化疗治疗骨肉瘤的Ⅱ期临床试验中，应用动态增强磁共振成像评价 24 例非转移骨肉瘤的疗效。动态增强磁共振成像在基线水平完成并结合组织学鉴定，以定量动态增强磁共振成像分析在血浆和细胞内外间的反应率及增强参数。Logistic 回归分析用于分析每个时间点定量动态增强磁共振成像与组织学鉴定的关联性。结果发现，术前化疗的第 9 周和第 12 周，定量动态增强磁共振成像分析结果在基线水平显著减少。术前化疗第 9 周和第 12 周的患者显示较好的组织学反应。研究得到结论，动态增强磁共振成像作为一种非侵入性检查可用于评价非转移骨肉瘤疗效。在肿瘤坏死区域，其细胞内外的造影剂聚集相对较低[3]。

1.2 改良给药途径

肢体灌注化疗（ILP）的静脉给药用量大，局部药物浓度较低，通过增加剂量以达到更高的局部药物浓度势必会导致药物毒副放应的增强。局部给药尤其是肿瘤滋养动脉内给药，可使原发灶的药物浓度比静脉给药高 1.5～4.0 倍，增强局部化疗效果，利于保肢术的进行，提高手术切除率、减少截肢率[4]，而且局部给药的全身血药浓度与静脉内给药相同，不影响伴随的全身化疗效果。骨肉瘤 ILP 具体选择的药物有所不同，从常见的化疗药物到腺病毒介导的 IL-3，而基于 TNF 的 ILP 为目前的研究热点，肿瘤坏死因子对骨肉瘤细胞有较明显的杀伤作用，联合干扰素，可以通过多种途径进一步提高对骨肉瘤细胞的杀伤力[5]。

2 生物靶向治疗

近年来，随着肿瘤分子生物学研究的进展，人们已经认识到骨肉瘤的基因表达不但决定骨肉瘤的发生、发展和预后，而且还影响骨肉瘤的化疗疗效，但是，有关骨肉瘤的基因表达与化疗疗效的相关性研究尚属起步阶段，对它们之间内在关联性的认识尚不深入。研究发现的骨肉瘤中一些特异表达的抗原或信号转导分子，不仅为骨肉瘤的发病原因提供了更为确切的研究方向，也为靶向治疗提供了良好的前景。

近期，Gazitt（2007）等研究了以骨肉瘤重要生存途径为靶点的新治疗途径。他们在 HOS 和 KHOS/NP 两个骨肉瘤细胞系中，应用 17 – 丙烯胺 – 17 – 去甲氧格尔德霉素（17AAG）阻断 HSP9，应用雷帕霉素（rapamycin）作用于雷帕霉素靶蛋白（mTOR）；以200 nmol/L 17AAG 和 5 mmol 雷帕霉素处理细胞 24 ~ 48 小时；以 Affymetrix 基因芯片系统检测基因谱。研究结果表明，17AAG（IC_{50} 为 50 nmol/L 浓度）是 HOS 和 KHOS/NP 两个骨肉瘤细胞系的良好凋亡诱导剂，阻滞细胞于有丝分裂期。雷帕霉素是较弱的凋亡诱导剂，阻滞细胞于有丝分裂期 G1 期。17AAG 处理细胞 24 小时和 48 小时的基因谱系分别显示小于 400 和小于 350 个基因变化，小于 700 个基因受到影响。雷帕霉素处理细胞 24 小时和 48 小时的基因谱系分别显示大于 1 000 和 1 600 个基因变化，20 个基因受到影响。在 17AAG 处理细胞表达上调的基因中，与蛋白质代谢有关的基因大于450 个，染色质修饰的基因大于 50 个，调节细胞分裂周期的基因大于 40 个。17AAG 处理后，很多细胞组分发生了变化，包括组蛋白和脱乙酰基酶、细胞骨架、细胞外基质、金属蛋白酶、HSP、MAPK、雷帕霉素靶蛋白和 IGF 及 VEGF 途径，细胞周期和细胞凋亡。众多靶点通过免疫印迹得以确认。该研究提示，在 17AAG 和雷帕霉素组成的靶向治疗中，利用基因微阵列和微 RNA 可以确定 17AAG 和雷帕霉素治疗骨肉瘤的新靶点[6]。

埃兹蛋白是细胞骨架联结子，其功能与肿瘤细胞迁移有关。Salas 等在另外一项对埃兹蛋白的预后价值及其配体 a-smooth actin 和 CD44H 作用的研究中发现，入组的 37 例骨肉瘤患者的骨肉瘤活检组织中有埃兹蛋白表达的占 62%，尤其是成软骨细胞性骨肉瘤，而软骨肉瘤则为阴性。通过免疫组化和荧光定量 RT-PCR 检测，埃兹蛋白阴性和阳性的样本中存在较明确的关联。有 84.5% 的转移瘤样本中检测到埃兹蛋白表达，埃兹蛋白表达水平在转移瘤中较活检组织高（平均表达率为 38.1% 和 17.32%；$P = 0.024$）。但是，在转移灶发生时间点上的表达，转移瘤中较活检组织的差异无显著性（$P = 0.183$）。经多元分析，埃兹蛋白是无瘤生存率和总存活率的独立预后因素（$P < 0.001$ 和 $P = 0.003$）。a-smooth 是总存活率的独立预后因素（$P = 0.024$），CD44H 则未表明有预后价值。该研究得出结论：不同组织学类型的骨肉瘤活检组织中有埃兹蛋白表达，尤其是成软骨细胞性骨肉瘤。埃兹蛋白表达在软骨肉瘤鉴别诊断中的价值尚需进一步研究证实。经多元分析，埃兹蛋白是无瘤生存率和总存活率的独立预后因素，其配体 a-smooth 是总存活率的独立预后因素。这些数据确定了埃兹蛋白在骨肉瘤体内播散中的信号转导途径。这对于选定的剂量强化的患者制定治疗策略有积极意义，而且有利于指导应用某些特殊的抗癌剂如雷帕霉素通过埃兹蛋白途径减少实验性肺转移[7]。

分子靶向药物治疗是特异性地针对肿瘤发生、发展、浸润与转移等环节的一种新的药物治疗方法。分子靶向药物具有较好的分子选择性，与靶分子结合时呈高亲和力，能高效并选择性地杀伤肿瘤细胞，不良反应轻微。近年来，靶向治疗已成为肿瘤治疗的新发展方向。肿瘤分子靶向药物研究和临床应用使肿瘤水平的治疗提升到了一个新的高度。已有研究者在靶向治疗骨肉瘤中做了有益的探索。抗肿瘤新药培美曲塞通过干扰细胞复制过程中的叶酸代谢途径而发挥抗肿瘤作用，能够明显抑制胸苷酸合成酶（TS）、二氢叶酸还原酶（DHFR）和甘氨酰胺核苷甲酰基转移酶（GARFT）的活性。培美曲塞的Ⅰ期临床试验对尤文式肉瘤具有一定疗效。培美曲塞在Ⅱ期临床试验中显示出了广泛的抗瘤谱[8]。在细胞系体外模型实验中的研究表明，培美曲塞对骨肉瘤显示出良好的活性。

3 免疫治疗

骨肉瘤免疫治疗包括非特异免疫治疗、特异性免疫治疗、过继免疫治疗和免疫导向治疗等。但对于骨肉瘤来讲，目前 IL-2 已用于骨肉瘤术后化疗，可以诱导自然杀伤细胞和淋巴激活杀伤细胞的产生，但效果不肯定。对骨肉瘤及其肺转移的基因治疗，研究较多的有细胞因子和 B7 分子系列。Nardin 等通过Ⅲ期临床试验证明，静脉注射脂质体包裹胞壁三肽磷脂酰基氨基乙醇可以激活单核细胞和巨噬细胞的杀肿瘤活性，且激活的巨噬细胞释放的细胞因子和趋化因子可进一步激活其他的免疫细胞，显著提高骨肉瘤患者的总生存率和无瘤生存率[9]。随着分子免疫学的发展及对肿瘤免疫认识的深入，人们认识到：肿瘤细胞的免疫原性低，不能给机体免疫系统提供足够的免疫信号，如果把免疫原性相关分子导入肿瘤细胞并使其表达，增强瘤细胞的免疫原性，就可对机体免疫系统产生较强的免疫刺激，激活体内 CTL 细胞产生特异性抗肿瘤作用，从而达到肿瘤基因治疗的目的。

4 中医中药

长期的临床实践与大量的实验研究证明，中医药参与防治癌瘤至少有四大优势：能延长带癌（瘤）患者的生存期；能改善癌症患者的生存质量；能减少放射治疗和化学治疗的副反应；能提高患者的免疫功能[10]。肿瘤的发生是多因素、多阶段的过程，而中药抗肿瘤具有多环节、多靶点作用的特点，中医辨证论治及整体观念精髓使中药对肿瘤细胞生物学行为影响研究日显独树一帜，尤其是中药基因组学和中药化学组学概念的提出为中药的现代化研究提供了思路和方向，可以预计中西医结合方法将是未来治疗骨肉瘤的方向[11]。

5 预后分析

现有文献中，极少有 65 岁以上骨肉瘤患者的资料，Longhi 等回顾了 43 例 65 岁以上骨肉瘤患者的发生与预后情况。43 例患者中位总生存期为 19 个月，平均 35 个月（3 至 229 个月），3 年生存率为 25%。在局灶性骨肉瘤患者中，3 年生存率为 41.5%，而转移性骨肉瘤患者的 3 年生存率为 0。接受手术治疗的骨肉瘤患者中，3 年生存率为 30%，而未经过手术治疗的骨肉瘤患者的 3 年生存率为 0。在统计学上具有显著意义的预后因素是：局灶性 vs 转移性（$P<0.004$），手术 vs 非手术治疗（$P<0.00005$）。其他变量诸如性别、手术类型和化疗则无统计学意义。在另外一组年龄 40～60 岁的肢体

末端局灶性骨肉瘤患者中，8 年总生存率达 62%。该研究得出结论：相比于年龄较小的成年骨肉瘤患者，65 岁以上的骨肉瘤患者常合并有佩吉特病（Paget 病），其总生存率较小，生存时间较短，需要进一步改进高龄骨肉瘤患者的治疗策略，提高治愈率[12]。

研究人员在骨肉瘤生物标志分子的预后研究中有了新的发现。各种具有预后价值的生物标志物研究有不同的结果。Chen 等以对肿瘤样本行免疫组织化学组织阵列分析方法评价了在骨肉瘤患者标本中一些具有预后价值的生物标志分子，包括细胞周期关卡有关蛋白（p53、p16 和 PTEN）、细胞黏附、活动力、侵袭力（埃兹蛋白、连环蛋白）和血管发生（VEGF、PlGF）。各标志蛋白没有特异的与骨肉瘤亚型有关联性的标志分子。统计分析表明，标志蛋白的阳性比例与临床结果无明显的关联。埃兹蛋白在所有 8 例转移灶患者样本中有表达，尽管此结果尚未达到有统计学意义的标准（$P = 0.15$）。在 ezrin 与 P63（$P < 0.05$），存在显著的关联。研究得出结论：①骨肉瘤患者中，p53、p16、PTEN、埃兹蛋白、连环蛋白、VEGF 和 PlGF 并不是临床预后的预后因素；②埃兹蛋白在转移性骨肉瘤有潜在预后价值；③VEGF、PlGF 与转移性骨肉瘤不存在关联；④ezrin 与 P63 存在显著的关联，值得深入研究[13]。

骨肉瘤肺转移发生率为 30% ~40%。为选择患者需要的预后因素筛选显得十分必要。Schutz 等回顾了在单个治疗中心的 88 例骨肉瘤肺转移并行外科切除术的患者，确定总生存率的有意义的预后因素。结果发现，单变量分析提示无病期，开胸术次数，末次开胸术完整切除率是有意义的预后因素。末次开胸术完整切除肿瘤能够显著提高中位总生存期（19.1 个月 vs 9.6 个月）。Cox 回归分析显示，无病期超过 12 个月（$P = 0.014$）和末次开胸术完整切除肿瘤（$P = 0.003$）是有统计学意义的独立预后因素，而性别、年龄、原发性肿瘤部位及分期、肺小结节数量和双侧小结节对肺部转移灶化疗等均对生存期无影响。研究得出结论：在骨肉瘤肺转移接受外科切除术患者中，无病期和末次开胸术完整切除肿瘤是有统计学意义的独立预后因素[14]。

6 展望

现代医学研究的飞速发展，各种综合治疗手段的不断进步，尤其是基因治疗和分子靶向药物的临床应用进展，为治疗骨肉瘤开辟了新的道路，对骨肉瘤内科治疗疗效平台期的突破带来了新的希望。肿瘤分子细胞生物学和肿瘤药理学的研究进度，直接制约着肿瘤基因治疗与分子靶向治疗的效果与进程，尚有赖于广大基础与临床研究人员的努力探索。

本文原载《癌症进展杂志》，2008，6（1）：47 – 52，有删改.

［参考文献］

［1］HINGMIRE S S，PAI S K，BAKSHI A V，et al. Non-methotrexate based triple drug combination chemotherapy for untreated osteosarcoma［J］. Journal of clinical oncology，2007，25（8）：20512 – 20512.

[2] 杨振燕，张蕾. 骨肉瘤磁共振成像技术进展［J］. 国外医学（骨科学分册），2003，24（3）：145.
[3] REDDICK W E，HOFFER F A，BILLUPS C A，et al. Response assessment using dynamic MR imaging in non-metastatic osteosarcoma［J］. Journal of clinical oncology，2007（25）：10018.
[4] 陆铁民，马志敏. 骨外骨肉瘤诊治进展［J］. 国外医学（肿瘤学分册），2004，31（8）：632－635.
[5] 李世德，劳山，肖增明. TNF－α 和 IFN 对骨肉瘤细胞的作用研究［J］. 广西医科大学学报，2003，20（4）：473－475.
[6] GAZITT Y，MONCADA K，THOMAS C，et al. Targeted therapy for osteosarcoma using 17AAG and rapamycin：identification of new targets using gene microarray profiling and MiRNA［J］. ASCO，June 1－5，2007，Chicago，Illinois，USA.
[7] SALAS S，D EVLLE J，BARTOLI C，et al. Immunohistochemical expression of ezrin correlates with Event-free and overall survival in osteosarcomas［J］. Journal of clinical oncology，2007，25（18）：10035.
[8] ADJEI A A. Pemetrexed（Alimta®）：a novel multitargeted antifolate agent［J］. Expent review of anticancer therrapy，2003，3（2）：145－146.
[9] NARDIN A，LEFEBVRE M，LABROQUERE K，et al. Liposomal muramyl tripeptide phosphatidylethanolamine：targeting and activating macrophages for adjuvant treatment of osteosarcoma［J］. Current cancer drug targets，2006，6（2）：123.
[10] 王冠梁，王元，王琦. 中草药及其提取物治疗骨肉瘤的基础研究进展［J］. 云南中医学院学报，2006，29（2）：52－54.
[11] 周忠，林建华. 骨肉瘤的中西医结合治疗研究进展［J］. 甘肃中医，2006，19（3）：6－8.
[12] LONGHI A，ERRANI C，GONZALES-ARABIO D，et al. Osteosarcoma in patients older than 65 years［J］. Journal of clinical oncology，2008，26（33）：5368－5373.
[13] CHEN W，HE M，AISNER S，et al. Expression of cell cycle，angiogenesis and metastases associated factors in osteosarcoma-immunohistochemical analysis of tissue array in 35 patients［J］. Journal of clinical oncology，2007（25）：10036.
[14] SCHUTZ F A，YOUNES R N，BORGES J A，et al. Osteosarcoma pulmonary metastasis：prognostic factors of 88 patients submitted to surgical resection［J］. Journal of clinical oncology，2007（25）：20502.

肿瘤的中西医结合临床应用体会

林丽珠

我国的中西医结合医疗实践可追溯到18世纪末，如晚清时期的唐容川、张锡纯、恽铁樵等。中西医结合治疗肿瘤则相对较晚，但应用广泛。目前，中西医结合治疗肿瘤已渗透到肿瘤治疗的各个学科以及治疗的各个阶段，成为肿瘤综合治疗中不可或缺的手段。

1 中、西医治疗恶性肿瘤的优势与不足

1.1 中医药治疗肿瘤的优势与不足

中医强调人是一个有机的整体，在肿瘤治疗过程中，更关注机体的全身反应，通过祛邪与扶正相结合的方法，有效地缓解患者的自觉症状，提高生存质量，延长生存期。同西医治疗手段比较，中医药对肿瘤的杀伤力较弱，局部瘤体的控制不明显。

1.2 现代医学治疗肿瘤的局限性

现代医学各种治疗手段，包括放射治疗、化学治疗，以及近年迅速发展的生物治疗、靶向治疗等，仅对部分患者有效，而对相当一部分肿瘤患者，如原发性肝癌、恶性黑色素瘤、恶性间皮瘤等，现代医学仍然缺乏有效的治疗措施；即使治疗有效的患者，也由于缓解期短而导致肿瘤的复发；现代医学的治疗特点是重视肿瘤的局部控制，疏于全身的机能调整，容易导致肿瘤的过分治疗，其结果常使患者身体机能受损，生存质量下降。

1.3 中西医结合治疗的优势

西医杀灭肿瘤细胞，局部瘤体的控制较好，中医调整机体功能，注重全身的机体调节功能，中西医结合治疗标本兼顾，扶正与祛邪相结合，局部与全身相统一，可提高疗效、改善生存质量。随着医学模式的转变和人们对健康观念认识的不断进步，中西医两种不同治疗方法的互补性在临床中逐步被认同，并广泛地应用于临床，逐步走向统一。

2 中西医结合治疗肿瘤应用举隅

2.1 中医药与放疗的配合

放射治疗是以高能放射线攻击局部肿瘤，取得疗效的同时亦容易损害机体。放射治疗的毒性包括全身损害和局部损害；从出现的时间来分，还可分为近期毒性和远期毒性。中医学认为，放射病的病因是“火邪”“热毒”，根据其发病特点，辨证可归属温

病范畴[1]。滋阴法为肿瘤放射病治法之首，如对于放射性口咽炎，宜清热凉血、清心育阴，可予清营汤加减，或五汁饮频频呷吸；对放射性鼻咽炎，宜清热通窍，解毒散结，可予鼻咽清毒剂加减或辛夷散加减；对放射性肺炎，当清热养阴，宣肺理气，可予沙参麦门冬汤加减或竹叶石膏汤；对放射性食道炎，宜滋养胃阴，清热保津，用清热保津汤加减；对放射性胃炎，宜苦甘化阴、燥湿醒胃，予冬地三黄汤合薛氏五叶芦根汤化裁，或予竹叶石膏汤、增液汤治疗；对放射性肠炎，宜清肠解毒、凉血导滞，方用白头翁汤合黄连白芍汤、槐花散等加减治疗；对放射性膀胱炎，治宜清泄瘀毒，滋阴利水，方用茵陈蒿汤合猪苓汤加减；对放射性脑脊髓炎，宜滋肾填精，通络祛瘀，用左归饮合补阳还五汤加减，配合针灸治疗。

2.2 中医药与化疗的配合

化学药物治疗，由于缺乏选择性，在杀伤肿瘤细胞的同时，对机体的正常组织产生一定的损害。最常见的毒副反应有胃肠反应和骨髓抑制两种。临床及实验研究均证明，中医药与化疗配合可减轻治疗的毒副反应，增加疗效，显著提高患者的生存质量。例如，①胃肠反应：胃肠道反应包括恶心呕吐、纳呆、腹泻、口腔溃疡等，其中恶心、呕吐是肿瘤化疗过程中最常见的胃肠道反应。其发生率高达90%以上，严重的程度与化疗药物的种类、剂量、给药途径等因素有关。中医学认为，化疗药物攻伐太过，导致脾胃受损，运化无权，升降失调，治宜健脾和胃、降逆止呕，可予半夏泻心汤、藿香正气丸或香砂六君子汤等加减治疗。胃热明显者，可用竹叶石膏汤、黄芩加半夏生姜汤等；中焦虚寒者，可用黄芪建中汤、理中丸等。②骨髓抑制：骨髓抑制为大多数化疗药物的剂量限制性毒性，根据疾病和化疗药物的不同，可出现白细胞、红细胞、血小板下降或全血细胞下降。患者可出现疲倦、发热、贫血、牙龈出血等症状，重者出现败血症、全身多器官出血等症状而危及生命。中医学认为，邪毒攻伐，致脾胃虚损，气血生化无源，肾精亏损，则骨髓不充，髓虚则精血不能复生。治宜健脾养血、补肾生髓，方用左归丸、右归丸、归脾汤、地黄汤属（六味地黄丸、附桂八味丸、知柏地黄丸、济生肾气丸）等；并辨证选用黄芪、党参、当归、生地黄、熟地黄、阿胶、龟甲胶、鹿角胶、紫河车、枸杞子、人参、鸡血藤、黄精、女贞子、菟丝子、补骨脂、淫羊藿等。

3 常见肿瘤中西医结合治疗研究

3.1 中晚期原发性肝癌的中西医结合治疗研究

原发性肝癌是世界卫生组织公布的十大恶性肿瘤之一，早期手术切除是肝癌的最佳治疗方案。近年来，微创治疗以其较小的损伤、较好的耐受性，成为中晚期肝癌的主要治疗手段，而肝功能损害成为影响治疗效果的主要因素之一。实践证明，中医药在肝癌的微创治疗中可以起到减轻介入治疗导致的肝脏损害，中药全身的保肝抑瘤治疗与局部介入的瘤体控制，起到互补互助的作用[2]。

3.2 非小细胞肺癌的中西医结合治疗研究

肺癌在多数发达国家中列于癌症死因第一位，其中非小细胞肺癌（NSCIC）占总数的将近80%。多数NSCLC患者在确诊时已为晚期，预后很差。化疗是晚期肺癌的主要治疗手段，但总的治疗效果并没有大的突破。中医药对非小细胞肺癌的治疗研究是国内中医药研究最为活跃的领域，并取得较好的研究结果。在“十五”重点攻关项目的研究中，周岱翰等通过组织全国多中心的协作研究，开展对Ⅲ、Ⅳ期非小细胞肺癌的临床试验，观察中医药在Ⅲ、Ⅳ期NSCLC综合治疗中的作用。结果显示，中西医组、中医组分别较西医组生存期延长了4个月、2个月，1年生存受益分别增加了6.69%、3.21%。通过FACT-L量表对患者进行生存质量的调查分析，结果提示中医治疗对化疗具有减毒作用，从而在一定程度上维护患者的生存质量[3-4]。

3.3 中晚期大肠癌的中西医结合治疗研究

大肠癌包括结肠癌和直肠癌，是常见的恶性肿瘤之一。其发病率呈逐年上升趋势。目前大肠癌的治疗仍以外科治疗为主，术后总的5年生存率在50%左右，但大部分就诊时已属Ⅳ期。目前，包括中医药疗法在内的多学科综合治疗方案成为这些患者的主要治疗手段。中医药在中晚期大肠癌的治疗中占有一定的优势，通过对近5年来在广州中医药大学第一附属医院肿瘤中心住院，接受中医及中西医结合治疗，既往化疗失败的Ⅲ、Ⅳ期肠癌患者进行回顾性的临床研究，以国际上大型的Ⅲ期临床研究作为对照，从生存期和生存率等方面评价中医药治疗晚期肠癌的疗效及其对预后的影响，结果显示，同国际上大型Ⅲ期临床研究比较，中西医结合治疗，生存期延长2~5个月，1年生存受益提高15%~23%。研究表明，中医药同化疗的配合可延长晚期、难治性肠癌患者的生存时间，提高远期生存率。

4 讨论

中西医结合治疗肿瘤的临床研究面临的问题主要有：①以中晚期患者为多。晚期病例比例大，影响了中医疗效的正确评价，也影响了中西医结合治疗手段的实施。②中医辨证分型、治疗方法不统一，使中医研究可重复性差，研究证据级别降低。③各医疗机构和个人的治疗水平参差不齐，治疗方法差异较大，影响治疗效果。④缺乏合理的疗效评价标准。中医药的治疗对肿瘤的杀伤力较弱，局部瘤体的控制不明显。因此传统的疗效评价指标难以全面评价中医治疗的效果。⑤由于中医治疗辨证论治的特殊性，面对的主要治疗对象是中晚期患者，使得中医的临床研究难以采用随机对照的实验设计原则。

目前中医药治疗肿瘤的作用机制尚未完全清楚，有待于我们日后进一步研究探讨。

本文原载《世界中医药》，2007，2（6）：359－360，有删改.

[参考文献]

[1] 林丽珠. 周岱翰教授以中医温病学说辨治肿瘤放射病的经验 [J]. 广州中医药大学学报，2006，23（2）：176－178.

[2] 林丽珠，周岱翰，王一帆，等. 参桃软肝丸合并喜树碱对大肝癌的保肝抑瘤作用 [J]. 广州中医药大学学报，2005，22（2）：101－105，113.

[3] 周岱翰，林丽珠，周宜强，等. 中医药对提高非小细胞肺癌中位生存期的作用研究 [J]. 广州中医药大学学报，2005，22（4）：255－258.

[4] 林丽珠，周岱翰，郑心婷. 中医药提高晚期非小细胞肺癌患者生存质量的临床观察 [J]. 中国中西医结合杂志，2006，26（5）：389－393.

老年肺癌的中西医治疗策略

林丽珠　郑心婷

随着平均寿命的延长，我国划分老年人年龄的界限也逐渐上升。关于老年人的定义，在20世纪70—80年代，60岁为老年人，90年代65岁为老年人，而现在渐有趋势认为70岁甚至75岁以上为老年人。根据2000年我国第五次人口普查的资料，我国65岁以上的老年人口达8 811万人，占总人口的6.96%，这标志着我国已经进入了老年型人口的国家行列。50%以上的肺癌患者确诊时年龄超过65岁，因而肺癌也被称为"老年癌"。由于老年人代谢功能降低，脏器功能减退和伴发疾病增多，使老年肺癌有着不同的特点，因而其治疗也有独特性[1-3]。

对于老年肺癌的治疗，既要积极，更要稳妥；既要考虑治疗可能获得的效益，更要考虑治疗可能造成的损害，在充分考虑老年患者对治疗的耐受能力的前提下，尽可能开展积极有效的治疗措施，提高生活质量，延长生存时间。

1　手术治疗

肺切除术是肺癌根治性治疗的重要手段，据报道，老年肺癌患者若不经手术治疗，1年生存率仅7%。大部分的研究结果显示，对于老年肺癌单纯年龄因素不再是手术的禁忌。Matsuoka[4]的有关报道指出，40例80～89岁患者非小细胞肺癌行手术切除，1年、3年、5年的生存率分别为92.4%、71.6%、56.9%。刘志东等[5]报道273例70岁以上肺癌手术切除患者总5年生存率为44.2%，Ⅰ期、Ⅱ期、Ⅲ期患者5年生存率分别为73.2%、32.6%、15.0%。邢国宏等[6]报道124例65岁以上非小细胞肺癌术后5年生存率为49.4%；TNM分期Ⅰ、Ⅱ、Ⅲa和Ⅲb期术后5年生存率分别为72.3%、45.5%、32.4%及0，组间差异有显著性。老年肺癌手术治疗的疗效也与青年肺癌近似。Yamamoto[7]报道797例Ⅰ期肺癌切除术，较年轻组（<70岁，665例，5年生存率和10年生存率分别为64.5%和53.68%）与老年组（≥70岁，132例，5年生存率和10年生存率分别为58.23%和52.24%）比较5年生存率和10年生存率，差异无显著性。Morandi[8]的研究也取得了类似的结果。这表明，老年肺癌的手术可明显提高患者的生存率，年龄不是影响手术效果的主要因素。

目前认为影响老年肺癌切除术后生存率的因素主要有TNM分期、病理类型、手术方式、术后抗肿瘤治疗、吸烟史甚至性别等[6,8]。

随着年龄的增长，心肺功能下降和伴发疾病增多，老年肺癌手术的危险性逐渐增大。Ginsberg报道，术后死亡率小于60岁者为1.3%，60～70岁为4.1%，大于70岁为7.1%[3]。最近（2005），Mery[9]对1992—1997年的14 555例20岁以上的Ⅰ、Ⅱ期肺癌患者进行了回顾性研究。按年龄分为年轻组（<65岁）、中龄组（65～74岁）和老年组（≥75岁）。三组的手术切除率分别为92%、86%和70%，随着年龄增加，可

手术率逐渐下降，而限制型切除术的比率却逐步升高，差异有显著性。研究认为，老年肺癌患者较差的PS状态和伴发疾病是影响手术实施的主要因素。如果患者有较好的PS状态和无严重伴发疾病，其术后的短期和长期生存率与年轻患者无差异[10]。

老年肺癌的术式和切除范围应遵循最大限度切除肿瘤，最大限度保存肺组织的原则。Pagni[11]认为老年肺癌全肺切除术死亡率较高，应慎用。但认真分辨适应证后，仍可实施[12]；Mery[9]认为，较年轻的Ⅰ、Ⅱ期肺癌患者行肺叶切除术较限制性切除术效果更好，但对于年龄大于71岁的患者却难以从肺叶切除术中获益，应尽可能施行限制性切除术。而Riquet[13]认为对于75岁以上的Ⅲ、Ⅳ期肺癌不应行手术治疗。术后并发症中，心血管并发症和术后的肺部感染居多，尤其是心律失常的发生率比较高。这与老年患者心肺功能下降有关。

因而对于老年肺癌患者，只要严格控制手术适应证，选择合理的术式和手术范围，做好围手术期的处理，尽管手术风险有所增加，但是在可承受范围。因此，为延长肺癌患者的生命，对于无明显手术禁忌证的老年肺癌，应采取积极态度，争取手术。

近年来，射频[14]、微波、亚氦刀等局部微创手术也应用于肺癌的治疗中。因其手术创伤小、恢复快、对心肺功能要求低、并发症少且轻等特点，适合在老年患者中积极开展。

2 化疗

化疗是老年肺癌的主要治疗方法，但由于老年人体质较差，特别是骨髓再生功能下降，而且多伴发其他疾病，因而老年人的化疗与标准治疗方案有所不同，具有其特殊性。

2.1 小细胞肺癌的化疗

小细胞肺癌（SCLC）是一种进展快、恶性程度高、对化疗敏感的肿瘤。因而尽管老年SCLC化疗风险增高，但只要有可能，都应该进行适当的化疗，以改善生活质量和延长生存时间。Yau[15]报道英国1982—2003年，有361例不小于70岁的SCLC患者，322例接受了化疗。特别是1995年以后铂类联合VP16方案应用于临床以来，中位生存期达到了43周，1年生存率达37%，有了明显提高。顺铂联合VP16已经成为SCLC标准治疗方案。但由于顺铂肾毒性和胃肠道反应较大，Fukuda[16,17]采用卡铂联合VP16方案治疗，对26例不小于75岁的SCLC患者进行Ⅰ期临床研究，CR＋PR达77%。推荐使用的剂量为卡铂AUC＝4，d1，VP16 100 mg/m^2，d1～3，每28天重复。近年来，拓扑异构酶Ⅰ抑制剂伊立替康和拓扑替康也应用于小细胞肺癌的治疗。即使对于身体情况差，PS评分大于2分的患者，也可考虑先给予小剂量联合方案或VP16单药治疗，待病情有所缓解全身情况好转后，再行进一步治疗。

2.2 非小细胞肺癌的化疗

非小细胞肺癌（NSCLC）是一种对化疗中度敏感的肿瘤。对于老年患者来说，进展相对缓慢。因而其化疗要充分考虑患者的耐受能力，对于体弱多病和 PS 评分大于 2 的患者一般不进行化疗；而对于体质较好 PS 评分不大于 2 的患者，可以考虑全身化疗，但化疗剂量、方案不宜强烈。Maione[18] 的报道指出，老年肺癌化疗前的生活质量和功能状态可较好的预测化疗后的预后情况。目前老年肺癌采用的化疗方案有单药化疗、小剂量联合化疗或序贯化疗。

单药化疗，多采用第三代肺癌化疗药物如诺维本、健择和紫杉醇类。2001 年 ELVIS（Elderly Lung Cancer Vinorelbine Italian Study）试验[19] 是一项著名的针对老年 NSCLC 的Ⅲ期临床研究。该研究将 191 例患者随机分为长春瑞滨（NVB）单药化疗组和最佳支持治疗组，结果单药化疗显著延长了患者的中位生存期（28 周 vs 21 周，$P=0.04$），1 年生存率明显提高（32% vs 14%），生活质量改善，且 NVB 相关的不良反应较轻，没有危及生命的毒副反应。这项研究在老年 NSCLC 中具有里程碑的作用，首次确立了化疗在老年肺癌中的地位和可行性。随后进行的 MILES 试验[20] 是另一个专为老年 NSCLC 设计的Ⅲ期临床试验。研究共纳入 707 例老年Ⅲb/Ⅳ期 NSCLC 患者，分别接受吉西他滨（GEM）单药组、长春瑞滨单药或吉西他滨加长春瑞滨联合化疗。在可评价疗效的 698 例患者中，中位年龄为 74 岁，275 例年龄（39%）不小于 75 岁。NVB 单药组、GEM 单药组和联合组的中位生存期（MST）分别为 36 周、28 周和 30 周（$P>0.05$），1 年生存率分别为 38%、28% 和 30%。尽管 3 组间生活质量相似，但联合组毒性较大，血小板减少和肝毒性较 NVB 单药组常见，与 GEM 单药组相比中性粒细胞减少、呕吐、疲乏、心脏毒性和便秘症状发生。上述两个Ⅲ期研究确立了老年 NSCLC 单药化疗的优势。然而，在众多对肺癌有效的三代化疗药中，到底哪一个疗效更佳？最近（2006）Kudoh[21] 报道另一项Ⅲ期研究 WJTOG9904，研究比较了多烯紫杉醇（DOC）与 NVB 单药治疗老年晚期 NSCLC 的疗效，结果提示多烯紫杉醇 60 mg/m^2，每 21 天重复的方案在瘤体反应率（RR）（22.7% vs 9.9%，$P=0.019$）和无进展生存期（PFS）（5.5 个月 vs 3.1 个月，$P<0.001$）方面均优于 NVB。在总生存期方面，尽管 DOC 组较 NVB 组延长了 4.4 个月，但无统计学差异（14.3 个月 vs 9.9 个月，$P=0.138$）。DOC 组 3～4 度中性粒细胞减少症发生率为 82.9%，显著高于 NVB 组的 69.2%（$P=0.031$）。多名学者也尝试通过一些Ⅱ期临床研究比较几种肺癌三代细胞毒药物的疗效，均未见到阳性结果。新药 Pemetrexed 单药疗效与泰素帝相似，但毒副反应更低[22]、基于上述研究结果，肺癌第三代细胞毒类药物的单药化疗被美国临床肿瘤学会（ASCO）推荐为老年 NSCLC 的标准治疗方案[17,23]。

老年肺癌的联合化疗一直存在争议。以顺铂（DDP）为基础的联合化疗是晚期 NSCLC 的标准一线方案。对美国 SEER 登记数据库的回顾性研究发现，在 1997—2002 年间登记的 66 岁以上的 21 441 例老年 NSCLC 患者中，仅 6 459 例（30.1%）接受了化疗。在一线化疗方案中，68.8% 的患者接受了含铂的两药联合方案，5.8% 患者接受了不含铂的两药联合方案，25.4% 的患者接受单药化疗方案。结果含铂方案较单药相比，可显著延长生存期。然而，上述结果并未能被前瞻性的试验所重复。到目前为止，尚无针对老年人探讨含 DDP 为基础方案治疗晚期 NSCLC 的随机对照Ⅲ期临床研究。多位学者对一些著名的大型Ⅲ期临床研究进行回顾性分析，探索 DDP 和卡铂为基础的化疗在老年晚期 NSCLC 中的作用，这些分析对原试验进行了年龄分层，比较小于 70 岁与不小于 70 岁患者的治疗效果，结果一致地发现老年人可获得与年轻人相同的临床受益，但毒性有所增加[24]。在含铂方案的Ⅰ期、Ⅱ期临床研究中，学者们均不约而同地选择减剂量的给药方法，以期获得最佳的疗效和风险比。一些不含铂类的化疗方案如“诺维本 + 健择”“泰素 + 健择”“泰素帝 + 健择”都在临床试验中，初步结果显示疗效不差于含铂方案，但毒副反应减轻[17]。但因其疗效不优于单药方案，且毒副反应增加，故未被推荐作为首选方案。对于老年体质较好、PS 评分为 0 或 1 的患者，可考虑联合方案。推荐先使用标准剂量的 80%，如果患者耐受力好，毒副反应轻，可给予 90% ~ 100% 剂量化疗，但不要超过 4 个周期；如果反应重，难以耐受，可改用单药或放弃化疗。

续贯治疗也被应用于老年肺癌治疗的研究[25-27]。Hesketh 等报道了 SWOG 0027 和 LUN 6 两个研究序贯应用长春瑞滨与多西紫杉醇治疗老年晚期 NSCLC 的结果。中位生存期、1 年生存率、中位无疾病进展时间分别为 9 个月、40% 和 5 个月，而且毒副作用较低。提示对于 70 岁以上，PS 评分较好的患者能够耐受，且具有明显的生存受益。

3　放疗

同步放化疗，是局部晚期 NSCLC 的标准治疗方案之一。然而老年肺癌患者，由于并发慢性疾病多，特别是慢性呼吸系统疾病、心脏病及糖尿病等，心、肺及肾功能差。同步放化疗的可行性备受争议。JCOG9812 试验是唯一一个针对局部晚期的老年 NSCLC 的Ⅲ期临床试验。研究将患者随机分为单纯放疗组（总剂量 60Gy）和放化疗组（放疗同上加卡铂单药化疗）。结果在研究入组至 46 例时，因 4 例治疗相关的死亡（单纯放疗组 1 例，同步放化疗组 3 例）导致研究提前终止。截至研究终止，放疗组和同步放化疗组的中位生存时间（MST）分别为 428 天和 554 天[28]。同时对既往试验的回顾性分析发现，同步放化疗增加了老年亚组的治疗相关毒副反应，且无生存收益。因而 70 岁以上的老年肺癌同步放化疗应慎重。而对于单纯放疗，年龄并不是根治性放疗的禁忌证。杨焕军等[29]的报道对 135 例 70 岁以上老年 NSCLC 患者施行根治性放疗（常规和非常规分割放疗），按时完成放疗者 91 例，各种原因疗程有中断的 44 例。总的 1 年、2 年、3 年生存率分别为 76%、39% 和 23%；局部控制率分别为 64%、42% 和 40%。表明老年 NSCLC 根治性放疗具有较好的疗效。随着立体定向放疗，三维适形放疗技术的临床应用，进一步提高了疗效，改善生活质量。李德志等[30]的报道指出，立体放疗在 70 岁以上老年人肺癌治疗中，尽管生存率较普通放疗无差异，但生活质量明显提高；江启安等[31]用三维适形低分割放射治疗 45 例老年 NSCLC。结果 CR 23 例（51.1%），PR 15 例（33.3%），NC 5 例（11.1%），PD 2 例（4.4%），RR 38 例（84.4%）。1 年、2 年、3 年生存率分别为 66.7%、48.9% 和 39.1%。三维适形放射治疗对于老年 NSCLC 是一种反应较小、痛苦较轻、安全有效的治疗措施。

4 分子靶向药物治疗

分子靶向治疗是今年（2010）肿瘤研究的一个热点。靶向药物的临床应用使肿瘤水平的治疗提升到了一个新的高度。吉非替尼（Gefitinib）和厄罗替尼（Erlotinib）均为高选择性酪氨酸激酶抑制剂，可通过抑制 EGRF 通路的信号传导而抑制肺癌的生长、转移和血管生成，促进肿瘤细胞凋亡，已被美国 FDA 批准用于既往化疗失败的晚期 NSCLC 患者，是目前在肺癌领域应用最广泛的靶向治疗药物之一。对著名的Ⅲ期临床研究 BR21 的回顾性分层研究发现，老年组（163 例）与年轻组（568 例）相比，可从 Erlotinib 中获得相同的生存受益。但在本研究中，老年人对照组与治疗组比较中位生存时间无显著性差异（7.6 个月 vs 5.0 个月；HR =0.92；P =0.67）[32]。随后在多个针对老年 NSCLC 的Ⅱ期临床研究中，Gefitinib 和 Erlotinib 获得了非常令人鼓舞的疗效，疾病控制率在41% ~70.3%之间，中位生存期达到了5.3 至5.9 个月，而主要的毒副反应是皮疹和腹泻，且程度轻微[33-36]。因而，我们期待靶向药物治疗老年肺癌的Ⅲ期临床结果为我们提供更有力的证据。

5 中医治疗

中医认为肺癌的发病，多因正气先虚，邪毒乘虚而入，致肺气膹郁，肃降无权，痰瘀互结而成。中医药在肺癌的治疗中占有重要地位，必须遵循辨证论治原则。从中医整体观念出发，把“辨证”与“辨病”有机地结合，通过“辨证”顾全整体，平衡阴阳，提高脏腑功能；而“辨病”既可结合现代医学技术如手术、化疗和放疗，也可选择相应的抗肺癌的单味中药如生半夏、生南星、山慈菇、僵蚕等，达到控制局部病灶发展，遏制病灶复发转移，减少病灶对全身的损伤，标本兼顾，以带瘤生存，提高生活质量的治疗目标。根据肺癌的病因病机，对于中晚期肺癌多以益气养阴法[37]、益气活血法[38]、除痰祛瘀法[39]、益气除痰法[40]等治则，罗秀丽等[42]报道 171 例老年肺癌患者随机分为中药组（A）、化疗组（B）和化疗加中药组（C）。其 1 年、2 年的生存率分别为 29%、16%、31% 和 8%、4%、11%，而在生存质量的改善方面，中药组和化疗加中药组具有明显优势。广州中医药大学第一附属医院承担的科技部“十五”攻关课题[40,41]进行了中医药治疗Ⅲ、Ⅳ期 NSCLC 的多中心研究显示中医组、中医加化疗组、化疗组的中位生存期分别为 292 天、355 天、236 天，1 年累积生存率分别为 45.38%、48.86%、42.17%。年龄分层分析结果表明，中医药治疗老年性肺癌（>65 岁）优于低龄组，也优于其他治疗组。随后，我们采用前瞻性多中心的随机对照试验设计，共纳入Ⅲ ~ Ⅳ期老年 NSCLC 患者 124 例，分别接受中医治疗、中西医治疗（中药 + 含铂类的联合方案化疗）和单纯化疗（方案同前）。结果三组中位生存期比较，以中医组最长（310 天），其次为中西医组（292 天），西医组最短（177 天），1 年累积生存率分别为 39.71%、32.33% 和 22.87%，差异有统计学意义（P <0.05）；三组中位疾病进展时间以中医组最长（183 天），其次为中西医组（182 天），西医组最短（122 天），但差异

无统计学意义（$P>0.05$）。同时中医治疗可较好地维护患者的生存质量，提高PS评分，并在一定程度上拮抗化疗的毒副反应。

总之，老年肺癌的治疗已从最佳支持治疗向积极地综合治疗方向过渡，由于老年人肿瘤生物学特性、机体储备功能、代谢动力学等差异，年轻人的试验结果不能类推至老年人身上。中医药治疗，是我国的特色疗法，有深厚的群众基础，不管在疗效还是经济学上，在老年肺癌的治疗中均显示了较大的优势。我们期待着研究者们给予老年人更多的关注，期待有更多针对老年患者的Ⅲ期临床试验，为老年肺癌患者的治疗提供循证医学证据。

本文发表于第三届国际中医、中西医结合肿瘤学术交流大会暨第十二届全国中西医结合肿瘤学术大会，有删改.

[参考文献]

[1] GRIDELLI C, LANGER C, MAIONE P, et al. Lung cancer in the elderly [J]. Journal of clinical oncology, 2007, 25 (14): 1898 - 1907.

[2] 白春学. 老年人肺癌的诊断和治疗 [J]. 中国老年学杂志, 2003, 23 (1): 5 - 7.

[3] 廖美琳, 顾月清. 老年肺癌治疗特点 [J]. 实用老年医学, 2001, 15 (3): 115 - 119.

[4] MATSUOKA H, OKADA M, SAKAMOTO T, et al. Complications and outcomes after pulmonary resection for cancer in patients 80 to 89 years of age [J]. European journal of cardiothoracic surger: official journal of the European association for cardio-thoralic surgery, 2005, 28 (3): 380 - 383.

[5] 刘志东, 许绍发, 韩毅, 等. 70岁以上老年人肺癌273例的外科治疗 [J]. 中华老年医学杂志, 2005, 24 (2): 103 - 105.

[6] 邢国宏, 张进川. 老年非小细胞肺癌外科治疗结果及影响预后因素的研究 [J]. 军医进修学院学报, 2003, 24 (2): 103 - 105.

[7] YAMAMOTO K, ALARCON P J, MEDINA V C, et al. Surgical results of stage I non-small cell lung cancer: comparison between elderly and younger patients [J]. European journal of cardiothoracic surgery, 2003, 23 (1): 21 - 25.

[8] MORANDI U, STEFANI A, GOLINELLI M, et al. Results of surgical resection in patients over the age of 70 years with non small-cell lung cancer [J]. European journal of cardiothoracic surgery: official journal of the European association for cardio-thoralic surgery, 1997, 11 (3): 432 - 439.

[9] MERY C M, PAPPAS A N, BUENO R, et al. Similar long-term survival of elderly patients with non-small cell lung cancer treated with lobectomy or wedge resection within the surveillance, epidemiology, and end results database [J]. Chest, 2005, 128 (1): 237 - 245.

[10] SAWADA S, KOMORI E, NOGAMI N, et al. Advanced age is not correlated with either short-term or long-term postoperative results in lung cancer patients in good clinical condition [J]. Chest, 2005, 128 (3): 1557 - 1563.

[11] PAGNI S, MCKELVEY A, RIORDAN C, et al. Pulmonary resection for malignancy in the elderly: is age still a risk factor? [J]. European journal of cardiothoracic surgery, 1998, 14 (1): 40 - 44.

[12] 王思愚, 吴一龙, 区伟, 等. 老年非小细胞肺癌患者全肺切除术后生存和预后分析 [J]. 中国肺癌杂志, 2000, 3 (3): 195 - 197.

[13] RIQUET M, MEDIONI J, MANACH D, et al. Non-small cell lung cancer: surgical trends as a function of age [J]. Revue des malaies respiratoires, 2001, 18 (2): 173 - 184.
[14] SUH R, RECKAMP K, ZEIDLER M, et al. Radiofrequency ablation in lung cancer: promising results in safety and efficacy [J]. Oncology, 2005, 19 (11): 12 - 21.
[15] YAU T, ASHLEY S, POPAT S, et al. Time and chemotherapy treatment trends in the treatment of elderly patients (age≥ 70 years) with small cell lung cancer [J]. British journal of cancer, 2006, 94 (1): 18 - 21.
[16] FUKUDA M, SODA H, SOEJIMA Y, et al. A phase Ⅰ trial of carboplatin and etoposide for elderly (> or = 75 year-old) patients with small-cell lung cancer [J]. Cancer chemotherapy pharmacology, 2006, 58 (5): 601 - 606.
[17] 王燕，张湘茹. 老年晚期肺癌的治疗策略 [J]. 癌症进展杂志，2004，2 (6)：490 - 492.
[18] MAIONE P, PERRONE F, GALLO C, et al. Pretreatment quality of life and functional status assessment significantly predict survival of elderly patients with advanced non-small-cell lung cancer receiving chemotherapy: a prognostic analysis of the multicenter Italian lung cancer in the elderly study [J]. Journal of clinical oncology, 2005, 23 (28): 6865 - 6872.
[19] The Elderly Lung Cancer Vinorelbine Italian Study Group. Effects of vinorelbine on quality of life and survival of elderly patients with advanced non-small-cell lung cancer [J]. Journal of the national cancer institute, 1999, 91 (1): 66 - 72.
[20] GRIDELLI C, PERRONE F, GALLO C, et al. Chemotherapy for elderly patients with advanced non-small-cell lung cancer: the Multicenter Italian Lung Cancer in the Elderly Study (MILES) phase Ⅲ randomized trial [J]. Journal of the national cancer institute, 2003, 95 (5): 362 - 372.
[21] KUDOH S, TAKEDA K, NAKAGAWA K. Phase Ⅲ study of docetaxel compared with vinorelbine in elderly patients with advanced non-small-cell lung cancer: results of the West Japan Thoracic Oncology Group Trial (WJTOG 9904) [J]. Journal of clinical oncology, 2006, 24 (22): 3657 - 3663.
[22] WEISS G J, LANGER C, ROSELL R, et al. Elderly patients benefit from second-line cytotoxic chemotherapy: a subset analysis of a randomized phase Ⅲ trial of pemetrexed compared with docetaxel in patients with previously treated advanced non-small-cell lung cancer [J]. Journal of clinical oncology, 2006, 24 (27): 4405 - 4411.
[23] WAKELEE H, BELANI C P. Optimizing first-line treatment options for patients with advanced NSCLC [J]. The oncologist, 2005, 10: 1 - 10.
[24] TANG M, DAVIDOFF A J, MULLINS C D, et al. Chemotherapy (C) and survival among 21 - 441 elderly (E) patients (pts) with advanced (adv) NSCLC: analysis of SEER-Medicare claim data 1997—2002 [J]. Journal of clinical oncology, 2008, 26 (15): 8090.
[25] HESKETH P J, CHANSKY K, LAU D H M, et al. Sequential vinorelbine and docetaxel in advanced non-small cell lung cancer patients age 70 and older and/or with a performance status of 2: a phase Ⅱ trial of the Southwest Oncology Group (S0027) [J]. Journal of thoracic oncology, 2006, 1 (6): 537 - 544.
[26] HESKETH P J, LILENBAUM R C, CHANSKY K, et al. Chemotherapy in patients > or = 80 with advanced non-small cell lung cancer: combined results from SWOG 0027 and LUN 6 [J]. Journal of thoracic oncology, 2007, 2 (6): 494 - 498.
[27] 张沂平，廖日强，周清. 第3代化疗药物联合铂类或者序贯化疗在PS2或老年非小细胞肺癌患者的应用 [J]. 循证医学，2004，4 (4)：203 - 205.

[28] ATAGI S, KAWAHARA M, TAMURA T, et al. Standard thoracic radiotherapy with or without concurrent daily low-dose carboplatin in elderly patients with locally advanced non-small cell lung cancer: a phase Ⅲ trial of the Japan Clinical Oncology Group (JCOG9812) [J]. Japanese journal of clinical oncology, 2005, 35 (4): 195-201.

[29] 杨焕军，付小龙，蒋国梁，等. 70岁以上老年人非小细胞肺癌的放射治疗 [J]. 中华老年医学杂志，2000，19 (2): 106.

[30] 李德志，陈正堂. 立体放疗在70岁以上老年人肺癌治疗中的应用探讨 [J]. 重庆医学，2004，33 (7): 1000-1001.

[31] 江启安，赵美红，郎丰平. 三维适形低分割放射治疗老年非小细胞肺癌疗效观察 [J]. 中华放射肿瘤学杂志，2004，13 (4): 289-290.

[32] WHEATLEY-PRICE P, DING K, SEYMOUR L, et al. Erlotinib for advanced non-small-cell lung cancer in the elderly: an analysis of the National Cancer Institute of Canada Clinical Trials Group Study BR. 21. [J]. Journal of clinical oncology, 2008, 26 (14): 2350-2357.

[33] JACKAMN D M, YEAP B Y, LINDEMAN N I, et al. Phase Ⅱ clinical trial of chemotherapy-naive patients > or = 70 years of age treated with erlotinib for advanced non-small-cell lung cancer [J]. Journal of clinical oncology, 2007, 25 (7): 760-766.

[34] CHEN Y, TSAI C, SHIH J, et al. Phase Ⅱ randomized trial of erlotinib versus vinorelbine in chemotherapy-naive patients with advanced non-small-cell lung cancer (NSCLC) aged ≥70 years in Taiwan [J]. Journal of clinical oncology, 2009, 27 (18S): 419s.

[35] CRINO L, CAPPUZZO F, ZATLOUKAL P, et al. Gefitinib versus vinorelbine in chemotherapy-naive elderly patients with advanced non-small-cell lung cancer (INVITE): a randomized, phase Ⅱ study [J]. Journal of clinical oncology, 2008, 26 (26): 4253-4260.

[36] 张力，王淑兰，张晓彤，等. 吉非替尼单药治疗老年晚期非小细胞肺癌患者的临床观察 [J]. 中华内科杂志，2007，46 (5): 392-395.

[37] 刘嘉湘，施志明，李和根，等. 益肺抗瘤饮治疗271例非小细胞肺癌的临床观察 [J]. 上海中医药杂志，2001，35 (2): 4-6.

[38] 王笑民，郁存仁，王禹堂，等. 益气活血散结法配合化疗治疗晚期非小细胞肺癌的临床研究 [J]. 中国中西医结合杂志，1997 (2): 86-87.

[39] 陈玉琨，吴玉生. 除痰祛瘀法治肺癌的理论认识及临床应用 [J]. 新中医，1993 (1): 10-12.

[40] 周岱翰，林丽珠，周宜强，等. 益气除痰法延长非小细胞肺癌中位生存期的作用 [J]. 中医杂志，2005，46 (8): 600-602.

[41] 周岱翰，林丽珠，周宜强，等. 中医药治疗Ⅲ~Ⅵ期非小细胞肺癌的预后因素分析 [J]. 癌症，2005，24 (10): 1252-1256.

[42] 罗秀丽，秦丹梅，李金彩，等. 中药治疗老年中晚期非小细胞肺癌174例临床报告 [J]. 肿瘤防治研究，2004，31 (10): 657-658.

中西医结合治疗肿瘤的几点思考

林丽珠　肖志伟

中西医结合治疗模式是目前大量采用的医疗模式，通过中医和西医的有机结合，取长补短，融会贯通，以提高临床疗效。中西医结合的过程，并不仅仅是对传统中医药学的发掘、整理、研究、阐述和提高，而且也是对现代医学的丰富和发展。

近半个世纪，中西医结合取得了很大的成效，在理论创新上，创立了辨病与辨证相结合、宏观与微观相结合的诊断、治疗模式，提倡病证诊断和疗效评估的标准化、规范化和现代化。对肾虚证、脾虚证的本质及治疗的研究，使得学者们对这些亚临床改变在疾病发生中的作用和意义认识更加深刻[1]。在新药研发方面，充分运用现代医学技术，从传统中医药中开发新药，如三氧化二砷治疗急性早幼粒细胞性白血病（APL），青蒿素治疗耐药恶性疟疾等，均取得良好的疗效。随着后基因组时代的到来，证候基因组学研究为以明确、量化的科学手段对认识中医证候的本质做出了有益的尝试[2]。我们在长期的临床实践中探索以中西医结合方法治疗肿瘤，对如何有机地将中西医方法结合以提高临床疗效，稍有心得和思考，现整理如下。

1　思维方面的融合与创新

中医与西医两套理论体系是不同的，中医以辨证论治为核心，西医以辨病论治为主导；中医强调宏观与整体，西医则比较注重微观与局部；中医辨治肿瘤注重在扶正的基础上进行祛邪，西医则善于针对病源及局部进行治疗。在临床治疗中应尊重传统思维原则，运用辨病与辨证相结合、整体与局部相结合、扶正与祛邪相结合的思维方法，有益于中西医治疗优势的互补，提高临床疗效。

1.1　辨病与辨证结合

辨证论治是中医治疗肿瘤的优势，也是中医诊治疾病的主要方法，它特别强调治病求本、审证求因，重视内因的主导作用。临床用药除应注意各种肿瘤的特点之外，还要根据不同病因、病机和体质进行辨证施治。有关肿瘤的常见辨证类型如气滞、血瘀、痰饮、热毒、正虚等可予以不同的治则治法。中医辨证理论对宏观、定性、动态方面的研究有其独到之处，但在微观、定量、静态方面的研究则有不足，缺乏对疾病产生的具体机制和诊断要点的相关依据。现代科学的发展则弥补了中医在诊断和治疗方面的不足，在对疾病做出明确诊断，以制定完善的治疗方案方面提供了科学论据和条件[3]。早在汉代，张仲景在《伤寒论》《金匮要略》中就开创了辨病论治与辨证论治相结合的模式的先河，既辨病，又辨证，先辨病，后辨证。病证结合是中西医两种医学模式最好的结合模式，可从不同的侧面把握疾病的病位、病势，准确地反映疾病与患者的状态，提高了临床疗效[4]。

1.2 整体与局部相结合

中医学理论体系两个主要的特点是整体观念与辨证论治，其中以整体观看待疾病又是辨证论治的基础。整体观的运用体现在“证”概括了产生疾病的各方面因素和条件，辨证施治通过调节整体而改善局部病变，是中医学整体观的具体运用[5]。中医认为，任何发生于身体局部的癌瘤与其全身阴阳失衡有关，是全身病变的局部表现。其中正虚（内因）是癌肿发生的关键，外邪（外因）往往通过内因而起作用。通过调节整体可改善局部病变，如扶正而祛邪。整体观念贯穿于中医立法处方过程当中，在具体实施中，不论“同病异治”抑或“异病同治”，均是通过调整阴阳平衡而达到治疗的目的。

“带瘤生存”[6]理念是中医肿瘤学中对整体观念的良好诠释。现代医学既往长期以“无瘤生存”为目标，临床往往出现过度治疗，甚至出现“病未愈，人先亡”的悲剧。周岱翰教授在《肿瘤治验集要》中明确提出“带瘤生存”的观点，即将人体与癌瘤看成整体，对癌瘤的局部治疗需在改善机体整体状态和预后的前提下进行，通过辨证论治改善症状，延长患者生存时间，提高其生活质量，这是中医治疗肿瘤的特点和优势，也是抗肿瘤过程中的一种务实态度。“带瘤生存”的观念推动了肿瘤治疗策略的改变，并从观念上摒弃了肿瘤的过度治疗，使患者保持良好的生活质量，促进了肿瘤的合理化及个体化治疗。目前这种理念也正逐步地被接受与认可，并且广泛地用于指导临床实践。

1.3 祛邪与扶正相结合

癌症的病理属性总属于本虚标实，癌症患者的全身衰弱，是局部肿瘤之邪所致，而全身衰弱反可促使局部肿瘤之邪亢盛，这种反复恶性循环，终致不治。所以立方用药，既要扶正亦需祛邪，把扶正与祛邪有机地结合起来，扶正而不留邪，祛邪而不伤正。清代徐大椿说：“虚邪之体，攻不可过；实邪之伤，攻不可缓。”说明了扶正祛邪要准确辨证，掌握适当的时机和分寸。在肿瘤的综合治疗中，现代治疗手段如手术、化疗及放疗等均可看作“祛邪”的方法，与中医药治疗相结合，均可在良好把握扶正与祛邪原则的基础上进行辨证运用。“扶正”与“祛邪”是一对矛盾的统一体，只有在取得矛盾平衡的条件下，才能达到“带瘤生存”的目的。对正气渐衰、邪气已盛，无力耐受放化疗毒副反应的患者，应以中医扶正治疗为主，通过调和脾胃、补养气血等方法培补正气，增强抗邪能力；对正气未衰、邪正对峙者，应扶正与祛邪并举，在扶助正气的基础上，酌情酌量使用化疗、放疗等抑瘤手段，通过祛邪而扶正；而对正气尚旺、邪毒亢盛，客病牢固者，则应以祛邪为主，辅以扶正[7]，应急为驱逐，勿致蔓延。

因此，结合中医学整体观念与辨证论治，化疗与中医药治疗相配合，其策略选择更具平衡性与灵活性。在全面了解患者的全身情况下，针对不同年龄、不同阶段、肝肾功能差异等方面因素综合考虑。对年轻、正气尚足的患者，可选用强效、联合的化疗方案；对年老体弱者，则在固护正气的基础上，选择减量或单药姑息性化疗方案。在肿瘤疾病早期，肝肾功能良好，若能施行根治性切除者，术后辅助化疗或新辅助化疗也许能提高治愈率；而对局部晚期，丧失手术机会，肝肾功能差者，则应加强中医药扶正治疗，并在改善患者肝肾功能的前提下，酌情选用肝肾毒性较小的化疗方案。在全面把握中西医两套治疗理论和方法的基础上，灵活运用，使邪正处于一个平衡的状态，实现个体化的治疗。

2　中医药临床疗效评价的研究

中医药研究多年来一直致力于用实验的方法弄清某种中医治疗手段的病理生理基础，虽然耗资巨大但收效甚微，辨证论治作为中医医疗的精髓，决定了其很难达到可重复性的评价，也难以进行大样本可重复的病例随机对照试验。拘泥于对中医药疗效机理的现代化阐释是目前中医药现代研究策略所出现的偏差，而运用严格方法学证明中医药治疗的有效性和安全性则更具有现实意义[8]。

那么该如何正确客观地评价中医药的治疗疗效？在借鉴现代医学的疗效评价体系的基础上，结合中医药抗癌治疗的疗效特点，将生存质量的评价引入中医肿瘤学的疗效评价中，以此建立中西医结合治疗肿瘤的综合评价标准，在目前肿瘤的多学科综合治疗中逐渐得到认同和发展[9]。

随着抗癌理念的更新，目前对于肿瘤的治疗已从单纯追求瘤体的变化转变为对生存期和生存质量的重视。现有的 WHO 疗效评价标准不能全面地评价中医药治疗恶性肿瘤的疗效，在参照 WHO 疗效评价标准的基础上，结合中医药的疗效特点，我们尝试拟定了《实体瘤中医肿瘤疗效评定（草案）》（简称《草案》），并将《草案》应用于国家“十五”科技攻关项目、“十一五”科技支撑计划项目研究中，结果证实，其能较好地反映中医药治疗晚期非小细胞肺癌（NSCLC）的疗效特点和优势，较实体瘤治疗疗效评价标准（RECIST）更为客观和全面。应用循证医学的研究方法进行临床研究，将能为中医药及中西医结合治疗恶性肿瘤的疗效、安全性、成本效益等方面提供客观化证据，特别是以患者为中心的诊断、治疗、预后、预防及康复等方面的高质量临床研究证据，从而为统一制定中西医结合疗效评价标准打下基础。

3　中医药与抗肿瘤机理研究

随着人类基因组计划进入后基因组学研究时代，人们对疾病的认识从整体、组织到细胞再到分子，更为深入全面。对中医药抗肿瘤机理的研究，已在中医证候组学、基因组学、蛋白质组谱、中药逆转肿瘤化疗耐药（MDR）等方面得到发展。

其中中药的有效成分提取及其对特定基因靶点作用的研究已取得一定成绩，如三氧化二砷治疗 APL，青蒿素治疗耐药恶性疟疾，是运用现代科技继承发展中医药的成功体现。中医药在功能基因调控方面具有潜在的优势，目前已有不少报道中医药或针灸能针对某些关键性功能基因进行调控，从而改善甚至纠正病理状态，中药逆转肿瘤化疗耐药[10]即是通过对功能基因的调控取得疗效。肿瘤化疗耐药是导致化疗失败的重要原因，目前通过对各类中药的广泛研究，扶正补益、活血化瘀、化痰除湿及解毒消肿等类中药纠正肿瘤化疗耐药的作用已得到充分证实。运用蛋白质组学揭示证候的遗传本质是中医证候研究的必然趋势，其通过采用同一疾病不同证候和同一证候不同疾病的组织或细胞表达图谱差异比较来阐释证候之间的差异，赋予中医证候科学内涵；同时蛋白质组学也为研究中药单方、复方多环节、多靶点作用机制提供了有益平台。因此，加强中医药与基因组学技术相结合，充分应用现代科学技术提取中药有效成分，将为中医药在分子水平和基因水平等微观领域的发展提供广阔空间。

4 中西医结合临床路径的实施

临床路径（clinical pathway）是针对某一疾病建立一套标准化治疗模式与治疗程序，是一种以循证医学证据和指南为指导，以住院（或工作）日为单位来组织医疗活动和疾病管理的方法。中西医结合治疗是目前对恶性肿瘤综合治疗的有效措施，可选择专科多发病及常见病如肺癌、肝癌、肠癌等进行临床路径的设计，并运用循证医学方法对疗效做出严格评价，加以不断完善和修改，形成切实合理的诊疗规范，从而为大多数患者提供最有序、最有效的整体医疗管理步骤和模式。当然在推进临床路径实施的同时，应结合患者的个体化差异，发挥中医“同病异治”和“异病同治”的辩证思维并加以灵活调整。

总之，中西医结合治疗肿瘤具有良好的临床疗效和独特的治疗优势，在临床应用中成效显著。中西医应取长补短，求同存异，以提高临床疗效为目标，在基础研究及临床应用领域加强对中西医结合治疗肿瘤的研究和探讨，以更好地为患者服务。

本文原载《中医杂志》，2012，53（18）：1554－1556，有删改.

［参考文献］

［1］沈自尹，王文健，俞瑾，等．肾本质理论研究与临床运用［J］．中国中西医结合杂志，2006，26（1）：94－95.
［2］沈自尹．21世纪：中西医结合走向后基因时代［J］．华夏医药，2002（3）：1－2.
［3］朱良春．辨证与辨病相结合，提高临床疗效［J］．中医药通报，2011，10（1）：1－3.
［4］张京春，陈可冀．病证结合是中西医结合临床的最佳模式［J］．世界中医药，2006，1（1）：14－15.
［5］沈自尹．中医药的一大特色：调节整体，改善局部［J］．中国中西结合杂志，2006，26（12）：1122－1125.
［6］王树堂．“带瘤生存”为癌症治疗带来新观念：周岱翰教授诠释中医肿瘤学［J］．新中医，2009，41（7）：107－108.
［7］王淑美，林丽珠，张文亮，等．中医标本理论在癌症姑息治疗中的应用及价值［J］．中医杂志，2011，52（12）：997－999.
［8］陈可冀．中西医结合的现状和发展［J］．中医药通报，2002，1（2）：1－2.
［9］林丽珠．生存质量在中医药治疗恶性肿瘤领域中的应用研究［J］．癌症进展杂志，2007，5（3）：252－253.
［10］王淑美，林丽珠．扶正祛邪中药改善肿瘤多药耐药新进展［J］．中国老年学杂志，2010，30（22）：3410－3412.

肿瘤的姑息治疗与中医药临床优势

林洁涛　林丽珠

自2006年开始，恶性肿瘤已经成为中国死亡原因的首位病种[1]，并且大部分患者在诊断时已处于晚期，无法再行根治性治疗。近年来姑息医学迅速发展，已成为肿瘤学不可或缺的一部分。姑息医学在各个国家或地区表现有所不同，而在我国中西医并重发展的前提下，中医药的早期介入、贯穿始终成为我国姑息医学的特点。本文结合广州中医药大学第一附属医院肿瘤中心的临床实践，对中医药在姑息医学及肿瘤姑息治疗中的作用展开论述。

1　姑息治疗的定义和发展

英文中姑息（palliative）[2]一词最早作为形容词出现于16世纪40年代，引自14世纪法语中的“palliatif”及中世纪拉丁语中的“palliatus”。在医学领域，将其引申为“庇护健康，祛除症状”，即对症治疗之意。汉语中“姑息”一词最早出自《礼记·檀弓上》，曰“君子之爱人也以德，细人之爱人也以姑息”。郑玄注：“息犹安也，言苟容取安。”《资治通鉴·唐肃宗乾元元年》曰：“自是之后，积习为常，君臣循守，以为得策，谓之姑息。”胡三省注：“姑，且也；息，安也；且求目前之安也。”以上两个出处有相同的意思，指的是苟且求安，无原则地宽恕别人。在汉语中，“姑息”一词的意义倾向于贬义，故目前有部分学者建议将其改为“舒缓治疗”，这样更能符合大众心理，且更能体现其本意。

姑息医学从1987年开始在英国就被认为是临床医学的一个分支。世界卫生组织（WHO）将姑息处理定义为：“对于不能治愈患者的积极的、整体的关怀照顾，包括疼痛和其他症状的控制，并着重解决患者心理学、社会学和心理方面的问题。姑息处理的目标是使患者及其家属获得最好的生活质量。姑息处理的很多内容可以与抗癌治疗在疾病的早期同时进行。”对肿瘤工作者的要求也由“肿瘤预防、早期诊断、早期治疗”3项任务改为“肿瘤预防、早期诊断、综合治疗、姑息治疗”4项任务[3]。肿瘤的姑息治疗已经成为肿瘤临床工作者日常工作的重要任务，它涵盖了肿瘤患者自确诊直至死亡的全过程，甚至包括了对逝者亲友居丧期的身心治疗，是现代肿瘤学的重要内容。

2010年美国麻省总医院肿瘤中心在《新英格兰医学杂志》上发表了关于姑息治疗不仅可以提高生存质量，并且可延长进展期非小细胞肺癌患者的生存期的临床研究报告，受到了普遍关注，提高了肿瘤工作者对姑息医学内涵的认识[4]。该研究证实，接受早期姑息治疗的患者的生活质量要优于接受（单纯）标准治疗的患者；姑息治疗组有抑郁症状的患者比标准治疗组少。研究中接受早期姑息治疗患者的中位生存期比标准治疗组长（11.6个月与8.9个月，$P=0.02$）。2012年美国临床肿瘤学会（ASCO）提出了将姑息治疗和标准抗癌治疗整合的临床建议，认为将姑息医学与标准抗癌治疗结合起来对患者和医护人员均有好处，这些好处包括了减轻症状、提高生存质量和患者的满意度，同时减轻护理人员的负担，可以提高医疗资源和临终关怀的合理利用，减少无价值的重症监护[5]。

近几年来，早期姑息治疗的概念被广泛接受[6-9]，目前普遍认为早期姑息治疗介入可以提高晚期肿瘤患者的生存质量，减少医疗资源的浪费。

2 姑息治疗与“带瘤生存”

“带瘤生存”是中医肿瘤学针对晚期恶性肿瘤提出的概念[10]。“带瘤生存”即是人体与肿瘤的和平共处。许多中晚期肿瘤患者由于肿瘤治疗疗效的局限性，肿瘤病灶无法杀灭，而通过中医药的辨证论治使局部癌灶（邪气）与全身状况（正气）相对稳定，机体处于相对平衡的状况，患者症状得到控制、瘤体稳定，能够保持较好的机能状态，保持良好的生存质量，并能延长生存时间，此即中医学的“带瘤生存”，这是中医治疗肿瘤的特色所在，也是中医肿瘤姑息治疗的理论核心。

恶性肿瘤的姑息治疗目标是为患者提供积极的支持，通过减轻疼痛或缓解其他并发症提高患者的生活质量。中医药姑息治疗从整体观念出发，扶正祛邪；中医药的早期介入并且贯穿肿瘤治疗的全过程是姑息治疗的一种表现，两者的共同点表现在控制症状、提高生活质量、延长生存期等。

3 姑息治疗理念下的中医肿瘤疗效评价

对肿瘤疗效评价不能仅仅满足于 WHO 的 4 项任务和实体肿瘤的疗效评价标准，在姑息治疗的理念指导下，症状改善和生存质量提高也是重要疗效评价指标。早在 2005 年周岱翰等[11]就提出了中医药治疗恶性肿瘤的疗效评价系统。该评价系统中降低了瘤体变化的比重，增加了临床症状、体力状况及生存期等指标，即“中医疗效评价以总疗效（100%）=瘤体变化（30%）+临床症状（15%）+体力状况（15%）+生存期（40%）”，其中 75～100 分为显效，50～74 分为有效，25～49 分为稳定，小于 25 分为无效；并且通过 191 例中晚期非小细胞肺癌（NSCLC）患者的治疗疗效进行验证，与实体瘤疗效评价标准进行对比验证，结果认为该中医肿瘤疗效评价系统比单纯瘤体缓解率的评价更能反映出中医的疗效。但该疗效评价方案仍需要大量的临床研究加以验证。2013 年辽宁省中医药学会肿瘤专业委员会提出了一项“中西医结合姑息治疗晚期肿瘤疗效判定标准研究”，制定了《中西医结合姑息治疗晚期肿瘤疗效判定标准》[12]。

4 肿瘤姑息治疗的临床实践

近年来，广州中医药大学第一附属医院肿瘤中心对中医药治疗恶性肿瘤的姑息治疗展开了多方面的研究，在肺癌、肝癌、癌痛等领域进行了探索并取得了一些成果，现举例如下。

4.1 中医药治疗 NSCLC 的研究

在我国中医肿瘤学界，学者们对中医药治疗恶性肿瘤进行了多方面的临床实践和研究。周岱翰等[13]开展的一项前瞻性、多中心、随机、对照的临床研究，将纳入的病例分成中医组、中西医组及西医组，治疗 3 个月后结果显示，中西医组患者的瘤体大小变化及疾病稳定率优于其他两组；在咳嗽、气促、胃纳、乏力等肿瘤主要相关症状改善方面中西医组和中医组优于西医组。说明中西医结合治疗中晚期 NSCLC 近期疗效优于单纯化疗和中医治疗，显示了中西医结合的治疗优势。有研究将符合Ⅲ、Ⅳ期 NSCLC 标准的病例按肺郁痰瘀型、脾虚痰湿型、阴虚痰热型及气阴两虚型 4 型辨证施治，辨病治疗以益气化痰法为主，辨证治疗分别以宣肺除痰、益气除痰、滋阴化痰、益气养阴法为主，结果 4 组患者中位生存期分别为 308 天、401 天、300 天和 326 天（$P>0.05$）；益气化痰法可使Ⅲ、Ⅳ期 NSCLC 患者的中位生存期达到 9 个月，与化疗配合应用可达到 12 个月，其中脾虚痰湿型患者中位生存期达到 13 个月[14]。由此可以看出，中西结合治疗晚期 NSCLC 可达到改善患者症状及延长生存期的目的。

4.2 中医药治疗肝癌的研究

原发性肝癌由于发现时多为中晚期，且多伴有肝硬化、肝炎以及由此所致的肝功能损害，因此，对于肝癌多强调进行综合治疗。中医的整体扶正治疗与西医的局部祛邪治疗相结合能取得单一手段无法代替的临床疗效，其目的在于最大限度地延长生存期、提高患者的生存质量。

中医药在肝癌手术、化疗、放疗、介入等各个阶段均可辨证使用，治疗的目的主要围绕着改善患者的临床症状、保护肝功能、提高生存质量和延长生存期上[15]。具体表现在 4 个方面：（1）肝癌患者术后的抗复发与转移：术后患者往往表现为邪去正虚，其调治必须以扶正为主，主要治则为健脾理气，滋养肝肾。（2）与介入化疗的配合：主要在于保肝抑瘤，减轻介入化疗的肝功能损害。（3）与放疗的配合：主要在于清肝凉血，滋养肝肾，减轻放射线的热毒伤阴。（4）与分子靶向药物的配合：可以减轻索拉非尼、舒尼替尼等的不良反应[16]。

中医学认为，肝脏体阴而用阳，肝火过盛，则木克土，肝盛犯脾；肝阴不足，则子病及母，导致肝肾阴虚，因此，肝癌的发病与肝、脾、肾三脏密切相关。对于某些中晚期肝癌患者，通过中医药的辨证施治可达到长期生存的目的。有研究采用多中心、回顾性队列研究方法，将中医药治疗作为一种暴露因素，按照肝癌患者接受中医治疗的暴露程度不同划分为中医队列、中西医结合队列和西医队列，以生存期为主要终点指标。结果显示，中医组的中位生存期为 214 天，中西医结合组为 312 天，西医组为 189 天，其中西医结合组与西医组比较差异有统计学意义（$P<0.01$）；暴露于中医因子下的患者的中位生存期为 242 天，没有暴露于中医因子下的中位生存期为 189 天，两者比较差异有统计学意义（$P<0.01$）[17]。由此可见，中西医结合队列的远期疗效最好，中西医结合治疗可以提高中晚期肝癌患者的中位生存期及远期生存率。

4.3 中医药对癌痛治疗及不良反应的处理

控制癌痛是姑息治疗的重要内容。阿片类药物已经广泛用于治疗中度、重度慢性癌痛患者并取得满意效果，然而其不良反应亦不容忽视。研究证实，通过中医药辨证施治，可减轻、减少阿片类止痛药的不良反应[18]。阿片类药物引起恶心呕吐病机多属本虚标实，临床以补虚扶正为要，在健脾和胃的基础上佐以降逆、理气、清热、生津、化痰等；便秘者病位在大肠，与肺、脾、肾相关，治疗以通下为要，具体体现在宣肺下气、温补脾肾、清热润肠、顺气导滞、益气养阴、温阳开结等；尿潴留属中医“癃闭”范畴，主要病机是肾和膀胱气化不利，以肺、脾、肾虚为本，三焦、膀胱气化失司为标，治疗应标本兼顾，以通利三焦、促进膀胱气化为要。如全国多家中心开展的以小承气汤合增液汤加减为基本方治疗阿片类止痛药引起的便秘的临床研究[19]结果显示，小承气汤合增液汤治疗便秘的临床疗效明显高于果导片，且可提高患者的生活质量，体现了中医药减轻阿片类药物不良反应的治疗优势。

5 小结

姑息治疗是肿瘤综合治疗的重要部分，其地位日益重要。尽管早期姑息治疗的理念被倡议，但是实际上大部分患者还是较晚接受姑息治疗，经常是在临终时或者在用尽所有抗肿瘤药物之后[20]。

在我国的肿瘤学模式中，中医肿瘤学是姑息治疗的重要组成部分，其治疗贯穿整个治疗过程，也体现了早期姑息医学介入的治疗模式。“带瘤生存”是中医肿瘤学姑息医学的重要学术特色，是中医肿瘤姑息治疗的核心。而在肿瘤的姑息治疗中，实体瘤的疗效评价标准并不能全面地反映其疗效，因此，建立适合中医或中西医结合肿瘤学的疗效评价体系以体现姑息治疗的价值是十分有必要的。纵观多个临床研究，中医在姑息治疗中取得了良好的疗效，因此，我们倡导中医药在晚期肿瘤的治疗中应该早期介入，并且贯穿整个治疗过程。

本文原载《中医杂志》，2015，56（14）：1198－1201，有删改.

［参考文献］

［1］陈灏珠，林果为．实用内科学［M］．北京：人民卫生出版社，2009：167.

［2］李小梅，刘端祺．现代姑息医学内涵在实践中的演化［J］．医学与哲学（临床决策论坛版），2011，32（2）：7－9，80.

［3］World Health Organization. National cancer control programs：policies and managerial guidelines［Z］. 2nd ed. Geneva：WHO，2002.

［4］TEMEL J S，GREER J A，MUZIKANSKY A，et al. Early palliative care for patients with metastatic non-small-cell lung cancer［J］. The New England journal of medicine，2010，363（8）：733－742.

［5］SMITH T J，TEMIN S，ALESI E R，et al. American Society of Clinical Oncology provisional clinical opinion：the integration of palliative care into standard oncology care［J］. Journal of clinical oncology，

2012, 30 (8): 880-887.
[6] BANDIERI E, APOLONE G, LUPPI M. Early palliative and supportive care in hematology wards [J]. Leukemina research, 2013, 37 (7): 725-726.
[7] GLARE P A. Early implementation of palliative care can improve patient outcomes [J]. Journal of the national comprehensive cancer network, 2013, 11 (Suppl 1): S3-9.
[8] IRWIN K E, GREER J A, KHATIB J, et al. Early palliative care and metastatic non-small cell lung cancer: potential mechanisms of prolonged survival [J]. Chronic respiratory disease, 2013, 10 (1): 35-47.
[9] PARRIS S D. Early palliative care referral for the patient who has terminal cancer [J]. Journal of the American academy of physician assistants, 2013, 26 (4): 34, 36-38.
[10] 周岱翰. 肿瘤治验集要 [M]. 广州: 广东高等教育出版社, 1997: 59.
[11] 周岱翰, 林丽珠, 陶志广. 中医肿瘤疗效评价系统在晚期非小细胞肺癌中的应用 [J]. 中国肿瘤, 2005, 14 (10): 654-657.
[12] 殷东风. 中西医结合姑息治疗晚期肿瘤疗效判定标准研究 [J]. 实用中医内科杂志, 2013, 27 (1): 1-3.
[13] 周岱翰, 林丽珠, 周宜强, 等. 中西医结合治疗非小细胞肺癌近期疗效观察 [J]. 中国中西医结合杂志, 2005, 25 (12): 1061-1065.
[14] 周岱翰, 林丽珠, 周宜强, 等. 益气除痰法延长非小细胞肺癌中位生存期的作用 [J]. 中医杂志, 2005, 46 (8): 600-602.
[15] 林丽珠. 中医药在原发性肝癌综合治疗中对生存质量的维护作用 [J]. 中华肿瘤杂志, 2003, 25 (2): 100-101.
[16] 余玲, 林丽珠. 林丽珠中医药治疗原发性肝癌分子靶向药物不良反应的经验总结 [J]. 广州中医药大学学报, 2014, 31 (1): 133-134.
[17] 丘奕文, 林丽珠, 黄学武, 等. 多中心回顾性队列研究中医药对中晚期原发性肝癌生存期的影响 [J]. 广州中医药大学学报, 2014, 31 (5): 699-705.
[18] 蓝韶清, 陈汉锐, 林丽珠. 吗啡不良反应的中医药治疗对策 [J]. 新中医, 2007, 39 (7): 1-2, 8.
[19] 关洁珊, 林丽珠, 高海利, 等. 小承气汤合增液汤治疗阿片类止痛药所致便秘 50 例临床研究 [J]. 江苏中医药, 2014, 46 (2): 35-36.
[20] Ramchandran K, Von Roenn J H. Palliative care always [J]. Oncology (Williston Park), 2013, 27 (1): 13-16, 27-30, 32-34.

中医药在 EGFR-TKIs 相关不良反应管理中的应用

林丽珠

随着肿瘤分子生物学理论研究的深入，分子靶向治疗已成为癌症诊治的风向标。近年来，针对非小细胞肺癌（non-small cell lung cancer，NSCLC）患者 EGFR 基因 19 外显子、21 外显子的缺失突变[1]，人表皮生长因子受体酪氨酸激酶抑制剂（epidermal growth factor receptor-tyrosine kinase inhibitors，EGFR-TKIs）相继问世，明显提升了 NSCLC 的疗效[2-5]。尽管 EGFR 基因突变的患者获益于 EGFR-TKIs 的治疗，但服药后的一系列不良反应，如皮疹、腹泻和口腔黏膜溃疡，严重影响患者的生活质量，甚至导致药物减量或中止治疗[6-9]。以阿法替尼为代表的第二代 EGFR-TKIs，虽然肝功能损害较第一代下降，但其腹泻及皮疹的发生率更高，3 级腹泻及皮疹发生率高达 11.9% 和 9.4%；而以奥希替尼为代表的第三代 EGFR-TKIs，其皮疹的发生率较前两代均减少，主要不良反应为腹泻、食欲下降等[10,11]。

目前针对 EGFR-TKIs 所致的不良反应，现代医学尚无统一的防治策略和措施，而中医学对于 EGFR-TKIs 所致的皮疹、腹泻、口腔黏膜溃疡等有较深入认识。运用中医药理论辨证论治 EGFR-TKIs 所产生的不良反应，对于防止因不良反应导致靶向药物治疗的减量或断、延长患者生存时间、改善生活质量是至关重要的。本文现将浅析中医药理论在 EGFR-TKIs 相关不良反应管理中的运用。

1 皮疹

1.1 皮疹的中西医治疗

皮肤毒性作为 EGFR-TKIs 类药物最常见的不良反应，发生率高达 60% ~80%[11]。主要表现为痤疮样皮疹，即面部、头颈部、胸背部多发的红色丘疹或脓疱疹，常伴瘙痒、干燥和指甲改变。西医治疗以抗生素、类固醇、钙调神经磷酸酶抑制剂、抗组胺类药物及激素为主[12]。中医学认为其属于“药疹”范畴，发病的病因病机总由禀赋不耐、邪毒侵犯所致，主要为“风、热、湿、毒、瘀”等邪气郁于皮肤而发[13,14]，应从皮损外观、虚实、症状及脏腑病位等 4 个方面辨证论治。

中医临床研究发现，LG09 外敷方治疗 NSCLC 患者口服 EGFR-TKIs 所致皮疹的疗效显著[15]。养肺消疹方对肺癌靶向药所致皮疹有良好的临床疗效[16]。加味消风散治疗吉非替尼所致皮疹疗效优于一般类固醇药物，不良反应较少[17,18]。清肺排毒凉血中药内服联合氢化可的松及红霉素软膏外涂，治疗吉非替尼相关性皮疹疗效良好[19]。银翘散加减治疗吉非替尼引起的皮疹同样有一定疗效[20]。止痒平肤液外用可改善皮肤瘙痒、皮疹和脱屑等皮肤毒性症状，提高患者的生活质量[21]。

1.2 治验

笔者以肺肾阴虚论其本，以内外合邪论其标，结合温病学卫气营血理论解读其发展演化[14]，认为 EGFR-TKIs 所致药疹的根本病机乃阴虚血燥于内，而毒邪结聚于外，治疗上宜以养阴润燥以扶其本虚，再根据病邪的不同阶段以宣肺、清热、凉血、化瘀解其标实。内服以经验方荆防四物汤加减化裁，并结合消疹止痒汤外洗，双管齐下，在临床工作中取得较好疗效，并为中西医结合治疗 EGFR-TKIs 相关性皮疹提供思路，可供临床工作者学习借鉴。

1.2.1 *加减荆防四物汤* 组成：荆芥 10 g，防风 10 g，生地黄 20 g，赤芍 10 g，当归 10 g，川芎 10 g，白鲜皮 15 g，紫草 10 g，蝉蜕 10 g，甘草 6 g。此方具有祛风清肺、凉血润燥之功效，主治风热阴虚血燥之皮疹，症见丘疹色红，或有脓疱，或有小结节，或有痒痛，伴口渴喜饮，或见心烦、失眠多梦，大便干结、小便短赤，舌红苔薄黄，脉弦、细数。临床上可根据患者的兼夹证以灵活加减，如兼有血虚，症见面色无华、头昏眼花、手足麻木，舌淡、脉细者，加鸡血藤 30 g、生地黄 30 g、熟地黄 30 g 以滋阴养血；兼有风盛，症见皮疹瘙痒难忍，游走不定，脉浮者，加防风 10 g、蝉蜕 10 g、薄荷 10 g（后下）、白蒺藜 30 g、飞扬草30 g、地肤子 30 g、白鲜皮 30 g 以疏风散邪；兼有痰盛，症见皮疹有脓疱，脉滑者，加桑叶 15 g、连翘 10 g、猫爪草 15 g、浙贝母 15 g 以化痰散结；兼有血瘀，症见皮疹颜色暗红，皮损以结节、脓疱、囊肿和凹凸不平的瘢痕为主，经久难愈，舌暗，脉涩者，加莪术 10 g、红花 10 g、牡丹皮 30 g、川芎 10 g、紫草 30 g 以活血化瘀；兼有热盛，症见面部丘疹色红，或有脓疱，舌红，苔黄，脉数者，加金银花 30 g、蒲公英 30 g、黄芩 10 g、黄连 10 g 以清热解毒；兼有湿重，症见颜面、胸背皮肤油腻，大便黏腻，舌淡，脉濡者，加茵陈蒿 15 g、薏苡仁 30 g、白术 15 g、法半夏 15 g 以健脾化湿。

1.2.2 *消疹止痒汤（外用）* 组成：黄檗 30 g，苦参 30 g，徐长卿 30 g，地肤子 30 g，白鲜皮 30 g，百部 30 g，山楂 30 g，乌梅 30 g，当归 30 g。瘙痒严重者加蝉衣 30 g、薄荷 30 g（后下）；热毒较甚者加连翘30 g、蒲公英 30 g、金银花 30 g；皮疹色暗，皮损经久难愈者加乳香 30 g、没药 30 g、五倍子 30 g。此方具有清热凉血、祛瘀止痒之功，主治各种瘙痒性皮疹，配合内治可减轻皮疹所带来的瘙痒、疼痛等不适感，标本兼治。

2 腹泻

2.1 腹泻的中西医治疗

腹泻是 EGFR-TKIs 另一常见的不良反应，其发生率约 55%[10]，主要表现为排便次数增加，粪质稀薄，水分增多。西医治疗多参考《2015 英国 EGFR-TKIs 药物不良事件管理专家共识》[12]，按腹泻程度使用肠转运抑制剂洛哌丁胺，另常使用肠黏膜保护剂、肠道菌群调节剂、生长抑素或生长抑素类似物以控制腹泻。中医学认为其属于“泄泻”

的范畴，发病责之于体虚和药毒二因，因虚则泻，因泻愈虚，其本质是以虚为主的虚实夹杂证。病位以脾为主，与肝、肾二脏密切相关。治疗上以温补脾肾为本，兼顾兼症，必要时适当收涩。

现代中医学研究发现，中药腹泻方对 NSCLC 患者靶向治疗引起的轻、中度腹泻疗效优于易蒙停[22]。参苓白术散在防治吉非替尼引起的腹泻时有显著疗效[23]。参苓白术颗粒能明显降低吉非替尼或厄罗替尼治疗中的腹泻发生率[24]。益肺汤能预防吉非替尼引起的腹泻并降低腹泻程度[25]。

2.2 治验

2.2.1 藿香正气丸 组成：藿香 15 g，大腹皮 10 g，白芷 10 g，紫苏叶 10 g，茯苓 10 g，法半夏 15 g，白术 15 g，陈皮 10 g，厚朴 15 g，桔梗 10 g，炙甘草 6 g。此方具有理气和中、化湿止泻之效，主 治外感风寒，内伤湿滞之腹泻，症见脘腹胀痛，呕吐泄泻，头痛昏重，胸膈痞闷，舌苔白腻，脉浮或濡缓。兼有脾虚胃弱，症见腹胀纳少，食后胀甚，肢体倦怠，神疲乏力，少气懒言，舌苔淡白者，加党参 25 g、白扁豆 15 g、莲子 15 g、人参 10 g、山药 20 g、薏苡仁 15 g 以健脾实脾；兼有食滞伤胃，症见恶闻食臭，嗳腐吞酸，泄下物酸腐臭秽，舌苔厚腻，脉滑或沉实者，加山楂 15 g、砂仁 6 g（后下）、鸡内金 10 g 以消食和胃；兼有肝气郁结，症见胸闷、脘胀、嗳气、善太息者，加柴胡 10 g、郁金 10 g、川楝子 10 g 以疏肝理气；兼有郁而化热，症见急躁易怒、泛酸嘈杂、呕吐、口苦、舌红、苔黄，脉弦数者，加黄连 3 ~ 6 g、栀子 10 g 以泻火除烦；兼有肾阳虚衰，症见神疲乏力，腰背冷痛，五更泄泻，舌淡胖苔白，脉沉弱而迟者，加肉豆蔻 6 g、补骨脂 12 g、五味子 6 g、吴茱萸 3 g、附子 10 g、肉桂 6 g 以温肾助阳；兼有久泻脱肛者，加黄芪 30 g、升麻 15 g、干姜 10 g 以益气升阳。

2.2.2 白术山楂茯苓膏（食疗） 组成：白术 100 g，山楂 120 g，茯苓 200 g，冰糖或蜂蜜适量。具有健脾利水、开胃消食之功，适用于腹泻伴疲倦乏力，脾胃虚弱者。

3 口腔黏膜溃疡

3.1 口腔黏膜溃疡的中西医治疗

口腔黏膜溃疡是 EGFR-TKIs 另一常见的不良反应，好发于唇、舌、口底、软腭等部位，临床上以口腔黏膜疼痛为主要症状[26]。西医治疗可用 5% 碳酸氢钠溶液、复方氯己定交替漱口；严重者可使用金因肽（重组人表皮生长因子外用溶液），以减轻疼痛、促进溃疡面愈合[27]。中医学认为其属于“口疮”范畴，病位与心、脾、肾密切相关，应从上焦实热、中焦虚寒及下焦阴火及等 3 个方面辨证论治。

现代中医学临床研究发现，康复新液治疗口腔溃疡能明显缩短溃疡持续时间、降低疼痛指数[28]。扶正抗癌方联合吉非替尼治疗晚期 NSCLC，可减少口腔溃疡的发生，延长患者无进展生存时间（progress free survival，PFS）及总生存时间（overall survival，OS）[29]。

3.2 治验

笔者认为 EGFR-TKIs 引起的口疮根本病机多为心脾积热，或虚火上炎，治疗上宜清心泻火，佐以养阴生津，方药可予清胃散加减。清胃散组成：生地黄 20 g，当归 10 g，牡丹皮 15 g，黄连 5 g，灯芯草 3 g，桑叶 15 g，升麻 10 g。此方具有清心泻火，凉血养阴之功。主治心脾积热之口疮，症见口疮灼痛明显，伴口干口苦，舌红苔黄或腻，脉滑数。兼有热盛伤阴，症见口干口苦、渴喜冷饮，苔黄燥，脉洪数者，加玄参 15 g、天花粉 15 g、蒲公英 30 g、连翘 15 g 以养阴生津；兼有大便秘结者，加大黄 10 g、芒硝 10 g 以泻下通腑；兼有心烦失眠者，加栀子 15 g、竹叶 15 g 以清心除烦；兼有心肾阴虚，症见心悸盗汗，舌红少津，苔薄或剥，脉细数者，加鳖甲 30 g、龟甲 30 g、北沙参30 g、麦冬 15 g 以养阴滋肾；兼有虚火上炎，症见口疮反复、此愈彼起、延绵不止，手足心热，舌质嫩红者，加肉桂 3 g 反佐，或牛膝 15 g 引火归原；兼有脾肾阳虚，症见口疮色淡、久难愈合，迁延不愈，并见形寒肢冷，腰膝酸软，下利清谷，舌淡胖或边有齿痕，舌苔白滑，脉沉细无力者，上方去黄连、灯芯草、桑叶，加黄芪 30 g、党参 25 g、白术 15 g、茯苓 25 g、干姜 10 g、熟附子 10 g 以温肾健脾。中医药治疗 EGFR-TKIs 所致的不良反应已取得较好疗效，探讨 EGFR-TKIs 相关不良反应的中西医管理方案，减少靶向药治疗的中断，发挥中西医各自的优势，是中西医结合的核心内涵。

中医药治疗 EGFR-TKIs 所致的不良反应已取得较好疗效，探讨 EGFR-TKIs 相关不良反应的中西医管理方案，减少靶向药治疗的中断，发挥中西医各自的优势，是中西医结合的核心内涵。

本文原载《中国中西医结合杂志》，2019，39（2）：144－147，有删改.

［参考文献］

［1］SHIGEMATSU H，GAZDAR A F. Somatic mutations of epidermal growth factor receptor signaling pathway in lung cancers［J］. International journal of cancer，2006，118（2）：257－262.

［2］YU H A，PAO W. Targeted therapies：Afatinib-new therapy option for EGFR-mutant lung cancer［J］. Nature reviews clinical oncology，2013，10（10）：551－552.

［3］INOUE A，KOBAYASHI K，MAEMONDO M，et al. Updated overall survival results from a randomized phase Ⅲ trial comparing gefitinib with carboplatin-paclitaxel for chemo-naïve non-small cell lung cancer with sensitive EGFR gene mutations（NEJ002）［J］. Annals of oncology，2013，24（1）：54－59.

［4］THONGPRASERT S，DUFFIELD E，SAIJO N，et al. Health-related quality-of-life in a randomized phase Ⅲ first-line study of gefitinib versus carboplatin/paclitaxel in clinically selected patients from Asia with advanced NSCLC（IPASS）［J］. Journal of thoracic oncology，2011，6（11）：1872－1880.

［5］YANG J C，HIRSH V，SCHULER M，et al. Symptom control and quality of life in LUX-Lung 3：a phase Ⅲ study of afatinib or cisplatin/pemetrexed in patients with advanced lung adenocarcinoma with EGFR mutations［J］. Journal of clinical oncology，2013，31（27）：3342－3350.

［6］YU H A，ARCILA M E，REKHTMAN N，et al. Analysis of tumor specimens at the time of acquired resistance to EGFR-TKI therapy in 155 patients with EGFR-mutant lung cancers［J］. Clinical cancer research, 2013, 19 (8): 2240 - 2247.

[7] ROSELL R, CARCERENY E, GERVAIS R, et al. Erlotinib versus standard chemotherapy as first-line treatment for European patients with advanced EGFR mutation-positive non-small-cell lung cancer (EURTAC): a multicentre, open-label, randomised phase 3 trial [J]. The lancet oncology, 2012, 13 (3): 239 - 246.

[8] MOK T S, WU Y L, AHN M J, et al. Osimertinib or Platinum-pemetrexed in EGFR T790M-positive lung cancer [J]. The New England journal of medicine, 2017, 376 (7): 629 - 640.

[9] JIA Y, YUN C H, PARK E, et al. Overcoming EGFR (T790M) and EGFR (C797S) resistance with mutant-selective allosteric inhibitors [J]. Nature, 2016, 534 (7605): 129 - 132.

[10] YANG J C, REGUART N, BARINOFF J, et al. Diarrhea associated with afatinib: an oral ErbB family blocker [J]. Expert review of anticancer therapy, 2013, 13 (6): 729 - 736.

[11] LACOTURE M E, SCHADENDORF D, CHU C Y, et al. Dermatologic adverse events associated with afatinib: an oral ErbB familyblocker [J]. Expert review of anticancer therapy, 2013, 13 (6): 721 - 728.

[12] CALIFANO R, TARIQ N, COMPTON S, et al. Expert consensus on the management of adverse events from EGFR tyrosine kinase inhibitors in the UK [J]. Drugs, 2015, 75 (12): 1335 - 1348.

[13] 余玲，林丽珠. 林丽珠中医药治疗原发性肝癌分子靶向药物不良反应的经验总结 [J]. 广州中医药大学学报，2014，31 (1)：133 - 134.

[14] 余国芳，林丽珠. 林丽珠辨治表皮生长因子受体抑制剂相关皮疹的经验探析 [J]. 世界科学技术（中医药现代化），2009，11 (5)：758 - 763.

[15] 张锋利，李平，孙鑫. LG09 外敷方治疗 NSCLC 患者口服 EGFR-TKI 所致皮疹的临床研究 [C] //中国中西医结合学会肿瘤专业委员会青年工作委员会，中国抗癌协会传统医学委员会青年工作委员会. 第一届青年中西医结合肿瘤学术论坛论文集. 北京：中国中西医结合学会，2015：204 - 209.

[16] 张誉华，沈洋，龙麟，等. 养肺消疹方治疗肺癌靶向药物相关性皮疹的临床观察 [J]. 中华中医药杂志，2016，31 (1)：100 - 103.

[17] 朱兆承，孙太振，王生. 加味消风散治疗吉非替尼所致皮疹临床观察 [J]. 实用中医药杂志，2017，33 (5)：469 - 471.

[18] 陈舒怡，欧阳学农，林少琴，等. 消风散治疗吉非替尼引起痤疮样皮疹 30 例 [J]. 福建中医药，2016，47 (12)：59 - 60.

[19] 邓珊明，闫增荣，沈欢嗣，等. 清肺排毒凉血药结合外用西药治疗吉非替尼相关皮疹的临床研究 [J]. 上海中医药杂志，2013，47 (8)：47 - 48.

[20] 石闻光，周雍明，何莉莎，等. 银翘散加减治疗吉非替尼引起的皮疹临床研究 [J]. 中医学报，2014，7 (29)：954 - 955.

[21] 彭艳梅. 止痒平肤液治疗表皮生长因子受体抑制剂相关皮肤不良反应的随机、对照、多中心临床研究 [D]. 北京：北京中医药大学，2016.

[22] 石红. 中医药干预非小细胞肺癌靶向治疗相关性腹泻的临床研究 [D]. 北京：北京中医药大学，2016.

[23] 贺雪黛，李烜. 参苓白术散加减联合吉非替尼治疗中晚期肺腺癌 21 例临床研究 [J]. 江苏中医药，2017，49 (4)：24 - 26.

[24] 张琇文，邵怿，张欣欣，等. 参苓白术颗粒联合吉非替尼/厄罗替尼治疗脾气虚型晚期非小细胞肺癌临床研究 [J]. 新中医，2014 (1)：127 - 129.

[25] 周坚. 益肺汤联合吉非替尼治疗气阴两虚痰瘀毒结型晚期非小细胞肺腺癌的临床研究 [D]. 长沙：湖南中医药大学，2011.
[26] 陈筠，李志艳. 康复新液治疗复发性阿弗他溃疡的临床疗效观察 [J]. 中华中医药杂志，2013，28 (9)：2800 - 2801.
[27] 罗帅. 分子靶向药物治疗毒副作用的护理 [J]. 中国临床护理，2013，5 (4)：308 - 309.
[28] 夏长普，吴峥嵘，吴贾涵. 康复新液对口腔溃疡患者 EGF、EGFR 影响及疗效机制研究 [J]. 辽宁中医药大学学报，2016，18 (3)：170 - 172.
[29] 柴小姝，吴万垠，李柳宁，等. 扶正抗癌方联合吉非替尼治疗 PS≤2 分晚期 NSCLC 的疗效与安全性研究 [J]. 现代中西医结合杂志，2014，23 (3)：229 - 231，250.

原发性肝癌中西医结合诊疗实践回眸

林丽珠　肖志伟　黄学武　蒋梅

原发性肝癌全球每年新发病例84.1万，发病率与死亡率分别位居恶性肿瘤的第七位和第三位[1]。乙型肝炎病毒（hepatitis B virus，HBV）的流行是中国肝癌致病的基本原因之一，我国肝癌死亡率位居全国恶性肿瘤第二位，且呈逐年上升趋势[2]。

对于中晚期原发性肝癌，无法根治，单一治疗手段疗效有限，容易出现肿瘤的复发转移，5年生存率不理想。因此，多学科综合治疗在肝癌中尤为重要。经导管肝动脉化疗栓塞（transcatheter arterial chemoembolization，TACE）联合分子靶向药物治疗成为中晚期肝癌综合治疗的重要治疗方法，但其联合治疗的不良反应率明显增加[3]，且不能延长总体生存期[4-5]。肝癌的中医药全程干预和个体化治疗体现了独特优势，尤其在降低肝癌患者手术、介入治疗毒副反应、抑瘤防复发、提高生活质量等方面取得了良好疗效。2009年伊始，国家中医药管理局"十一五"重点专科肝癌协作组由组长单位广州中医药大学第一附属医院牵头，梳理北京、上海、广东等9个省市13家中医医院的肝癌病种诊疗方案，制定统一临床路径，针对肝癌的局部微创与全身中医药辨治结合治疗、中医药外治癌痛、肝癌的综合治疗与疗效评价等方面进行深入研究，在肝癌的全程规范治疗方面进行了积极的探索和验证。现将相关研究分述如下。

1　肝癌的中医病机及辨治特点

肝癌多由于正气亏虚，饮食不节、情志失调而致肝脾受损，气机阻滞，肝郁化火，瘀血内停，湿热毒蕴，日久成积。肝癌的病机首重肝火燔灼、脾肾两虚。清代王旭高《西溪书屋夜话录》[6]云："肝火燔灼，游行三焦，一身上下内外皆能为病，难以枚举，如目红颧赤，痉厥狂躁，淋秘疮疡，善饥烦渴，呕吐不寝，上下血溢皆是。"肝为刚脏，主升主动，藏血而主疏泄，喜条达而恶抑郁。肝疏泄失常，气机失调，肝气郁结，肝郁化火，湿热内生，瘀毒互结，临床见积块、黄疸、鼓胀、疼痛等症。此外，肝癌的病机与脾、肾两脏关系密切。因肝木乘土，肝失疏泄，肝气横逆，木盛乘土，侮脾犯胃，故而脾气亏虚；肝血不足，肝阳妄动，下劫肾阴，致肾阴不足，肾气虚损。因此，肝癌的治疗重在清肝疏肝、健脾补肾、利湿解毒。

岭南地区肝癌的辨治具有鲜明的地方特色。岭南地区肝癌高发，与当地湿热气候，"每有瘴疠袭人"以及岭南人饮食偏嗜有密切关系，虚、瘀、湿、毒是岭南肝癌的基本病理特点，贯穿于肝癌的整个发展过程。湿热因素攻伐肝、脾、肾是机体正气衰败的重要致病因素。脾为后天之本，肾为先天之本，肝肾精血同源，湿热相挟，耗气伤津，易伤以上脏腑。湿热之邪致病，易蕴中焦，郁蒸肝胆，伏于营血，缠绵难祛。岭南医家治疗肝癌注重清肝利胆、健脾益气、滋养肝肾，治疗上常使用入肝经的岭南中草药，并配合辨证施膳[7-8]。

2 肝癌中医诊疗指南的制定

根据长期的理论探索和临床实践，协作组将肝癌的中医证候进行归纳并且在协作单位内部进行验证。通过文献及证据收集，形成指南草案，再次进行修订、验证，经过一系列探索过程，最终在 2011 年由国家中医药管理局医政司发布《肝癌中医诊疗方案（试行）》，其辨证方案如下。

2.1 肝郁脾虚证

临床以胸胁胀痛，腹胀，便溏，四肢倦怠，舌质淡，苔白，脉弦或弦细为辨证要点。

治法：健脾益气，疏肝软坚。方药：以逍遥散（《太平惠民和剂局方》）加减。常用党参、白术、茯苓、桃仁、柴胡、当归、白芍、八月札、川朴、莪术、生甘草等。

2.2 肝胆湿热证

临床以发热，口苦，身黄目黄，舌质红，苔黄腻，脉滑数为辨证要点。

治法：清热利湿，凉血解毒。方药：以茵陈蒿汤（《伤寒论》）加减。常用绵茵陈、栀子、大黄、金钱草、猪苓、柴胡、白芍、郁金、川楝子、枳壳、半枝莲、七叶一枝花等。

2.3 肝热血瘀证

临床以上腹肿块，疼痛固定，肌肤甲错，口苦身热，舌边瘀暗，脉弦为辨证要点。

治法：清肝凉血，解毒祛瘀。方药：以龙胆泻肝汤（《医方集解》）合下瘀血汤（《伤寒论》）加减。常用龙胆草、半枝莲、栀子、泽泻、木通、车前子、生地黄、柴胡、桃仁、土鳖虫、大黄、生甘草等。

2.4 脾虚湿困证

临床以腹胀纳少，进食后胀甚，大便溏薄，下肢浮肿，舌质胖，舌苔白，脉弦细为辨证要点。

治法：健脾益气，利湿解毒。方药：四君子汤合五皮饮加减。常用黄芪、党参、白术、茯苓皮、香附、枳壳、陈皮、大腹皮、冬瓜皮、桃仁、莪术、白花蛇舌草、赤芍、甘草等。

2.5 肝肾阴虚证

临床以鼓胀肢肿，蛙腹青筋，唇红口燥，纳呆畏食，舌质红绛，舌光红无苔，脉细数无力，或脉如雀啄为辨证要点。

治法：滋养肝肾，解毒化瘀。方药：以一贯煎加减。常用生地、沙参、当归、枸杞子、桑葚、川楝子、黄芪、党参、白术、茯苓、赤芍、鳖甲（先煎）等。

证候是肝癌中医辨证论治的关键，同一患者在不同阶段可呈现不同证候，具有个体化、动态演变的特点，临床中可不同证型互相交织，多证兼见，临证时应结合患者情况灵活辨证，不可拘泥。

3 肝癌的全程管理与治疗实践

根据肝癌的疾病发展特点，在不同分期采取针对性的中医药治疗策略，将多学科综合治疗融入肝癌的全程规范治疗当中，以充分发挥中医药特色和优势。

3.1 肝癌早期，结合手术治疗，扶正抑瘤防复发

早期肝癌，肝切除、肝移植和局部消融是主要的治疗手段。早期肝癌切除术后复发或转移率高达40%～80%[9]，抗复发转移是肝癌术后亟须解决的一大难题，中医药在这方面则可以发挥独特的作用。Zhong 等采用肝切除术联合中医药健脾化瘀法综合治疗肝癌疗效显著，减少了术后复发和转移，延长了肝癌患者的中位无病生存期，治疗组为28.7 个月，对照组为22.6 个月；同时，延长中位生存时间，治疗组为52.6 个月，对照组为49.8 个月[10]。Zhang 等以肝积方防治肝癌术后复发转移，研究发现可提高术后累积生存率，治疗组为88.9%，对照组为76.7%；并延长中位疾病进展时间，治疗组为10 个月，对照组为5.2 个月。[11]

肝癌手术阶段的中医药治疗策略：在围手术期，正气受损，应注重培本固元，以“扶正补虚”为治则，以健脾疏肝、清肝利湿为主要治法；术后稳定期，中医药治疗着重于抗转移、防复发，以补益脾肾、祛瘀解毒为主要治法，从而改善术后肝脏功能，降低复发转移风险，提高肝癌术后远期生存率。在辨病辨证特点上，早期肝癌多以肝气郁结、脾虚湿阻为主要病机，气郁脾虚可进一步变生湿热毒瘀，辨证分型以肝郁气滞、脾虚湿困、肝胆湿热多见。故中医药治疗应注重疏肝解郁、健脾行气、清肝利湿。方剂常用四逆散、逍遥散、茵陈蒿汤、一贯煎、鳖甲煎丸、参苓白术散、六君子汤等，需酌情辨病进行方药加减。

3.2 肝癌中期，结合介入、靶向治疗及化疗，兼顾保肝与抑瘤

我国肝癌患者经确诊时大多处于中晚期，失去了手术切除的机会，对于中期肝癌（BCLC b/c 期）患者，可供选择的姑息性治疗主要以经导管肝动脉化疗栓塞（transcatheter arterial chemoembolization，TACE）、射频消融（Radiofrequency ablation，RFA）、靶向药物治疗等为主，但患者5 年生存率仍不容乐观[12]，且生存质量有待提高[13]。解决抗肿瘤与改善肝功能两者之间的相互矛盾是治疗的关键所在，在此阶段应提倡多学科综合治疗，中医药配合介入治疗，可有效减轻介入治疗的不良反应，保肝抑瘤，提高生存质量。临床实践证明，中医“扶正”治疗与西医的局部“祛邪”相结合，对比单一治疗手段疗效更好。在运用不同的攻“邪”手段时，中医药辨治特点亦有所区别。

3.2.1 结合肝动脉化疗栓塞术　化疗药物以及碘油、明胶海绵等栓塞剂可归属于

中医学“药－毒”范畴，在局部留滞，导致肝胆气机受阻，易于出现胁肋刺痛，肝胆疏泄不利，导致湿浊内停，蕴而化热，湿热内蕴，肝病及脾，脾胃升降失常。患者容易出现胁肋胀闷，恶心呕吐，腹胀纳差，低热等症状。因此，中药在此阶段，应以健脾和胃、祛瘀解毒作为主要治法，可予四君子汤合下瘀血方加减。针对介入后出现栓塞综合征，则以疏肝利胆、清热利湿为主，可予四逆散合莲花清肝饮加减。临床应用可有效缓解肝癌介入术后患者不良反应，改善症状，提高生活质量。钟崇等观察根治性切除术后复发性肝癌采用健脾化瘀法中药联合 TACE 的临床疗效，将 160 例根治性切除术后复发的肝癌患者随机分为 2 组，对照组予单纯 TACE 治疗，综合治疗组予健脾化瘀法中药联合 TACE 治疗，结果发现综合治疗组患者中位生存期为 21.0（8.0～65.0）个月，1 年、3 年、5 年生存率分别为 87.5%、27.5% 和 15.5%；对照组中位生存期 18.0（5.0～60.0）个月，1 年、3 年、5 年生存率分别是 70.0%、18.0% 和 6.8%，2 组比较，差异有统计学意义（$P<0.05$）；综合治疗组患者的疼痛、骨髓抑制程度较对照组减轻；两组的瘤体缓解率和疾病控制率方面无明显差异。[14] 刘展华等以健脾祛瘀方药合参桃软肝丸全身给药保肝抑瘤，指导肝癌治疗，使抗癌与改善肝功能协调统一，取得了良好疗效。[15]

3.2.2　结合消融治疗　射频消融与冷冻消融术后患者中医证型衍变亦有各自特点。射频消融属热消融，证型主要表现为肝郁化热、瘀血内停，治以疏肝泄热、活血祛瘀，可予丹栀逍遥散加减。而冷冻消融术后，寒凝肝脉、痰瘀互结，治以温肝行气、疏肝解郁，可予暖肝煎加减，可有效改善患者症状。同时，在消融后期，中药需突出保肝抑瘤，治则注重健脾疏肝、祛瘀解毒。

3.2.3　结合靶向治疗及化疗　肝癌全身治疗包括靶向治疗及化疗。肝癌常用靶向药物包括索拉非尼、仑伐替尼、瑞戈非尼等。靶向药物一般毒性较小，但长期服用，仍可造成不同程度的高血压、蛋白尿、手足综合征等不良反应。中医药对此类患者应进行辨证论治，内服与外治相结合，起到减毒增效的作用。化疗的毒副作用主要表现为消化道反应、骨髓抑制、肝肾毒性、神经毒性等，患者多见疲倦、恶心呕吐、白细胞下降、手足麻木感等，辨证以肝郁气滞、脾虚痰湿型多见，中药当疏肝和胃，健脾祛湿，活血祛瘀，可予平胃散合四逆散加减。

总体上，中期肝癌多以肝郁脾虚、肝热血瘀为主要病机，脾胃为后天之本，故治肝求效，当先实脾。正如《金匮要略》所云，“见肝之病，知肝传脾，当先实脾”。故在治疗策略上，以疏肝健脾，解毒祛瘀为主要治法，并结合不同的局部治疗措施及其证候特点，予以辨证施治。方剂常予四逆散、四君子汤、莲花清肝饮、下瘀血方等。药物可选用柴胡、木香、枳壳、龙葵、地龙、土鳖虫、桃仁等。

3.3　晚期肝癌，以中医药治疗为主导，提高生活质量

肝癌中晚期特别是终末期患者，应以中医药治疗为主导。肝癌协作组通过多中心、回顾性队列研究，纳入来自国内 15 家医院且按肝癌国内分期标准分为Ⅱb、Ⅲa 或Ⅲb 期的肝癌患者共计 489 例，结果显示中医组的半年、一年、二年生存率依次为 50%、9%、1%，中西医组依次为 70%、30%、6%，西医组依次为 50%、10%、0%，中西

医组与另外两组比较差异有统计学意义（$P<0.01$），中西医组在Ⅱb、Ⅲa、Ⅲb 期的中位生存期均较另外两组显著延长（$P<0.01$）；中医组在Ⅲa、Ⅲb 期的中位生存期较西医组延长（$P<0.05$）。因此，中西医结合治疗可提高中晚期肝癌患者的中位生存期及远期生存率[16]。

晚期肝癌患者预后极差，因肝功能差、黄疸、腹水、多发转移、恶液质等情况，已无力行手术、介入、放化疗、靶向药物治疗等，生存期通常不超过3个月，此时中医药治疗的主导作用尤为凸显，主要治疗目标是保肝抑瘤，提高生活质量[17]。在辨病辨证特点上，晚期肝癌多以肝肾阴虚或脾肾两虚为主要病机，在治疗策略上当以养阴柔肝、健脾补肾为主，辅以利胆退黄、祛瘀消癥，临床常以四逆散、知柏地黄汤、二至丸、一贯煎加减。在这阶段，需要全面发挥中医药治疗的辨证辨病优势。

中医药外治在改善症状方面具有一定的优势，例如癌痛、腹水、呃逆等。广州中医药大学第一附属医院肿瘤中心开展双柏散外敷治疗肝癌癌痛的多中心、随机对照临床研究，将134例患者随机分至双柏散组和空白对照组，采用数字评分法（numerical rating scale，NRS）评估癌痛，发现双柏散外敷可有效降低轻度癌痛患者的疼痛评分，并且改善肝癌患者的生存质量（$P<0.05$）[18]。

4 总结

“十年磨一剑”，肝癌协作组的临床实践初步证明，肝癌的中西医结合治疗有助于提高肝癌的整体治疗水平。然而，我们也应当客观地看到，中医药的疗效特点为缩瘤率不明显，其优势主要表现在生活质量提高及总生存期延长。为了增加数据的真实性及可靠性，仍需严格设计多层次的临床研究，深入探讨中医药发挥疗效的作用机制，始终坚持整体观和辨证论治，辨病及辨证相结合，中医药全程干预，以突出中医药协同治疗效果。

本文原载《中医肿瘤学杂志》，2020，2（1）：5-9，有删改.

［参考文献］

［1］BRAY F，FERLAY J，SOERJOMATARAM I，et al. Global cancer statistics 2018：GLOBOCAN estimates of incidence and mortality worldwide for 36 cancers in 185 countries［J］. CA：a cancer journal for clinicians，2018，68（6）：394-424.

［2］WEI D H，ZENG Y Y，XING X H，et al. Proteome differences between hepatitis B virus genotype-B- and genotype-C-induced hepatocellular carcinoma revealed by iTRAQ-based quantitative proteomics［J］. Journal of proteome research，2016，15（2）：487-498.

［3］CAI R，SONG R F，PANG P F，et al. Transcatheter arterial chemoembolization plus sorafenib versus transcatheter arterial chemoembolization alone to treat advanced hepatocellular carcinoma：a meta-analysis［J］. BMC Cancer，2017，17（1）：714.

［4］LI J，LIU W H，ZHU W H，et al. Transcatheter hepatic arterial chemoembolization and sorafenib for hepatocellular carcinoma：a meta-analysis of randomized，double-blind controlled trials［J］.

Oncotarget，2017，8（35）：59601－59608.
［5］LENCIONI R，LLOVET J M，HAN G H，et al. Sorafenib or placebo plus TACE with doxorubicin-eluting beads for intermediate stage HCC：the SPACE trial［J］. Journal of hepatology，2016，64（5）：1090－1098.
［6］彭景星，彭慕斌.《西溪书屋夜话录》浅绎［J］. 中医文献杂志，2003，21（2）：53－54.
［7］周岱翰. 岭南医学论治癌瘤的特色与展望［J］. 广州中医药大学学报，2012，29（1）：105－107.
［8］孙玲玲，林丽珠. 岭南肝癌辨治特色探析［J］. 辽宁中医杂志，2015，42（3）：488－489.
［9］MARRERO J A，KULIK L M，SIRLIN C B，et al. Diagnosis，staging，and management of hepatocellular carcinoma：2018 practice guidance by the American association for the study of liver diseases［J］. Hepatology，2018，68（2）：723－750.
［10］ZHONG C，LI H D，LIU D Y，et al. Clinical study of hepatectomy combined with jianpi huayu therapy for hepatocellular carcinoma［J］. Asian pacific journal of cancer prevention，2014，15（14）：5951－5957.
［11］ZHANG J H，ZHENG C，ZHU X J，et al. Ganji formulation for patients with hepatocellular carcinoma who have undergone surgery：a multicenter，randomized，double-blind，controlled trial［J］. Evidence-based complementary and alternative medicine，2019（5）：9492034.
［12］LIU X L，LI M G，WANG X H，et al. Effects of adjuvant traditional Chinese medicine therapy on long-term survival in patients with hepatocellular carcinoma［J］. Phytomedicine，2019，62：152930.
［13］SHI Z F，SONG T B，WAN Y，et al. A systematic review and meta-analysis of traditional insect Chinese medicines combined chemotherapy for non-surgical hepatocellular carcinoma therapy［J］. Scientific reports，2017，7（1）：4355.
［14］钟崇，胡明利，黄俊海，等. 健脾化瘀法中药联合 TACE 治疗肝癌术后复发临床研究［J］. 新中医，2016，48（5）：208－210.
［15］刘展华，黄海福. 参桃软肝丸对术后复发性肝癌的治疗作用［J］. 广州中医药大学学报，2006，23（6）：467－472.
［16］丘奕文，林丽珠，黄学武，等. 多中心回顾性队列研究中医药对中晚期原发性肝癌生存期的影响［J］. 广州中医药大学学报，2014，31（5）：699－705.
［17］林丽珠. 中医药在原发性肝癌综合治疗中对生存质量的维护作用［J］. 中华肿瘤杂志，2003，25（2）：202－203.
［18］YE X W，LU D Y，CHEN X L，et al. A multicenter，randomized，double-blind，placebo-controlled trial of Shuangbai San for treating primary liver cancer patients with cancer pain［J］. Journal of pain and symptom management，2016，51（6）：979－986.

学术传承篇

林丽珠教授肿瘤论治中对立统一规律应用

王淑美　指导：林丽珠

林丽珠教授是广州中医药大学第一附属医院肿瘤科主任，博士研究生导师，全国中医肿瘤重点专科学术带头人，全国第三批老中医药专家学术经验继承工作指导老师周岱翰教授学术继承人。林教授从事临床、教学和科研工作20多年，在中医药治疗肿瘤研究领域有较深的造诣，灵活地将中医学理论应用于指导肿瘤治疗的过程中，尤其是对善于抓住肿瘤标本虚实之矛盾，机圆法活，效验甚佳。林教授认为，疾病的发生是一系列对立统一关系的失调，如机体阴阳、营卫气血、升降出入、正邪相因、标本相循、生克失度、动静失常的对立统一关系失调。林教授在临床上将这些矛盾对立统一规律辩证地应用于肿瘤的证治过程中。笔者有幸随师学习，深受启迪，现将其理法方药中的阴阳兼顾、标本同治、上病下取、攻补兼施、扶土抑木等对立统一规律运用经验总结如下。

1　化痰湿于健脾之中

林教授认为，肿瘤与痰滞作祟密切相关。痰饮既是许多癌症的致病因素，又是癌症发展过程中的病理产物。痰为阴邪，其性黏滞，易伤阳气，久则必致气虚阳弱，失却运化之功。气虚失运反过来又进一步加重痰浊凝滞，进而影响生化，壅塞气机，阻滞血行，变生百病。最终形成顽痰老痰，胶结凝积，发为肿瘤。脾为生痰之源，肺为贮痰之器，痰湿与肺、脾两脏关系密切，脾为中焦土脏，司运化，脾虚则痰湿内生，培土方能生金，故痰湿内蕴为肿瘤发病之标，脾气虚弱实为病机之本。

根据痰湿与脾虚这一对病机标本的辩证关系，林教授认为，祛痰和健脾为治疗关键，临床应注重将二者有机结合，兼顾标本两端。以肺癌为例，治疗肺癌离不开治痰，而肺癌之痰，其本在于脾虚。患者常出现咳嗽痰多，胸闷气短，疲乏懒言，纳呆消瘦，腹胀便溏，舌边有齿痕，苔白腻，脉濡、缓、滑等脾虚兼痰湿的见症。依据气与痰的关系，治宜宣肺理气、健脾化痰。林教授临床常以六君子汤合清金化痰汤加减治之。方中多用党参、白术、猪苓、茯苓、薏苡仁等以奏健脾化湿之功，并以生天南星、生半夏、桔梗、瓜蒌、浙贝母、山慈菇、鱼腥草等取化痰散结之效。健脾化湿每重用党参、茯苓益气健脾，顾护中焦，助生气血生化之源。健脾祛湿、除痰散结这一基本治法体现了标本兼顾、补泻并行的对立统一思想[1-2]。

2　清瘀热于养阴之中

阴虚与瘀热是肿瘤辨治过程中又一对标本矛盾。林教授认为，阴虚为病之本，阴虚则虚热内生，反过来煎熬津液，津亏液少，则血液黏稠不畅，故形成瘀血，瘀结日久，必成癥瘕积聚。瘀血为病之标，有形之瘤块本身即是瘀血的微观辨证依据。阴虚生内热，此为虚热。气滞不舒，血行不畅，郁结而化热，此乃实热。虚热实热互引煽动，与瘀血结为瘀热，甚则酿生热毒，热毒与瘀血反过来又加重阴血暗耗，标本之间互为因果，形成恶性循环，加重肿瘤的病情。论及阴虚病位，临床多责之肝肾二脏，因乙癸同源，若肾阴不足，则不能滋养肝阴，此即水不涵木，临床可见明显的肝肾失养、阴虚内热之象。

因此，林教授认为，阴虚瘀热是肿瘤常见病因病理之一，为本虚标实之证。治疗当以育阴散结、化瘀清热为法，尤其在肝癌、肺癌、肾癌、食道癌、鼻咽癌等肿瘤中应用更为广泛。以肝癌为例，肝癌患者多先天失养，加之情志抑郁，以致肝气郁结，气滞则血瘀，瘀血结于腹中，日久变生癥积。瘀血内阻，郁结化热酿毒，热毒又耗伤阴液，临床可见潮热盗汗、咽干乏津、腰膝酸软、腹痛拒按、可扪及肿块、发绀、舌红、苔黄、脉弦细数等症，均为肝肾阴虚、瘀血内阻之辨证依据。滋肾水、养肝阴为治本之道，林教授临证遣方多用二至丸、一贯煎等化裁。处方常以当归、大黄为君；并以女贞子、山茱萸、旱莲草、麦冬、生地黄、西洋参、五味子等辅佐君药滋补肝肾真阴，再配土鳖虫、桃仁、八月札、半枝莲、溪黄草、龙葵草、茵陈、栀子、白英等共奏清解瘀热之功。如此标本兼顾，寓攻于补，动静结合，达到祛邪而不伤正，滋补而不碍邪的作用，利于患者的痊愈[3]。

3　抑肝木于扶土之中

肝脾两脏生理病理关系密切，在消化系肿瘤中为一对相反相成的矛盾。脾居中焦，属土脏，主运化；肝属木，主疏泄。木土适度相克，有利于两脏生理功能的正常发挥，脾的升清及运化功能依赖于肝的疏泄正常。然肝为将军之官，主升主动主散，其性刚猛，以气为用，为脾之所不胜。临床常见肝气疏泄太过则横逆犯脾，此即木旺乘土。林教授认为，临床应正确把握二者的对立统一关系，泻肝利于健脾，扶土所以抑木[4]。

临床上肝癌患者多现肝盛脾虚之证，缘患者素体虚弱，加之情志抑郁，以致肝气郁结，气滞则血瘀，瘀血结于腹中，日久变生积块。肝郁乘脾，加之饮食不慎，以致脾失健运，故肝癌患者每多出现情志抑郁、胁腹胀痛等肝气疏泄失常，以及纳呆便溏、倦怠乏力等脾虚气弱的表现，舌淡暗、苔白、脉沉弦也均是肝盛脾虚之象。本病属本虚标实，林教授临床中多以小柴胡汤合四君子汤治疗。林教授认为，小柴胡汤组方严谨，配伍精妙，升降并用，攻补兼施，切中肝癌肝盛脾虚之病机，重用党参，并常加山药、茯苓、薏苡仁、白术等以健脾益气；合半枝莲、柴胡、白芍、白花蛇舌草、猫爪草、溪黄草等以疏肝泻肝；并配以土鳖虫、地龙、大黄等以化瘀解毒抗癌。其疏肝泻肝，意在祛邪，健脾益气，旨在扶正。将两者有机结合，体现了见肝之病，知肝传脾，当先实脾的辩证思维[5]。

4 安六腑于通降之中

在肿瘤治疗中，补与通又是一对相反相成的矛盾。林教授一方面重视补益中气，健脾益肺，顾护胃气；另一方面也注重通法，为病邪谋出路，并将“通”视为中医学理论中最有价值的理法范畴。肺与大肠相表里，二者生理病理上下相应。肺癌之本虚，其治每多运用培土生金，益气化痰；而其标实显著者，则宜急则治其标，上病下取，急用通腑之法。以肺热移于大肠，必使腑气通降，肺气方得肃降，水液输布，气机畅达，则瘀热毒邪得出路而退。

大肠癌常见饮食不下、腹痛腹胀、大便秘结等症，亦为腑气不通所致，林教授同样强调六腑以通为用，以降为和的治疗方法。如对腹痛滞下、脏毒脓血、肠道梗阻等治疗，皆以“标急”为主，以“通利”为务，常以木香槟榔丸化裁治疗，药用木香、槟榔、厚朴等理气下气要药。另以解毒得生煎（周岱翰教授经验方：大黄、黄檗、栀子、蒲公英、金银花、红花、苦参）直肠内滴注通降腑气，使糟粕得除，邪有出路。林教授认为，合理地运用通法，可反过来利于保护正气。如治阳明腑实、热结旁流证，通腑泄热，不仅不伤正，反能起到急下存阴的作用，并由于浊毒得降，便使清阳得升，阴阳趋于平和。年迈直肠癌患者常有脏器亏虚，肺脾气弱的表现，但仍有瘀毒蕴结大肠，此仍属本虚标实。急则治其标，首重通腑散结，兼顾正气之虚。林教授常运用下瘀血汤合白头翁汤化裁，以厚朴、法半夏、大黄、肿节风、白头翁等药行气通腑泄热；桃仁、土鳖虫、莪术、山慈菇等化瘀软坚；并用党参、白术等味顾护正气[6]。

5 平对抗于调和之中

在肿瘤的综合治疗中，对抗与调和这两大治则是对立统一的两方面。现代医学的手术以及放疗、化疗、分子靶向治疗乃至中医药的峻猛逐邪方药侧重于对抗，对抗治则注重祛邪，体现兵贵神速，祛邪务尽之道，但均有一定的伤正之虞。如手术耗伤气血；化疗药物对机体“敌我不分”，在杀灭癌细胞的同时，也不同程度地损伤机体的正常细胞；放射治疗在杀灭肿瘤细胞的同时，也不可避免地照射到一部分正常组织而产生一系列毒副反应；分子靶向治疗引起的皮肤不良反应。对抗治疗多会损伤正气，一方面耗气伤血，体现为骨髓抑制引起的血细胞数下降、免疫抑制引起的抵抗力下降等；另一方面还导致脾胃不和，出现呃逆、呕吐、饮食不下，造成患者形神俱损、大肉尽脱、身体羸瘦等虚损见症。

针对对抗的损伤，林教授尤其重视调和之道。正如吴鞠通所倡“治内伤如相，坐镇从容，神机默运，无功可言，无德可见，而人登寿域”，从而彰事半功倍之效。具体体现在顾护脾胃、调补气血、养阴保津等方面。结合中医学辨证，放疗患者多见气阴两虚，尤以阴虚火旺为著；化疗之后多见脾胃不和，脾肾两虚；术后患者多见气血两虚等证；放射线属热毒伤阴，故将养阴保津法运用贯穿于肿瘤放射病治疗的始终，以滋阴调和放疗之弊[7]。针对化疗对脾胃的影响，林教授采用健脾养胃、温中止呕的治法，方选小建中汤以调和化疗之弊。针对分子靶向治疗表皮生长因子受体抑制剂（EGFRIs）引起的皮疹，认为根本病机为阴虚血燥在内，而毒邪结聚在外。治疗以养阴润燥扶其本虚，再根据病邪的不同阶段以宣肺、清热、凉血以解其标实，常以荆防四物汤加减，配合皮肤外洗治疗而获效[8]。肿瘤的中医药治疗，关键在于“和”，以调和之道平对抗之弊，方能扶正祛邪，标本兼顾，以求阴平阳秘。

本文原载《新中医》，2011，43（7）：162－163，有删改.

[参考文献]

[1] 林丽珠. 周岱翰教授从痰辨治癌症经验介绍［J］. 新中医，2006，38（3）：10－12.

[2] 陈汉锐. 林丽珠教授从胸痹论治恶性胸膜间皮瘤经验介绍［J］. 辽宁中医药大学学报，2010，12（9）：142－143.

[3] 陈汉锐，李阳. 林丽珠教授运用疏肝养肝法治疗乳腺癌经验介绍［J］. 新中医，2010，42（6）：136－137.

[4] 林丽珠. 周岱翰教授治疗原发性肝癌经验撷要［J］. 新中医，2002，34（10）：12－13.

[5] 郑心婷. 林丽珠教授治疗原发性肝癌经验介绍［J］. 新中医，2008，41（2）：11－12.

[6] 林丽珠. 中医肿瘤学家周岱翰的学术思想［J］. 中国肿瘤，2000，9（8）：352－353.

[7] 林丽珠. 周岱翰教授以中医温病学说辨治肿瘤放射病的经验［J］. 广州中医药大学学报，2006，23（2）：176－178.

[8] 余国芳，林丽珠. 林丽珠辨治表皮生长因子受体抑制剂相关皮疹的经验探析［J］. 世界科学技术（中医药现代化），2009，11（5）：758－763.

林丽珠教授治疗胃癌经验举隅

肖志伟　林洁涛　指导：林丽珠

广州中医药大学第一附属医院林丽珠教授是名中医周岱翰教授的学术继承人，从事中西医结合治疗肿瘤疾病20多年，擅长运用中西医结合治疗胃癌，并积累了丰富的经验。笔者有幸跟师临证学习，获益匪浅，现将其治疗胃癌的经验介绍如下。

1　内虚为本，扶助胃气

胃癌属中医学胃脘痛、噎膈、反胃、癥积等病范畴。林教授认为，胃癌的发病多先有脾胃虚损，气血亏损。在此基础上复因情志失调，饮食失节，而致痰气瘀热搏结，津枯血槁，发为本病。临床治疗强调扶助胃气，如《素问·五脏别论》曰："胃者，水谷之海，六腑之大源也。"胃气虚弱则五脏六腑得不到水谷精微滋养，五脏六腑之气也随之不足；反之，胃气旺，则正气足。而金朝李东垣曰："胃气一虚，无所禀受，则四脏经络皆病，况脾全借胃土平和，则有所受而生荣，周身四脏皆旺，十二神守职，皮毛固密……外邪不能侮也。"强调"人以胃气为本"，精辟地阐明了胃气在人体生命活动中的重要作用。林教授认为，胃癌患者或因饮食失节，脾胃受伤；或因肿瘤对胃的直接侵犯；或因胃癌手术的影响，化疗药物的毒副作用等，临床中多有脾胃虚损之表现，常见如神疲乏力、胃纳减少、恶心欲呕、四肢乏力、形体消瘦等。所以，治疗胃癌强调扶正宜先扶助胃气，攻邪需顾护胃气。

临床上，脾胃虚弱者可分为脾胃气虚、脾胃虚寒及脾胃阴虚等3种证候，林教授依据不同的临床特点而施以不同的补益之法。脾胃气虚者，常用四君子汤健脾益气；脾胃虚寒者以理中汤为主方，并喜用高良姜温胃散寒；胃阴不足者，则选用太子参、麦冬、石斛等益气养阴之品。

2　理气疏肝，通降为用

林教授认为，胃癌患者的临床表现有3个特点：升降失常、虚实夹杂、易旁它脏。气机失调是诱发胃癌的一个重要因素。脾与胃互为表里，同居中焦，为气机升降之枢纽，脾主升，胃主降，只有脾升胃降协调，饮食的消化过程才能正常。《素问·六微旨大论》云："非出入则无以生长壮老已；非升降则无以生长化收藏。是以升降出入，无器不有。"故治疗胃癌，必先调理气机。在具体治疗上，林教授重视疏肝以和胃。因肝与胃为相克相乘之脏腑，胃的和降功能，有赖肝之疏泄，肝气不疏则土壅木郁，肝木克土。叶天士言："肝为起病之源，胃为传病之所。"因此，若要治胃，必先调肝，即所谓"治肝可以安胃"，"土得木而达"。除重视疏肝行气外，林教授主张治疗胃癌理气当以通降为法。盖胃为太仓，主受纳水谷和传化糟粕，胃为六腑之一，以通为用，以降为顺。只有胃气和降，才能腑气通畅；胃能受纳，气血才有生化之源，糟粕始能下行，邪毒才能随糟粕而清除有道。

临床上胃癌患者多有嗳气、呃逆、恶心、呕吐、胃脘胸胁胀闷等脾胃气滞症状，林教授临床治疗用药，遇两胁胀闷，肝气不舒者，喜用四逆散以疏肝理气，并酌情选用佛手、八月札、合欢皮、郁金等性平和缓之品；嗳气不舒者，配木香、枳壳以宽中下气；食后胀甚或胀由食滞者，配莱菔子、焦山楂；胸膈痞满者，选用桔梗、瓜蒌皮；胀甚不解者，配厚朴、槟榔；胀由痰阻者，配法半夏、陈皮。因理气药多耗气、散气，临证多以健脾益气药物与理气药物配合使用以调和之。

3 易旁他脏，脾肾并重

林教授认为，在五脏之中，脾胃居于中焦，为各脏腑气机转运之枢纽，脾胃为病，易旁及他脏，尤易影响肝、肾二脏功能。如《素问·刺禁论》云："肝生于左，肺藏于右，心布于表，肾治于里，脾为之使，胃为之市"，"中者，四运之轴，而阴阳之机也"。说明脾胃气机升降正常，则心肺之阳降，肝肾之阴升。脾胃衰败，则四脏亦衰，百病由生。胃癌患者至疾病进展，往往脾虚及肾，脾肾两虚。因肾为先天之本，全身阴阳之根；脾为后天之本，气血生化之源，"脾非先天之气不能化，肾非后天之气不能生"，两者相互滋生以维持人体的生命活动。故林教授在临床治疗中注重脾肾并重，具体用药除重视顾护胃气、健脾益气外，常选用桑寄生、桑葚、泽泻、怀牛膝、何首乌、菟丝子、熟地黄等以补肾。

4 化痰祛瘀，解毒抗癌

林教授在顾护胃气、理气和胃的同时，将化痰祛瘀、解毒抗癌作为胃癌的一个重要治法。胃癌多在脾胃虚弱的基础上痰气交阻、瘀血热毒搏结而发病，为本虚标实之证，故痰、瘀、毒均宜去不宜留，正如《儒门事亲》所言："邪去而元气自复"。临床辨病与辨证相结合，辨病用药常从山慈菇、半枝莲、肿节风、白英、冬凌草、守宫、露蜂房等药物中选取两三味以抗癌解毒消肿，并随证加减。胃热炽盛，口干口苦者，加蒲公英、栀子、白花蛇舌草、黄芩；嗳腐吞酸者，加黄连、吴茱萸、槟榔；胃脘刺痛，气滞血瘀者，选用桃仁、赤芍、土鳖虫、五灵脂、莪术、延胡索等；胃热伤阴者，加麦冬、石斛、天花粉；脾胃虚寒，泛吐清水者，加高良姜、白豆蔻；胃脘隐痛，喜温喜按，大便溏薄，属脾肾阳虚者，以附子理中丸加减，酌情选用肉桂、高良姜、菟丝子、枸杞子、淫羊藿；气血双亏者，以黄芪建中汤加减，重用黄芪，并选用当归、山茱萸、熟地黄。

5 验案举隅

张某，男，68岁，2005年10月18日初诊。患者2005年8月因腹胀、纳差，在中山大学某附属医院就诊，行胃镜检查，提示胃癌，病理检查示：低分化腺癌并淋巴结转移。遂于8月29日行全胃切除加空肠代胃重建术，术中见：肿瘤侵犯全胃，大小

10 cm×9 cm，肿瘤浸润浆膜外，术中见贲门周围的膈肌受侵，行膈肌部分切除。术后病理示：胃低分化腺癌，淋巴结见腺癌转移（18/27），肠系膜根部见腺癌转移，分期为T3N3M1，Ⅳ期。术后行艾素加希罗达化疗1疗程。化疗后出现恶心呕吐等严重胃肠道反应，患者拒绝再行化疗。转求中医药治疗。诊见：进软食，反酸，咽部灼热感，吞硬物时咽痛，纳呆，夜寐尚可，二便调，舌红、苔黄，脉细滑。西医诊断：胃癌并膈肌转移瘤、肠系膜根部淋巴结转移（T3N3M1，Ⅳ期）。中医诊断：胃积病，证属肝胃不和，痰热蕴结。治疗以疏肝和胃、清热化痰为法。处方：蒲公英30 g，苦参、木香（后下）、桔梗各10 g，槟榔、厚朴、八月札、岗梅根、连翘各15 g，土鳖虫、守宫、甘草各6 g。7剂，每天1剂，水煎服。并给予六神丸，每次10粒，每天3次，口服配合治疗。

10月25日复诊：咽痛好转，反酸较前减少，仍进食梗阻感，时有打呃，胃纳一般，二便调，舌暗红、苔白，脉细滑。治以理气化痰，祛瘀散结。守上方去岗梅根、连翘、八月札、蒲公英，加法半夏10 g，茯苓25 g，浙贝母15 g，蜈蚣3条。7剂，如法煎服。后以上方加减服用100余剂，并以口服六神丸配合治疗。

2006年2月8日复诊：诸症消失，无明显不适，无反酸呃逆、口干口苦，纳寐均可，二便调，舌淡红、苔薄白，脉弦细。治以健脾益气，化痰祛瘀。处方：薏苡仁30 g，党参、白术、山慈菇、八月札、半枝莲各15 g，茯苓25 g，法半夏、木香（后下）、槟榔、露蜂房各10 g，甘草6 g。每天1剂，水煎服。

此后患者坚持每2周前来复诊，均无明显不适，以上方加减治疗。后多次复查CT均未见复发。相关抗原指标阴性。2009年12月24日复查胸部及全腹部CT，结果示：原胃癌术后残胃、肠系膜根部及腹膜后小淋巴结未见明显肿瘤复发或转移征象。随访至2011年4月，患者发病已近6年，坚持以中医药治疗5年余，未见复发及转移，生活如常人。

按：胃癌临床常见肝胃不和、胃热津伤、痰瘀互结、脾肾亏虚等证候，临证处方注重辨病与辨证论治相结合，用药以理气和胃、清热解毒、化痰祛瘀、补益脾肾为法，每获良效。此例患者初诊时症见反酸、咽部灼热感、吞硬物时咽痛、纳呆等，证属肝胃不和，痰热蕴结，所谓“三阳结，谓之隔”。胃热津伤，火热炎上，多升少降，故见反酸、咽痛，食难以入。虽为术后，元气虚弱，然以急则治其标为原则，治以清胃降火，祛瘀开结。复诊时咽痛、反酸较前好转，胃热稍减，气仍上逆。因胃以通为用，故以理气和胃、祛瘀散结为法，在前方基础上去清解胃热之品，佐以法半夏、浙贝母、茯苓、蜈蚣等祛瘀散结。2006年2月复诊时患者诸症消失，无明显不适。胃癌以内虚为本，痰瘀毒结为标，此时当以顾护胃气、扶正培源为主，兼顾祛邪，以四君子汤加减。此例患者初诊时已是胃癌Ⅳ期术后，伴腹膜后及肠系膜根部多发淋巴结转移。术后无力坚持化疗，在门诊坚持中医药调治，至今已5年余，未见复发及转移，足见中医辨证治疗之优势。

本文原载《新中医》，2011，43（10）：141－142，有删改.

林丽珠教授治疗膀胱癌经验举隅

肖志伟　张少聪　指导：林丽珠

林丽珠教授从事中西医结合治疗肿瘤疾病二十余载，在长期的临床工作中对诊治膀胱癌积累了丰富的经验，笔者有幸跟师临证学习，获益匪浅，现将其经验结合病例整理介绍如下。

1　病机——膀胱气化不利

林丽珠教授认为，膀胱癌发病以肾气亏虚为本，湿热瘀毒为标，并从六经辨证和气化学说的角度出发，提出膀胱癌水湿不化、瘀毒蕴结的关键病机在于"膀胱气化不利"。《素问·灵兰秘典论》云："膀胱者，州都之官，津液藏焉，气化则能出矣。"膀胱气化不利，则水液代谢障碍，导致膀胱蓄水，水湿不化，日久化热，湿热蕴结则气机不利，血行瘀阻；加之湿浊不排，瘀积成毒，湿热瘀毒蕴结于膀胱，则成此病。膀胱癌病位在膀胱，与膀胱气化功能失调密切相关，证属本虚标实，早期以湿热、瘀毒等实证为主，晚期则以脾肾亏虚、气化不利等虚证为主。

从六经辨证的角度出发，足太阳膀胱经为寒水之经，本寒而标热，脏腑属膀胱，络肾，与心、脑有联系，若膀胱气化失司，则少腹胀满，小便不利，遗尿。隋代巢元方在《诸病源候论·五脏六腑诸候》中指出："膀胱象水，旺于冬，足太阳其经也，肾之腑也，五谷五味之津液悉归于膀胱，气化分入血脉，以成骨髓也，而津液之余者，入胞则为小便。"五谷五味靠人体气化化生为精微物质，以入血脉营养全身，津液之余的糟粕部分靠气化转化成小便排出体外。气化是指人体内阴阳气机的运行变化，关系到脏腑功用的施展、气血的输布流注、脏腑之气的升降开阖等。概括来讲，气化即精、津、液化生的动力。故膀胱为津液之府，若膀胱气化功能正常，则水湿得以运化，清者得以输布，浊者下输膀胱，使尿液开合有序；若膀胱气化水津功能失常，则水气内停，小便不利，湿浊瘀毒蕴于膀胱及肾脏，临床可表现为腰痛，少腹不仁，小便不利或不通，或阴囊潮湿，或蓄水为疝，或带下清稀，或经淡如水，或遗精滑泄，或体渐肥胖等。故对膀胱癌的治疗，林丽珠教授指出，关键在于调节膀胱气化功能，临证注重"温阳化气以复膀胱之功，通利三焦以纠阴阳之偏"，以达散布津液、运化水湿之效。

2　用药特色

林丽珠教授喜用五苓散方加减治疗膀胱癌，以利水渗湿，并助膀胱运化。因气化不行，水湿停滞，治宜温阳化气，气化行则津四布，可令水湿遁去，三焦水道畅通无阻，诸症顿消。故三焦宜通，而通利之要在于温阳化气、利水行湿。五苓散原载于《伤寒论》，由泽泻、茯苓、猪苓、白术、桂枝五味药组成，方中桂枝助阳化气，振奋衰惫之阳，蒸化三焦以行水；白术、茯苓健脾运湿，令脾运正常；茯苓、泽泻、猪苓淡渗利水，通调水道。诸药合力，振奋衰惫之阳，引水液下行，通调三焦水道，令气化复常。水湿一去，则气血均有畅通之机。

林丽珠教授在临床应用中，常以五苓散方加味治疗膀胱癌。基本药物组成：泽泻、茯苓、猪苓、桂枝、白术、桃仁、土鳖虫、半枝莲、北芪、枳壳等，并随证加减。方中以茯苓、猪苓、泽泻等健脾利湿，以桃仁、土鳖虫攻坚化瘀，以桂枝通阳化气，以半枝莲等清热解毒、利水消肿，以北芪健脾益气，以助气化。林丽珠教授结合自身多年临床经验，将膀胱癌分为以下四种辨证分型，并以基本方进行加减。①湿热下注型：以出现血尿、小便灼痛、少腹拘急疼痛等为主要表现，治宜清热利湿、凉血止血，以基本方去桂枝，加栀子、蒲公英、苦参、土茯苓、车前子等清热解毒；尿血量多者加大小蓟、仙鹤草、藕节、三七等活血止血。②脾肾亏虚型：症见血尿色淡，纳差头晕，腰酸乏力，舌淡红、苔薄白，脉沉细者治宜健脾补肾，温阳止血，加用淮牛膝、北芪、菟丝子、桑寄生、桑葚等。③瘀毒蕴结型：症见血尿夹有血块，小便不畅、点滴而下，少腹坠胀疼痛，舌质暗有瘀点者，加莪术、八月札、龙葵草、苦参、山慈菇等祛瘀解毒。④阴虚火旺：症见腰膝酸软、头晕耳鸣、五心烦热者，加用知母、黄檗、女贞子、旱莲草等滋阴降火。

林丽珠教授在治疗膀胱癌中尤其重视桂枝的运用，主要取其通阳、利水、行瘀之功。临证中除湿热下注、热象明显者去桂枝不用外，其他诸证均可适量使用，且多用白芍配桂枝，取其敛阴止痛之功。

3 验案举隅

陈某，男，65岁。2008年1月17日初诊。患者2005年12月因出现血尿在外院诊断为膀胱癌，并行膀胱癌切除术，术后化疗1程（具体不详），又于2007年8月及2007年12月复发，再次行手术切除及化疗1程。现为求中医药治疗前来门诊。症见尿畅，无尿频、尿急、尿痛等，术口隐痛不适，纳眠可，二便调，舌红、苔薄白，脉滑。中医诊断：癥积病。西医诊断：膀胱癌术后复发。证属气化不利、瘀毒蕴结。治以温阳化气、清热利湿、活血消癥为法。方用五苓散加减：桂枝10 g，泽泻15 g，猪苓15 g，茯苓25 g，八月札15 g，栀子15 g，柴胡15 g，白芍15 g，车前子15 g，牛膝15 g，桃仁10 g，半枝莲15 g，蒲公英30 g，甘草6 g。水煎服，每天1剂。二诊：患者稍感疲倦，右下腹隐痛减轻，无尿血、尿频、尿急等不适，纳可，寐安，二便调。舌红、苔白，脉细滑。继续以五苓散加减拟方。药用桂枝10 g，泽泻15 g，猪苓15 g，茯苓25 g，白芍15 g，北芪15 g，八月札15 g，车前子15 g，土鳖虫6 g，苦参10 g，桃仁10 g，香附10 g，半枝莲15 g，甘草6 g。翻渣煎服。

患者此后坚持门诊中医药治疗，以五苓散合四逆散等加减进行调治，随访至2011年5月，患者发病近5年半，术后化疗后坚持中医药治疗3年余，在外院多次复查膀胱镜均未见复发，情况稳定，生活如常人，KPS评分90分。

本文原载《实用中医内科杂志》，2011，25（11）：16－17，有删改.

林丽珠治疗卵巢癌经验

李佳殷　指导：林丽珠

广州中医药大学第一附属医院肿瘤科林丽珠教授从事中西医结合治疗肿瘤疾病25年，运用中医药治疗卵巢癌积累了丰富的经验，现总结如下。

1　病因病机

卵巢癌属中医“癥瘕”“积聚”“肠覃”等病范畴。《广韵》曰：“癥，腹病也。”《说文解字》曰：“瘕，女病也。”《黄帝内经·灵枢》云：“肠覃……寒气客于肠外，与卫气相搏，气不得荣，因有所系，癖而内著，恶气乃起，瘜肉乃生。其始生也，大如鸡卵，稍以益大，至其成如怀子之状，久者离岁，按之则坚，推之则移，月事以时下，此其候也。”《金匮要略·妇人杂病脉证并治》谓：“妇人之病，因虚、积冷、结气，为诸经水断绝，至有历年，血寒积结，胞门寒伤，经络凝结。”《诸病源候论·癥瘕候》谓：“癥瘕者，皆由寒温不调，饮食不化，与脏气相搏结所生也。”林教授认为，卵巢癌为本虚标实之证，以脾肾亏虚、冲任失调为本，痰饮、瘀血、湿浊、邪毒蕴结为标，而脾肾亏虚、痰瘀互结是卵巢癌重要的病因病机。因先天禀赋不足，正气内虚，或后天饮食不节、七情内伤，致脏腑衰弱，冲任失调，气血津液运化输布失司，痰饮、瘀血、湿浊内生，加之邪毒入侵，相互搏结、积聚胞宫而生本病。故卵巢癌的治疗当以扶正祛邪为治则，扶正重视健脾补肾、调理冲任，祛邪则以化痰除湿、祛瘀软坚、解毒散结等方法灵活运用。

2　临证经验

林教授指出，治疗恶性肿瘤当辨证与辨病相结合，但仍应以辨证为本，“观其脉证，知犯何逆，随证治之”[1-2]。根据多年经验，林教授将卵巢癌主要分为瘀毒互结、痰湿蕴结及脾肾两虚3型。卵巢癌患者病情复杂，证候纷繁，很少表现为单一证型，治疗上应机圆法活，灵活加减，并将健脾化痰、祛瘀软坚贯穿治疗始终。在辨证的同时，林教授强调，还应辨病使用抑瘤药物，如山慈菇、半枝莲、肿节风、龙葵、白英、壁虎、苦参、蜂房等，常选取数味以抗癌解毒消肿，并随证加减。“治痰当以顺气为先，气顺则一身津液自顺”，林教授在治痰时在健脾之外，多配理气、行气之品[3]，如陈皮、香附、枳壳、木香等。

2.1　瘀毒互结

症见少腹包块，坚硬固定，痛而拒按，夜间痛甚，或伴胸胁不舒，月经不调，面色晦暗，肌肤甲错，舌质紫暗有瘀点、瘀斑，脉细涩。治宜祛瘀软坚、解毒消癥，方用桂枝茯苓丸合下瘀血汤加减。常用药物有桂枝、赤芍、茯苓、桃仁、土鳖虫、莪术、半枝莲、山慈菇、龙葵、白英等。热毒炽盛者，加肿节风、蒲公英、苦参等清热解毒；腹胀明显者，加香附、八月札、枳壳、厚朴等行气消胀。

2.2 痰湿蕴结

症见少腹胀满疼痛，或可触及包块，胸闷脘痞，疲倦乏力，纳差欲呕，带下量多质黏色黄，舌淡、苔白腻，脉滑或滑数。治宜健脾祛湿、化痰散结，方用二陈汤合四君子汤加减。常用药物有陈皮、法半夏、茯苓、白术、木香、薏苡仁、猫爪草、瓜蒌皮等。痰多咳嗽者，加浙贝母、杏仁、桔梗等化痰止咳；脘痞纳差甚者，加紫苏梗、枳壳、砂仁等理气化湿；兼有瘀血者，加桃仁、土鳖虫、莪术等祛瘀软坚。

2.3 脾肾两虚

症见腹痛绵绵，倦怠乏力，少气懒言，消瘦，动则汗出，食少无味，或潮热盗汗，五心烦热，腰膝酸软，舌淡红，脉沉细弱。治宜健脾补肾、益气养血，方用四君子汤合左归丸加减。常用药物有党参、白术、茯苓、黄芪、杜仲、山茱萸、枸杞子、黄精、生地黄、熟地黄等。夜寐不安者，加酸枣仁、远志等宁心安神；腰痛明显者，重用杜仲，并加牛膝、秦艽等补肾强筋骨；口干欲饮者，加知母、黄檗、桑寄生、桑葚等滋肾养阴。

3 验案举隅

陈某，女，39岁，2007年7月10日初诊。患者于2006年9月开始出现下腹部疼痛，2006年10月10日在某医院查肿瘤标志物：CA125 721.49 μg/mL，2006年10月17日PET/CT示：下腹部恶性肿物，约10.6 cm×9.5 cm×11.8 cm大小，压迫子宫及直肠，考虑来源为卵巢，右侧大网膜多发结节（最大者2.4 cm×1.6 cm），考虑转移瘤，中等量腹水。患者于2006年10月24日在该院行全子宫+双附件+腹膜肿物切除术，术后病理示：浆液性囊腺癌，大网膜转移腺癌。分期为Ⅲc期。术后予TP方案（紫杉醇+顺铂）化疗6个疗程，化疗后因肿瘤复发于2007年3月24日再行腹膜结节切除+阑尾切除+腹腔清扫术，术后再行TP方案化疗3个疗程，末次化疗时间为2007年5月30日。症见：腹胀，手术伤口处偶有疼痛，稍疲倦，纳眠可，二便调。舌暗红、苔薄黄，脉弦滑。中医诊断：癥瘕；辨证：瘀毒互结证。西医诊断：卵巢浆液性囊腺癌并大网膜多发转移癌术后化疗后（Ⅲc期）。中医治疗以解毒祛瘀、消癥散结为法。处方：桃仁、苦参、蜂房、香附各10 g，半枝莲、山慈菇、八月札、厚朴、麦冬各15 g，土鳖虫、甘草各6 g，女贞子20 g。每日1剂，水煎服。并予配合口服复方红豆杉胶囊，每次2粒，每日3次；安康欣胶囊，每次5粒，每日3次。2007年7月24日二诊：患者诉腹胀明显改善，手术切口仍偶有疼痛，疲倦，咽中自觉有痰，口干口苦，无其他明显不适，舌淡暗、苔薄黄，脉弦。治以解毒祛瘀、健脾化痰，予前方去蜂房、香附、苦参、厚朴，加茯苓25 g、山茱萸15 g健脾补肾，加连翘15 g、桔梗10g化痰散结。服法同前，并继续配合复方红豆杉胶囊及安康欣胶囊口服。2007 年 8 月 12 日三诊：患者精神好，无疲倦乏力，无腹胀腹痛，纳眠可，二便调。舌暗红、苔薄白，脉弦细。治以祛瘀解毒、健脾补肾为法，处方：桃仁 10 g，莪术、肿节风、半枝莲、党参、山茱萸、八月札各 15 g，白英、女贞子各 20g，茯苓 25 g，龙葵 30 g，土鳖虫、甘草各 6 g。每日 1 剂，水煎服。继续配合安康欣胶囊口服。后患者坚持每个月复诊，继续服用祛瘀解毒、健脾补肾之中药。2007 年 12 月 11 日患者在某医院查 CA125 3.01 μg/mL，2008 年 1 月 3 日复查 PET/CT 示：卵巢癌切除术后，腹腔未见残留或复发病灶。此后患者坚持锻炼及参加各种活动，无明显不适，卡氏评分（KPS）90 分。随访至 2012 年 1 月，患者已坚持中医药治疗 4 年余，未见肿瘤转移及复发。

本文原载《中医杂志》2012，53（21）：1866－1867，有删改.

[参考文献]

[1] 王淑美，林丽珠，张文亮，等. 中医标本理论在癌症姑息治疗中的应用及价值 [J]. 中医杂志，2011，52（12）：997－999.
[2] 王淑美. 林丽珠教授肿瘤论治中对立统一规律应用 [J]. 新中医，2011，43（7）：162－163.
[3] 林丽珠. 朱丹溪“从痰辨治”理论思辨及在脑瘤中的应用 [J]. 新中医，2010，42（9）：127－128.

林丽珠教授治疗癌症化疗后呕吐经验述要

陈焯平　林丽珠　陈壮忠

近年来，随着化疗在肿瘤治疗中的广泛开展，肿瘤治疗效果得到进一步提高，但呕吐等消化道反应是化疗最常见的毒副反应之一，轻则恶心纳呆，甚则呕吐频繁，进食量少，导致身体虚弱，影响下一步的治疗，使治疗计划不能按时足量完成，严重影响治疗效果。广州中医药大学第一附属医院林丽珠教授在多年肿瘤方面临床实践中，对应用《金匮要略·呕吐哕下利病脉证治》篇中呕吐病理论治疗化疗后呕吐有着丰富的经验，取得满意的疗效。林教授认为化疗后出现呕吐的患者，多表现为寒热错杂症、虚寒证、实热证及饮邪内阻证 4 大证型，与张仲景在《金匮要略》呕吐病篇中所论呕吐的辨证分型基本一致，现分述如下。

1　寒热错杂证

经过多年临床实践观察，林教授认为肿瘤患者化放疗后呕吐中，形成寒热错杂之痞证者所见最多。《金匮要略》云：“呕而肠鸣，心下痞者，半夏泻心汤主之。”本证为寒热互结中焦，脾胃升降失调所致。尤怡在《金匮要略心典》注：“邪气乘虚陷入心下，中气则痞。”化疗后呕吐的患者，或因大寒大毒的化疗药物损伤脾胃，邪气乘虚陷入心下；或因素体脾胃蕴热，加之化疗寒毒之邪损伤脾胃，寒热互结中焦，遂成此证。痞证既成，则中焦气机升降失常，呕吐、肠鸣遂至，同时多伴口干、舌苔黄白相兼，治疗予半夏泻心汤加减。半夏、干姜之辛散，合黄芩、黄连之苦泄，同时佐以人参、大枣、甘草之扶正，与化疗致寒热错杂、脾胃亏虚的病机甚为合拍，临床屡试屡效。应用中须注意根据寒热的偏重适当调整半夏、干姜与黄芩、黄连的用量。

2　虚寒证

林教授治疗化疗后虚寒证呕吐的患者常以“吴茱萸汤”为主方加减。《金匮要略》云：“干呕，吐涎沫，头痛者，茱萸汤主之。”该条文论述的是胃虚停饮挟肝气上逆的干呕证治。肝经之脉挟胃上行，上抵巅顶，肝胃虚寒，寒邪挟肝气上逆，则见干呕、吐涎沫、头痛等症。林教授认为部分肿瘤患者脾胃虚寒、肝胃不和，化疗后多表现为头痛头晕，恶心欲呕，甚则呕吐，进食后呕吐更甚，舌淡、苔白，脉弦滑。《金匮要略》吴茱萸汤证治，上述症状与该汤证的表现基本一致，临证治疗胃虚饮停挟肝气上逆所致的呕吐、头痛以吴茱萸汤温肝暖胃化饮，屡获奇效。

3 实热证

对于化疗后出现实热证的患者，林教授喜用《金匮要略》呕吐病篇中治疗“干呕而利”的黄芩加半夏生姜汤和治疗“食已即吐”的大黄甘草汤。黄芩加半夏生姜汤证治或由伤寒热邪入里作利，复上行为呕，或由杂病胆胃之火，上冲下注，总为邪热内犯胃肠所致。林教授认为化疗损伤脾胃，若胃阳素盛，或脾失健运、食积化热，致胃肠湿热，多见干呕、下利症状，伴有口干、舌红、苔黄、脉数等，黄芩加半夏生姜汤证正与上述症状相符，方中黄芩、芍药清泄肝胆之相火，半夏、生姜降胃气而止呕吐，临床用之加减治疗常取得满意的疗效。大黄甘草汤主治胃肠实热呕吐，表现为食已即吐。《医宗金鉴》注云：“朝食暮吐者，寒也，食已即吐者，火也，以寒性迟火性急也。”本证在下则肠失传导而便秘，在上则胃不能受纳水谷，并有火邪上逆而呕吐。方中以大黄为主药，通腑泄热，釜底抽薪，使上逆之火邪随大便而去，加以甘草和中缓急，合用之使热去呕止。临床所见，肿瘤患者因化放疗损伤脾胃，或止呕药物抑制胃肠蠕动，若素有胃肠蕴热的患者，多成上则食已即吐，下则便秘的大黄甘草汤证，用之屡屡获效。

4 饮邪内阻证

林教授认为饮邪内阻亦为引起肿瘤患者化疗后呕吐的重要因素之一。《金匮要略》云：“诸呕吐，谷不得下者，小半夏汤主之。……胃反，吐而渴欲饮水者，茯苓泽泻汤主之。”《金匮要略心典》注云：“呕吐谷不得下者，胃中有饮，随气上逆……茯苓泽泻汤治吐未已，而渴欲饮水者，以吐未已，知邪未去。”可知两汤证均为治疗饮邪所致的呕吐。临床见呕吐清稀水饮痰涎，舌淡苔水滑者多获奇效。笔者曾治一化疗后患者，第1天化疗开始便出现频繁呕吐，且呕吐物为清稀痰涎，始予旋覆代赭汤不效，反呕吐更甚，林教授细察患者后，发现其舌淡、苔水滑，加之呕吐清稀痰涎，辨证为饮邪内阻，并认为旋覆代赭汤是通过降逆气以止呕，但因饮邪阻于中焦，气虽降而至中焦受饮邪阻遏反上逆更甚，故患者服药后呕吐更甚，遂改用小半夏汤合茯苓泽泻汤，2剂而呕吐止。

综上所述，林教授丰富的临床经验总结得出：化疗后呕吐之因不外寒、热、虚、实四歧，其间或寒热错杂，或虚中夹实，或实中有虚，但究其根本，莫不由脾胃虚弱，中土受损。中气者，升降脾胃之枢机，枢机病则升降失职，而吐利乃作。《黄帝内经》谓“有胃气则生，无胃气则死”；仲景治病恒以胃气为本；清代御医黄元御先生亦在其《四圣心源》中云“四维之病，悉因于中气。中气者，和济水火之机，升降金木之轴”，又云“医家之药，首在中气”。健运脾胃，顾护中气在本病证治疗中显得尤为重要，而上述诸方之多用人参、甘草、大枣以健脾和胃亦明确体现了该思想。然脾胃虚弱，必生湿邪，甚或聚而成饮，而该湿饮之邪恰是引起胃气上逆的重要病理因素。如吴茱萸汤证中湿聚成饮，夹寒上犯；小半夏汤证及茯苓泽泻汤证中饮邪中阻；以及黄芩加半夏生姜汤证、大黄甘草汤证的湿邪化热，半夏泻心汤证的寒湿与邪热错杂。故治疗中需注意祛除内阻之湿饮邪气，如上述诸方中使用半夏燥湿降逆止呕。另外值得注意的是，此中多夹木郁，以土湿则木郁，木郁则克土，甲木（胆）逼于上，则胃逆而为吐，补土疏木，使土旺而木达，胆胃降则呕止矣。

5 验案举隅

李某，男，48 岁。诊断为右肺非小细胞肺癌，化疗后呕吐。患者于某西医院行多西他赛联合顺铂方案化疗两个疗程，第 2 疗程化疗后，患者呕吐明显，每日呕吐 8～10 次，滴米不沾，该院予托烷司琼、多潘立酮片、复方消化酶等多种药物治疗，效果甚微，故求治于林教授门诊。刻诊：患者神疲乏力，脸色黄中透青，恶心呕吐，每日 10 次左右，胃脘痞闷，胸胁苦满，口苦口干，纳呆，大便微溏，小便短黄，舌淡红、苔黄白相兼，脉弦细稍数。林教授辨为呕吐病，证属寒热错杂、胆木犯胃，因患者脾胃素有蕴热，化疗邪毒损伤脾胃之气，于是寒热错杂于中，胃气上逆为呕，而见恶心呕吐、胃脘痞闷，舌苔黄白相兼；同时又夹有胆木犯胃之象，如脸色黄中透青，胸胁苦满，口苦口干，脉弦细。该证寒热错杂、虚实夹杂、胆胃不和，故治之之法，宜清热祛寒、补虚泻实、疏降胆木，拟方以半夏泻心汤合小柴胡汤加减。方药：法半夏15 g，干姜 6 g，黄芩 10 g，黄连 6 g，柴胡 10 g，党参 10 g，生姜 15 g，竹茹 10 g，白扁豆 15 g，薏苡仁 15 g，甘草 6 g。共 3 剂。患者服 1 剂而呕吐大减，服至 3 剂，呕吐止，饮食渐进，精神体力逐渐好转，后以补土疏木调理而愈。

本文原载《中医药导报》，2013，19（3）：26－27，有删改.

林丽珠教授从肺、肝论治鼻咽癌

乔冠英　容景瑜　指导：林丽珠

林丽珠教授是广州中医药大学第一附属医院肿瘤科主任，博士研究生导师。林教授认为，邪热犯肺、肝郁痰凝是鼻咽癌的主要病机，因此治疗应从肺、肝论治，采用宣肺化痰、疏肝理气的治疗原则，临床上取得了满意的疗效。兹介绍林丽珠教授经验如下。

1　病机首责邪热犯肺、肝郁痰凝

鼻咽癌属中医古籍“颃颡岩”范畴。《黄帝内经·灵枢》曰：“肝足厥阴之脉，起于大指丛毛之际，上循足跗上廉，去内踝一寸，上踝八寸，交出太阴之后，上腘内廉，循股阴，入毛中，环阴器，抵小腹，挟胃属肝络胆，上贯膈，布胁肋，循喉咙之后，上入颃颡，连目系，上出额，与督脉会于巅……其支者，复从肝别贯膈，上注肺。”文中之“颃颡”与现代“鼻咽”的解剖部位吻合，为足厥阴肝经所过之处。因此，林教授认为鼻咽癌病位虽在鼻窍，但实为机体在致病因素作用下的局部病理反应。鼻咽虽属肺气所主，但与肝脏关系密切。邪热犯肺、肝郁痰凝是鼻咽癌的重要病因病机。患者或因热邪外侵，而“温邪上受，首先犯肺”，肺气为邪热壅闭，致肺失宣降，无以清肃，化生痰浊，痰热互结于颃颡，化生本病。肺开窍于鼻，可见鼻塞涕血、鼻衄，化生痰浊，可见咳嗽痰黄，伴口苦咽干，尿黄便结，舌红，苔薄黄，脉滑或数；或因肝气郁结，致气机失常，气滞血瘀痰凝，结聚于颃颡，日久成岩，化生本病。《难经》曰：“肝气逆则头痛，耳聋，颊赤。”故肝气郁结则见胁肋胀满、烦躁易怒、头晕目眩、耳鸣耳聋、复视。痰凝可见颈核肿大，血瘀可见时有涕血；肝郁日久化热，胆移热于脑窦额则鼻渊，可见鼻流浊涕不止、舌红，苔薄白、白腻或黄腻，脉弦或滑。鼻咽癌经放疗、化疗攻伐后，耗气伤阴，致肺肝肾阴虚，表现为口干咽燥，气短乏力，舌红，苔少，脉细数。林教授根据整体观念，在鼻咽癌治疗上常从肺、肝入手。

2　治则重视宣肺清热、疏肝理气

林教授守鼻咽癌病机，治疗上重视宣肺清热、疏肝理气。肺主气，肺气宜宣宜降。《温病条辨》曰：“温邪上受，首先犯肺。”若肺气为热邪壅闭，则宣降不利，气机失常，表现为鼻塞、鼻衄、咳嗽、咯痰等。《黄帝内经·素问》曰：“肺气上逆，急食苦以泄之。”此时应该采用清泻肺热的治疗方法。然肺为娇脏，清虚而处高位，用药宜轻清，在清泄肺热的同时，应宣畅肺脏，达到祛除疾病的目的。肝属木，主疏泄，故肝脏喜条达而恶抑郁。肝气条达则五脏六腑之气、血、津液畅行无阻，气血冲和则百病不生。肝气郁结则气、血、痰凝结，表现为颈核肿大、耳鸣耳聋、头晕目眩、鼻流浊涕等。鼻咽癌患者肝郁痰凝型，临床用药应顺肝之生理特性，以疏肝理气之法，解其郁结。气机通畅，则血、津液运行通畅，瘀血、痰浊得以化解。同时，林教授认为，鼻咽癌的治疗应重视中西医结合。目前放射治疗仍是鼻咽癌最有效和最主要的治疗手段，然放射线为火邪热毒，往往耗气伤阴，致肺肝肾阴虚。故临证应配合运用中医药，在辨证论治的基础上重视清肺热、疏肝气、养肾阴。

3 临证用药经验

林教授临证治疗恶性肿瘤提倡辨病与辨证相结合，用药独特且不乏灵活。其运用中医药治疗鼻咽癌，常以清气化痰丸清肺热，逍遥散加减疏肝气，在临床各证型中配伍使用，取得良好的效果。其辨病常常结合现代药理研究的成果，选用具有抗鼻咽癌功效的中药，控制肿瘤的发展，如苍耳子、守宫、僵蚕、石上柏、山慈菇、白花蛇舌草、半枝莲、重楼等抑瘤药物。其辨证，痰结者加猫爪草、海藻、皂角刺、浙贝母；血热妄行者加栀子、青黛、牡丹皮、仙鹤草；肝郁化火者加蒲公英、夏枯草、牡丹皮、栀子；瘀毒阻塞脑络者加钩藤、地龙、蜈蚣、川芎；脾虚者加党参、茯苓、白术、薏苡仁、泽泻；咽喉肿痛者加薄荷、射干、木蝴蝶、岗梅根；声音嘶哑者加桔梗、木蝴蝶、僵蚕；张口受限者加丹参、鸡血藤、赤芍；热甚伤阴，口干舌燥者加麦冬、石斛、天花粉、女贞子、旱莲草。此种类型忌苦寒败火之品，宜清热同时注意滋阴，取“留得一分津液，便得一分生机”之意。同时可加灯芯草等清热利尿之品，使邪有出路。腰背酸软，证属肾虚者加山茱萸、旱莲草、女贞子、杜仲等，此种类型忌温热大补之品，以免温热太过，灼伤真阴。

4 治疗提倡中西结合

鼻咽癌是我国南方最常见的头颈部恶性肿瘤，广东省是全世界最高发的地区。放射治疗是鼻咽癌的主要治疗手段，单纯放疗 5 年生存率为 40% ~70%[1-2]。晚期鼻咽癌单纯放疗疗效较差，3 年生存率为 9% 左右[3-4]。王成涛等[5]研究发现，发生远处转移的鼻咽癌患者，采用放化疗相结合的综合治疗手段，中位生存期可达 19.03 个月，提示转移性鼻咽癌患者应采用综合治疗手段，积极控制原发灶的同时辅以全身化疗。故林教授主张该病在应用西医治疗手段的同时，尽早介入中医药治疗，并贯穿于整个治疗过程，坚持辨病与辨证、扶正与祛邪相结合的方法，达到治疗目的。林教授强调，早期患者在中医辨证上，应加强攻邪力度，可加用峻猛之品以毒攻毒，并结合西医方法进行辨病治疗，即加用放疗、化疗等诊疗方法以控制局部瘤体的发展。晚期患者则强调综合治疗，兼顾全身及局部治疗，着重改善患者症状，提高患者的生存质量及延长生存期，倡导“带瘤生存”的理念[6-8]。

5 验案举隅

黄某，男，54岁。患者2003年初确诊鼻咽分化型非角化性癌T2N0M0 Ⅱ期，行鼻咽+颈部根治性放疗，疗效评价CR。2009年7月发现左上颈肿物呈进行性增大，2010年6月25日入住肿瘤科。CT示左侧上颈深间隙多发淋巴结肿大。经淋巴结穿刺活检术确诊鼻咽癌复发。首诊症见：精神差，鼻塞，流黄涕，左颈核肿大，伴热痛，无溃烂翻花，口苦咽干，烦躁，头晕，纳眠差，大便干，小便黄，舌红，苔薄黄干，脉弦滑数。中医诊断：颃颡岩，证属肺热肝郁证。治以宣肺化痰、疏肝理气法。予清气化痰丸和消瘰丸加减。处方：胆南星、瓜蒌仁、黄芩、枳实、辛夷、浙贝母、三棱、莪术、夏枯草各15 g，石上柏20 g，猫爪草30 g，皂角刺12 g，守宫、土鳖虫、甘草各6 g。1剂/天，水煎400 mL，早晚分服。服药后诸症逐渐减轻，期间给予左颈淋巴结放疗及PF方案化疗，末次化疗时间2010年10月21日，疗效评价CR。患者2012年3月再次出现左颈肿物（2 cm×2 cm），伴溃烂翻花。因放疗耐受剂量所限，仅给予左颈部深部X线消炎剂量放疗，溃烂面愈合，患者拒绝进一步化疗。门诊中医药治疗，辅以止痛对症处理，左颈核缓慢增大。末次放疗后坚持口服中药治疗4个月，至今生存，左颈肿物（2.5 cm×2.5 cm），生活起居如常人，KPS>80分。

6 结语

鼻咽癌高发于广东，放射治疗被公认为首选的治疗方法。鼻咽癌放疗的后遗症严重影响了患者的生存质量。为此，很多中医学者在鼻咽癌的中医治疗方面做了有益的探索[9-10]。林丽珠教授遵循中医整体观念、辨证论治的宗旨，结合岭南医学特色，认为该病病机首责邪热犯肺，肝郁痰凝，治则上重视宣肺清热，疏肝理气，而论治上提倡中西医结合综合治疗，辨病辨证相结合，临床上取得满意的疗效。

本文原载《吉林中医药》，2014，34（3）：241-243，有删改.

［参考文献］

［1］严洁华，徐国镇. 鼻咽癌［M］//殷蔚伯，谷铣之. 肿瘤放射治疗学. 3版. 北京：中国协和医科大学出版社，2002：537.

［2］华贻军，洪明晃，罗东华，等. 406例鼻咽癌患者预后多因素分析［J］. 中国肿瘤临床，2005，32（8）：435-438.

［3］CHAN A T，HSU M M，COH B C，et al. Multicenter，phase Ⅱ study of cetuximab in combination with carbopalin in patients with recurrent or metastatic nasopharyngeal carcinoma［J］. Journal of clinical oncology，2005，23（15）：3568-3576.

［4］CHUA D T，SHAM J S，AU G K. A phase Ⅱ study of docetaxel and cisplatin as first-line chemotherapy in patients with metastatic nasopharyngeal carcinoma［J］. Oral oncology，2005，41（6）：589-595.

［5］王成涛，曹卡加，李茵，等. 鼻咽癌远处转移的预后因素分析［J］. 癌症，2007，26（2）：212-215.

[6] 林丽珠. 生存质量与中医肿瘤学 [J]. 现代康复, 2000, 4 (9): 1300 - 1306.
[7] 林丽珠. 生存质量在中医肿瘤学综合疗效评价中的作用 [J]. 中国肿瘤, 2001, 10 (2): 80 - 82.
[8] 林丽珠, 蓝韶清, 周岱翰, 等. 试谈中医治疗恶性肿瘤（实体瘤）的疗效标准 [J]. 新中医, 2001, 33 (8): 5 - 6.
[9] 申兴勇, 周春华, 殷洁. 周维顺教授治疗鼻咽癌经验 [J]. 长春中医药大学学报, 2009, 25 (2): 170.
[10] 郑榕, 孙建伟. 中医药与放疗结合治疗鼻咽癌研究概况 [J]. 长春中医药大学学报, 2010, 26 (5): 794 - 796.

林丽珠教授治疗脑瘤经验举隅

张少聪　肖志伟　林丽珠

脑瘤是颅内肿瘤的总称，包括由脑实质发生的原发性脑瘤和由身体其他部位转移至颅内的继发性脑瘤。其临床表现根据肿瘤的病理类型、肿瘤所在部位而有所差异，症状可表现为头痛，头晕，呕吐，运动、感觉及精神障碍，肢体麻木、偏瘫，甚者昏迷等。在祖国医学文献中，此病类似于“头痛”“头风”“眩晕”“厥逆”“癫痫”及“中风”等病证。林丽珠教授从医二十余年，积累了丰富的临床经验。笔者有幸跟师临证，受益匪浅，兹介绍林丽珠教授经验如下。

1　临证发微

脑瘤其为虚者，有气血阴阳之别，临证常见者主要有：①肝肾阴虚型，症见：头晕目眩，耳鸣耳聋，咽干口渴，腰酸腿软，颧红盗汗，五心烦热，舌红少苔，脉沉细无力等。治以滋补肝肾、祛风通窍，药如枸杞、菊花、熟地、龟板、鳖甲、桑寄生、女贞子、桑葚等，方用杞菊地黄丸加减。②脾肾阳虚型，症见：头昏倦怠，精神不振，气短懒言，形寒肢冷，大便溏稀，小便清长，舌淡白胖边有齿痕，脉沉无力等。治以温补脾肾、补脑填髓，药如巴戟天、菟丝子、仙灵脾、肉苁蓉、桂枝等，方用右归丸、肾气丸之属。

又痰饮与水湿同性，本因质重坠而难达巅顶，然风邪上行而数变，风挟痰上，风痰乘虚而入，上扰清窍，终致脑瘤，故见头痛、眩晕、抽搐、呕吐等症状。风痰还常夹瘀，临证常兼有颜面晦暗、口唇瘀暗、舌质瘀斑、肿物固定等。在脑瘤辨治中痰是重要致病因素和病理产物，然痰邪常夹风、夹瘀，且病体常先有肾虚髓空，为风痰夹瘀侵脑形成可乘之机。故治疗以熄风涤痰，祛瘀解毒为大法，随其虚实而灵活加减。

林丽珠教授认为，高巅之上，唯风可至。脑瘤病位居高，痰瘀随风上犯，故用药多取升浮之风药，因风药多味薄升浮，不仅可上行入头，还可引诸药直上达病所而充当引经之用。病根据寒热之异，而甄选不同风药。若症见舌淡苔白，脉浮缓，畏寒肢冷者，此为偏寒，宜辛温祛风之味，如羌活、白芷、苍耳子、辛夷、防风、细辛、荆芥、藁本等。若症见头重如裹，舌淡红苔腻，此为偏湿，宜芳香化湿之品，可加威灵仙、藿香、蛇蜕、石菖蒲之类，其中威灵仙既可祛风上行引经，又可化痰治积，于脑瘤用之最宜。

不少除痰散结类中药对体部肿瘤有效，而对脑瘤疗效欠佳，可能与不易透过血脑屏障有关。现代医学研究表明，人的血脑屏障原为抵御细菌病毒不易侵犯脑部的天然防线，而血脑屏障亦妨碍抗癌药进入脑组织。因此，治疗脑瘤，每用非常之法，选非常之药，并认为脑瘤中的痰为“老痰、顽痰”，非搜风通络之虫类药难以引药入脑，故临证常用虫类药搜风走窜、化痰解毒、通络定痛、活血消癥，常用药物有蜈蚣、全蝎、守宫、僵蚕、土鳖、地龙等。此类药通透性强，既可从血液进入脑和神经组织屏障而直捣窠臼，又有功效兼容之能，如地龙适用于伴高血压者，蜈蚣、全蝎对具有恶性肿瘤特性的神经胶质瘤颇宜。

2 验案举隅

陈某，男，54 岁，广州人。2009 年 1 月 12 日初诊。

患者 2004 年 2 月发现左侧眼睛肿大，于中山大学附属第一医院就诊，查 CT 及 MR 均提示："额窦脑膜瘤"。遂入院行左额窦根治术，术后病理示："脑膜瘤"。术后一直于中山大学附属第一医院治疗，左侧眼睛肿大未见明显缓解，并逐渐加重。2008 年 11 月 5 日再次入住中山大学附属第一医院，查鼻窦 CT 示："左额窦骨质破坏，硬化，腔内软组织瘤"，遂于 11 月 13 日再行"左前颅底肿瘤切除术 + 颅骨成形术"。病检示："（左前颅底）脑膜瘤（血管型瘤）侵犯骨组织"。为求进一步治疗，遂来门诊延中医治疗。

初诊时症见：活动后稍气促，左眼睑下垂，稍肿胀，左眼视力下降，活动欠灵活，鼻窦处无压痛，纳眠可，二便调。舌红苔白腻，脉弦滑。中医诊断为脑瘤病，西医诊断为左额窦脑膜瘤（血管型）二次术后。辨为痰湿内阻，治以祛湿化痰、散结开窍为法，处方：桔梗 10 g，甘草 6 g，地龙 10 g，钩藤 15 g（后下），石菖蒲 15 g，守宫 6 g，蜈蚣 3 条，土鳖 6 g，龙葵草 30 g，麦冬 15 g，泽泻 15 g，茯苓 25 g。每日 1 剂，水煎服。

2009 年 2 月 2 日诊：上方加减服 20 余剂，诸症稍减，口干，余无明显不适，舌红苔薄白，脉弦滑。遵前法，增祛瘀散结之力。处方：地龙 10 g，钩藤 15 g（后下），石菖蒲 15 g，守宫 6 g，蜈蚣 3 条，山慈菇 15 g，僵蚕 10 g，菊花 15 g，栀子 15 g，八月札 15 g，泽泻 15 g，桃仁 10 g，甘草 6 g。水煎服，每日 1 剂。

2009 年 2 月 9 日诊：上方服 7 剂后，晨起稍口干，余无明显不适。方用四逆散加减：柴胡 15 g，白芍 15 g，枳壳 15 g，甘草 6 g，黄芩 10 g，地龙 10 g，守宫 6 g，土鳖 6 g，钩藤 15 g，泽泻 15 g，山慈菇 15 g，半枝莲 15 g。每日 1 剂，水煎服。

患者此后坚持 2 周 1 次门诊治疗，情况稳定，2009 年 9 月 15 日外院 MR 示：①左侧额部脑膜瘤术后改变，未见明确复发；②左侧筛窦内异常信号（大小约 3.7 cm × 1.0 cm × 2.0 cm），考虑为囊肿。症见：左眼睑肿胀较前明显好转，无头痛头晕，继续以健脾化湿、祛瘀散结、通络开窍为法巩固疗效。随访至 2013 年 5 月，患者发病 9 年余，术后以中医药治疗 4 年余，症状改善，情况稳定，生活基本如常人，KPS 评分 90 分。

按：脑膜瘤是起源于脑膜和脑膜间隙的衍生物，发病率占颅内肿瘤的 19.2%，居第 2 位，男性多于女性，病程较短，发病高峰在 45 岁左右，儿童少见。凡颅内富于蛛网膜颗粒与蛛网膜绒毛之处皆是脑膜瘤的好发部位[1]。其不同的位置、大小及生长速度导致临床表现的多样性和复杂性，常见症状有头痛、恶心、呕吐、癫痫、乳头水肿等。手术切除是目前根治颅内大型脑膜瘤的首选治疗方法[2]，对颅底中线结构周围的大型脑膜瘤，位置深，与颅底重要神经、血管的关系密切，手术难度大、死亡率、致残率高[3]。此例患者为左额窦脑膜瘤（血管型），经二次术后，虽切除病灶后，得以控制病情进展，然生存质量仍差。初诊时症见：活动后稍气促，左眼睑下垂，稍肿胀，左眼视力下降，活动欠灵活，舌红苔白腻，脉弦滑。综合四诊，辨为痰湿内阻证，痰浊内阻清窍，与瘀血、毒邪相互搏结而成癌瘤；肿块积于脑中，阻碍脑络，清窍失养而致视物模糊，可见视力下降。然脾为生痰之源，脾虚则痰湿不化，风痰夹湿得以上犯脑窍，眼睑属脾，脾虚不举则眼睑下垂；痰浊与热邪蕴结眼睑，则见肿胀矣。治当以燥湿化痰、散结开窍为法，而治痰不离益气健脾，故方中重用茯苓健脾益气，复加泽泻以增淡渗利湿之功，此为顾护脾运之法；复加钩藤平肝熄风，石菖蒲化湿开窍，土鳖、地龙、守宫、蜈蚣等虫类搜风通络，龙葵草清热解毒、利水消肿，桔梗散结化痰并载药上行，麦冬养阴以防燥湿太过，甘草调和诸药，用药丝丝入扣，以期标本兼治。2009 年 2 月 2 日诊时诸症稍减，可见药已中的，故遵前法，增祛瘀散结之力，后以疏肝健脾、熄风涤痰、祛瘀散结为法随证加减，患者症状得以明显改善，生活如常人，可征中医药在脑瘤术后防止复发、提高患者生存质量中起到重要作用。

本文原载《云南中医中药杂志》，2016，37（4）：8－9，有删改.

[参考文献]

[1] 何理盛. 脑膜瘤［M］. 北京：人民卫生出版社，2003：13－255.

[2] 王忠诚. 王忠诚神经外科学［M］. 武汉：湖北科学技术出版社，2005：457－476.

[3] 李英. 显微手术治疗颅底大型脑膜瘤的临床分析及护理［J］. 护士进修杂志，2009，24（10）：909－910.

林丽珠教授治疗前列腺癌经验介绍

张少聪　肖志伟　林丽珠

前列腺癌是发生在前列腺腺体的恶性肿瘤。中医学无前列腺这一器官名称，但将其功能概括于肾、膀胱、三焦等脏腑之内，在中医历代文献描述中，类似于“癃闭”“血淋”“尿血”等病证。林丽珠教授为广州中医药大学第一临床医学院肿瘤学教研室主任兼第一附属医院肿瘤中心主任，教授，博士研究生导师。从事中西医结合肿瘤临床研究近30年，秉承中医整体观念、辨证论治的思想，在肿瘤治疗中，或攻或补，“知犯何逆，随证治之”，在平衡中取得疗效，主张肿瘤的治疗须“中西互补”，30年的临床实践，心得颇丰，获效良多。笔者有幸跟师临证，受益匪浅，现介绍林教授治疗前列腺癌经验如下。

1　临证发微

林教授认为，前列腺位于会阴部，为足厥阴肝经循行所经之地，其病位在膀胱、尿道，与肝、脾、肾密切相关，是以肝肾亏虚、阴阳失调、气化不利为本，以湿热内蕴、气滞血瘀为标。治疗大法为：补肾健脾以复气化，利湿祛瘀以通壅闭。

1.1　补肾健脾以复气化

前列腺腺体位居下焦，为肾与膀胱所居。前列腺癌病变位于膀胱，病之根源在肝、脾、肾。其发病与肝气郁结、脾失运化、肾气亏虚有密切关系，故辨证常着眼于肝、脾、肾三脏。膀胱为州都之官，气化水始能出，若脾虚不运，水湿无以运化，后天之精无以化生，湿热毒邪胶结难去，水道不利，则小便短涩难出；若肝气郁结，脉络瘀阻，气火郁于下焦，亦致膀胱气化不利，小便短涩瘀痛；肾主水液而司二便，若肾气亏损，肾精不足，可致膀胱气化无权，溺不得出，遂成癃闭。前列腺癌多发于老年患者，肝肾不足，气血虚衰，如《黄帝内经·素问》曰：“年四十而阴气自半也，起居衰矣。”肾藏精，主骨生髓，老年男性本已肾虚精亏，而前列腺癌邪毒直接损害肾主水主骨之功，重伤肾气，进而波及五脏。加之癌肿日久，病至晚期，耗伤人体正气，癌毒久郁化火伤阴，阴阳互根，阴损及阳，阳损及阴，最终导致人体阴阳两虚。所以，治疗前列腺癌，当顾护脾肾，以补益肝肾、益气健脾为大法，令膀胱气化恢复，三焦水湿津液通畅，则邪毒有遁去之机。如脾肾阳虚者，常用菟丝子、巴戟天、鹿角霜等，方用肾气丸或右归丸之属；肝肾阴虚者，用熟地黄、龟板、鳖甲、女贞子、旱莲草、桑葚等，方如六味地黄丸或左归丸之类；气血两虚者，选用党参、茯苓、白术、生薏苡仁、熟地黄、制何首乌、当归等，方用八珍汤或归脾汤之类，随证加木香、砂仁、山楂以健脾开胃。

1.2 利湿祛瘀以通癃闭

前列腺癌的病因虽多，但病理转归以湿浊、瘀毒为主。从现代医学解剖方面分析，前列腺位于盆腔内膀胱底部，耻骨后，生殖器之上，直肠壶腹部之前，位于腹腔深部。从中医理论来看，前列腺位属下焦精窍，癌毒侵犯前列腺，病邪深入下焦脏腑之间。因此病位深入，痰湿瘀毒更易停滞此处，而致癃闭。癃闭致水液排泄不畅，进一步加重水湿停滞，日久聚湿成痰，痰湿胶结，瘀血内阻，经络阻塞，气血痰瘀凝滞，久而形成癥瘕。晚期前列腺癌多并发骨转移，癌毒侵犯骨骼，造成成骨性或破骨性骨质破坏，临床多表现为全身酸痛，或病灶处疼痛剧烈，甚至病理性骨折。可见，前列腺癌肿的发生主要与湿、浊、毒、瘀有密切关系。故治疗当以清热利湿、解毒祛瘀为法，随证予以攻治之法。如湿热蕴结者，症见腰痛腰酸，小腹胀满，小便点滴不通，或量少而短赤灼热，舌质红苔黄腻，脉滑数，治宜清热利湿、软坚通利，方用萆薢胜湿汤或八正散加减；如瘀毒阻滞者，症见小便点滴而下，或时而通畅，时而阻塞不通，小腹胀满疼痛，舌质紫暗或有瘀点，脉涩或细数，治宜活血化瘀、散结通利，方用抵挡丸加减。在辨证的基础上，酌加半枝莲、山慈菇、龙葵草等解毒抗癌。变化之法，总以祛邪抗癌为要，随其虚实而攻补兼施，务令邪去而正安。

2 验案举隅

蓝某，男，78岁，2009年2月26日初诊，主诉：左髋部疼痛2月余。患者2008年12月底无诱因出现行走时左髋部疼痛，无下肢放射痛。2009年2月5日在广州中医药大学第一附属医院查MR示：左侧髋臼、股骨头、耻骨及右侧髋臼异常信号影，考虑骨转移瘤可能性大；前列腺体积及信号异常，盆壁多发淋巴结肿大，拟诊为前列腺肿瘤。2009年2月17日在中山大学肿瘤医院行前列腺穿刺活检，诊断为前列腺癌（左叶、右叶下），后行化疗，具体不详。

初诊时症见：左髋部疼痛，排尿费力，尿线变细，量少，涩痛，无肉眼血尿，夜尿3~4次，大便调，纳一般，寐欠佳。舌红苔黄腻，脉细滑。中医诊断：癥瘕。西医诊断：前列腺癌骨转移。辨为瘀毒蕴结、湿热下注证，治以清热利湿、解毒祛瘀。处方：土茯苓25 g，白芍、女贞子、泽泻、山慈菇、半枝莲、知母、黄檗各15 g，桂枝、苦参各10 g，甘草、土鳖虫各6 g。每天1剂，水煎服。

2009年3月5日二诊：上方服14剂后左髋部疼痛减轻，仍活动受限，小便涩痛稍改善，余症同前，舌淡红、苔薄白，脉弦滑。遵前法。处方：土茯苓25 g，桃仁、白芍、泽泻、山慈菇、黄芪、知母、黄檗、苦参各15 g，桂枝10 g，甘草、土鳖虫各6 g。每天1剂，水煎服。

2009年3月19日三诊：上方服半月余后左髋部疼痛基本消失，活动好转，口干欲饮，偶有呃逆。治以祛瘀利湿、解毒散结。处方：土茯苓25 g，泽泻、山慈菇、黄芪、知母、黄檗、苦参、天花粉各15 g，桃仁、木香（后下）各10 g，土鳖虫、甘草各6 g。每天1剂，水煎服。药后诸症均减，患者坚持中医治疗。

2010年5月5日于本院查下腹MR示：前列腺左侧外周带见一小结节影，大小约14 mm×13 mm×15 mm，诊为前列腺癌侵犯左侧精囊；双侧髋臼、左侧髂骨、坐骨、耻骨、股骨头骨转移。2011年2月24日诊：饮食睡眠可，二便调，唯感口干，夜尿每晚2次左右，大便稍干，余无明显不适。处方：山慈菇、白芍、枳实、半枝莲各15 g，麦冬、白花蛇、仙鹤草各30 g，茯苓25 g，葛根、女贞子各20 g，三七、桃仁、地龙、厚朴各10 g，土鳖虫、守宫各6 g。每天1剂，水煎服。药后诸症均减，继续以清热利湿、解毒散结为法处方，随证辅以益气健脾、补益肝肾等法。2011年4月18日，本院SPECT示：①前列腺化疗后，相应部位未见明显恶性肿瘤征象。②盆腔内未见明显淋巴结转移征象。③左侧髂骨、双侧髋臼、左侧耻骨联合及左侧坐骨支多发成骨性骨转移。④肝右叶见多个低密度影，部分病灶代谢增高，考虑为肝内多发转移。2011年4月19日在本院查下腹MR示：前列腺左侧外周带见一小结节影，大小约1 cm，结节缩小，诊断为前列腺癌侵犯左侧精囊。患者自发病以来坚持中医药治疗，情况稳定，生活自理，KPS（卡氏）评分80分。

按：患者为前列腺癌骨转移患者，初诊时症见：左髋部疼痛，排尿费力，尿线变细，量少，涩痛，夜尿3~4次，寐欠佳，舌红、苔黄腻，脉细滑。综合四诊，辨为瘀毒蕴结、湿热下注证。治以清热利湿、解毒祛瘀为法，方中桂枝温阳化气、通利血脉；白芍柔肝养阴、缓急止痛，女贞子补益肝肾，泽泻、土茯苓淡渗利湿，山慈菇、半枝莲、苦参解毒抗癌，黄檗、知母清热养阴，土鳖虫活血祛瘀，甘草调和诸药。2009年3月5日二诊时，左髋部疼痛减轻，仍活动受限，小便涩痛稍改善，舌淡红、苔薄白，脉弦滑。辨为气化不利，痰瘀蕴结，治以桂枝、泽泻、土茯苓，寓五苓散温阳化气之意，复加白芍、甘草为芍药甘草汤以缓急止痛，土鳖虫、桃仁活血祛瘀，山慈菇、苦参解毒抗癌，黄芪益气利水，知母、黄檗滋阴燥湿。2009年3月19日三诊时，药后左髋部疼痛基本消失，活动好转，口干欲饮，偶有呃逆，治以清热养阴、利水行气。随访至2013年5月，患者4年来，虽转移未能消除，然经中医辨证论治，症状明显缓解，生活基本如常人，起到了带瘤生存的作用。

前列腺癌是男性常见的恶性肿瘤之一，在我国其发病率、死亡率也呈逐年上升趋势，近年来跃居男性泌尿系统肿瘤第3位[1]。前列腺癌发病隐蔽，多数患者临床确诊时已属晚期，发生转移，如经淋巴系统可转移到髂内、髂外、主动脉旁、纵隔和锁骨上淋巴结，亦可经血行转移到骨、肺、肝、脑、肾上腺、胸膜、皮肤等。前列腺癌病情发展较迅速，自然生存期为31个月，有转移者中位生存期为9个月，进展期前列腺癌5年生存率一直徘徊在15%~30%[2]。现代医学治疗前列腺癌，根据患者年龄、肿瘤的分期等因素分别选择等待观察、前列腺根治术、内分泌治疗、放疗、化疗等方法。晚期前列腺癌是现代医学的治疗难点，睾丸切除抗雄性激素治疗仍是晚期前列腺癌的主要治疗方法[3]。如何提高患者的生存质量仍是目前研究的重要课题。林教授认为，对于已发生远处转移的晚期前列腺癌，中医药疗法是重要方法之一。中医药疗法不仅可达到直接抑制和杀灭肿瘤细胞、缩小瘤体的作用，临床还可根据前列腺癌患者年老体虚，脾肾不足，加之气滞血瘀、湿聚痰凝、毒结成瘤、虚实夹杂的特点，以温阳化气、补肾健脾、滋养肝肾为主法，配合利湿化痰、解毒祛瘀等辨证治疗。中医药治疗可减轻甚至消除肿瘤阻压尿道引起的泌尿系统症状，缓解骨转移引起的骨痛。此外，也可与内分泌疗法、放疗、化疗、手术等其他疗法联合运用，通过提高患者的耐受力，减轻以上各种方法的毒副作用，增强其疗效。

本文原载《新中医》，2016，48（7）：227－228，有删改.

［参考文献］

［1］朱晓光. 晚期前列腺癌的中医药治疗现状［J］. 现代中西医结合杂志，2006，15（11）：1552－1553.

［2］AUS G，ABBOU C C，BOLLA M，et al. EAU guidelines on prostate cancer［J］. European urology，2005，48（4）：546－551.

［3］鲍镇美. 晚期前列腺癌的治疗新动向［J］. 中华泌尿外科杂志，2002，23（2）：69－71.

林丽珠治疗大肠癌常用药物及药对浅析

余榕键　林丽珠　孙玲玲　郑聪敏

大肠癌包括结肠癌和直肠癌，是常见恶性肿瘤之一。祖国医学主要将大肠癌归属于“锁肛痔”“脏毒”等。随着人民生活水平的提高以及饮食习惯的改变，我国大肠癌的发病率呈上升趋势。由于大肠癌起病隐匿，早期症状不明显，肿瘤进展迅速，确诊时多数患者就已经发生远处转移，治疗困难，预后较差，因而越来越多的肿瘤专家投身于大肠癌诊疗的研究。林丽珠教授作为国内著名肿瘤专家，30 年来一直致力于中医药及中西医结合防治恶性肿瘤的相关研究，在多年临床经验的基础上总结出“祛瘀解毒法”治疗大肠癌，她将此法广泛运用于临床并取得良好的临床疗效。笔者通过收集和整理林教授治疗大肠癌的门诊处方，对常用药物和药对进行分析与讨论，探讨林丽珠教授治疗大肠癌的学术思想及临床用药经验。

1　资料与方法

1.1　全部病例

均为广州中医药大学第一附属医院 2013 年 6 月至 2015 年 12 月肿瘤中心林丽珠教授门诊就诊的大肠癌患者。

1.2　病例纳入标准

①经病理诊断明确的大肠癌患者；②年龄 18 ~ 80 岁；③规律服用林丽珠教授门诊中药汤剂治疗者，治疗时间不小于 3 个月。

1.3　病例排除标准

①全身情况差，或合并严重心脑血管疾病等相关疾病；②未规律就诊者。

1.4　数据分析

将收集的门诊病历建立 Access 2000 数据库，运用频数分析统计单味药及药对应用频次。

2　结果

大肠癌患者 46 例，共就诊 178 次，中药 69 味，用药频次共 1 642 次，药物按使用频率前 20 名依次为土鳖虫、桃仁、地榆、槐花、党参、白术、枳壳、半枝莲、木香、蒲公英、茯苓、柴胡、白芍、败酱草、白头翁、山慈菇、牡丹皮、肿节风、蜈蚣、白芷，见表 1。

表1 大肠癌患者46例用药频次

药物	频次/次	频率/%
土鳖虫	140	8.526
桃仁	138	8.404
地榆	60	3.654
槐花	59	3.593
党参	55	3.350
白术	52	3.167
枳壳	50	3.045
半枝莲	47	2.862
木香	45	2.740
蒲公英	44	2.680
茯苓	42	2.558
柴胡	40	2.436
白芍	39	2.375
败酱草	38	2.314
白头翁	34	2.070
山慈菇	33	2.010
牡丹皮	31	1.888
肿节风	28	1.705
蜈蚣	23	1.401
白芷	23	1.401
共计	1 021	62.180

药对出现频率最高的依次是为土鳖虫与桃仁、地榆与槐花、党参与白术、柴胡与白芍、山慈菇与半枝莲、牡丹皮与白芷，见表2。

表2 药对出现频次

药对	频次/次
土鳖虫－桃仁	136
地榆－槐花	57
党参－白术	51
柴胡－白芍	36
山慈菇－半枝莲	30
牡丹皮－白芷	21

证型出现频率依次是瘀毒内结、痰湿内停、脾肾阳虚、肝肾阴虚、气血两亏，见表3。

表3　证型出现频次

证型	频次/次
瘀毒内结	107
痰湿内停	31
脾肾阳虚	17
肝肾阴虚	15
气血两亏	8

3　讨论

3.1　以辨证论治为核心，辨证与辨病相结合

林丽珠教授强调恶性肿瘤的治疗要以辨证论治为核心，辨证与辨病相结合。中医治病讲求辨证论治，只有在准确辨证的基础上才能取得良好的临床疗效。对于大肠癌的辨证论治，临床上主要将大肠癌分为痰湿内停、瘀毒内结、脾肾阳虚、肝肾阴虚、气血两亏等临床证型。痰湿内停者，应化痰利湿，可予二陈汤加减；瘀毒内结者，需化瘀软坚解毒，多予膈下逐瘀汤加减；对于脾肾阳虚、肝肾阴虚、气血两亏等虚证患者，则以调理补益为主。在辨证论治的基础上，应注意肠癌相关的各种兼夹证的处理。气滞腹胀腹痛者，加木香、槟榔、八月札等行气止痛；脾虚湿盛泄泻者，加薏苡仁、土茯苓等健脾渗湿止泻；气滞热结便秘者，加枳实、厚朴、大黄等行气通便；大便黏腻者，湿热型加黄芩、黄连、败酱草等以清热祛湿、祛瘀排脓，寒湿型加白术、茯苓等以健脾祛湿；腹水者，加大腹皮、泽泻等借利小便将水湿之邪从下引出；伴纳差食积者，加鸡内金、山楂等消食化积；伴心血不足失眠者，加酸枣仁、远志等养心安神。通过对兼夹证的全面调理，使得肿瘤患者得到更高的生活质量。

林丽珠教授认为不同的恶性肿瘤，在病因病机方面有较大差异，辨证与辨病相结合可扩宽遣方用药思路，使临床疗效得到提高。辨病论治，主要包括辨病名与辨病程，具体如下。

（1）辨病名：治疗不同的肿瘤常用不同的抗癌中草药，对于大肠癌治疗，常用的药物包括半枝莲、土鳖虫、斑蝥、肿节风、薏苡仁、苦参、白花蛇舌草等。相关研究表明，白花蛇舌草通过调控 Wnt/β-catenin 抑制大肠癌细胞及大肠癌干细胞的生长，并通过阻滞细胞周期抑制人结肠癌细胞的增殖[1-2]；金赟等通过建立 COX-2 过表达的人肠癌移植瘤裸鼠模型，得到去甲斑蝥素能抑制鼠移植瘤的生长并延长荷瘤裸鼠的生存期[3]；半枝莲、败酱草、苦参、薏苡仁提取物皆可通过不同通路抑制肠癌细胞增殖并促进凋亡[4-7]。这些治疗大肠癌的中草药皆有相关中药药理研究支持，并通过辨病用药

并得到临床疗效验证，现已被林丽珠教授广泛用于临床上。

（2）辨病程：恶性肿瘤不同分期临床表现差异常较大，治疗也要按病程选择最佳方案。提倡早期以祛瘀解毒、祛湿化痰为主，中期应攻补兼施，祛瘀解毒配合行气健脾，晚期则着重于补肾健脾养肝，兼调和气血。

不同分期的大肠癌患者，常配合手术、化疗、放疗等不同的治疗手段，因而中医药的切入点、干预程度及遣方用药的思路也大不相同。肠癌早期多以手术为主，手术治疗极易耗气伤血。术后早期，当以理气养血为先，旨在调整脾胃气机；术后中期，脏腑虚损，气虚血瘀，当以健脾益气为主，活血祛瘀为辅；术后后期，患者脾胃功能渐恢复，应兼顾扶正攻邪以巩固疗效，这时可适当增强抗癌中草药的运用[8]。特别是对于TNM分期Ⅱ期大肠癌术后患者，若无高危因素，检测组织标本MMR或MSI为dMMR或MSI-H，这部分病人不推荐氟尿嘧啶类药物的单药辅助化疗，应在准确辨证的前提下适当加强抗癌中草药的运用以达到抑制肿瘤复发的目的。化疗作为中晚期大肠癌治疗的重要手段，同时带来许多相应的副反应。化疗后患者表现为脏器亏虚，常以健脾益气、调养气血为主。与许多现代医家观点相似，对于大肠癌化疗后最常见的副反应——骨髓抑制，林丽珠教授认为化疗可视为骨髓抑制的致病邪气，脾肾虚损是化疗后骨髓抑制的病理基础，瘀血是化疗后的病理产物，故骨髓抑制主要病理机制为“脾肾虚损、毒瘀互结”，治疗上以补益脾肾为主，适当祛瘀解毒[9-10]。直肠癌患者常配合术前术后的放疗，林教授认为放疗损伤可视为中医“热毒”范畴，“热毒”入侵日久，易耗伤气阴，出现口渴欲饮、低热盗汗、疲倦乏力等气阴两虚证候[11]，治疗上应加用沙参、麦冬、玉竹、生地黄之属以养阴生津。

3.2 以祛瘀解毒为基本法

何为“瘀”？“人身所有者，血与气耳”，“五脏之道，皆出于经隧，以行气血，血气不和，百病乃变化而生”。清代医家王清任认为“诸病之因，皆由血瘀”。何为“毒”？《黄帝内经·素问》曰：“夫毒者，皆五行标盛暴烈之气所为也。”明代陈实功在《外科正宗》提到：“蕴毒结于脏腑，火热流注肛门，结而为肿，其患痛连小腹，肛门坠重，二便乖违，或泄或秘，肛门内蚀，串烂经络，污水流通大孔，无奈饮食不餐，作渴之甚，凡犯此未得见其有生。”清代唐容川《血证论》曰：“脏毒者，肛门硬肿，疼痛流血。”古代医家们全面地论述了大肠癌的病因病机，且着重强调了瘀毒内结的病理因素导致大肠癌的发生发展。现代医者寻求古训，结合临床经验，郁仁存提出热毒学说[12]；刘嘉湘认为气滞血瘀为肠癌致病因素[13]；余丽娟对大肠癌中医证候相关因子的多因素进行分析研究，结果提示“瘀”“毒”“湿”“热”可能为大肠癌的进展的促使因素[14]；林丽珠教授则认为“瘀毒”是大肠癌的重要病因病机。瘀血阻于脉络，气血运行不畅，日久与浊毒交结而致癌毒。癌毒阻遏气机，不通则痛；脉络闭阻，血不能循经而行，溢于脉外而出现便血。治疗上应抓住疾病本质，准确辨证，以祛瘀解毒为基本法依证论治，随证加减。

笔者通过整理林丽珠教授门诊治疗大肠癌的处方，使用频数分析方法统计方中各种药物出现频率，结果提示活血化瘀类的土鳖虫、桃仁使用次数最高，药对中土鳖虫配桃仁出现频率最高。早在《金匮要略》中就有多个方剂重用土鳖虫及桃仁为君臣，如活血通经的“下瘀血汤”及治疗癥瘕积块的“鳖甲煎丸”。林丽珠教授正是在学习古代医家经典论著的基础上，总结临床经验，提出了以土鳖虫、桃仁为主要药物的祛瘀解毒法作为治疗肠癌的基本法，运用于临床上并取得良好的疗效。方中土鳖虫咸、寒，能破血逐瘀、续筋接骨，尤擅治疗癥瘕积聚。《本草通玄》中提到，土鳖虫能“破一切血积”，可见其在活血化瘀药物中的地位。桃仁苦、甘，能活血化瘀、润肠通便，主治瘀血证，《神农本草经》曰：“主瘀血，血闭癥瘕，邪气，杀小虫”。土鳖虫与桃仁成对使用，土鳖虫为破血入络之虫药，伍以桃仁协同增效，则破血化瘀力雄。

重用土鳖虫、桃仁为君，运用各种虫类药以加强活血化瘀、消肿解毒也是林丽珠教授临床用药的特点。“蜈蚣，内而脏腑，外而经络，凡气血凝聚之处皆能开之。性有微毒，而转善解毒，凡一切疮疡诸毒皆能消之。”“穿山甲，性走，能行瘀血，通经络，故又有消痈毒，排脓血。”林教授认为如蜈蚣、血竭、穿山甲之属为灵动之品，效能破血逐瘀，或清热解毒，或消肿散结，尤尚治瘀毒内结之肠癌病。

大肠癌最常见肝转移。抑或缘于肝藏血，肝内血行必缓，血行缓则有利于癌毒行于脉中而滞留于肝，“血受寒则凝结成块，血受热则煎熬成块”，癌毒与瘀血在肝脏胶结成积聚。故临床上大肠癌肝转移患者也多为瘀毒内结证候，常表现为腹部包块、腹痛，伴有肌肤甲错、舌暗有瘀斑，脉弦涩等，亦多以祛瘀解毒为法辨证汤药内服[15]。

3.3 提倡攻补兼施，注重通利脏腑气机

《景岳全书》曰：“凡脾肾不足及虚弱失调之人，多有积聚之病，盖脾虚则中焦不运，肾虚则下焦不化，正气不行则邪滞得以居之。”林丽珠教授认为“正虚邪实”常是积聚发病的主要因素，肠癌的发病也是由于正气亏虚，才使得瘀毒留滞，结而为肿。“脾肾不足及虚弱失调之人，多有积聚之病。”肾为先天之本，肾虚则一身之气皆虚。脾为后天之本，为后天气血生化之源，脾虚则运化失司，水谷精微不能正常输布；脾胃相表里，脾气亏虚，胃气不足，食物停滞腹中，糟粕不能下行。故林教授临床上除了运用祛瘀解毒法攻化癌邪，同时也非常重视健脾益气，顾护胃气，常用党参、白术、茯苓、黄芪、薏苡仁、山药之属。本研究药对使用频率结果显示，白术与党参配对的使用频率也非常高。“脾虚不健，术能补之；胃虚不纳，术能助之。”白术为健脾益气第一要药，既能补气以复脾运，又能燥湿利水以除湿邪；党参健脾益肺又能补血生津，两者合用，能使“土旺则清气善升，而精微上奉，浊气善降，而糟粕下输”。林丽珠教授配用党参亦是取其既补脾气又补肺气之功。肺与大肠相表里，肺气足，气机才可畅达，水液得以输布，瘀毒邪气便有出处。由此也可见林教授在“补益”的同时也非常注重“通利”[16]。

大肠癌患者常可见腑气不通之象，如大便秘结、腹胀腹痛、饮食不入等。“六腑以通为用”，具有“泻而不藏”的特点，六腑腐熟水谷，受承化物，排泄糟粕，只有保持气机通畅，才能使得糟粕、水液正常运行及排泄。肠道恶性肿瘤多以“湿热”“癖毒”“气滞”为患，故治疗的关键是理气祛湿化痰、通下腑中浊毒[8]。气以通为补，合理地运用通法，反而有助于胃气恢复，达到“祛邪即以扶正”。大部分年迈的大肠癌患者有

气血亏虚或脾肾阳虚的表现，但仍有瘀毒内结大肠，此仍属本虚标实。《素问·标本病传论》曰："小大不利治其标"，首重通腑散结，兼顾正气之虚。林教授常运用下瘀血汤合白头翁汤化裁，以厚朴、法半夏、大黄、肿节风、白头翁等药行气通腑泄热；桃仁、土鳖虫、莪术、山慈菇等化瘀软坚；并用党参、白术等顾护正气[17]。

3.4 善用药对以增强药性

药对是指两味药的配伍应用，是历代医家经过临床验证，把配伍后疗效更佳的药物固定下来而形成的，是中药配伍中最小的固定单位，也是方剂的基础[18]。也有现代研究者将中医药理论与现代医药学知识相结合，在已发现具有促癌活性的单味中药基础上，以其通过合理的配伍，进一步研究中药药对的促癌活性。结果说明：经方和验方中药对配伍不仅符合中医药的理论，且符合现代药理研究结果，组成药对后能降低促癌物活性，达到增效减毒目的[19]。

林教授在临床治疗上善用药对治疗恶性肿瘤，她常利用药对产生的协同作用以达到增进疗效的目的，抑或利用药对间药性的相互制约而产生减毒作用。除了土鳖虫配桃仁外，林教授常用的药对包括地榆与槐花、党参配白术、柴胡与白芍、白芷配牡丹皮等也都体现了药对的协同作用。地榆凉血止血兼解毒敛疮，槐花凉血止血兼清肝泻火，地榆善清下焦血分之热，槐花善清大肠之火，两药合用于血热出血的肠癌患者疗效甚佳。湿邪黏滞，易阻滞气机，"气为血之帅"，气行则血行，气滞则血瘀，因此林教授认为湿邪易使蕴结于肠道的瘀毒之邪更难以攻散，对于湿热蕴毒之象的患者，可予牡丹皮配白芷，取牡丹皮清热凉血、活血散瘀，而妙在配以白芷，白芷为风药，辛散之品，辛味能行能散，可畅通气机，风能胜湿，又有燥湿消肿排脓之效，气滞一除，湿邪可化，则瘀血易行，癌毒自可消除。白芍与柴胡相配，以补肝养血、条达肝气，使柴胡升散而无耗伤阴血之弊端，达到体用并治，调和一身气血的目的。林丽珠教授常柴胡与白芍相配，达到疏肝养血之效，在肠癌肝转移患者出现肝郁之象时运用。而像半夏配生姜这一类的药对，则以减毒作用为主，生姜制约半夏毒性，也共增止呕之力。大黄与炙甘草相配，加大炙甘草剂量以调和药性，使体质虚弱的肿瘤患者得以承受通腑泄热的治法。

综上所述，林丽珠教授对大肠癌的治疗上，以辨证论治为核心，重视辨证与辨病相结合，以祛瘀解毒法为基本法，注重攻补兼施、通利腑气，巧妙地运用药对，形成具有特色的诊疗思路，临床疗效显著。

本文原载《辽宁中医杂志》，2017，44（10）：2052－2055，有删改.

[参考文献]

［1］林久茂，魏丽慧，李琼瑜，等．白花蛇舌草通过调控 Wnt/β-catenin 通路抑制大肠癌细胞及大肠癌干细胞的生长［J］．中华中医药杂志，2015，30（5）：1805－1808.

［2］彭军，魏丽慧，林久茂，等．白花蛇舌草通过阻滞细胞周期抑制人结肠癌细胞的增殖［J］．福建中医药，2012，43（4）：48－50.

［3］金赟，范跃祖，孙健，等．去甲斑蝥素对环氧合酶－2 过表达人大肠癌裸鼠移植瘤的抑制作用

[J]. 中华中医药杂志，2013，28（7）：1981－1985.
[4] 彭军，林久茂，魏丽慧，等. 半枝莲提取物诱导结肠癌 HT-29 细胞凋亡的机制研究［J］. 福建中医药大学学报，2010，20（6）：35－38.
[5] 黄炜，杨斌，陈阳，等. 败酱草乙醇提取物对人结肠癌细胞 Caco-2 凋亡与增殖的影响［J］. 福建中医药，2013，44（3）：57－59.
[6] 王晓燕. 苦参碱抗大肠癌作用及机制研究［D］. 广州：南方医科大学，2008.
[7] 保学明，卢建华，伍兆锋，等. 薏苡仁酯对结肠癌 SW480 增殖和凋亡的影响［J］. 中华实用诊断与治疗杂志，2012，26（3）：260－261.
[8] 肖志伟. 经方在中医肿瘤临床的运用及典型案例分析［D］. 广州：广州中医药大学，2010.
[9] 贾英杰，于建春，杨佩颖，等. 中医药防治化疗致骨髓抑制的临床研究概况［J］. 辽宁中医杂志，2014，41（10）：2253－2255.
[10] 李可馨，曹勇. 从健脾补肾化瘀法探析化疗后骨髓抑制的治疗［J］. 中国中医基础医学杂志，2012，18（4）：410－411.
[11] 王辉，郭勇. 大肠癌的中西医结合"四阶段"治疗探讨［J］. 福建中医药，2011，42（5）：48－50.
[12] 富琦，张青. 郁仁存应用清热解毒药物治疗肿瘤经验［J］. 中医杂志，2014，55（21）：1815－1817.
[13] 李和根. 刘嘉湘辨治大肠癌经验［J］. 上海中医药杂志，2011，45（8）：6－7.
[14] 余丽娟. 大肠癌中医证候相关因子的多因素分析研究［D］. 广州：广州中医药大学，2013.
[15] 齐元富，刘歆，李慧杰. 活血化瘀方药防治大肠癌肝转移的可行性探讨［J］. 中医药信息，2014，31（6）：112－114.
[16] 林丽珠. 中医肿瘤学家周岱翰的学术思想［J］. 中国肿瘤，2000，9（8）：352－353.
[17] 王淑美，林丽珠. 林丽珠教授肿瘤论治中对立统一规律应用［J］. 新中医，2011，43（7）：162－163.
[18] 张同领，王瑞玲，余行俭. 浅析中药药对在临床方剂中的应用［J］. 光明中医，2007，22（11）：65－66.
[19] 吕岫华，刘伟，王明连，等. 中药药对配伍对其促癌物活性的影响［J］. 中华中医药杂志，2014，29（12）：3992－3994.

林丽珠治疗软组织肉瘤用药规律的数据挖掘研究

黄子菁　孙玲玲　指导：林丽珠

软组织肉瘤（soft tissue sarcomas）是指发生于间叶组织的恶性肿瘤，根据来源分为纤维肉瘤、滑膜肉瘤、横纹肌肉瘤、平滑肌肉瘤、脂肪肉瘤、间皮瘤等。软组织肉瘤可发生于任何年龄段，以 20～50 岁为发病高峰年龄段，其发病率占成人恶性肿瘤的 0.73%～0.81%[1]。软组织肉瘤的发生部位以肢体多见，其次为躯干、腹膜后及头颈部，多采用手术、放疗、化疗等综合治疗，但术后复发率高，预后差，效果不理想。中医药在治疗恶性肿瘤方面有着独特的优势。林丽珠教授是全国第三批名老中医专家继承人，全国中医肿瘤重点专科学术带头人，擅长采用中西医结合治疗肿瘤。本研究通过收集和整理林丽珠教授治疗软组织肉瘤的有效病案的门诊处方，对常用药物和药对进行分析，探讨林丽珠教授治疗软组织肉瘤的用药规律及学术思想。

1　资料与方法

1.1　病案资料来源

选取林丽珠教授于 2015 年 9 月至 2017 年 4 月期间在广州中医药大学第一附属医院肿瘤科门诊收治且有效的软组织肉瘤患者，病案资料理、法、方、药等记录齐全。

1.2　病例纳入标准

①病理诊断明确为软组织肉瘤患者；②年龄 18～80 岁；③按要求服用林丽珠教授门诊中药汤剂，且治疗时间不少于 1 个月者。

1.3　病例排除标准

①全身情况差，或合并严重心脑血管疾病等患者；②未按要求就诊者。

1.4　数据分析方法

将收集的门诊病历录入 Microsoft Excel 2010，建立数据表，运用频数分析统计单味药及药对的应用频次；并将数据表组成稀疏矩阵，借助 Weka 软件，运用 Apriori 与 FP-Growth 算法，计算得出“支持度”（A、B 药物同时出现的次数）及“置信度”（A 药出现时 B 药出现的概率），按药物组合出现频次降序排序，从而分析用药组成规律。

2 结果

2.1 病案患者的基线情况

共纳入软组织肉瘤患者 16 例，其中男性 8 例，女性 8 例，年龄（40.18 ± 23.11）岁，各病理类型分别有纤维肉瘤 6 例（37.5%）、上皮肉瘤 6 例（37.5%）、脂肪肉瘤 2 例（12.5%）、脂肪肉瘤 1 例（6.25%）、未分类肉瘤 1 例（6.25%）。纳入患者均为术后复发患者。

2.2 药物使用频次统计

共纳入软组织肉瘤处方 87 首，中药 110 味，用药频次共 1 471 次，使用频次居前 24 位的药物频次分布见表 1。由表 1 可知，频次及频率（$n/87\times100\%$）居前 24 位的药物主要可分为以下 5 类。①活血化瘀药：土鳖虫、桃仁、莪术、三棱、牡丹皮、当归、地龙。②消肿散结药：红豆杉、山慈菇、龙葵、肿节风、半枝莲、瓜蒌皮、猫爪草。③清热解毒药：蒲公英、苦参、白英。④健脾渗湿药：白术、茯苓、泽泻。⑤理气化痰药：法半夏、香附、桔梗、川芎。可见林丽珠教授的处方多用祛瘀、化痰、解毒药物，辅以理气、健脾及其他辨证加减的药物。

表 1　87 首软组织肉瘤处方中使用频次居前 24 的药物分布

序号	药物	频次/次（频率/%）
1	红豆杉	79（90.805）
2	土鳖虫	78（89.655）
3	桃仁	78（89.655）
4	龙葵	76（87.356）
5	山慈菇	67（77.011）
6	莪术	66（75.862）
7	肿节风	63（72.414）
8	三棱	41（47.126）
9	桔梗	32（36.782）
10	蒲公英	31（35.632）
11	猫爪草	31（35.632）
12	苦参	31（35.632）
13	瓜蒌皮	28（32.184）
14	半枝莲	28（32.184）
15	白英	26（29.885）

续上表

序号	药物	频次/次（频率/%）
16	牡丹皮	24（27.586）
17	法半夏	24（27.586）
18	川芎	24（27.586）
19	白术	24（27.586）
20	香附	23（26.437）
21	泽泻	21（24.138）
22	茯苓	21（24.138）
23	地龙	18（20.690）
24	当归	18（20.690）

2.3　基于关联规则的药物组合规律分析

设置支持度为20%，置信度为70%，按照药物组合频次由高到低排序，得到常用药对及组合20个，见表2。对处方药物进行关联规则分析，见表3。基于关联规则分析的组方规律分析显示，常用药物组合均为祛瘀、化痰、解毒药物的组合。

表2　常用药对使用情况（支持度≥20%）

序号	药对	频次（n）/次	支持度（p）/%
1	土鳖虫－桃仁	78	89.655
2	莪术－桃仁	66	75.862
3	红豆杉－莪术	65	74.713
4	山慈菇－龙葵	63	72.414
5	龙葵－肿节风	59	67.816
6	桃仁－三棱	41	47.126
7	莪术－三棱	39	44.828
8	桃仁－桔梗	32	36.782
9	蒲公英－红豆杉	31	35.632
10	龙葵－猫爪草	31	35.632
11	龙葵－苦参	30	34.483
12	半枝莲－山慈菇	28	32.184
13	土鳖虫－白英	26	29.885
14	山慈菇－瓜蒌皮	26	29.885
15	牡丹皮－龙葵	24	27.586
16	香附－桃仁	23	26.437

续上表

序号	药对	频次（n）/次	支持度（p）/%
17	桃仁－法半夏	20	22.989
18	泽泻－甘草	20	22.989
19	茯苓－白术	19	21.839
20	莪术－川芎	18	20.690

表3　处方中药物关联规则情况（置信度≥70%）

序号	药对	频次（n）/次	支持度（p）/%
1	土鳖虫－桃仁	78	100.000
2	莪术－桃仁	66	84.615
3	山慈菇－龙葵	63	82.895
4	红豆杉－莪术	65	82.278
5	茯苓－白术	19	79.167
6	肿节风－龙葵	59	77.632

3　讨论

软组织肉瘤多归于中医的“筋瘤”“石疽”“肉瘤”等范畴。中医古籍出现类似软组织肉瘤描述的有“六瘤者，随气凝结皮肤之中，忽然肿起，状如梅李，皮软光，渐如杯卵”；“瘤则有六，骨瘤、脂瘤、气瘤、肉瘤、脓瘤、血瘤，亦不可决溃，肉瘤尤不可治，治则杀人”（《证治准绳》）。从以上论述可见肉瘤治疗程度之困难及预后之不良。

中医认为气血津液的运化失常是肉瘤发病的关键环节，而痰饮、瘀血、癌毒是肉瘤发病的病因病机。《明医指掌》中指出：“瘤则遍身体头面、手足，上下不拘其处，随气凝结于皮肤之间，日久结聚不散，累积而成。若人之元气循环周流，脉络清顺流通，焉有瘿瘤之患也，必因气滞痰凝，隧道中有所留止故也。”饮食失调，或情志抑郁，或感受外邪，或素体气虚，可致气机失调，无力运化水湿，津液停聚而成痰；气为血之帅，气虚气滞无以行血，血行瘀滞而成瘀。朱丹溪云：“自气成积，自积成痰，痰挟瘀血，遂成窠囊。”痰、瘀二者均为阴邪，同气相求，常常相兼为病。痰瘀互结，病久化热，聚而成毒。华佗《中脏腑·卷中·论痈疽疮肿》曰：“痈疽疮肿之所作，皆五脏六腑蓄毒不流则生矣。”由此可见，痰、瘀、毒三者乃肉瘤形成发展的病理基础。

本研究结果显示，林丽珠教授治疗肉瘤常用药物中，使用频次居前24位的药物主要可归为活血化瘀、消肿散结、清热解毒、健脾渗湿、理气化痰5类。可见林丽珠教授的处方多用祛瘀、化痰、解毒药物，辅以理气、健脾及其他辨证加减药物。基于关联规则分析的组方规律分析结果也显示，药物组合均为以上祛瘀、化痰、解毒药物的组合，体现了林丽珠教授治疗肉瘤“痰瘀相关”的辨证思路及“祛瘀清热解毒”“健脾化痰散结”的用药特点。

3.1 祛瘀解毒，化痰散结

基于以上对肉瘤病因病机的认识，林丽珠教授以“坚者削之，结者散之”立法，治疗肉瘤多以祛瘀解毒、化痰散结为原则。唐容川《血证论》云：“须知痰水之壅，由瘀血使然，但去瘀血，则痰水自消。”临证时，林丽珠教授擅用活血化瘀之品如莪术、土鳖虫、桃仁、三棱、当归、地龙等，化痰散结之品如肿节风、龙葵、桔梗、法半夏、瓜蒌皮等，清热解毒之品如苦参、半枝莲、山慈菇、白英、蒲公英等。

本研究的数据分析结果显示，林丽珠教授最喜用土鳖虫与桃仁为君药。土鳖虫，味咸，性寒，有小毒，入肝经，有破血逐瘀、续筋接骨的功效。《本草经疏》：“土鳖虫乃厥阴经药也，咸能入血，故主心腹血积癥瘕血闭诸证，和血而营已通畅，寒热自除，经脉调匀。”桃仁，味苦、甘，性平，入心、肝、大肠经，具有活血祛瘀、润肠通便、止咳平喘的功效。桃仁得春气最厚，即得生气最足，能入血分而化瘀生新，活血祛瘀、常用于癥瘕痞块的治疗。《本草经疏》：“桃仁性善破血，散而不收，泻而无补。”桃仁质重而降，偏入里而擅走下焦，善破脏腑之瘀血；土鳖为虫类药，善搜剔络中混处之邪，破血逐瘀之力强。两者均入肝经，合用则破血逐瘀、散结消癥力强，共除血中之壅。

此外，山慈菇、龙葵草、肿节风三者也常为林丽珠教授临床上组合使用。山慈菇，辛寒有小毒，归肝、胃经，具有清热解毒、消痈散结的功效。《本草拾遗》记载，“主痈肿疮瘘，瘰疬结核等，醋磨敷之”，可见山慈菇消散痞结效佳。龙葵草，味苦性寒，归肺、膀胱经；具清热解毒、活血消肿功效。肿节风，味苦辛，性平，归心、肝经；具清热解毒、消肿散结功效。三者功效相似，相须为用，共奏清热解毒、活血散结消肿之功，常用于热毒郁结、瘀血壅积证者。刘完素在《黄帝素问宣明论方·积聚门》中论述积聚病机时主张“阳气郁结，怫热壅滞”之说，清代《医林改错》亦重申“血受热则煎熬成块”。由此可见，清热解毒亦为治疗肉瘤病的治疗大法之一，正如《素问玄机原病式·热类》中所云：“且如一切怫热郁结者，不必止以辛甘热药能开发。”清热解毒法与活血化瘀、消肿散结法配合使用，更有助于癌毒的清泻消散。

3.2 辨病辨证相结合指导用药

林丽珠教授强调，中医治疗肿瘤需辨病辨证相结合[2]。辨病含义有二，其一是借助现代医学肿瘤影像学、病理学等明确肿瘤性质并指导治疗及判断预后；其二是辨中医传统的肿瘤病名，以此与历代医家学术经验接轨。而辨证则是通过望闻问切四诊合参，分析判断疾病的所处证候。辨病是统筹整体，辨证是贯穿始终，两者缺一不可。林丽珠教授在继承传统中医对肉瘤的治疗法则的基础上，常辨病使用抗癌中草药以增强方药的抗肿瘤效果，如红豆杉、白英、龙葵草、山慈菇、半枝莲等。郑造乾研究证明，红豆杉多糖 PSY-1 能抑制各种肿瘤细胞的增殖及迁移和侵袭能力。[3]朱海静等采用体内实验以荷瘤小鼠实体瘤质量、抑瘤率为指标评价白英对 S180 移植性肉瘤的抑制作用，发现白英具有一定抑制 S180 诱发的移植性肿瘤作用。[4]杨姗姗等发现半枝莲多糖对 S180 小鼠有抗肿瘤作用和免疫增强效果。[5]研究表明龙葵草具有抗肿瘤多药耐药性和抗肿瘤血管生成等作用[6]。姜爽等研究发现山慈菇多糖可增强淋巴细胞增殖能力和巨噬细胞吞噬活性，同时可抑制 S180 荷瘤小鼠的肿瘤生长，增加小鼠脾脏指数和胸腺指数。[7]苦参的有效成分苦参碱在体外实验中能明显抑制人横纹肌肉瘤细胞的增殖，同时诱导其凋亡[8]。土鳖虫的蛋白质提取物对小鼠 S180 肉瘤生长活性具有明显的抑制作用，其机制可能与抑制血管生成途径有关[9]。肿节风的有效成分肿节风总黄酮在环磷酰胺抗小鼠肉瘤 S180 中具有增效减毒作用[10]。

3.3 攻邪不忘扶正固本

抗癌中草药多药力猛烈，直捣病所，但用之不当易损伤人体正气，故林丽珠教授遣方用药时亦注重辨证及配伍，如邪实而正气尚足之人则用量可较邪盛而正虚之人稍大，或配伍扶正之品以缓抗癌中草药之烈性，并随证加减。朱丹溪强调，“治痰当以顺气为先，气顺则一身津液自顺”，其研制的祛痰诸方中，兼见气滞者（症见胸闷胁痛、嗳气吐酸、脘腹胀痛，脉沉弦、涩或结代），则多投理气、行气之品，配以行气解郁药香附、川芎、枳壳等。清代陆子贤《六因条辨》言：“至虚之处，便是客邪之所。”故临床上脾气亏虚者症见腹胀纳少、神疲乏力、少气懒言、大便溏稀，舌淡胖、边有齿印等，则伍以健脾益气药如茯苓、白术、黄芪等；肾精亏虚者症见腰膝酸软、神疲健忘、夜尿清长、耳鸣耳聋等，则予山茱萸、女贞子、墨旱莲、熟地黄、淫羊藿、杜仲等以填补肾精，滋阴补阳。林丽珠教授辨治软组织肉瘤攻邪不忘扶正，攻补兼施，灵活运用各类草药而不拘泥于古方，形成具有特色的诊疗思路，临床疗效显著。

本文原载《广州中医药大学学报》，2018，35（6）：1112－1116，有删改.

[参考文献]

[1] 师英强．软组织肉瘤诊治中华专家共识（2015 年版）[J]．中华肿瘤杂志，2016（38）：310.

[2] 林丽珠，肖志伟，张少聪．中医治肿瘤理论及验案 [M]．北京：中国中医药出版社，2016.

[3] 郑造乾．红豆杉多糖 PSY-1 的抗肿瘤活性及机制研究 [D]．杭州：浙江大学，2015.

[4] 朱海静，王开平，王瑞，等．白英抗肿瘤作用的实验研究 [J]．科学技术与工程，2009，9（9）：2304.

[5] 杨姗姗，木艳，张秀娟．半枝莲多糖的纯化及对 S180 小鼠体内抗肿瘤的作用 [J]．江苏农业科学，2012，40（5）：249.

[6] 程海波，沈政杰，孙东东，等．抗肿瘤中药对肿瘤微环境的干预作用评述 [J]．中医杂志，2014，55（15）：1343.

[7] 姜爽，徐婧瑶，苏鑫，等．山慈菇多糖的免疫调节及对小鼠骨肉瘤细胞 S180 体内生长抑制作用的研究 [J]．食品科学，2017，26（4）：1.

[8] 郭雷，薛天阳，许伟，等．苦参碱对人横纹肌肉瘤 RD 细胞增殖和凋亡的影响 [J]．中国当代儿科杂志，2012，14（10）：780.

[9] 郭桅，韩雅莉，陈少鹏．地鳖虫蛋白提取物对小鼠 S180 肉瘤及鸡胚尿囊膜血管生成的抑制作用 [J]．细胞生物学杂志，2007，29：425.

[10] 章武强，苏敏，陈奇．肿节风总黄酮对环磷酰胺抗小鼠肉瘤 S180 的增效减毒作用 [J]．中国医药导报，2011，31（8）：17.

林丽珠教授治疗食管癌经验举隅

张少聪　肖志伟　林丽珠

食管癌是发生在食管上皮组织的恶性肿瘤，其临床表现为：进食梗阻，或吞咽困难，呕吐痰涎，或食入即吐，伴胸骨疼痛，形体消瘦等。在中医古籍文献中，类似于“噎膈”“噎”“膈”“反胃”等病证。林丽珠教授从医三十年，积累了丰富的临床经验。笔者有幸跟师临证，获益匪浅，兹介绍林丽珠教授治疗食管癌经验如下。

1　临证发微

痰、瘀为食管癌的基本病理因素，痰瘀互结是食管癌的重要病机。痰性黏滞缠绵，贯穿整个噎膈病程的始终，易留伏遏阻于食管，是噎膈病情缠绵难解的原因。痰留着不去，阻碍气机，痰气交阻，故噎膈患者早期可见到吞咽不适，呕吐痰涎，胸膈痞闷疼痛等症；痰停留食管恒久不化，积为陈痰或顽痰，则病情反复，逐渐恶化，吞咽困难，梗阻呕恶日益明显。故徐灵胎评《临证指南医案》云，“噎膈之证，必有瘀血、顽痰、逆气，阻隔胃气”，明确指出噎膈与气滞痰阻有关。此外，因痰瘀为津液所化，津液耗伤，食管失润则口干咽燥，肠失润泽，故大便干结，坚如羊屎。病变日久，长期饮食不入，化源告竭，必形体更为消瘦，肌肤枯燥，面色晦滞，若病情继续发展，阴损及阳，阴阳俱衰，则肾之精气并耗，脾之生化告竭，必形体羸瘦日甚，或伴有肢体浮肿，病情危笃。

林丽珠教授认为，食管癌病位在食道，为胃气所主，常与肝、脾相关，多为本虚标实之证。标实为气郁、痰阻、血瘀等相互兼杂；本虚为津亏血燥、阴损及阳等，共同形成食道狭窄，津液干枯，是其关键病机。故治疗食管癌当围绕气、痰、瘀、虚。根据临床实际，分为以下几种证型。①痰气交阻型，症见：吞咽梗阻，汤水可下，间或汤水难入，入口即噎，吐痰涎色白，或稀或稠，舌胖苔白腻，脉弦滑。治宜理气化痰，方用旋覆代赭汤合半夏厚朴汤加减，或予启膈散。②痰热郁结型，症见：吞咽梗阻，泛吐涎沫黏稠，色黄白相间，胸满闷痛，口苦咽干，舌红苔黄腻，脉弦数。治当清热化痰，方以黄连温胆汤加减。③痰瘀互结型，症见：吞咽梗阻，甚则汤水难下，入口即噎，泛吐涎沫或夹有血丝血块，或色如赤豆汁，并胸背疼痛，舌黯紫有瘀斑，脉弦涩。治宜活血化痰理气，方以血府逐瘀汤加减。④津亏痰结型，症见：吞咽梗涩而痛，泛吐涎沫量少而稠，咽干不欲饮，胸背灼痛，形瘦肤干，大便干结。舌红苔厚而干，脉弦数或细数。治宜养阴生津，散结化痰，方用麦门冬汤加减。⑤正虚痰实型，症见：吞咽梗阻，泛吐泡沫状痰涎，量多清稀，并面色苍白，或动则气促，或面浮足肿，或腹胀纳呆，或大便溏泻，舌淡苔白，脉细沉或细弱。治以益气通阳，健脾逐饮，方可选归脾汤或右归丸。

2 验案举隅

钟某，男，48 岁，2010 年 5 月 22 日初诊。主诉：吞咽不畅半年，发现食道肿物 2 月余。

病史：患者 2009 年 12 月无明显诱因下出现吞咽硬物困难，无饮水呛咳，无声音嘶哑，当时未予重视，后症状加重。2010 年 3 月行食道钡餐检查，考虑“食道癌可能性大”。4 月 7 日行 CT 检查：胸上段水平食道管壁不规则增厚，考虑食道上段癌可能。遂行胃镜病理活检，提示：食管鳞状细胞癌。诊断为“1. 食管鳞状细胞癌；2. 糜烂型胃炎（胃体，胃窦），HP（+）”，4 月 20 日开始行放疗，放疗期间出现发热，口干明显，暂停放疗。5 月 8 日开始行 DP 方案化疗，过程顺利。

初诊时症见：患者精神疲倦，消瘦乏力，口干，胸背部灼痛，吞咽不畅，吞咽疼痛，胃纳差，二便调。舌暗红少苔，脉弦细。中医诊断：噎膈。西医诊断：食管癌周围间隙、纵隔淋巴结转移放化疗后（T4N1M0 Ⅲ期）。

中医辨证为津亏痰结证，治以养阴生津，化痰散结。方用沙参麦冬汤加减：桃仁 10 g，壁虎 6 g，麦冬 15 g，沙参 30 g，玄参 20 g，厚朴 15 g，金银花 15 g，丹参 10 g，木蝴蝶 10 g，岗梅根 15 g，茯苓 25 g，山慈菇 15 g，甘草 6 g。七剂，水煎服。

2010 年 5 月 29 日二诊：患者口干及吞咽疼痛较前好转，胸背部灼痛减轻，仍吞咽不畅，口淡，胃纳欠佳，大便偏硬，舌暗红苔白，脉弦细。继续以养阴生津，化痰散结为法，佐以滋阴益肾之品。具体方药如下：壁虎 6 g，猫爪草 30 g，半枝莲 15 g，山慈菇 15 g，茯苓 25 g，龙葵 30 g，女贞子 20 g，墨旱莲 20 g，佛手 15 g，紫苏梗 15 g，丹参 15 g，桃仁 10 g，黄精 30 g，地龙 10 g，牡丹皮 15 g。

2010 年 6 月 15 日三诊：服药 2 周后，精神疲倦，吞咽不畅感有所缓解，口干减轻，胃纳欠佳，无嗳气泛酸，无胸背灼热等，大小便基本正常。舌质淡暗，苔白，脉细。阴液得补，脾胃仍虚，治以健脾化痰，祛瘀散结。处方：法半夏 10 g，厚朴 15 g，茯苓 25 g，白术 15 g，薏苡仁 30 g，浙贝母 10 g，紫苏梗 15 g，枳壳 15 g，山慈菇 15 g，夏枯草 20 g，玄参 15 g，甘草 6 g。

患者长期门诊服用中药，2010 年 5 月 8 日开始行 DP 方案联合恩度化疗 4 程，6 月 28 日复查胸部 CT 示：食道上段癌并纵隔淋巴结转移治疗后较前好转，疗效评价为 PR。患者于 2010 年 8 月 26 日行食管原发灶及纵膈淋巴结转移灶三维适形放疗，在中医药调治下顺利完成放射治疗。2011 年 3 月 24 日复查 PET/CT：①食管癌伴纵隔淋巴结转移化疗后，与末次 CT 相比无明显变化，代谢未见增高，考虑为肿瘤经治疗后受抑制。②双侧筛窦轻度慢性炎症。③双上肺放射性肺炎。患者此后门诊随诊，以养阴生津，化痰散结为法加减调服，各项症状改善，随访至 2014 年 12 月，情况稳定，卡氏评分 90 分。

按：放射治疗是食管癌的重要治疗手段。在中医范畴，放疗属火邪热毒，热郁化火，灼津耗液，则胃阴亏耗、肾水源竭。故患者会出现口干、口腔黏膜糜烂、吞咽困难、食欲减退等症状，严重者应停止放疗，临床选药以滋肾益胃之品，常选用沙参麦冬汤或增液汤加减，以麦冬、沙参、玄参、白茅根、天花粉、黄精、女贞子、旱莲草等药物养阴滋肾；同时，辅以清热解毒之法，如蒲公英、夏枯草、银花、连翘、白花蛇舌草等药物。本例患者就诊时表现为消瘦乏力，口干，胸背部灼痛，吞咽不畅，吞咽疼痛，胃纳差，二便调，舌暗红少苔，脉弦细。辨证属津亏痰结，热毒伤阴，故治疗以养阴生津为主，方用沙参麦冬汤加减，辅以金银花、桃仁、壁虎等清热解毒，活血散结。二诊时患者口干及吞咽疼痛较前好转，但吞咽不畅，口淡，胃纳欠佳，大便偏硬，舌暗红苔白，脉弦细，此乃胃阴灼伤，伤及肾水，故继续以养阴生津，化痰散结为法，佐以女贞子、旱莲草、黄精等滋阴益肾之品。三诊时患者口干，胸背部灼热等热毒伤阴表现基本缓解，但仍疲倦，纳差，阴液得补，脾胃仍虚，故治以健脾化痰，祛瘀散结，以茯苓、白术、薏苡仁、法半夏等健脾化痰，浙贝母、山慈菇、夏枯草等祛瘀散结，辅以厚朴、紫苏梗行气降逆等。整个辨治过程贯穿了健脾和胃，行气降逆的指导思想，并随证施以清热解毒，养阴滋肾，活血散结之法。患者长期门诊中医药治疗，在有效缓解放化疗毒副作用的同时，兼顾解毒抗癌，取得了良好的治疗效果。

3　结语评述

食管癌是常见的一种消化道恶性肿瘤，在世界恶性肿瘤中居第 6 位，全世界每年约有 30 万人死于食管癌。我国是世界上食管癌高发国家之一，每年平均病死约 15 万人。早期食管癌与中、晚期食管癌的预后有着很大的差别。食管癌的预后较差，总的五年生存率只有 10% ~15%[1]。

目前，食管癌的首选治疗方法仍然是手术，其早期（0 ~ Ⅰ期）术后 5 年生存率 90%，但在医院就诊患者中绝大多数为中晚期，可手术者仅占 20%，术后 5 年生存率 20% ~30%。放射治疗是食管癌主要的、有效的手段之一，其早期患者单一放疗的 5 年生存率为 67.6% ~75.0%，可手术者为 23.3%，而局部晚期不能手术者仅 10% 左右[2]。作为全身性治疗手段的化疗虽然近期缓解率较高，但缓解期较短，目前主要应用于中晚期食管癌患者的姑息治疗，DDP 联合 5 - FU 是目前临床上治疗食管癌的一线化疗方案，该方案的报道有效率也仅为 20% ~50%[3]。

中医认为，食管癌病位在食道，为胃气所主，与肝、脾、肾紧密相关，其病因病机归纳为气、痰、瘀、热之变，七情郁结、饮食不节、脾胃受伤、痰湿凝结、血气亏损、先天禀赋不足等，诸因素与本病均有关。根据本虚标实之不同，多责之于虚、郁、痰、毒、瘀五端。中医药在治疗食管癌方面，紧扣病因病机，围绕五端采用补虚、解郁、化痰、解毒、逐瘀五法，对抑制肿瘤的生长、改善症状、提高生活质量、延长生存期有确切疗效。

目前，随着大量临床观察及实验研究的深入，中医药治疗食管癌已取得了较好的疗效。同时，中医药在治疗癌前病变、预防食管癌的发生，以及在综合治疗中减毒增效等方面都表现出其独到的优势。实验研究表明[4]，中医治疗及西医治疗二者在抑制DNA合成、抑制肿瘤血管形成、诱导细胞分化、促进细胞凋亡、调节机体免疫功能等方面，其抗癌机理是相一致的。以中医与西医（放、化疗）结合，取长补短，有利于更好地治疗食管癌。充分发挥中西医各自的优势，深究机理，探求病本，提高疗效，这要求制定严格的诊疗方案及疗效评价标准，进行严密的临床观察；同时加强实验研究，筛选出有效的药物，探求最佳的治疗方案，达到最理想的临床疗效。

本文原载《中医肿瘤学杂志》，2019：67－69，有删改.

［参考文献］

［1］JEMAL A，MURRAY T，SAMUELS A，et al. Cancer statistics，2003［J］. CA：a cancer journal for clinicians，2003，53（1）：5－26.

［2］吴小源. 食管癌综合治疗的研究进展［J］. 肿瘤基础与临床，2009，22（2）：182.

［3］ANDERSON S E，MINSKY B D，BAINS M，et al. Combined modality therapy-in esophageal cancer：the memorial experience［J］. Seminars in surgical oncology，2003，21（4）：228－232.

［4］张丽，国宏莉. 中西医结合治疗食管癌研究的新进展［J］. 西部医学，2009，21（2）：307.

林丽珠治疗恶性肿瘤常见放射反应经验介绍

乔冠英　指导：林丽珠

林丽珠教授是广州中医药大学第一附属医院肿瘤科主任，博士研究生导师，享受国务院津贴，兼任中国民族医学会癌症姑息治疗专业委员会会长、中华中医药学会肿瘤分会副主任委员、广东省中西医结合学会肿瘤专业委员会主任委员。林教授从事中医肿瘤临床、教学、科研工作20多年，勤于实践，学贯中西，在中医药治疗肿瘤领域有较深的造诣。笔者有幸师从林丽珠教授，在临床工作中，每遇难点常向其请教，受益匪浅。林教授认为恶性肿瘤放射反应的病因为火邪、热毒，病机为热盛津伤，因此治疗上采用清热解毒、养阴生津法，临床取得满意疗效。兹介绍经验如下。

1　病机首则热盛阴伤

放射治疗是恶性肿瘤治疗中最常用的一种治疗方法，虽然能够有效消灭肿瘤细胞，但放射线对肿瘤细胞和正常细胞均产生生物学效应和破坏作用。正常组织器官受到一定剂量的放射线照射后，在一定时间内会出现不同的反应，即放射治疗的不良反应[1]。放射不良反应可分为早期放射反应和晚期放射反应，早期反应发生在照射期间或治疗以后的最初几天或几周；而晚期反应则延迟至数月或数年后才表现出来，是实质细胞耗竭后无力再生而最终导致的纤维化[2]。急性期表现为咽干舌燥，咽喉肿痛甚至糜烂，皮肤潮红、灼伤感，咳嗽，痰黄，小便短赤，大便干结；日久表现为眩晕，耳鸣，耳聋，潮热，心烦，失眠多梦，消瘦。由于传统中医对放射治疗无认识，现代中医按照中医基础理论分析，通过对放射副反应和放疗后遗症的辨证，推断放射线的中医药属性为火邪、热毒。中医基础理论[3]认为热（火）邪的性质和致病特点为：①热为阳邪，易伤津耗气，临床表现为高热、恶热、面赤、脉洪数等，往往伴有口渴喜饮，咽干舌燥，小便短赤，大便秘结等津伤液耗的症状。②热（火）性炎上，风热上可壅见头痛，耳鸣，咽喉红肿疼痛；阳明热盛可见齿衄，唇口糜烂等症。③热邪易生风、动血，临床表现为高热，四肢抽搐，两目上视，角弓反张等。迫血妄行，引起各种出血的病证，如吐血、衄血、便血、尿血、皮肤发斑、妇女月经过多、崩漏等。④热邪易扰心神。临床表现为轻者心神不宁而心烦失眠；重者可扰乱心神，出现狂躁不安、神昏谵语等症。⑤热邪易致疮痈。火热之邪侵犯人体血分，可聚于局部，腐蚀血肉而发为疮疡痈肿。这些性质和致病特点与放射反应的临床特点基本相符，故林教授认为放射反应的病因属火邪、热毒，病机为热盛阴伤。

2 舌脉辨证剑胆琴心

《难经》云："望而知之为之神。"因五脏六腑通过经络与舌体有密切关系，故舌诊是望诊重要组成部分。林教授观察放疗病人的舌象时，除观察舌质、舌苔外，还重视舌之津液的多寡。放射反应的早期，以热邪炽盛为主，舌质红或紫红，舌苔薄黄或黄腻；日久则肝肾亏虚，阴精亏耗，则见舌质暗红或红绛，无苔或光苔；病危之际则舌光无苔如镜面，抚之无津。故舌诊可判断患者病期早晚，推测患者阴虚程度及预后。林教授还重视脉象的研究，认为放射反应的患者以数脉为主脉，洪而数者为热邪炽盛；弦而数者为热证夹有疼痛、痰饮；滑而数者为夹湿；细而数者为阴虚；细数无根为疾病急速发展；脉细如丝，重按中空，多见于恶病质的患者。故脉象可辨知病机。

3 治疗强调清热养阴

中医治则强调"补其不足，泄其有余"，因放射反应的病机为热盛阴伤，故林教授认为其中医治法应该是清热、养阴。由于处于放射治疗的不同阶段，以及患者体质的差异，放射反应表现的热证既有气分与血分之分，又有夹湿与夹瘀之异。热在气分者选用石膏、知母、栀子、芦根、竹叶等清热泻火药；痈疽疮疡，热毒炽盛者用金银花、连翘、蒲公英、山豆根、半枝莲、白花蛇舌草等清热解毒药物。热在血分者选用生地黄、玄参、紫草等清热凉血药；夹湿选用黄芩、黄连、黄檗、苦参、秦皮等清热祛湿药物；夹瘀选用赤芍、牡丹皮、牛膝、桃仁等化瘀药物。林教授认为养阴保津法应贯彻放射反应的始终，她常常引用温病学说"留得一分津液，便得一分生机"强调阴液的重要性。而人体阴液包括精、血、津液，故养阴法可通过运用生津养阴、补血填精作用的方药，以滋补阴液，调节阴阳偏颇。而具体临床临证时，可根据病证及部位不同，辨证论治，试阐述如下。

3.1 放射性口腔黏膜炎

放射性口腔黏膜炎是头颈部恶性肿瘤放疗常见的副反应，发生率为46.0%～78.1%，多发生在靶区照射剂量达20～30 Gy时[4-5]。轻者口腔黏膜出现充血水肿，患者表现为口干咽痛、吞咽不适等症状；重者口腔黏膜出现白膜反应，甚至出现溃疡和渗血，患者表现为烦躁不安、口咽疼痛、声音嘶哑和吞咽困难等症状，部分患者则合并有程度不同的低热和呼吸困难，少数患者则因吞咽疼痛而不能进食，最终导致营养不良，身体抵抗力下降。林教授认为放射性口腔黏膜炎属中医"口疮"范畴，是由于热盛蕴结成毒，伤阴灼津，直接灼伤口腔黏膜，而致咽干疼痛、口腔黏膜溃疡。因舌为心之苗，喉属肺系，治宜清热凉血、清心育阴，方用清营汤加减（犀角、生地黄、玄参、竹叶心、麦冬、丹参、黄连、金银花、连翘）。在鲜药治疗方面，由于口腔溃疡，影响进食，可用五汁饮（梨汁、荸荠汁、鲜芦根汁、麦冬汁、藕汁）频频呷吸。对于癌症晚期，放疗日久出现严重气阴两虚的患者，予以榨取上等铁皮石斛的新鲜药汁，频频呷服，可有效改善患者疲倦、口干、潮热等症状。

3.2 放射性皮肤炎

表现为皮肤红肿热痛，进而脱皮屑、脱毛发，阵阵发痒，此为干性皮炎；肿痛潮红，皮肤破损，渗出大量黄色液体，为湿性皮炎[6]。常伴口渴唇燥，发热，大便秘结，舌红、苔黄或腻，脉数。林教授认为放射性皮肤炎是由于放射线之邪热耗伤肺气，肺主气属卫，具有宣发卫气，输精于皮毛的生理功能，肺与皮毛相表里，肺气虚，则皮毛憔悴枯槁，复加热毒局部浸淫，损伤皮肤，引起皮肤红斑、脱屑、热痒、溃疡。中医辨证属“疮疡”“烧伤”范畴，治宜辛凉宣肺、甘苦养阴，方选牛蒡解肌汤加减（牛蒡子、薄荷、连翘、栀子、牡丹皮、石斛、玄参、夏枯草、黄芩、白花蛇舌草、石膏）。外治方面，采用鲜芦荟汁联合冰片及滑石粉制作成复方芦荟汁制剂，外敷放射野皮肤，每次保持 30 ~ 60 min，每天 1 ~ 2 次。其机理是芦荟能提高创面肉芽组织中透明质酸和硫酸软骨素 β 的含量，促进基质氨基多糖合成，修复创面；冰片味辛苦，性凉，有止痛防腐作用；滑石具有润滑性、耐火性，遮盖力良好，柔软等理化特性，能有效对抗放射线的“火邪热毒”而引起的放射性皮肤炎的发生[7]。

3.3 放射性鼻窦炎

临床表现为鼻塞、脓涕、口鼻秽臭、头痛，甚至鼻出血等，严重影响患者的生活质量。放射线损伤鼻部，鼻窍阻碍不通，出现不同程度的鼻塞、脓涕、口鼻秽臭、头痛，甚至鼻出血。林教授认为放射性鼻窦炎属中医“鼻渊”“脑漏”范畴，防治应采用宣肺通窍、清热生津法，方选苍耳子散加味[8-9]（苍耳子、辛夷、白芷、薄荷、黄芩、连翘、葛根、甘草）。外治法采用中药封包治疗：将金黄散用水调成膏状，制成中药封包，敷于患者的前额、鼻梁、上颌窦处，压紧药物，胶布固定，松紧适宜，敷药 1 ~ 2 小时，每天 1 ~ 2 次。

3.4 放射性肺炎

胸部肿瘤放射治疗常见的并发症。肺为娇脏，不耐寒热，喜润而恶燥。放射线极易灼伤肺阴，耗伤肺气，出现气阴两虚症状，表现为不同程度的干咳、气短乏力、咽干口燥、潮热等，急性期还会咯痰、发热。林教授认为放射性肺炎相当于中医“咳嗽”“喘证”“肺萎”等范畴，防治应将养阴生津法贯穿始终，方选增液汤加减。在林教授这一指导思想的启发下，遵君臣佐使组方原则创制的“增液解毒颗粒”被制成广州中医药大学顺德医院院内制剂，其中玄参苦咸寒，养阴生津，启肾水而滋肠燥，为主药；配伍麦冬之甘寒入肺胃，可辅助玄参清热生津润燥；再合生地黄味甘性寒，凉心营。三药合用，共奏甘寒养阴、增液清热润燥之功。加北沙参、天花粉解热止渴，党参、北黄芪、五味子益气生津，阿胶润肺养阴，岗梅、山豆根、金银花清热解毒。应用于临床可有效防治放射性肺炎[10-11]。

3.5 放射性脑病

表现为头痛、记忆力减退、遇事善忘、多语、恐惧、失语、答非所问，甚则偏瘫、二便失禁。放射线照射骨骼髓海，热邪伤阴，经脉阻滞，肾精不足，脑髓空虚，髓减脑消，神机失用。林教授认为放射性脑病属中医“健忘”“痴呆”范畴，治宜滋肾养阴、通络祛瘀，方用左归饮合补阳还五汤加减（熟地黄、山茱萸、枸杞子、菟丝子、龟板胶、川牛膝、当归尾、黄芪、地龙、桃仁、红花、三七）。

4　验案举隅

例1：谭某，女，78岁，患者2014年9月份因发现左乳肿物到佛山市顺德区妇幼保健院行手术治疗，术中冰冻病理确诊为左乳腺导管癌，遂即行左乳腺癌改良根治术，术后确诊为左乳腺浸润性导管癌Ⅲc期，于2014年10月28日至2015年3月3日广州中医药大学顺德医院行“紫杉醇（脂质体）195 mg + 环磷酰胺700 mg”方案化疗6个疗程，过程顺利。化疗结束后于2015年03月03日至2015年04月18日予以于左锁上、左胸壁、左内乳淋巴结引流区姑息性三维适形放疗，总剂量50 Gy/分割25次；于2015年05月04日至2015年05月13日左锁上淋巴结引流区、左胸壁、内乳区缩野，总剂量14 Gy/分割7次。期间复查胸部CT发现左肺放射性肺炎。予以加强化痰、激素治疗后症状好转出院。2015年5月底出现口干咽干，咳嗽，咯白痰，于5月28日早测体温发现39.5 ℃，伴活动后气促，无恶寒寒战，无头痛头晕，无胸闷心悸，无腹痛腹胀，小便短赤，大便秘结。入院后查胸片提示左上肺炎症改变。西医给予激素、抗炎、化痰治疗，舌红、苔黄腻，脉细数。辨证热毒蕴肺，阴津受损，治以清热解毒、养阴生津，方选增液汤加减。处方：金银花30 g，玄参、麦冬、生地黄、北沙参、岗梅、五味子各15 g，天花粉、阿胶（烊化）、山豆根各10 g，党参、北黄芪各20 g，甘草5 g。14剂，每天1剂，水煎至400 mL，分2次服。并嘱进食蜂蜜、绿豆沙、雪耳、梨汁、荸荠汁等清凉、生津之品。治疗1月后患者烧退，气促缓解，可步行数百米，稍咳，无痰，胃纳可，精神佳。上方去玄参、岗梅根、山豆根，加丹参、泽兰各15 g，川芎10 g以活血化瘀，每天1剂，连服3周后，咳嗽基本消失，复查胸片提示左肺放射性肺炎完全消失。随访半年，生活质量良好。

例2：欧某，男，71岁，患者因“鼻塞、涕血”于2011年8月在桂洲医院行鼻咽CT检查发现“鼻咽肿物”。后在广州中医药大学第一附属医院行鼻咽镜确诊鼻咽分化型非角化性癌（B1100690）Ⅱ期。在肿瘤科行鼻咽 + 颈部放疗，总剂量70 Gy/分割35次，放疗2周后出现颈部皮肤潮红，咽痛，吞咽食物时明显，伴发热，体温37.6 ~ 38.5 ℃，无寒战、鼻塞、流涕、咳嗽、咯痰等，查体：咽部充血（+ + +），咽后壁可见白膜覆盖，双肺呼吸音粗，未闻及明显干湿性啰音。考虑放射性咽炎急性期，西医给予喷喉、抗炎治疗。中医查舌红、苔黄厚，脉数，辨证肺卫热盛，治以清营凉血利咽。处方：水牛角30 g，生地黄20 g，玄参、竹叶、麦冬、丹参、金银花、连翘、板蓝根、岗梅根各15 g，黄连、甘草各5 g。同时予五汁饮（梨汁、荸荠汁、鲜芦根汁、麦冬汁、藕汁）频频呷吸。1 周后咽痛缓解，可进食冷粥及汤水，至治疗结束，肿物完全消失，后定期复查未见复发及转移。随访 7 年，生活如常人。

本文原载《新中医》，2019，51（5）：319－321，有删改.

［参考文献］

［1］崔念基，卢泰祥，邓小武．实用临床放射肿瘤学［M］．广州：中山大学出版社，2005：133.

［2］殷蔚伯，余子豪，徐国镇，等．肿瘤放射治疗学［M］．4 版．北京：中国协和医科大学出版社，2007：247－248.

［3］吴敦序．中医基础理论［M］．上海：上海科学技术出版社，1998：127.

［4］黄国贤，张蓓，丘惠娟，等．鼻咽癌急性放射性口咽炎的中药防治［J］．中山大学学报（医学科学版），2003，24（1）：54.

［5］陈文义，先国民．中西医结合肿瘤防治手册［M］．北京：新华出版社，1994：22.

［6］王小璞，李学，李佩文．放射性皮炎防治研究现状［J］．疑难病杂志，2009，8（3）：183－186.

［7］朱雪萍，廖慧莲，陈利，等．自制复方芦荟汁预防鼻咽癌患者放射性皮炎的效果观察［J］．护理学报，2013，20（8）：67－68.

［8］乔冠英，覃强，林清，等．苍耳子散加味预防放射性鼻窦炎［J］．中外医疗，2014，33（14）：10－11，14.

［9］乔冠英，覃强，林清，等．苍耳子散加味对放射性鼻窦炎患者鼻黏膜纤毛传输功能的影响［J］．中国现代药物应用，2014，8（15）：1－3.

［10］冯俊光，乔冠英，林清，等．增液解毒颗粒干预放射性肺损伤［J］．中国实验方剂学杂志，2011，17（10）：257－259.

［11］乔冠英，冯俊光，林清，等．增液解毒冲剂干预放射性肺损伤及对血清转化生长因子－β1 的影响［J］．长春中医药大学学报，2014，30（2）：292－294.

林丽珠论肝癌的分阶段治疗策略

肖志伟　陈汉锐　林丽珠

原发性肝癌目前是全球关注的重大疾病之一，在世界范围内致死率排在恶性肿瘤第2位[1]，中国每年新发肝癌患者数量排在常见恶性肿瘤第4位。原发性肝癌严重威胁人民群众的生命和健康。早期肝癌推荐手术切除，但由于起病隐匿，大部分患者确诊时即属于中晚期，失去手术机会，且发展快，并发症多，单一治疗作用有限。因此，肝癌治疗提倡早期发现，防治结合，多学科综合治疗。

林丽珠教授从事肿瘤临床30余年，擅长中西医结合治疗肿瘤，尤其对肝癌的诊治积累了丰富的经验。她认为，辨证与辨病相结合是治疗肝癌的重要策略，可从不同的方面把握肝癌的病位、病势，准确辨病的同时，找准中医治疗的切入点，可使中西医诊治有机地结合起来，提高临床疗效。在此基础上，林教授提出肝癌的分阶段综合治疗策略，为中西医结合治疗肝癌提供了理论探索。

1　重视病机，辨证论治

首先，理解肝癌的病机特点有助于整体辨病与辨证。肝癌的发病与肝、脾、肾三脏关系最为密切。肝癌致病，多从火化，最易传脾，久病累及肝肾之阴。总体来说，肝癌病机有3个特点：①肝阴亏，由肝火燔灼，劫血烁阴，肝不藏血，血耗阴虚所致；②脾气虚，因肝木乘土，肝失疏泄，肝气横逆，侮脾犯胃；③肾水竭，因肝血不足，下劫肾阴。

中医辨病尤其重视把握疾病病机，判断病势，与西医治疗的疾病分期概念有所不同。肝癌在早期、中期、晚期，均有鲜明的疾病特点。肝癌初期，患者多有胸胁胀闷不适、心烦易怒等肝郁气滞症状，辨证多见肝郁气滞、脾虚湿困或肝胆湿热，邪实而正未虚，宜以祛邪为主，治疗重在行气解郁、调和肝脾；随着疾病发展至中期，肝气失疏，气郁化热，血行瘀滞，临证多见肝热血瘀，在这一阶段正邪交争，治疗宜扶正与祛邪并举，重在清肝泄热，活血祛瘀；病至晚期，肝肾阴虚，邪盛而正虚，治疗宜以扶正为主，以养阴柔肝、滋水涵木为主要治则。下面将从肝癌疾病发展的不同阶段，分别论述中医药治疗的重点。

2　肝癌的分阶段治疗策略

2.1　早期肝癌：术后抑瘤消积防复发

对于早期肝癌，手术治疗仍然是主要治疗方式之一。但是早期能够进行根治性手术的患者仅占20%，且术后复发率高，5年复发率达到60%～70%。对于大部分肝癌患者，由于存在肝内转移、门脉侵犯、肝炎肝硬化背景、肝功能储备不足等限制因素，无法进行根治性手术[2]。Ochiai 等[3]曾报道肝癌术后 2 年内复发率约为 70%，术后 5 年生存率为 30% ~50%。

肝癌术后复发是提高 5 年生存率的瓶颈。抗复发转移仍是肝癌术后面临的一大难题，中医药在这一过程中发挥着不可或缺的作用[4]，这些从中医临床单药运用、经验复方、中西医结合抗复发转移机制研究中得到了充分的证实。临床研究表明，对比单纯手术，中药（单方、复方、辨证论治）治疗能够提高肝癌术后 5 年生存率，降低复发率，改善肝功能，提高患者生活质量[5]。陈晓乐等[6]采用健脾理气方综合治疗原发性肝癌，研究发现配合健脾理气方长期使用，能使肝癌患者生存获益。而在中药基础研究方面，中药有效成分在抗肝癌复发转移方面具有一定的效果和优势。通过诱导肝癌细胞分化凋亡、抑制癌基因表达、抗肿瘤血管生成及自身免疫调节等多个环节发挥作用[7]，从而抑制肿瘤的发生、发展。

肝癌初起，病机多以气郁脾虚湿阻为主，进一步可致湿热毒瘀互结，辨证分型以肝郁气滞、脾虚湿困、肝胆湿热多见。故治疗根据辨证应注重疏肝健脾、行气导滞、清肝利湿。因此，根据肝癌术后患者的辨病、辨证特点，总结早期肝癌术后的治疗策略：在围手术期，因手术创伤，肝功能保护以及术后恢复尤为重要，此时中医药治疗应注重扶正补虚，治法以健脾疏肝、清肝利湿为主；在术后稳定期，治疗重点在抗转移、防复发，应以抑瘤消积、祛瘀解毒为主法，可提高肝癌术后远期生存率，改善肝脏功能。常用方药包括四逆散、逍遥散、茵陈蒿汤、一贯煎、鳖甲煎丸等[8]，在肝癌辨证论治的基础上，酌情辨病用药。常用药物有莪术、半枝莲、守宫、土鳖虫、蜈蚣、白花蛇舌草等。

2.2 中期肝癌：与微创治疗结合，保肝与抑瘤兼顾

肝癌早期诊断率很低，很多患者确诊即是中晚期。对于中期肝癌（巴塞罗那分期 B 期、C 期），失去手术根治机会，微创治疗［肝动脉化疗栓塞术（TACE）、微波、冷冻消融、射频消融等］是目前姑息性治疗的重要手段[9]。中医药在这一阶段，配合微创治疗，重在减轻微创治疗的不良反应，突出保肝抑瘤，提高生活质量，带瘤生存。近年来中医疗效越来越受到医学界的认可，如何运用中药配合其他治疗手段起到抗癌抑瘤的协同作用，是目前研究的热点问题。

对于进展期肝癌，强调多学科综合治疗，中医的“扶正”治疗与西医的局部“祛邪”相结合，对比单一治疗手段疗效更好。以 TACE 举例，虽然 TACE 是目前公认的非手术切除中疗效最好的治疗方法，可使肝癌患者的一年生存率提高至 44.0% ~66.9%，但它仍属姑息性治疗手段，远期疗效较差，5 年生存率几乎为零。且反复多次的介入治疗不单灭活肿瘤细胞，同时也对正常肝组织造成损害，对脾胃运化功能造成损伤，而中医药通过辨证用药，能够极大地缓解介入术后肝功能损伤，提高介入治疗的成功率。

临床实践当中，中期肝癌辨证属肝郁脾虚、肝热血瘀型患者较为常见，伴恶心、纳呆、疲倦等中焦不和之证。《金匮要略》云：“四季脾旺不受邪”“见肝之病，知肝传脾，当先实脾”。脾胃为后天之本，故治肝求效，当先实脾。故治疗以疏肝健脾，清肝

泄热、祛瘀消癥为法，常予四逆散、四君子汤、莲花清肝饮、下瘀血方等进行加减，药物可选用柴胡、枳壳、半枝莲、守宫、蜈蚣、桃仁、土鳖虫等。

广州中医药大学第一附属医院肿瘤中心作为国家中医药管理局肝癌协作组组长单位，长期致力于中医药治疗中晚期肝癌的疗效研究，并积累、整理了成熟经验，牵头修订了肝癌的中医临床路径。中心以健脾祛瘀方药合参桃软肝丸全身给药养肝抑瘤[10]，指导肝癌治疗，使抗癌与改善肝功能协调统一，取得了良好疗效。丘奕文等[11]采用多中心、回顾性队列研究方法，对489例肝癌患者进行统计分析，提示中西医结合治疗可提高中晚期患者的中位生存期及远期生存率。中医药治疗及微创治疗可明显延长患者生存期。

2.3 晚期肝癌：中医药扶正固本、健脾补肾、柔肝养阴

晚期肝癌患者预后极差，因肝功能差、黄疸腹水、多发转移、恶液质等情况，已无力行手术、介入、放化疗、靶向药物治疗等，生存期通常不超过3个月，此时中医药治疗的主导作用尤为凸显，主要治疗目标是保肝抑瘤，提高生活质量[12]。

晚期肝癌，辨证多为“肝肾阴虚”或“脾肾两虚”，因肝郁不舒，郁久化热，加之湿热邪毒，致肝热化火，肝火燔灼，劫血烁阴，肝肾精血亏耗，当以养阴柔肝、健脾补肾为主，辅以利胆退黄、祛瘀消癥，临床常以四逆散、知柏地黄汤、二至丸、一贯煎加减。在这一阶段，需要全面发挥中医药治疗的辨证辨病优势。广州中医药大学第一附属医院肿瘤中心目前正在开展片仔癀治疗中晚期原发性肝癌临床试验，随机分为治疗组（口服片仔癀胶囊）和对照组（口服安替可胶囊），以肝功能和瘤体评价作为主要观察指标，中期总结发现片仔癀对肝癌患者的肝功能保护具有一定的优势，尤其体现在辨证属肝热血瘀这一亚组人群，这与片仔癀药物组成（天然麝香、天然牛黄、三七、蛇胆等）及功效（清热解毒、凉血祛瘀）具有明显辨证相关性。

目前，中医药治疗已成为肝癌综合治疗不可或缺的一部分，在肝癌的不同发展阶段，充分发挥中医辨病与辨证优势，分阶段灵活辨治，对肝癌的综合治疗以及个体化治疗效果的提高尤为重要，值得广大中西医结合治疗专家共同努力，更好地为肝癌患者服务。

本文原载《中华中医药杂志》，2019，34（6）：2526－2528，有删改.

［参考文献］

［1］JEMAL A，BRAY F，CENTER M M，et al. Global cancer statistics［J］. CA：a cancer journal for clinicians，2011，61（2）：69－90.

［2］LLOVET J M，SCHWARTZ M，MAZZAFERRO V. Resection and liver transplantation for hepatocellular carcinoma［J］. Seminars in liver disease，2005，25（2）：181－200.

［3］OCHIAI T，SONOYAMA T，KIKUCHI S，et al. Results of repeated hepatectomy for recurrent hepatocellular carcinoma［J］. Hepato-gastroenterology，2007，54（75）：858－861.

［4］徐振晔，郑展. 中医药分阶段防治恶性肿瘤术后复发转移优化方案探讨［J］. 中西医结合学报，2007，5（1）：5－7.

[5] 刘栋，杜娟，岳小强．中医药防治肝癌复发转移的研究现状与展望［J］．现代肿瘤医学，2014，22（6）：1451－1452．
[6] 陈晓乐，徐立涛，王鹏，等．健脾理气方综合治疗原发性肝癌患者的生存分析［J］．中华中医药杂志，2018，33（5）：2018－2020．
[7] 胡琦，朱克俭．中药有效成分抗肝癌复发转移的实验研究进展［J］．湖南中医药大学学报，2015，35（2）：60－62．
[8] 韩海成，林丽珠．六经辨证浅析肝细胞性肝癌［J］．中华中医药杂志，2017，32（8）：3650－3652．
[9] 黄亭，李家庚，蒋跃文．中医药防治原发性肝癌的研究进展［J］．湖北中医杂志，2016，38（4）：75－76．
[10] 刘展华，黄海福．参桃软肝丸对术后复发性肝癌的治疗作用［J］．广州中医药大学学报，2008，31（8）：701－704．
[11] 丘奕文，林丽珠，黄学武，等．中医药对中晚期原发性肝癌生存期的影响：多中心回顾性队列研究［J］．广州中医药大学学报，2014，31（5）：701－704．
[12] 林丽珠．中医药在原发性肝癌综合治疗中对生存质量的维护作用［J］．中华肿瘤杂志，2003，25（2）：202－203．

林丽珠从脾肝肾论治宫颈癌

陈芝强　林丽珠　李菁　李泽云

宫颈癌（cervical cancer，CC）是女性人群中常见的恶性肿瘤[1]。据《2018 年全球癌症统计数据》报告，宫颈癌发病率（6.6%）、死亡率（7.5%）均居全球女性恶性肿瘤第四位，严重危害妇女的健康[2]。随着阴道细胞学检查的普通推广，越来越多的宫颈癌患者早发现早治疗。手术和放化疗为宫颈癌的主要治疗手段，但多导致患者出现免疫力低下，生活质量下降，影响预后[3-5]。目前研究认为，高危型人乳头瘤病毒（HPV）感染可促进宫颈癌病变发生，正常情况下患者具有一定的抵抗病毒感染的能力，但部分患者在 HPV 的刺激下会产生宫颈上皮内瘤变（CIN），并可能恶化发展为宫颈癌，这表明患者的免疫功能对宫颈癌的发病有重要的调控作用[6-7]。广州中医药大学第一附属医院肿瘤中心林丽珠教授，从事中西医结合治疗肿瘤疾病 30 余载，具有丰富的临床经验，针对宫颈癌术后易复发转移的特点，运用中医理论，辨证施治，在预防肿瘤复发、转移以及改善患者生活质量，延长生存期等方面取得较为成功的疗效。笔者有幸跟师临证，受益匪浅，现介绍林丽珠教授治疗宫颈癌的经验如下。

1　宫颈癌的中医病因病机认识

在中医学文献中虽然并没有关于宫颈癌的这个病名，但有类似宫颈癌的记载。根据患者阴道不规则流血，阴道分泌物增多，疼痛等症状，将它归为“崩漏”“带下”“癥瘕”等病证中。宫颈癌的基本病机为本虚标实。素体不足或久病，以致五脏虚弱，气血亏损，加之房事不洁，湿热侵袭迁延留滞，使气血运行受阻，瘀毒聚集而成本病；或过食肥甘厚味，损伤脾胃、脾气受损，运化失司，痰湿凝聚胞中，或怒郁伤肝，忧思伤脾，气机疏泄失常，血行不畅，日久生瘀而发为本病。林丽珠教授认为，宫颈癌既属于恶性肿瘤病范畴，又属于妇科病，综合子宫自身功能及两类疾病发病特点，遂将其病机概括为肝脾肾功能失调，致冲任失调，督带失约而成。

1.1　七情所伤

内伤七情、肝气郁滞、五脏气血乖逆是始因。七情所伤，暴怒伤肝，肝失疏泄，气滞血瘀，或肝旺侮土，脾失运化、水湿停留，积而化热，阻滞胞脉，日久成癥。女子“以血为体，以血为用”，肝乃藏血之脏，遂清代医家叶天士强调“女子以肝为先天”[8]。林丽珠教授认为，由于妇女受自身生理特点的影响，其情志相对脆弱，易引起情绪波动。当长期忧思愤怒或所思不遂，易发七情内伤。若肝气郁结，疏泄失调，横逆克土，脾虚湿困，湿邪蕴久化热，凝聚成毒，气滞、瘀血、湿毒互相交结，流注于下焦，而发为本病。

1.2 素体亏虚

冲任失调，肝、脾、肾诸脏亏损为内因。林丽珠教授认为，宫颈癌发病多见于中老年妇女，肾为先天之本，脾为后天之本，脾肾阳虚，水液运行失职，或先天肾气不足，或不节房事，损伤肾气，均可致气血衰少，进而影响肝气充盈，肝脾肾亏虚日久，胞宫不得充养，发为本病。《医宗必读·积聚》：“积之成也，正气不足，而后邪气踞之。”[9]《中藏经》云：“积聚癥瘕皆五脏六腑真气失，而邪气并，遂乃生焉。”[10]女子以气血为用，气血大损，易结癥瘕。林丽珠教授认为，冲任二脉出于胞宫，与女子生殖密切相关，调理经脉气血运行，若冲任失调，经脉循行逆乱，血不循常道变生瘀血，瘀血蕴结，日久变生癌毒发为癥瘕。

1.3 外感六淫

外感湿热瘀毒之邪，或湿邪郁久化热，或久遏成毒，湿热下注，或积冷结气，血寒上络，郁阻胞宫而致，此为外因。湿热瘀毒蕴结胞宫是宫颈癌发病之标，是癌不断发展恶化的主要病理因素[11]。《黄帝内经·灵枢》言：“清湿袭虚，则病起于下”。[12]林丽珠教授认为，所谓的湿热瘀毒，一则气滞血瘀，由于目前工作或生活的繁忙使得妇女压力倍增，易导致情绪失控，为七情所伤，从而使气机紊乱，血行异常生成瘀血，轻则导致月经不调，重则瘀血在体内沉积日久，化为瘀毒，导致癥瘕的形成；一则血虚致瘀，月事以时下，易致气血亏损，胞宫失养；再则血行缓慢，瘀滞胞宫，日久发为癥瘕。另外，宫颈病变多与 HPV 感染有关，其病机多为脾肾虚弱，正气不足，感染湿热邪毒所致。湿毒浸淫，日久成瘀，湿瘀互结，可变生癥瘕[13]。

2 分型论治

《诸病源候论·崩中五色俱下候》曰：“崩中之病，是损伤冲任之脉……冲任气虚，不能统摄经血，故忽然崩下……伤损之人，五脏皆虚者，故五色随崩下之。”[14]由此可见，本病的癌毒是由于脏腑功能失调，冲任失约，邪毒瘀阻血络，痰湿蕴结胞宫日久所致，与肝、脾、肾三脏关系最为密切。故治则应以健脾疏肝，清热利湿，活血化瘀为主。

2.1 健脾为要，调气为先，注重疏肝

脾为后天之本，主运化，四季脾旺则不受邪。现代研究表明[15]，脾与免疫功能密不可分，健脾法通过调节免疫功能而抵制外邪干扰。足厥阴肝经运行绕阴器，至小腹，属肝。同时肝经循行少腹，肝气失于条达，气机不畅，则胸胁胀满，善太息，少腹胀痛；气郁化火生风，则见心烦易怒，口苦咽干；气滞血瘀，则阴道流血夹有瘀块。为此，针对此类临床表现的病人，林丽珠教授主张在健脾的同时，配合疏肝调气之法。

2.2 湿毒互结，注重祛湿解毒

《傅青主女科》云，“夫带下俱是湿症”[16]，脾肾失常、任带失固与外感湿热邪毒

损伤共同导致了该病的发生[17]。李发枝教授认为，宫颈癌具有本虚标实的特点，以湿、瘀为标，湿热瘀滞，肝经不畅为主要病机，湿热蕴结下焦可见带下量多、色黄；湿热内蕴，脾失健运，故伴少腹胀痛，纳呆脘闷；瘀毒内阻，则阴道流血量多色暗有瘀块，舌质暗红。[18]故林丽珠教授总结，针对宫颈癌湿热瘀毒之证，治法当以祛湿解毒为主。

2.3 脾阳不足，肝肾亏虚，注重补虚

子宫位于盆腔中部，膀胱与直肠之间，相当于中医学的女子胞，《血证论·崩带》云："带脉下系于胞宫，中束人身，居身之中央。"[19]可见其为相对虚弱之器官，需外围各大脏器的围守。对于术后患者来说，久病耗气伤阳，脾阳不足，神疲乏力，纳少便溏；肾阳虚衰，故腰膝酸软，小腹坠胀；阳气虚衰，血失固摄，故阴道流血量多或淋漓不尽[20]。为此，此时的治疗以补虚扶正为主，在扶助正气的基础上，配合活血消癥之品。

3 结语

林丽珠教授认为，宫颈癌患者大多年过半百，肾气不足，冲任失调，日久湿热瘀毒凝聚而成。中医治疗应以扶正为主，同时配合软坚散结之法。对于早期患者，林教授强调应尽早手术治疗。无论是手术抑或是术后施行的放化疗，都会严重损伤机体免疫功能，造成贫血、尿潴留、放射性膀胱炎、骨髓抑制等不良反应[21-23]。在术后，放化疗的同时，配合中医药治疗，可以减轻或避免不良反应的发生，且能加强抗癌作用，减少复发和转移，提高治愈率。因此，积极运用中医药疗法与手术、放疗、化疗等治疗相结合尤为重要。

本文原载《长春中医药大学学报》，2019，35（5）：846－848，有删改.

[参考文献]

[1] 宗丽菊，向阳. 晚期及复发宫颈癌免疫治疗的研究进展与未来［J］. 中国实用妇科与产科杂志，2018，34（11）：1211－1216.

[2] BRAY F，FERLAY J，SOERJOMATARAM I，et al. Global cancer statistics 2018：globocan estimates of incidence and mortality worldwide for 36 cancers in 185 countries［J］. CA：a cancer journal for clinicians，2018，68（6）：394－424.

[3] SU Y，XIONG J，HU J，et al. MicroRNA-140-5p targets insulin like growth factor 2 mRNA binding protein 1（IGF2BP1）to suppress cervical cancer growth and metastasis［J］. Oncotarget，2016，7（42）：68397－68411.

[4] 魏鹏飞，杨蕴一，黄辉，等. 扶正固本汤联合调强放疗治疗宫颈癌疗效及安全性［J］. 吉林中医药，2018，38（11）：1277－1280.

[5] 黄山，齐元杰，许金榜，等. 消癥抗癌方联合放化疗治疗宫颈癌疗效观察［J］. 中国中西医结合杂志，2019，39（1）：43－47.

[6] 王雪，潘颖，王娟，等. 宫颈高级别上皮内病变三阶梯诊断及个体化治疗的临床病例分析［J］.

长春中医药大学学报，2018，34（6）：1199－1202.
[7] 程锦梅，童燕，陈书辰，等. 加味四妙汤在宫颈人乳头瘤病毒感染的临床效果［J］. 中药药理与临床，2015，31（3）：149－150.
[8] 叶天士. 临证指南医案［M］. 北京：人民卫生出版社，2006.
[9] 李中梓. 医宗必读［M］. 北京：中国医药科技出版社，2011.
[10] 孙光荣. 中藏经［M］. 北京：中国中医药出版社，2014.
[11] 温利娟，李娅，薛晓鸥. 紫柏凝胶抑制宫颈癌 Siha 细胞增殖和诱导凋亡的实验研究［J］. 长春中医药大学学报，2017，33（6）：883－886.
[12] 黄帝内经［M］. 北京：光明日报出版社，2015.
[13] 郭秀伟，张培彤，孙桂芝. 孙桂芝诊疗宫颈癌经验浅析［J］. 辽宁中医杂志，2017，44（12）：2514－2516.
[14] 巢元方. 诸病源候论［M］. 北京：中国医药科技出版社，2011.
[15] 徐雯洁，王国为，徐旻灏，等. 从脾论治过敏性疾病［J］. 中医杂志，2019，60（1）：72－74.
[16] 傅山. 傅青主女科［M］. 北京：人民卫生出版社，2006.
[17] 孙红，朱勤贤，顾伯林. 益气除湿解毒汤治疗宫颈 HPV 感染的临床研究［J］. 南京中医药大学学报，2017，33（3）：232－234.
[18] 李玲. 李发枝教授运用清肝利湿汤治疗宫颈 HPV 感染经验［J］. 中医研究，2014，27（11）：39－40.
[19] 唐容川. 血证论［M］. 北京：中国中医药出版社，2005.
[20] 田建辉，刘嘉湘. 刘嘉湘治疗宫颈癌经验介绍［J］. 中华中医药杂志，2016，31（2）：519－521.
[21] 姚天文，王清亮，刘尽美，等. 甘草古今应用规律探究之一［J］. 中华中医药杂志，2015，30（6）：1893－1897.
[22] 刘丽秀，陈梅，李帆，等. 艾箱灸预防宫颈癌根治术后尿潴留的临床效果观察［J］. 时珍国医国药，2018，29（11）：2696－2697.
[23] 陈宇杰，石志敏. 肠风饮灌肠治疗肠风伤络型宫颈癌放疗所致急性放射性直肠炎临床观察［J］. 中国实验方剂学杂志，2018，24（3）：197－201.

林丽珠辨治肾癌经验探析

张弛　李菁　林丽珠

肾癌又称肾细胞癌（renal cell carcinoma，RCC），起源于肾小管上皮细胞，其常见的病理类型有透明细胞癌、颗粒细胞癌和未分化癌。近年来，随着人们生活方式的改变，肾癌的发病率呈逐年上升的趋势。据有关资料显示，肾癌的发病率排名已上升至第9位（男性），第14位（女性），男女之比为（2~3）：1[1]。在中国，RCC的发病率位居泌尿系统肿瘤第二位，仅次于膀胱癌[2]。肾癌的早期治疗方式主要为手术切除，虽预后较好，但容易损伤人体正气，致邪气易侵，且肾癌早期症状不明显，有较大部分患者出现明显症状时已是中晚期，已无手术指征，即使能够手术，术后仍有20%~40%的肾癌患者在术后出现复发或者转移[3]。肾癌对放化疗均不敏感，中晚期肾癌治疗方案主要为细胞因子治疗（IL-2，干扰素等）和靶向治疗（索拉非尼、舒尼替尼、依维莫司、阿昔替尼等），但是由于原发耐药和继发耐药的存在，使用靶向治疗的晚期患者中位总生存期不超过2年[4]，且存在一定的毒副作用。中医药可通过辨证论治减轻西药的毒性，缓解并发症，保护肾癌患者肾功能，同时改善生活质量、提高生存期和治愈率。

林丽珠教授研究中西医结合治疗肿瘤疾病30余年，是著名中医肿瘤学家，全国中医肿瘤重点专科学术带头人，擅长运用中医药防治多种恶性肿瘤。余有幸跟师学习，收获良多，现将其治疗肾癌的经验总结如下。

1　病因病机

肾癌全称肾细胞癌，是起源于泌尿小管不同部位的各种肾细胞癌亚型，但不包括肾间质肿瘤、肾盂肿瘤及尿路上皮癌。肾癌在祖国医学中属于“血尿”“腰痛”“肾积”等范畴，《黄帝内经》中首载肾癌的有关症状：“其著于膂筋，在肠后者饥则积见，按之不得。”《诸病源候论》对于“积”这一描述也符合肾癌的病程演变，指出“若积引岁月，人皆柴瘦，腹转大，随致死”。林丽珠教授根据多年临证经验提出，饮食不节、情志失调、外感湿热、肾虚不足为肾癌的主要病因，肾癌病位在肾，为肾气所主，主要与肝脾两脏密切相关。《黄帝内经》云“饮食自倍，脾胃乃伤”，患者平素过食肥甘厚腻，嗜酒损伤脾胃，脾伤则水湿不化，聚而生痰，痰湿内生，蕴化生火，湿毒火邪下注膀胱损伤脉络而致尿血，湿热阻滞经络则腰部疼痛。《黄帝内经·灵枢》云“若内伤于忧愁，则气上逆，气上逆则六输不通……而积皆成矣”，患者平素情志不畅，气机不调，中焦气机不畅则脾失运化，随之痰湿内生。加之气血瘀滞，痰瘀互相结聚于机体，日久化热，痰瘀毒蕴结于腰部而成肾积。《医宗必读》曰“积之成者，正气不足，而后邪气踞之”，患者因禀赋不足、劳累过度、年老体弱导致肾精亏损，气化不利，水湿不行，瘀聚成毒，且肾气不足，气不摄血，久之气血阴阳俱亏，五脏六腑功能失衡，正损而邪盛。

2 临证经验

肾癌的病机可总结为“虚”“毒”“痰”“瘀”，其中痰、瘀、毒结聚于腰部而成癌肿。《黄帝内经·灵枢》所云：“壮人无积，虚人则有之”，肾虚为本病发生的关键因素。肾癌初起多以标实为主，症见腰部肿物、血尿、腰部疼痛，病程迁延日久常虚实夹杂或由实转虚，晚期症见下肢水肿、形体消瘦、面色㿠白、形寒气短或潮热盗汗，失眠多梦，心烦遗尿等。肾癌患者在临床上常表现为多个证型杂糅，治疗上应以扶正祛邪为主，并兼顾其他脏腑，灵活随证加减。林丽珠教授根据多年临证经验，分析综合各家思想，指出治疗肾癌需以补肾为基石，强调肝脾失调在疾病发展过程中起重要作用，建立了以清热利湿、化瘀解毒、补益肝肾为主的辨证体系，并将“辨证与辨病，分清主症与兼症，标本缓急”[5]三大原则结合到临床实际之中。除此之外，还可运用抗瘤中药解毒消癥，扶正抑瘤，如山慈菇、半枝莲、肿节风、龙葵、红豆杉等。

2.1 早期扶助正气，清热利湿

肾癌初起，本虚标实。患者多因素体或久劳致肾气亏虚，并外受湿热之邪。证见：腰部胀痛不适，或尿血鲜红，或尿频、急、灼痛，伴有发热，口苦，不欲饮水，舌质暗红，苔黄腻，脉滑数或弦滑。早期患者多经历手术，使得正气大伤，易致癌瘤留着复发，故补虚在早期不容忽视。林丽珠教授常以滋阴清热，利湿通淋为法，取小蓟饮子为主方加减配伍。方拟小蓟、大蓟、仙鹤草、黄檗、牛膝、泽泻、牡丹皮、生地黄、栀子、半枝莲、龙葵、肿节风、山慈菇、土鳖虫、桃仁等。有研究表明牛膝中有效成分川牛膝多糖及川牛膝甾酮均有促进免疫活性细胞的生成作用，提高机体的免疫，从而达到“扶正”的功效；有网络药理学表明半枝莲具有抑制肿瘤细胞增殖、生长、分化，促进其凋亡活性，并能有效抑制肿瘤血管生成，防止肿瘤的复发和转移[6]；Shen 等报道龙葵碱通过调控 Vimentin、Ecadherin 表达以及干扰下游通路来抑制肿瘤转移侵袭。[7]在临证加减方面，如血尿不止者，加用侧柏叶、地榆等凉血止血；此证属早期，腰部痛者予威灵仙、杜仲等强筋止痛；腹部症状明显者可加用木香、厚朴等理气和中；纳呆者可予山楂、神曲、麦芽、鸡内金等健胃消食；若正气亏损严重者可以四君子健脾益气。

2.2 中期祛瘀化痰，解毒散结

肾癌中期，可伴有腹腔内的淋巴结转移，或者血管癌栓形成，此缘患者癌瘤日久，脾失健运，痰浊内生加之气机失常血瘀阻滞，相互结聚而成。患者多见腰部或上腹部出现肿块，尿中夹有血丝或血块，尿时涩痛，腰痛痛处固定，伴纳呆，胸闷，头晕等症状，舌质紫暗，或见瘀斑，苔腻，脉弦滑或涩。林丽珠教授常予祛瘀化痰方加减，以活血祛瘀，化痰散结，方拟土鳖虫，桃仁，红景天，丹参，壁虎，白术，陈皮，半夏等，若患者正气较盛可加抗肿瘤中药抑制癌瘤；加之肾癌中期使用细胞因子治疗或靶向药物治疗的患者，常发生一些不良反应，此类在祖国医学中归属于“药毒”的范畴，“药毒”与癌毒相合，常常影响患者的生活质量及治疗效果。患者可出现发热，恶呕，腹泻，腰部或上腹部肿物，口干口苦，渴欲饮水，或身发皮疹，脓疱。针对此种情况，常法以化瘀解毒，消癥抑瘤，方取金银花、蒲公英、栀子、桑叶、冬凌草、马鞭草、灯芯草、半枝莲、龙葵、肿节风、土鳖虫、桃仁、生地黄、枳壳、牛膝等。有研究表明，中药能有效缓解舒尼替尼引起的腹泻、手足综合征等不良反应[8]。在上述辨证的基础上，可结合患者具体情况随证加减：若出现手脚麻木，可配伍地龙、壁虎疏通经络；胃脘部胀痛者予木香、砂仁理气和胃；口腔、鼻腔干燥者可予桑叶、北沙参、石斛、玉竹等养肺益胃；咳嗽咳痰者予百部、桔梗、橘红、陈皮、半夏、杏仁等化痰止咳，如痰热盛者，再加竹茹、川贝、瓜蒌皮；肾癌中晚期出现高血压，头晕头痛者，可加以钩藤、天麻、白芷、川芎平肝潜阳；若伴有情志不遂者，可配伍香附、柴胡、枳壳等疏肝理气。

2.3 晚期肝肾同补，培元固本

肾癌晚期患者，由于长期血尿伴癌瘤消耗，或加之药毒损伤人体正气，机体五脏亏虚，耗损真阴，表现为无痛性血尿，尿频，头晕耳鸣，腰膝酸软，口干咽燥，五心烦热，形体消瘦，舌质红，少苔或无苔，脉沉细无力，则予二至丸加减为主方，拟泽泻、牛膝、女贞子、旱莲草、麦冬、鳖甲、生地黄、山茱萸、茯苓等补益肝肾，待正气得复，耐受能力强时可加以抗肿瘤中药如山慈菇、半枝莲等。若病情进一步发展，阴损及阳，久病更甚，患者可表现为腰腹部肿块日渐增大，腰部酸痛或钝痛，持续性无痛性血尿，心悸，气短，神疲乏力或腹痛腹泻，四肢发凉，畏寒，舌淡或有瘀点，苔薄白或水滑，脉沉迟或细。此时多以四君子汤为主方加减，法以温阳补虚，兼顾肝肾，方拟淡附片、巴戟天、淫羊藿、党参、白术、茯苓、黄芪、泽泻、牛膝、干姜等。因肿瘤破坏肾脏实质，或加手术切除部分肾脏，又或现代疗法的毒副作用，肾癌晚期患者肾功能受损严重。有文献表明淫羊霍可减轻肾脏炎症、改善肾小球代谢及修复其形态，起到改善肾功能的作用[9]。在临证加减方面，若阴虚火旺者加知母、黄檗、牡丹皮等滋阴降火；水肿明显者配伍猪苓、桂枝、薏苡仁等温阳利水；阳虚自汗者可加白芍、浮小麦、麻黄根收敛止汗；如伴脑转移者多加虫类药如蜈蚣、全蝎、僵蚕、壁虎、地龙等搜风通络；晚期骨转移癌痛者可选用乌梢蛇、威灵仙、鸡血藤、路路通、宽筋藤等舒筋通络止痛；失眠者可予酸枣仁、远志、薄树芝、石菖蒲安神定志。

3 验案举隅

杨某，女，48岁，2013年3月19日初诊。患者因“肾癌术后2月余”就诊，患者2013年1月因腰痛就诊于中山大学附属第二医院，完善相关检查后（具体不详）考虑双侧肾脏占位性病变，遂行手术切除双肾肿物，术后病理：左右肾肿物均符合肾细胞癌（Ⅱ级），左肾以透明细胞癌为主，右肾主要为嫌色细胞，双侧术后分期均为T1N0M0I期。术后于2月17日开始服用舒尼替尼（37.5 mg po qd）至今。症见：患者神清，精神可，疲倦乏力，腰部酸痛不适，时有头痛，无咳嗽咳痰，无恶寒发热，无头晕，二便调，舌质淡胖，苔薄黄，脉细弱。中医诊断：肾积；辨证：肝肾阴虚证。西医诊断：左肾透明细胞癌，右肾嫌色细胞癌术后。治以补益肝肾为法，方取二至丸加减：盐牛膝

15 g，牡丹皮15 g，燀桃仁10 g，泽泻15 g，粉葛15 g，柴胡15 g，白芍15 g，枳壳15 g，女贞子20 g，墨旱莲15 g，钩藤15 g，天麻15 g，白芷10 g，肿节风15 g，龙葵20 g，甘草6 g。每日一剂，水煎服。

2013年4月1日二诊：患者少量阴道流血1天，末次月经时间2013年3月18日，未予针对性辨治用药，顷下症见鼻酸不适，咽痒，无鼻塞无流涕，恶风，汗出较多，偶有腰部酸痛，头痛，乏力较前好转，纳眠可，二便调，舌淡，苔白腻，脉细弱。治以温经止血，疏肝通窍，予前方去钩藤、天麻、肿节风、龙葵、牛膝、牡丹皮、粉葛，加香附、艾叶、三七、防风、白术、辛夷、苍耳子、苦杏仁、桑叶、桂枝，每日一剂，水煎服。

2013年4月16日三诊：患者乳房胀痛，偶感腰痛，无阴道流血，余未诉其他不适，无口干口苦，纳眠可，二便调，舌淡，苔薄黄，脉细数。治以疏肝泄热，兼顾滋阴为法，予前方去香附、艾叶、三七、防风、白术、辛夷、苍耳子、苦杏仁、桑叶、桂枝，加牛膝、泽泻、土鳖虫、猫爪草、山慈菇、半枝莲、川楝子，每日一剂，水煎服。

后患者持续使用舒尼替尼治疗，规律门诊就诊，并结合中医辨证施治，于2013年11月7日、2013年6月13日、2015年3月31日、2016年1月7日，4次复查CT均未见明显肿瘤复发转移征象，患者亦无明显腰痛、血尿及其他肾癌相关症状，卡氏评分（karnofsky performance status，KPS）90分，生活如常人，一直随访至2018年1月25日，未见肿瘤复发转移。

按：患者为中年女性，因“肾癌术后2月余”就诊，患者素体肝肾不足，加之癌瘤以及手术的耗损，正气大伤，且双肾均行手术，肾功能必然受损，术后使用舒尼替尼治疗。舒尼替尼是一种多靶点酪氨酸激酶抑制剂，可通过抑制血管内皮生长因子（vascular endothelial growth factor，VEGF）和血小板衍生生长因子（platelet-derived growth factor，PDGF）的受体而阻断肿瘤新生血管的形成，又可直接抑制肿瘤细胞增殖，但易导致腹泻、皮疹、乏力、高血压等不良反应，此时运用中医辨证治疗可有效扶助正气，提高患者体质，减轻靶向药物引起的不良反应，改善患者生活质量，提高患者对靶向药的耐受性，中西结合共筑抑瘤扶正防复发之效。初诊时症见患者疲乏无力，为术后正气损伤肝肾不足，腰府失养，可有腰部持续酸痛不适之感，且肝肾阴亏，不能制阳，肝阳上亢可见头痛，舌质淡胖，苔薄黄，脉细弱均为肝肾阴亏之象。遂取二至丸加减，以补益肝肾，扶正抑瘤，方中女贞子、旱莲草补益肝肾之阴，加之牛膝补肝肾，强筋骨缓解患者腰痛不适；患者苔黄有阴虚化火之象，遂予泽泻、牡丹皮滋肾降火，并予以钩藤、天麻平肝潜阳，白芷止阳明之头痛，加之粉葛生津舒筋，四药合用消除患者头痛不适，且患者就诊时见情绪焦虑，遂于四逆辈理气疏肝，舒畅情志；肿节风、龙葵解毒消癥抑瘤，诸药合用有培元固本，扶正抑瘤之功。二诊患者出现恶风汗出，鼻酸咽痒，此为外感表证。“急则治其标，缓则治其本”，遂加用桂枝解肌发表；辛夷、苍耳子宣通鼻窍；杏仁、桑叶利咽止咳等；患者素来体质虚弱，故予白术、防风扶正固表；患者阴道少量流血，经期推迟，此缘阴损及阳，胞宫虚寒，遂于艾叶、三七温经止血补虚。

并在前方基础上去寒凉或者滋腻滞邪之品如钩藤、肿节风、龙葵、牛膝、牡丹皮等。三诊患者以乳房胀痛，偶感腰酸为主，考虑患者肝肾阴虚兼有肝郁化火为虚实夹杂，遂调整处方加川楝子疏肝泄热，并予牛膝、泽泻补肝肾之阴，标本兼治；因患者此时正气较前恢复，且表邪已祛，故重新加用抑瘤中药如猫爪草、山慈菇、半枝莲等解毒消癥，并配伍土鳖桃仁活血散结，并配合中成药共筑扶正抑瘤之效。此后患者坚持服用靶向药物舒尼替尼抗肿瘤治疗，并规律门诊调整中药，患者 KPS 评分可维持在 90 分，目前无病生存期已达 5 年之久。本例总体以补肾抑瘤为治则，将中药与靶向药物相结合，以辨病辨证为基础，有效地延长患者的生存期，减轻靶向药物引起的副作用。

4 结语

林丽珠教授认为肾癌病位在肾，根本病机为肾元亏损，兼有痰、瘀、毒结聚于肾，为本虚标实之病。在辨病时需根据具体情况，如起病缓急、病程长短、西医分期、西医治疗方案等因素综合分析。辨证治疗当以补肾为先，调节整体寒热虚实，同时配合化瘀散结，解毒抑瘤等方法扶正祛邪。在西医治疗的同时应尽早结合中医药疗法，可以在提高整体抑瘤功效的同时，亦改善患者的机体功能并有效地缓解西医治疗手段所带来的不良反应，但在临床中需仔细辨证，三因制宜，分清主症兼症、标本缓急，正确处理整体与局部的关系，方可达到预期的疗效。

本文原载《中医肿瘤学杂志》，2019，1（4）：59－63，有删改.

［参考文献］

［1］ZNAOR A，LORTET-TIEULENT J，LAVERSANNE M，et al. International variations and trends in renal cell carcinoma incidence and mortality［J］. European urology，2015，67（3）：519－530.

［2］司富春，闫恒. 肾癌中医证型与方药规律分析［J］. 中医学报，2015，30（7）：928－930.

［3］SIEGEL R L，MILLER K D，JEMAL A. Cancer statistics，2016［J］. CA：a cancer journal for clinicians，2016，66（1）：7－30.

［4］符芳姿，许振胜. 阿昔替尼与索拉非尼一线治疗晚期肾癌的临床疗效［J］. 中国肿瘤生物治疗杂志，2017，24（9）：1006－1009.

［5］李佳殷，杨秋晔，林丽珠. 林丽珠辨治食管癌经验撷要［J］. 辽宁中医杂志，2016，43（10）：2064－2065.

［6］杨沙，段灿灿，晏仁义，等. 基于网络药理学的半枝莲抗肿瘤活性成分及整合作用机制研究［J］. 中草药，2018，49（15）：3471－3482.

［7］SHEN K H，LIAO A C，HUNG J H，et al. α-Solanine inhibits invasion of human prostate cancer cell by suppressing epithelial-mesenchymal transition and MMPs expression［J］. Molecules，2014，19（8）：11896－11914.

［8］林宝琪，林丽珠. 舒尼替尼联合中药治疗肝细胞癌术后复发并多发转移1例［J］. 中国中西医结合杂志，2016，36（10）：1271－1274.

［9］白宛鑫，赵良友，张娜，等. 生淫羊藿与炙淫羊藿对肾阳虚证水肿模型大鼠的影响［J］. 中国实验方剂学杂志，2019，25（5）：85－91.

林丽珠教授中西医结合治疗肺癌临床经验

徐剑焜[1] 陈汉锐[2] 林丽珠[2]

在过去30年，因为烟草消耗和环境污染，肺癌的发病率和死亡率迅速增加，跃升中国恶性肿瘤的首位，严重威胁到人民的健康[1]。随着多学科交叉和整合创新，我国应用中西医结合治疗恶性肿瘤已有40余年，其疗效显著优于单纯西医治疗，愈发受到患者及国内国外学者的推崇[2]。

1 肺癌中西医治疗现状

1.1 单纯西医治疗的弊端

西医诊治肺癌的方式包括手术切除、放射治疗、化学治疗、靶向治疗、免疫治疗等[3]。单纯西医治疗受不良反应和疗效不稳定等限制，存在一定的弊端[4]。对于早期肿瘤术后患者来说，免疫功能常受到损害，诱发了肿瘤的复发与转移。经放疗后，患者较常出现放射性皮炎、肺炎、骨髓抑制等不良反应，影响患者的生存质量[5]。肺癌患者因为癌症的全身反应及化疗药物的细胞毒性，常导致营养状况不良、治疗耐受性下降，不能很好地吸收、代谢化疗药物，影响了化疗疗效[6]。晚期非小细胞肺癌（nonsmall cell lung cancer，NSCLC）首选化疗是含铂的双药方案，但铂类化疗药常会导致骨髓抑制、免疫功能减退，肺部感染概率增加[7]。EGFR-TKIs已被证明可以使晚期肺癌患者临床获益，但只建议用于EGFR基因突变者[8]。免疫治疗是目前肺癌研究的新热点，但免疫治疗常在多线治疗后使用，患者预后不好[9]。NSCLC免疫检查点包括CTLA-4、PD-1、PD-L1等，对检查点进行免疫治疗可以使NSCLC患者获益，但CTLA-4抑制剂会引起患者的自身免疫毒性反应，免疫检查点抑制剂普遍会导致内分泌不良反应，如桥本氏甲状腺炎或垂体炎等[10]。

1.2 中西医结合治疗肺癌的展望

中晚期肺癌患者缺乏手术指征，且放化疗、靶向治疗对患者身体状况伤害过大，中医注重整体观调治及个体化辨证论治以维持全身气血阴阳的平衡，与西医治疗手段联合可协同抗癌，减轻不良反应，恢复肺功能，改善患者焦虑、抑郁状态[11]。中西医结合治疗肺癌的优势在多个临床研究中得到证实。孙宏新等纳入51例Ⅰ～Ⅱ期NSCLC术后患者，分为益肺清化膏辅助治疗组、对照组进行治疗，发现益肺清化膏辅助治疗后，能抑制肿瘤复发转移，明显改善患者气阴两虚症状，改善免疫功能，提高生存质量[12]。刘嘉湘等纳入173例晚期NSCLC患者，分为金复康口服液组、化疗组、金复康口服液联合化疗组进行治疗，发现金复康口服液联合化疗能提高近期疗效，改善患者气阴两虚临床症状，改善免疫功能、血象，延长生存期，提高生活质量[13]。张代钊等纳入71例以放疗治疗为主的肺癌患者，分为扶正增效方联合放疗组、放疗组进行治疗，发现中药联合放疗可以提高近期疗效，缩小转移的浅表淋巴结大小，减少不良反应发生[14]。林洪生等纳入104例口服EGFR-TKI后出现皮疹的患者，分为自拟皮疹颗粒治疗组、对照组进行治疗，发现中药颗粒能减轻靶向药物的毒性，改善皮疹情况，降低皮疹的严重程度，提高生存质量[15]。所以，中医药治疗恶性肿瘤具有其特色及优势，中西医结合在肺癌的早中晚期发挥其独特的作用，实现“带瘤生存”。

2 林丽珠教授在中西医结合治疗上的探索

林丽珠教授是广州中医药大学第一附属医院肿瘤中心主任，博士研究生导师，广东省名中医，享受国务院特殊津贴，兼全国中医肿瘤重点专科学术带头人，卫生部临床重点专科学术带头人，世界中联癌症姑息治疗研究专业委员会首届会长，广东省中医药学会肿瘤分会主任委员等。从事中西医结合治疗肺癌30余年，在肿瘤治疗中，或攻或补，“知犯何逆，随证治之”；临床治疗以病人为中心，注重改善患者生存质量；倡导以中为主，西为中用，中西医结合的综合治疗模式。现将其治疗肺癌的经验总结如下。

2.1 肺癌的临床治疗

2.1.1 *凝练肺癌治疗大法——益气除痰法* 随着现代研究的进展，大多数观点认为肺癌的病因病机归因于正气亏虚与邪毒痰湿两方面，治疗方法以扶正固本为主，并与祛邪毒、化痰湿相配合[16]。林丽珠教授指出肺癌虽然表现为实质性的肿块，但通过分析中医理论和结合多年的临床经验，见外揣内、以表知里，可以推论得出气虚在肺癌的发生发展中起着根本的作用。正气虚与肿瘤的发生、发展等整个过程密切相关，因虚致瘀，水液停聚、痰饮内生，痰瘀留结阻滞络脉，从而虚瘀致瘤[17]。治疗上采用益气除痰法，针对气虚，以培土生金为治则，四君子汤为基础，选用自拟方：益气除痰方（党参15 g，法半夏10 g，茯苓25 g，瓜蒌皮15 g，鱼腥草30 g等），并在临证中将除痰散结药与活血化瘀药合用，其中除痰散结药多采用山慈菇、半枝莲、蒲公英、鱼腥草、连翘等，活血化瘀药多使用莪术、地龙、蜈蚣、土鳖虫、桃仁等[18]。结合多年的临床研究经验，林丽珠教授与周岱翰教授共同主持的国家“十五”科技支撑计划项目“提高肺癌中位生存期的治疗方案研究”结果发现以益气除痰法为主的中医药治疗可使Ⅲ、Ⅳ期NSCLC患者的中位生存期达到9个月，脾虚痰湿型患者的中位生存期甚至达到13个月，证明益气除痰法为主的中医药综合治疗方案可使脾虚痰湿型患者的疗效增加，提出益气除痰法可以作为Ⅲ、Ⅳ期NSCLC的主要治则[19]。同样，国家“十一五”科技支撑计划项目“老年非小细胞肺癌中医药综合治疗方案的研究”显示以益气除痰法为主的中医药治疗可使Ⅲ、Ⅳ期老年NSCLC患者的中位生存期达到12个月。根据以上研究成果，林丽珠教授等提出中医药治疗可以作为一种化疗替代方案，使Ⅲ～Ⅳ期老年NSCLC患者生存受益，发挥中医药治疗的优势，实现较长期的“带瘤生存”[20]。

2.1.2 *注重患者生存质量，建立了中医肿瘤疗效评价体系* 生存质量是一个广泛的概念，以复杂的方式影响着个体的心理社会状态、社交能力、躯体感觉等[21]。

Schipper 等提出心理社会状态、社交能力、躯体感觉在决定患者对疾病及治疗的功能反应上起着重要的作用[22]。中医治疗中晚期恶性肿瘤的特色是实现“带瘤生存”，而非以完全杀灭体内肿瘤细胞为目标。评价实体瘤的疗效标准近年来都是沿用 WHO 和 RECIST 标准。这两个标准主要评价瘤体经治疗后是否缩小等近期疗效指标，与着眼于提高生存质量、延长生存期等远期疗效的中医治疗显得不太契合[23]。同时由于传统的中医肿瘤疗效评价标准过于模糊、随意、主观，无法客观、标准地评定，林丽珠教授在 20 世纪 90 年代率先提出把生存质量评价指标引入中医肿瘤疗效评价中，提高疗效评价的科学性、可信性，建立具有中医辨证特色的综合评价体系[24]。林丽珠教授认为综合评价体系应包括软硬标准、近期远期疗效、单病种的疗效评定标准。软标准包括临床症状和具有中医特色的生存质量量表；硬标准在现行的 WHO 实体瘤评价标准上，添加肿瘤相关的生化指标、抗原、免疫指标；远期疗效以随访制度为主来评价生存质量、生存期[25]。杨宇飞等同样认为综合评定体系应包括近期疗效和单病种肿瘤中位生存期等远期疗效[26]。林丽珠教授主持的科技部“十五”重点攻关项目“提高肺癌中位生存期的治疗方案研究”，研究结果证明了中医药单独治疗或配合化疗，能维持患者阴阳气血的平衡，减毒增效，提高了Ⅲ～Ⅳ期 NSCLC 患者的生存质量[27]。林丽珠教授在 2015 年参与了《中药新药治疗恶性肿瘤临床研究技术指导原则》的修订，使中医药治疗恶性肿瘤的临床研究更加规范，丰富发展了中医肿瘤疗效评价体系。

2.1.3 *提倡综合治疗模式——辨病、辨证、辨症三者结合* 辨证论治是中医的基本原则，但现实临床中，仅仅辨证论治适用性和灵活性不够，拘束了辨治思路。临床上应辨证、辨症、辨病、审因相结合，通过辨证辨寒热虚实、个体差异，辨症解决最突出矛盾，辨病抓准治疗靶点，审因祛除疾病源头[28]。储真真教授认为治疗肺癌应辨体质、辨证、辨病相结合，并通过问大便和望舌辨体质、辨证。根据体质不同，把握好证型中正虚与邪实的主次轻重，辨病用药，三者结合临床收效甚捷[29]。林丽珠教授认为治疗恶性肿瘤应将辨证、辨病、辨症相结合[30]。①辨病：益气除痰法是肺癌的主要治则，而毒药的合理使用可以攻毒抑瘤，抑制肿瘤细胞复发及扩散。益气除痰方（组成为党参、茯苓、地龙、僵蚕、枳壳、浙贝母、土鳖虫、桃仁等）为基本方的基础上，选取数味抗肿瘤中草药以解毒抗癌消癥，如山慈菇、冬凌草、白花蛇舌草、龙葵、红豆杉、露蜂房、白英草、仙鹤草等。②辨证：临证时需辨明虚实、分清标本。肺癌的辨证为本虚标实，本虚为肺脾气虚、肺肾阴虚，标实为痰、热、瘀、毒互结，由此分为脾虚痰湿证、气阴两虚证、肺郁痰瘀证、阴虚痰热证。脾虚痰湿证用益气除痰方为基础方加北芪、薏苡仁等；气阴两虚证加太子参、百合、麦冬、生地黄、玄参、玉竹；肺郁痰瘀证加法半夏、全瓜蒌、北杏仁；阴虚痰热证加沙参、天冬。③辨症：林丽珠教授指出临床上不应拘泥于某一个证型，而是根据患者病情的需要，灵活化裁，随证加减，选取符合当前症状的汤药，对症处理，如出现胸水、胸部满闷、呼吸气促者加葶苈子、车前子等；胸胁疼痛者加桃仁、莪术等；咯血者加白及、藕节炭等；脑转移致头痛、头晕甚至昏迷者加全蝎、石菖蒲等[31]。

2.2 肺癌治疗及肺癌本身所引起的局部或全身症状处理

2.2.1 *皮疹的处理* 表皮生长因子受体（EGFR）靶向通路已成为治疗晚期非小细胞肺癌的标准方法。与化疗相比，EGFR 酪氨酸激酶抑制剂（TKIs）能使 EGFR 突变患者的疗效改善。随着疗效的提高，与化疗不同的不良事件也随之而来，最常见的有痤疮样皮疹[32]。EGFR-TKIs 诱导的皮疹是一种常见病，它可能表明治疗疗效，皮疹患者的 PFS 和 OS 更长[33]。多数研究结果表明，EGFR-TKIs 配合中药内服或外用，既可不影响疗效，也可降低不良反应发生率[34]。各医家普遍认为靶向药物性皮疹的病因病机与患者气阴两虚、血热内蕴、风湿热邪外袭有关[35]。林丽珠教授通过分析历代医家论著，并结合自身临证经验，提出这种皮疹的患者，实质为本虚标实，本虚为肺肾阴虚、阴虚血燥，标实为贼邪和药毒，因此提出"养阴润燥"为治疗之根本，只有改善患者阴虚的机体内环境，才能有效阻止病情的发展和及时祛邪外出，临证治疗上采用荆防四物汤和皮肤外洗方（银花藤 30 g，野菊花 15 g，蚤休 30 g，地肤子 15 g，赤芍 30 g 等）。林丽珠教授指出，临床上的患者病情繁复，很少表现为单一证型，不能照本宣科，应辨证论治，灵活加减，根据虚实标本的不同，有轻重地加入宣肺、疏风散热、清热、滋养营阴、凉血等中药。采用此中医治疗后，患者出疹密度降低，表现为较多出现非脓疱性的皮疹或小丘疹、红斑、脱屑，而脓疱性皮疹减少，患者咽痛、牙龈肿痛、乏力、口干、便秘等症状有明显改善，患者毒性分级从中度转为轻度的比例增加[36]。

2.2.2 *癌因性疲乏的处理* 癌因性疲乏是一种抽象的、多维的主观体验，影响了 70% ~100% 的癌症患者群体。它会阻碍患者缓解甚至治愈的机会，从而影响到患者继续治疗的意愿，并对患者的身体、情感和精神都有深远的影响，干扰了日常活动，还可能产生破坏性的社会和经济后果[37]。徐咏梅等根据肺癌癌因性疲乏辨证诊断标准，通过调查 100 例肺癌 CRF 患者，探索 CRF 患者的辨证分型规律，研究结果显示证型以肺气虚和痰湿证为主[38]。林丽珠教授指出，虽然癌因性疲乏病因涉及贫血、抑郁、疼痛等，但基本病理属性为全身气血阴阳的亏虚与气血、痰瘀、湿热互结，实质为本虚标实，属于"虚劳病"的范畴，病机为气阴两虚，脾肾不足，痰瘀湿热毒聚。治疗上祛邪与扶正并用，采用调养脾肾、胶类滋补的岭南健脾生髓膏方（基本组成为：龟板 160 g，鳖甲 160 g，鹿角霜 120 g，阿胶 80 g，熟党参 160 g，枸杞子 120 g，黄精 120 g 等）合益气除痰方，并在治疗上应辨证调方如肾阴虚时膏方中应该避免使用黄精、锁阳、鹿角胶等壮肾阳之品，而更替使用熟地黄、山茱萸等滋补肾阴的中药。治疗应因地制宜，根据岭南地区多湿多热的特点，湿热易阻碍气机，推崇把五指毛桃、广藿香、新会陈皮等道地药材加入膏方中，疏肝理气，醒脾和胃，达到补而不滞的效果，便于患者脾胃的吸收[39]。同时，林丽珠教授使用益气除痰方联合化疗治疗 NSCLC 患者，来观察益气除痰方对癌因性疲乏的疗效，并采用 BFI 疲劳评分来评价，研究结果证明了益气除痰方联合化疗能降低 NSCLC 患者癌因性疲乏的严重程度，益气除痰方能使癌因性疲乏患者临床获益[40]。

3 验案举隅

林某，女，67 岁，2011 年 6 月 5 日初诊。患者于 2011 年 2 月无明显诱因出现咳嗽、干咳为主，偶有咯血丝痰，伴气促、胸闷、呼吸困难，遂到泰国当地医院就诊，期间行 PET/CT 片示：左肺肿物合并多发双侧纵隔、锁骨下淋巴结、右乳腺、右肺及骨多发转移。行纤支镜活检病理提示：腺癌。头颅 MR 考虑为肺癌并左额脑膜转移瘤。入院症见：患者神志清，神疲乏力，头晕、咳嗽、干咳为主，声音嘶哑，气促，活动后加重，胸闷心悸，汗较多，手足颤动，纳差眠一般，二便调，舌红，苔根白黄腻，脉弦滑。中医诊断：肺癌；辨证分型：脾虚痰湿证。西医诊断：左肺腺癌并多发纵隔及锁骨下淋巴结、右乳腺、右肺及骨、脑膜多发转移（T4N3M1，Ⅳ期）。治疗上以中医药治疗为主，予益气除痰方加减以补肺健脾、除痰散结。处方：党参 30 g，白术 15 g，茯苓 25 g，浙贝母 15 g，杏仁 15 g，法半夏 10 g，土鳖虫 6 g，桃仁 10 g，壁虎 6 g，僵蚕 10 g，地龙10 g，山慈菇 15 g，半枝莲 30 g，龙葵 30 g，肿节风 30 g，全蝎 10 g，红豆杉 6 g，泽泻 15 g，甘草 6 g。水煎服，每日 1 剂。因患者邪毒炽盛，需加强攻毒抑瘤祛邪，予配合全身化疗、头颅放疗及靶向治疗，经中西医结合治疗后症状有所好转，后转门诊继续予中医药治疗，在上方基础上给予加减治疗。其后复查颅脑 MR 脑转移瘤缩小，脑疝消失，肺脏及转移病灶较稳定，未进展。患者末次化疗后坚持口服中药 6 年余，期间多次复查颅脑 MR 和胸部 CT，虽转移未能消除，但经中医辨证论治，情况控制稳定，生活如常人，KPS≥80 分。

按： 肺癌患者预后不良的主要原因是局部复发或远处转移，其中脑转移在初诊病人所占比例为 10% ~20%，且脑转移的肺癌患者生存期明显缩短[41]。本例患者发病时已为晚期非小细胞肺癌多发转移，其后患者脑部转移灶进展，合并周围脑水肿，脑疝形成。西医采用以放化疗为主的治疗，但对于 NSCLC 脑转移的疗效欠佳。放疗属于中医范畴的热邪，易耗伤阴液，化疗属于中医范畴的药毒，易损害脾肾[42]，故予采用中医药治疗为主配合放化疗来祛邪，减毒增效。患者辨证为脾虚痰湿，方以益气除痰方加减来补肺健脾，除痰散结。方中山慈菇、半枝莲、龙葵草、肿节风清热解毒、活血祛瘀；红豆杉消癥散结；非搜风通络之虫类药难以引药入脑，故选用全蝎、壁虎、僵蚕、地龙等虫类药物以搜风走窜、化痰解毒、通络定痛、活血消癥；浙贝母、杏仁、法夏除痰散结通络；桃仁、土鳖虫攻坚破积；党参、白术及茯苓益气利水；泽泻利水不伤阴、增淡渗利湿之功；甘草既可以调和诸药，同时可减轻药物对正常机体的毒性作用。患者予门诊坚持长期中药调治，治疗过程中随时根据患者症状调整用药加减，辨证施治。方证得对，患者症状改善，病灶控制稳定，以中医为主的中西医结合治疗提高了患者生存质量，并延长了患者生存期，实现了“带瘤生存”。

本文原载《辽宁中医药大学学报》，2019，21（11）：192－195，有删改.

［参考文献］

［1］SHE J，YANG P，HONG Q Y，et al. Lung cancer in China：challenges and interventions［J］. Chest，2013，143（4）：1117－1126.

［2］刘嘉湘. 发挥中西医优势治疗肺癌［J］. 中医学报，2014，29（3）：314－315.

［3］SHROFF G S，DE GROOT P M，Papadimitrakopoulou Vassiliki A，et al. Targeted therapy and immunotherapy in the treatment of non-small cell lung cancer［J］. Radiologic clinics of North America，2018，56（3）：485－495.

［4］王笑民，杨国旺. 肺癌中医诊疗的进展［J］. 癌症进展，2004，2（6）：450－454.

［5］张蓓，胡丕丽. 中西医结合治疗对肿瘤患者生存质量的影响［J］. 中华肿瘤杂志，2003，25（13）：98－100.

［6］罗艺侨，朱江. 肺癌患者化疗期间联合营养支持治疗的研究进展［J］. 中国肺癌杂志，2014，17（12）：865－869.

［7］徐校成，吕颖颖，徐佳灵. 晚期非小细胞肺癌患者化疗对免疫功能的影响［J］. 中华医院感染学杂志，2015，25（6）：1312－1314.

［8］ELLIS P M，COAKLEY N，FELD R，et al. Use of the epidermal growth factor receptor inhibitors gefitinib，erlotinib，afatinib，dacomitinib，and icotinib in the treatment of non-small-cell lung cancer：a systematic review［J］. Current oncology，2015，22（3）：183－215.

［9］夏媛媛，张国庆，胡毅. PD-1 单抗治疗晚期肿瘤的临床疗效［J］. 现代肿瘤医学，2016，24（23）：3783－3786.

［10］王莉新，吴文斌，朱诗国. 非小细胞肺癌免疫治疗的策略与展望［J］. 现代免疫学，2018，38（3）：247－251.

［11］游捷. 中西医结合治疗肺癌的优势［J］. 中国中西医结合杂志，2018，38（8）：911－913.

［12］孙宏新，蒋士卿，朴炳奎，等. 益肺清化膏对早期非小细胞肺癌术后患者治疗作用的随机对照研究［J］. 光明中医，2005，20（5）：55－58.

［13］刘嘉湘，施志明，徐振晔，等. 金复康口服液治疗非小细胞肺癌的临床观察［J］. 中医杂志，1997，38（12）：727－729.

［14］张代钊，徐君东，李佩文，等. 扶正增效方对肺癌放射增效作用的临床和实验研究［J］. 中国中西医结合外科杂志，1998，4（2）：10－14.

［15］王学谦，张英，刘杰，等. 自拟皮疹颗粒治疗 EGFR-TKI 相关皮疹的随机对照研究［J］. 世界中西医结合杂志，2016，11（12）：1629－1632.

［16］刘嘉湘. 肺癌的中医药治疗进展［J］. 中国肿瘤，2002，11（6）：18－21.

［17］郭晓峰，赵延龙，张瑞卿，等. 从气血理论浅谈“虚瘀致衰”与“虚瘀致瘤”［J］. 中华中医药杂志，2014，29（1）：221－223.

［18］孙玲玲，陶文慧. 林丽珠治疗肺癌用药规律分析［J］. 中医学报，2015，30（1）：17－19.

［19］周岱翰，林丽珠，周宜强，等. 益气除痰法延长非小细胞肺癌中位生存期的作用［J］. 中医杂志，2005，16（8）：600－602.

［20］周岱翰，林丽珠，田华琴，等. 益气化痰法为主中医药治疗方案对老年非小细胞肺癌中位生存期的影响：一项多中心、前瞻性临床队列研究［J］. 世界中医药，2014，9（7）：833－838.

［21］THONGPRASERT S，DUFFIELD E，SAIJO N，et al. Health-related quality-of-life in a randomized phase III first-line study of gefitinib versus carboplatin/paclitaxel in clinically selected patients from Asia with advanced NSCLC（IPASS）［J］. Journal of thoracic oncology，2011，6（11）：1872－1880.

［22］SCHIPPER H，CLINCH J，MCMURRAY A，et al. Measuring the quality of life of cancer patients：

the Functional Living Index-Cancer: development and validation [J]. Journal of clinical oncology, 1984, 2 (5): 472 -483.
[23] 林洪生，刘杰，王硕. 关于构建中医恶性肿瘤疗效评价体系的思路和问题 [J]. 临床肿瘤学杂志，2013，18 (1)：1 -5.
[24] 林丽珠，蓝韶清. 生存质量的评价在中医药治疗恶性肿瘤领域中的应用 [J]. 广州中医药大学学报，1999，16 (2)：158 -160.
[25] 林丽珠，蓝韶清，周岱翰. 试谈中医治疗恶性肿瘤（实体瘤）的疗效标准 [J]. 新中医，2001，33 (8)：5 -6.
[26] 杨宇飞，朱尧武，吴煜，等. 中医药治疗恶性肿瘤综合疗效标准探讨及初步运用 [J]. 中国中西医结合杂志，1999，19 (6)：21 -24.
[27] 林丽珠，周岱翰，郑心婷. 中医药提高晚期非小细胞肺癌患者生存质量的临床观察 [J]. 中国中西医结合杂志，2006，26 (5)：389 -393.
[28] 仝小林. 论辨症、辨病、审因与辨证论治在临床中的应用 [J]. 中医杂志，2013，54 (2)：93 -95.
[29] 田艳松，储真真. 储真真辨体质 - 辨证 - 辨病相结合治疗肺癌经验 [J]. 中华中医药杂志，2018，33 (6)：2422 -2424.
[30] 陈海龙，陈汉锐. 林丽珠教授病证症三者结合论治支气管肺癌经验介绍 [J]. 新中医，2016，48 (8)：226 -227.
[31] 林丽珠，肖志伟，张少聪. 中医治肿瘤理论及验案 [M]. 北京：中国中医药出版社，2016：107 -108.
[32] MELOSKY B, LEIGHL N B, ROTHENSTEIN J, et al. Management of egfr tki-induced dermatologic adverse events [J]. Current oncology, 2015, 22 (2): 123 -132.
[33] WACKER B, NAGRANI T, WEINBERG J, et al. Correlation between development of rash and efficacy in patients treated with the epidermal growth factor receptor tyrosine kinase inhibitor erlotinib in two large phase Ⅲ studies [J]. Clinical cancer research, 2007, 13 (13): 3913 -3921.
[34] 张琰彬，焦丽静，董昌盛，等. 中医药联合表皮生长因子受体酪氨酸激酶抑制剂治疗晚期非小细胞肺癌研究现状 [J]. 中医杂志，2015，56 (10)：888 -891.
[35] 李天苗，方志红. 肺癌靶向治疗常见不良反应及中西医防治 [J]. 现代中西医结合杂志，2015，24 (12)：1361 -1362.
[36] 余国芳，林丽珠. 林丽珠辨治表皮生长因子受体抑制剂相关皮疹的经验探析 [J]. 世界科学技术（中医药现代化），2009，11 (5)：758 -763.
[37] MITCHELL S A. Cancer-related fatigue: state of the science [J]. PM&R, 2010, 2 (5): 364 -383.
[38] 徐咏梅，程培育，杨国旺，等. 肺癌患者癌因性疲乏特点及中医证候的临床观察 [J]. 中华中医药杂志，2017，32 (10)：4746 -4749.
[39] 乔靖，林丽珠，孙玲玲. 林丽珠运用膏方治疗癌因性疲乏经验举隅 [J]. 辽宁中医杂志，2017，44 (9)：1827 -1829.
[40] 吕文姣，欧阳明子，林丽珠，等. 益气除痰方对非小细胞肺癌患者化疗相关性疲劳的防治作用 [J]. 中医药导报，2015，21 (10)：31 -34.
[41] 刘红雨，陈军. 肺癌转移进展 [J]. 中国肺癌杂志，2008，11 (1)：40 -42.
[42] 李燕星，张光霁，阮善明，等. 非小细胞肺癌不同时期的中医治法 [J]. 中华中医药杂志，2018，33 (8)：3532 -3534.

教学相长篇

中西汇通，传承创新

——浅谈如何成为合格的中医肿瘤科医生

林丽珠

据国家癌症中心最新发布的统计数据显示，2015 年我国新发恶性肿瘤 392.9 万例（其中男性 215.1 万例，女性 177.8 万例），即平均每天超过 1 万人被确诊为癌症；我国肿瘤累积发病率已达到 21.58%，累积死亡率为 12%[1]。随着不断攀升的癌症发病率，中国肿瘤医疗服务市场面临巨大的压力。在同一时期，国家卫计委出版的《全国卫生年鉴》统计发现[2]，中国共有肿瘤专科医院 60 多家，21 000 名肿瘤专科医生（未统计影像、放射等相关科室）等，其中来自中医领域的肿瘤专科医生更是寥寥可数。显然面对每年 300 万 ~400 万的新增癌症病例，肿瘤医生人数明显不能满足现实需求。另外中国肿瘤专科医生制度刚刚起步，肿瘤治疗的规范管理、诊疗水平、先进理念离国际高水平医疗服务仍有不小差距。

1　中医肿瘤学科的现状和存在的问题

中医肿瘤学作为现代临床肿瘤学科的重要组成部分，无论在基础还是临床研究上，均取得长足的发展和可喜的进步，中医治疗恶性肿瘤已经从单纯的中医辨证施治逐步走向了科学化的中医药临床与基础研究，从简单的中药抗肿瘤的药效学研究进入抑制肿瘤生长、转移和复发的分子生物学机制研究；且在提高肿瘤患者生活质量、缓解放化疗毒副作用、促进术后康复、防治肿瘤复发转移以及改善晚期肿瘤患者临床症状等方面，发挥着无可替代的作用。但在临床肿瘤学科作为主流的时代，仍存在着诸多不足，如中医肿瘤文献资料的研究和整理不足，名老中医经验的继承和挖掘不足，以及实验研究与临床真实情况存在巨大差距等[3]，特别是在中医肿瘤学科的规范化上尤为明显。其主要原因是中医领域肿瘤专科医生的数量不足，中医肿瘤专科医生的培养未有系统化，造成临床技术上的良莠不齐。

2　中医肿瘤科专科医生的培养

笔者认为，要成长为一名合格的中医肿瘤科医生，需要博采众长，学贯中西。肿瘤的发生发展是一个漫长的过程，肿瘤的治疗虽然有进展，但其疗效瓶颈仍未有突破，肿瘤的耐药性、异质性等，使得治疗仍困难重重。作为中医肿瘤科医生，既要熟知西医临床肿瘤诊治规范，把握前沿医学科技，同时需要知其不足而后治之，才能扬长避短，更好地发挥中医药在肿瘤治疗中的作用。中医治疗肿瘤强调辨证和辨病相结合，辨证的过程是对祖国传统医学的深入挖掘和传承创新，辨病的精准是对现代医学的丰富发展和学习提高。作为中医肿瘤科医生，笔者在长期的临床实践和教学培养学生中，对如何培养中医肿瘤科医生有了一些心得和体悟，兹论述如下。

2.1 熟悉诊疗规范，扬长避短

恶性肿瘤的诊断病理类型复杂，临床治疗手段多样，包括手术、放疗和化疗，以及微创、靶向、免疫、生物治疗等。随着各临床亚专科分工的日益精细化，以病人为中心的MDT多学科治疗模式早已达成临床共识。但如何结合诊疗规范又遵循个体化原则，使患者获益最大化，成为肿瘤临床中的新挑战[4]。对于早期或中期恶性肿瘤，手术切除可作为治愈性手段，而对于晚期患者或特殊情况，根据患者肿瘤的实际病情和内心意愿，亦可选择姑息手术减瘤降期或根治性及姑息性放疗和化疗、全身靶向、免疫治疗、局部微创等手段。以非小细胞肺癌为例，在Ⅰ期、Ⅱ期以及Ⅲa期（T3N1）均可先进行手术切除病灶，Ⅱ期和Ⅲa期需辅助放化疗，Ⅲb期和Ⅳ期则可考虑同步化放疗和姑息性化疗，而且化疗方案选择较多，其中培美曲塞联合顺铂治疗晚期非小细胞肺癌的部分缓解（PR）有效率达46.67%[5]。但是，对于大多数患者，化疗并没有明显的延长晚期生存时间，对老年患者及特殊患者的获益更加有限。而靶向治疗的获益人群必须根据基因的变异情况有的放矢地进行治疗等。因此，作为一名合格的中医肿瘤专科医生，应该熟悉掌握不同肿瘤的诊疗规范，及时更新肿瘤专科知识，知己知彼，扬长避短，给患者制订最合适的中医、西医或中西医结合治疗方案，尽可能提高患者的临床获益。

2.2 发挥中医优势，知己知彼，实现疗效最优化

随着现代医学的迅猛发展，尤其免疫治疗方兴未艾，西方医学占据恶性肿瘤治疗的主流地位。但西医治疗也存在一定的局限性，对于大部分恶性肿瘤患者其治疗瓶颈仍未突破，昂贵的医疗费用也限制部分患者治疗的实施。中医肿瘤学认为肿瘤是全身疾病的局部反应，是机体的阴阳失去平衡而导致肿瘤的发生发展，因此，调和平衡，扶正祛邪，是中医治疗肿瘤的前提和总则。在临床的具体应用上，必须根据病因、病性、病位进行辨证施治，根据现代医学治疗的现状，积极探索中医药在恶性肿瘤防治中的切入点，同时不否认和延误西医治疗的优势，取长补短、去繁从简，才能提高中医药治疗的合理性和准确性，争取实现临床疗效的最大化，这也是中医肿瘤科医师必须具备的能力。

以卵巢癌为例，其致死率位居妇科恶性肿瘤之首。手术切除和以铂类为基础的化疗是一线治疗的金标准，80%的卵巢癌患者对一线化疗较敏感，但5年内复发转移率仍然较高，且治疗过程易产生耐药性[6]。因此，对于卵巢癌的治疗，早期仍然应以手术、化疗为主，继而根据其容易复发的特点以中医药扶正固本抗复发；而对于中晚期、老年、多程化疗、多次手术的患者，多表现为正虚邪留，脾肾亏虚、痰瘀互结是晚期卵巢癌重要的病因病机，治疗主张扶正祛邪并举，以补脾肾、调冲任、祛瘀毒为原则。因此，中医药治疗可贯穿卵巢癌治疗始终。笔者通过运用中医理论辨证施治，着眼从疾病本质出发，在预防卵巢癌术后复发转移、晚期姑息治疗肿瘤并发症等方面，可有效改善生活质量、延长生存期[7]。

又如非小细胞肺癌的治疗，其靶向精准治疗深入人心，患者总生存期明显延长。但对于驱动基因突变阴性的患者，全身化疗仍是首选治疗。化疗在一定程度上可抑制肿瘤

细胞生长，但并非所有患者适合化疗。同时部分患者对化疗药物不敏感，且无法耐受反复化疗副作用，患者的生存心理状态亦是值得关注的问题。通过对非小细胞肺癌的长期研究发现，中医药对于驱动基因阴性的老年患者，对于化疗维持治疗阶段的患者，以及在减轻放化疗副反应方面均具有明显的优势。在长期的研究过程中，笔者团队根据肺癌的发病特点，通过不断的验证—总结—验证的过程，提出“痰瘀虚毒”为肺癌的主要病机特点，益气除痰为主要的治疗法则，主持科技部“十一五”科技支撑计划重大疾病项目，通过对315例晚期老年非小细胞肺癌开展多中心、前瞻性队列研究表明[8]，对于体力状况较好的患者，以益气化痰法为主的中医药综合治疗方案可使Ⅲ、Ⅳ期老年NSCLC的中位生存期达到12个月以上，较化疗队列延长了约2个月；控制肿瘤进展方面也与化疗作用相当。长期临床实践总结发现，对于长期维持治疗和晚期姑息治疗的肺癌患者，以益气化痰法为主的中医药综合治疗方案具有明显优势，尤其对老年晚期非小细胞肺癌是一种有效替代治疗方案。数据挖掘研究也得以侧面证实[9]。要发挥中医药的治疗优势，就必须知己知彼，找准切入点，才能实现疗效最优化。

2.3 打好中医基础，培养中医临床思维

恶性肿瘤有其特殊的疾病发展规律，内环境和局部免疫是肿瘤复发转移最重要的因素。整体观念和辨证论治是中医肿瘤学鲜明的特色。肿瘤位置生长在局部，但反映的是全身脏腑盛衰情况，它是全身病变的局部表现。因此治疗肿瘤的过程更应注重机体的全身反应。显然中医药对于改善内环境、提高局部免疫功能更具优势。如何根据患者的总体情况进行精准的辨证，是取得疗效的前提。因此，必须熟读经典，掌握好中医的基本理论，吸收名医名案的精华，注意理法方药的一致性，准确地遣方用药，才能提高中医药的治疗效果。要注重培养中医肿瘤科医师的临床思维，坚持将中医整体辨证与西医微观辨病有机结合，扶正与祛邪并举，多管齐下控制肿瘤复发转移和减轻西医治疗副作用。

《伤寒杂病论》提出“观其脉证，知犯何逆，随证治之”，奠定以脏腑经络学说为核心的中医肿瘤辨证论治规范。以肝癌为例，西医提倡“多学科综合治疗”及个体化治疗的原则，但外科手术、介入栓塞化疗、微波射频、冷冻消融、血管靶向、免疫治疗等手段百花齐放，并未显著改善肝癌的临床预后和生存质量，仍是目前治疗的难点和热点。我国肝癌患者大部分是HBV病毒感染人群，或患有基础肝病，肝癌的发病过程典型表现为肝炎—肝硬化—肝癌；早期的肝癌治疗仍以手术为主，而对于大多数中晚期患者，介入治疗、靶向药物治疗为最常见的治疗手段，这些治疗手段可在一定程度上灭活肿瘤细胞，但对正常肝组织也可能造成损害，甚至诱发肝功能衰竭。因此基于肝癌的病理特点以及治疗所致的副反应，肝癌的治疗保护肝功能尤为重要。肝癌的中医论治，既要根据肝藏血和主疏泄、喜条达而恶抑郁、体阴而用阳的特点，又要注意肝脾肾三脏的关系，肝木克土，子病及母，表现为肝郁脾虚、肝肾亏虚的病机特点，且常致痰热瘀毒胶结，因此肝癌的治疗须行气解郁、调和肝脾，肝肾同治，总结出疏肝健脾祛瘀为其最主要的治则。在具体的治疗过程中，根据早中晚期肝癌的分期，结合手术、介入或姑息治疗的不同，提倡肝癌的“三阶段”中医药分期论治：早期人体正气尚盛，未手术时

中医可攻邪为主，酌情使用峻猛之品，术后则以扶正为主，促进机体康复；中期正气渐虚，应扶正与祛邪并举，保肝抑瘤兼施，灵活处方；晚期患者正气亏虚、气血不足，强调补虚为主，滋补肝肾，着重改善患者症状，提高临床获益。本单位牵头开展的国家中医药管理局“十一五”重点专科肝癌协作项目，通过纳入489例中晚期肝癌进行回顾性多中心的队列研究，结果揭示Ⅱb、Ⅲa或Ⅲb期肝癌患者，均能从中西医结合治疗方案中获得生存受益[10]。实践证明中医肿瘤科医师须具备扎实的中医理论功底，才能有好的中医临床思维，才能提高中医的临床疗效。

2.4 医者仁心，大医精诚

药王孙思邈在《大医精诚》中曾提出“凡大医者，必当安神定志，无欲无求，先发大慈恻隐之心，誓愿普救含灵之苦”，表明医者不仅要有精湛的医疗技术，还需要有高尚的医德医风，形成了中医独有的人文医学内涵。作为一名中医肿瘤科医生，不仅要关注患者的生理情况和病情变化，更需要关注患者的心理状况和内心诉求，肿瘤患者的心理健康状况往往决定了后续的治疗手段和病情的预后。

一个优秀的中医肿瘤科医生，需要了解到肿瘤患者面对疾病、死亡的恐惧心理和治疗过程中焦虑、抑郁的悲观情绪，更有甚者可能产生自杀念头，均会对肿瘤的治疗和预后造成不利局面，从而形成恶性循环。“有时是治愈，常常是帮助，总是去安慰”，要成为有温度的医生，以慈悲恻隐之心来关怀和诊治患者，让患者在医疗器械的冰冷之中，感受到人性的温暖，增加治疗的信心，才能对肿瘤预后产生积极影响[11]。

笔者团队率先在全国中医肿瘤系统开创肿瘤人文病房，秉承大医精神，心怀仁慈理念，在临床工作中不断实践和丰富中医人文观，即以慈悲之心校医者之行。例如，肿瘤科晚期肠癌患者李叔全身多处转移，但他从不放弃对美好生活的向往，2015年起积极坚持配合团队安排的系统治疗，在精心的治疗和备至的关怀下，三年来患者病情日趋好转，实现了当初定下的每一个小目标。心态积极乐观的他，还以自身的经历创造奇迹，并鼓励着病友要在逆境中对生活充满希望。

2.5 未来中医肿瘤科医生定位和发展方向

无论是肿瘤学科的基础科研，还是临床研究，多学科结合是未来肿瘤研究的发展趋势，作为肿瘤医学快速发展洪流中的一员，中医肿瘤专科医生更不能独善其身。笔者认为从事中医肿瘤专业的医者，首先必须是一名合格的临床肿瘤专科医生，需要具备全面的专业知识、扎实的专科技能和良好的科研能力，要熟练掌握恶性肿瘤的诊疗规范，关注把握科技前沿，结合最新研究进展，开展临床研究；作为一名优秀的临床中医肿瘤医生，还须坚定中医文化自信，重温恪守中医经典，加强基础知识学习，扎根肿瘤临床实践，深入挖掘中医肿瘤学的精粹。中医肿瘤科医师必须加强自我学习，知己知彼，明确自己的定位，尤其需清楚认识到目前现代医学不足之处，坚守中医药的优势和地位，找准中医治疗的切入点进行深入挖掘，从基础研究中探索中医药在肿瘤发生发展以及治疗的潜在规律，在临床实践中结合现代医学技术，发挥中医药在肿瘤治疗上的独特优势，并着眼于科学研究的前沿领域，创新开拓中医临床思维，培养高尚医德，坚持人文精神，为广大患者提供高质量医疗服务，更好地促进中医肿瘤学科的发展。

本文原载《中医肿瘤学杂志》，2019，1（1）：59－62，有删改.

[参考文献]

[1] 陈万青，孙可欣，郑荣寿，等.2014 年中国分地区恶性肿瘤发病和死亡分析［J］. 中国肿瘤，2018，27（1）：1－14.

[2] 国家卫生和计划生育委员会. 中国卫生和计划生育统计年鉴［M］. 北京：中国协和医科大学出版社，2017：09.

[3] 李忠，刘耀，李洁，等. 中医肿瘤学科现状分析与发展思路［J］. 中医学报，2010（25）：10－16.

[4] 王娴. 多学科综合诊治模式中肿瘤内科医生专科培养的反思与探索［J］. 中国高等医学教育，2018（7）：43－44.

[5] 曾育，谭晏林，黎昌龙，等. 不同化疗方案治疗晚期非小细胞肺癌临床观察［J］. 肿瘤基础与临床，2018（31）：209－212.

[6] KIM J Y，CHO C H，SONG H S. Targeted therapy of ovarian cancer including immune check point inhibitor［J］. The Korean association of internal medicine，2017，32：798－804.

[7] 乔靖，林丽珠，孙玲玲. 林丽珠教授辨治卵巢癌经验撷粹［J］. 中医药导报，2017，23（14）：59－61.

[8] 周岱翰，林丽珠，田华琴，等. 益气化痰法为主中医药治疗方案对老年非小细胞肺癌中位生存期的影响：一项多中心、前瞻性临床队列研究［J］. 世界中医药，2014，9（07）：833－838，844.

[9] 卢茵茵，庄逸洋，黄楚栓，等. 林丽珠治疗肺癌用药规律的数据挖掘研究［J］. 中医杂志，2016，57（18）：1557－1559，1564.

[10] 丘奕文，林丽珠，黄学武，等. 多中心回顾性队列研究中医药对中晚期原发性肝癌生存期的影响［J］. 广州中医药大学学报，2014，31（5）：699－705.

[11] 刘鹏，余玲，李平，等. 论临床医生在肿瘤患者安宁疗护中存在的问题及其定位［J］. 医学与哲学（B），2018，39（2）：85－89.

PBL 结合 CBL 教学法在肿瘤医学临床教学中的应用研究

陈汉锐　徐剑焜　林丽珠

临床医学是一门理论与实践相结合的学科，但传统“授课型”教学方法由于本身存在的弊端，难以有效培养出符合临床医学特点的医学生。从理论方面来说：理论知识繁重，学习科目杂多，课本知识更新速度不够快，知识过于重复、陈旧；教学方法大多时候属于填鸭灌输式，忽视启发学生的发散思维，不能调动学生的自学兴趣，导致学生不善于发现问题、提出问题，无法触类旁通、知常达变。从实践方面来说：学生见习机会少，在上课期间不能通过临床教学查房、病例讨论等临床实践工作，将课本知识付诸实践；学校中的临床实践课分散在相应课程中，学生不能把各种临床实践操作技能进行整合，从而无法在以后的临床工作中及时准确地应用。随着时代的发展，我国的临床医学研究不断与国际接轨，为此，我国教育者进行了各种教学改革尝试，其中以问题为导向的教学方法（PBL）和以病例为引导的教学方法（CBL）为重点讨论内容。

1　教改尝试

由于传统临床医学教育方法存在的弊端，理论与实践结合效果不佳，近年来我国教育者进行了关于教学形式、师资、课程整合与优化的教改尝试，不断提高和改善教学质量和效果理论与实践结合的效果以及学生的学习热情。例如在高等教育司项目资助下，第四军医大学采用了“五改四”“三增三减”等，中国医科大学采用了基础与临床课程的整合等，白求恩医科大学和华西医科大学也对临床教学课程进行优化和改革[1]。西安交通大学医学院采用双语教学、PBL、CBL、本科生导师制等[2]。PBL 和 CBL 成为国内外众多高等院校教学改革的重要讨论内容[3]。

2　PBL 与 CBL 各自的特点与不足

2.1　PBL 的特点与存在的问题

PBL 于 1969 年由美国的神经病学教授 Barrows 在加拿大的麦克马斯特大学首创，全名为“Problem-Based Learning”，此方法以问题为导向与核心，其根本特点可以帮助解决传统“填鸭式”临床医学教育方法所存在的问题和缺陷并引导医学生更快地在临床上手，主动学习，积极发现并处理问题，时刻地紧跟最新的医学进展。但毕竟 PBL 是一种新型的教学模式，与已经根深蒂固的传统教学方法难免存在冲突。现阶段实行 PBL 可能会遇到如下问题：教学效果比较难以显现、获取 PBL 所需要的信息的支撑设备和经费不够、能够熟练掌握 PBL 教学方法的师资不够等[4]。

2.2 CBL 的特点与存在的问题

CBL 全名为"Case-Based Learning"，常与 PBL 联用，是 PBL 与临床实习教学融合后形成的独创新颖的教学方法——"以问题为基础，病例为引导，教师为主导，学生为主体"[5]。医学生在 CBL 中面对的是临床真实病例，并通过文献检索和小组讨论的形式，把课本知识点和病例结合起来，可以很好地培养临床思维能力。CBL 以病例为引导，针对性强，学生不易无主题、无目的地查找资料，减少了课外时间中所花的无用功[6]，但因为其是由 PBL 发展而来，存在与 PBL 相似的问题。

3 PBL 与 CBL 的联合应用

由于我国教育制度的特殊性，从西方引进而来的 PBL 及其衍生的 CBL 仍需要不断地在实践中与我国国情相结合并改进，从而创建更加适用于我国临床医学生的培养模式[7]。

3.1 PBL 与 CBL 在各临床学科中的联合应用情况

PBL 与 CBL 两者都强调启发学生的发散思维，调动起学生的自学兴趣，把两者联合应用，能够充分扬长避短，发挥最大的优势，培养更适应临床教学目标的医学生。重庆医科大学把 PBL 和 CBL 联合应用于病理学的课程中，学生大部分能够从最初的学习"被动者"成为"主动者"，能够将病理学理论知识和临床案例充分结合[8]。南通大学附属江阴医院把 PBL、CBL 与传统教学方法在消化内科临床带教中联合应用，发现了传统与新型教学方法的联合应用克服了 PBL 过于专注某方面问题而忽视了基础知识的全面性，以小组讨论为主要形式的 PBL 与 CBL 联合应用克服了 CBL 以个体为单位的缺陷[9]。承德医学院在妇产科护理学理论教学联合应用 PBL 和 CBL，达到了开放式、批判式和引导式教学并重，有利于提高临床思维能力、团队合作能力、人际沟通能力，促进师生和谐、师生共同发展[10]。

3.2 PBL 与 CBL 在肿瘤医学临床教学中的联合应用情况

3.2.1 *PBL 与 CBL 在肿瘤医学带教中的优势* 肿瘤医学作为一门交叉学科，目前尚缺乏规范统一的教学大纲与教材，其教学内容常贯穿于各基础医学、临床学科之间，碎片化的传统学习方法导致学生对肿瘤医学的综合理解不够，PBL 和 CBL 的联合应用可以选择与肿瘤医学教学重点贴近的典型病例，并提出与教学重点内容相关的开放性问题，调动学生的积极性，引导学生把自身知识经验与网络、期刊检索的内容相结合，组织学生进行小组讨论，独立综合分析并解决问题[11]。肿瘤外科学以实践为核心，与基础理论相结合，但传统临床教学中存在学时过少、内容繁杂、讲授难度大、上手操作时间短、综合治疗原则认识不够透彻等问题[12]，PBL 和 CBL 联合应用的新型教学模式，先由教师指定某个操作名称，学生主动预习检索相关的操作规范要点及提出相关问题，然后教师组织学生小组讨论，并结合典型病例进行手把手操作及讲解。在此过程中，促进了教学方法理论与实践操作相结合，培养了学生的综合分析能力，让学生深刻理解了肿瘤外科学综合治疗和个体化治疗的必要性[13]。马建萍等纳入了宁夏医科大学140名本科临床医学学生，分为PBL + CBL组和LBL（基于授课的学习，Lecture-Based Learning）组进行临床带教，通过平时成绩（病例分析课后作业）、期末考试成绩（主观题+客观题）和调查问卷进行评价，结果示：PBL+CBL组的平时成绩、期末考试成绩、主观题成绩、客观题成绩，学生自主学习积极性、病例分析能力、课程满意度均优于LBL组[14]。在肿瘤医学临床带教中将PBL和CBL联合应用，对临床具体案例进行问题探究，可以使难以理解的、晦涩的肿瘤学理论变得具体形象，增强理论与临床实践的联系，有利于学生在案例中培养临床思维能力，模拟接诊病人、采集病史、体格检查、开辅助检查、得出诊断和制定个性化治疗方案的整个过程，深刻地感性认识一种疾病的病因、病机、诊断、治疗和预后[15]。联合应用PBC和CBL教学法，还可以提高学生学习的自觉性，加深学生对肿瘤分期、标志物、生物学指标、影像学检查、影像学分期、淋巴结清扫等肿瘤知识的认识，缩短了从课本走上临床的过程[16]。

3.2.2 PBL与CBL联合应用在中医肿瘤学教学中的现状 肿瘤学科涉及多学科、多诊疗手段、多治疗措施，且指南和临床共识更新频率快。中医肿瘤学是以肿瘤学科为核心，中医诊断学、中药学、方剂学、中医基础理论、中医内科学为基础的综合学科，要求在掌握肿瘤学各种知识的基础上运用中医思维来辨证论治。中医肿瘤学独有的学科特点对带教老师的授课程度和学生的掌握程度都具有很强的挑战性。PBL与CBL联合应用的新型教学模式，每次讨论一个病例，以学生为中心，引导学生先在课余时间查阅文献，详细了解该病例的中医病因病机、辨证论治、中西医诊疗技术和治疗方案，并从中发现问题，带着问题在课堂上提出，由进修医师、规培医师、实习生、研究生组成的小组进行讨论，带教老师在其中起着病案设计、点拨和引导的作用。在这过程中调动了学生积极性，在汲取基本知识的同时，密切结合了临床实际病例，高度契合了中医肿瘤学的学科要求[17]，目前该型教学模式已在中医肿瘤学教学中尝试使用。肖志伟等在广州中医药大学中医肿瘤学本科教学中采用形成性评价和PBL相结合的教评模式，形成性评价于1967年由斯克瑞里芬提出，不仅对成绩，还对情感、策略等进行评价，在该教学案例中，与PBL结合的形成性评价包括PBL教学评价量表和阶段性测试，发现能够巩固理论知识基础、发挥主观能动性、培养解决问题及自主学习能力、增强团队协作意识、提高综合学习成绩、锻炼临床思维[18]。李丹青等在广州中医药大学中医肿瘤学临床实习现有的教学方法上，引入具体病例并设置对应问题，由学生进行讨论，并由带教老师通过教学评价表对学习情感、学习活动、学习效果进行评价，发现能够有效缓解当前临床教学中遇到的窘境，如患者难以配合教学工作、学生出于畏惧感主动性不高、师生患者互动性较差等[19]。首都医科大学把PBL引入中医肿瘤学的临床实习教学中，学生能够更加准确地中医辨证、更加统一地开出适合患者的方药、掌握好西医鉴别诊断和治疗新进展等[20]。虽然PBL与CBL联合应用的新型教学模式相对于传统教学方法在中医肿瘤学教学中优势明显且效果显著，但应根据实际情况灵活选择合适的教学方法，如新型教学模式适合于小班教学，大班教学推荐使用传统教学方法；以传统教学方法传授基本知识为主，辅以PBL联合CBL的教学方法发散思维，激发自主学习的积极性和能动性等[21]。

4 结语

由于传统教学方法存在的弊端和与临床特点的不兼容性，各国高等医学院校都致力于寻找 PBL、CBL 和传统教学方法的最佳契合点，从而构建一种复合的新型教学模式，以达到教学思想、教学理论的深刻变革和根本变化[22]。PBL 与 CBL 的联合应用已在多个临床学科中取得较好的教学成果，基于本单位前期在本科教学阶段所进行的研究探索，我们有理由相信 PBL 与 CBL 的联合应用在中医肿瘤学教学中具有较好的应用前景。

本文原载《中医肿瘤学杂志》，2019，1（4）：74－77，有删改.

［参考文献］

［1］张云，乔敏．医学课程模式的改革与思考［J］．中国高等医学教育，2006（1）：87－89.
［2］马延生，马肖容，张军，等．提高临床课程教学质量的一些体会［J］．中国高等医学教育，2009（6）：100－101.
［3］李稻，韩玉慧，蒋益，等．医学基础教育中 PBL 和 CBL 两种教学模式的实践与体会［J］．中国高等医学教育，2010（2）：108－110.
［4］沈建新，王海燕，王海江．PBL：一种新型的教学模式［J］．国外医学（医学教育分册），2001，22（2）：36－38.
［5］文凯，廖和和，袁泉，等．浅析以病例为基础的教学模式在临床实习教学中的应用［J］．西北医学教育，2007，15（4）：749－750.
［6］SRINIVASAN M，夏颖，顾鸣敏．PBL 教学法与 CBL 教学法的比较：基于两种教学法的转换在临床课程学习上的效果分析［J］．复旦教育论坛，2009，7（5）：88－91.
［7］崔晓阳，李益，廖虎，等．PBL 教学法在我国医学教育中的应用及存在问题［J］．医学教育探索，2010（4）：439－442.
［8］李昱．TBL、CBL 与 PBL 融合教学法在病理实验课中的应用［J］．西北医学教育，2012，20（2）：327－329.
［9］侯洁，徐冬，唐铭燕，等．PBL 结合 CBL 及 LBL 教学法在消化内科临床见习教学中的实践与研究［J］．南京医科大学学报（社会科学版），2012，12（5）：414－417.
［10］李青，王艳娜，秦殿菊，等．以问题为基础的教学法结合案例教学法的应用研究［J］．中华护理教育，2015，12（1）：28－31.
［11］杨静悦，高琳，孙飞，等．CBL 联合 PBL 模式在肿瘤内科临床教学中的应用［J］．基础医学教育，2012，14（7）：526－529.
［12］郭贵龙，胡孝渠，张筱骅．CBL 与 PBL 教学模式在肿瘤外科学教学中的应用探索［J］．山西医科大学学报（基础医学教育版），2010，12（6）：630－632.
［13］安松林，丁磊，高宏．PBL 教学模式在肿瘤外科临床教学中的应用［J］．继续医学教育，2016，30（5）：8－9.
［14］马建萍，折虹，赵仁，等．肿瘤学教学中运用 CBL 结合 PBL 对本科生综合能力的培养［J］．基础医学教育，2019，21（3）：212－215.
［15］吴穷，苏方．以案例为基础的 PBL 教学法在临床肿瘤学教学中的应用探讨［J］．中华全科医学，2016，14（5）：844－846.

[16] 董佑红. PBL 和 LBL 及 CBL 交互式综合教学模式在临床肿瘤学教学中的应用 [J]. 湖北文理学院学报, 2015, 36 (11): 78 - 80.
[17] 杨霖, 王笑民, 杨国旺, 等. 中医肿瘤科临床带教过程中 PBL 教学法实践体会 [J]. 中国中医药图书情报杂志, 2018, 42 (3): 65 - 67.
[18] 肖志伟, 关洁珊, 林丽珠. 形成性评价与 PBL 相结合在中医肿瘤学教学中的应用和探索 [J]. 中国中医药现代远程教育, 2018, 16 (21): 32 - 34.
[19] 李丹青, 蔡玉荣, 苏碧莹. PBL 教学法在中医肿瘤学临床实习中的应用 [J]. 中国中医药现代远程教育, 2017, 15 (5): 34 - 36.
[20] 杨中, 杨国旺, 徐咏梅, 等. 基于问题的学习方法在中医肿瘤临床教学中的应用 [J]. 中国中医药信息杂志, 2012, 19 (9): 106 - 107.
[21] 曹洋, 林丽珠. PBL 教学法在中医肿瘤学教学中的应用体会 [J]. 中国中医药现代远程教育, 2014, 12 (2): 86 - 87.
[22] 易龙, 糜漫天, 朱俊东, 等. 不同教学模式在高等医学教育中的应用 [J]. 基础医学教育, 2013, 15 (3): 312 - 314.

中医本科肿瘤方向班的临床教学模式探索

陈汉锐　林丽珠

随着疾病谱的改变，肿瘤发病率的逐年升高，中医肿瘤学事业迅速发展，中医疗效不断提高，中医肿瘤学人才的需求也越来越高。临床带教是培养高质量中医人才的重要组成部分，也是整个医学教育及人才培养的关键。以往的传统带教模式比较单一生硬，忽略了实习生临床思维及创造能力的培养，忽略了医德医风、心理伦理等素质的培养。因此，把握临床教学的关键环节，利用医院教学资源及积极发挥主观能动性，培养中医本科肿瘤方向实习生的临床操作技能及逻辑思维，巩固基础知识，提高专业知识水平，加强医学伦理及心理教育，提高语言表达及沟通能力，将其培养成为全面发展的高素质人才。广州中医药大学第一附属医院中医肿瘤科作为国家中医肿瘤重点专科，自2005年开设中医本科肿瘤专业方向班以来，肩负中医本科肿瘤专业实习生的课堂教学及临床带教等任务，在不断的学习及探索中，积累了丰富的临床教学经验，并总结及构建了“医院—实习生—教师”三位一体的教学模式。

1　加强医院临床教学管理，确保临床带教质量

广州中医药大学第一附属医院作为“临床—教学—科研”三位一体工作模式的单位，在当前各种形势下，特别在开展医院管理年活动及重点专科建设中，发挥医院特色及优势，制订了一系列临床教学计划。①临床教学督导小组：随机、不定时组织小组观摩科室临床带教及临床小课，结合考评，提高教师带教水平，调动实习生积极性，确保临床教学质量。②“三基”考核：严格贯彻“三基”“三严”要求，定期检查和考核，积极参加临床模拟实验室的培训，加强专业知识及临床操作技能的学习，培养实习生良好的医德医风。③出科考核：包含技能考核和理论考试，了解实习生的阶段性学习情况。技能考核可通过新收患者或器械性操作进行，理论考核则通过考察实习生对专科常见疾病的辨证论治及理法方药等方面的掌握情况。

2　丰富临床带教形式，着力提高实习生临床技能和综合素质

中医肿瘤科是运用中医药论治肿瘤疾病的临床科室，以培养实习生临床思考能力、逻辑思维及自我发展能力为临床教学的主要目的，在临床带教中采用多种教学查房形式。①主任或教授查房：实习生详细汇报患者病情，大胆提出个人观点及辨证论治，主任或教授则采用床边问答法，活跃教学气氛，考查实习生的基本功，锻炼其逻辑思维，使之能够活学活用，触类旁通。②主治医师查房：以实习生主导，教师指导为主的带教方法。首先由实习生询问病史及查体，提出诊断，进行辨证论治及制定理法方药，再深入讨论及交流，最后由带教教师进行总结。③病例讨论：包括中医疑难病例讨论、死亡

病例讨论及中医证型学习。实习生必须做好讨论前准备，充分了解讨论病例的病情及治疗情况，查阅文献，利用该机会与各位教师及同学进行学术交流，敢于提出自己的想法，记录和总结教师们的临床经验，不断提高个人诊疗水平。④临床小课：首先带教教师带领实习生进行典型病例查房，然后采用多媒体技术授课学习，介绍该病的诊断及最新治疗进展，实习生则带着疑问学习，课后进行病例及教学内容讨论，并决定疑问。⑤注重综合思维能力的培养。中医肿瘤学具有独特的学科内涵，包括提倡辨证与辨病相结合、带瘤生存、中医多靶点治疗等，实习生应阅读古今中外文献，积累心得体会，书写文章，全面掌握肿瘤疾病的诊疗规范。同时，实习生必须具有相关法律意识及自我保护意识，学习沟通技巧及提高沟通能力，正确处理好医患关系，避免医疗纠纷的发生。

3 全面提高带教教师的综合素质，提高临床带教水平

师者，所以传道授业解惑也。广州中医药大学第一附属医院作为大学附属教学单位，带教教师多以“临床—教学—科研”三位一体为工作模式，中医肿瘤科要求教师具有高度责任心和奉献精神，拥有博厚的中医肿瘤基础知识及专业知识、丰富的临床经验，能以身作则，对学生言传身教。教学相长，教师在带教过程中也不断学习，提高专业水平及教学能力。①建立导师制：学生从大学进入实习医院，角色转变为实习生，从“纸上谈兵”到“真枪真刀”等方面的突然转换，难免出现不适应，中医肿瘤科教师与实习生建立了一对多的导师制，导师应及时了解情况，加强心理交流及精神引导，言传身教，培养其医德医风，提高学习兴趣及开拓学习视野，尽快融入临床实习。②加强心理伦理学教育：在中医肿瘤科，实习生经常见到被癌瘤及疼痛折磨的患者，在心理上形成一定的压力及阴影，加上治疗方案经常涉及医学伦理方面的问题，因此，带教教师有必要就这方面问题展开讨论，进行心理伦理学辅导，解除困惑，加深对肿瘤疾病的认识；同时，医院应开展岗前培训，加强实习生对医学心理学及医学伦理学的学习。③强化示教意识：强化示教是临床带教中做好教学与临床相结合的重要方法；带教教师的责任感及素质直接影响到教学质量，因此教师必须重视其带教工作，增强责任感，提高其素质，定时进修教学技能。

4 加强实习生自我发展能力的培养，注重中医肿瘤特色的学习

“学生—实习生—医生”三个不同角色是医学生成长的必经之路，作为本科肿瘤方向实习生，应按照实习大纲完成各项要求及任务。①注重专科知识的学习：中医肿瘤内科病种多而杂，其内容如浩瀚大海，作为中医肿瘤科实习生，应提高专业知识的学习兴趣，注重学习方法及技巧；实习期间仅靠书本知识是不够的，应多参加临床实践，将理论知识应用于实践上，形成“多看—勤问—勤记录”三位一体的学习模式。②熟练掌握临床操作技能：“教—学—作”三位一体的实践操作模式是实习生在临床实践中的基础学习方法，首先教师给实习生进行示教，讲解操作技能的要求及注意事项，然后让实习生模拟操作，最后让实习生自己动手独立操作，教师则是全程跟随，及时补充并纠正

不规范动作，这样既可提高学生的临床动手能力，又可避免不必要的医疗纠纷[1]。③注重德智体全面发展：作为临床医务工作者，在注重智育培养的同时，更要加强德体育的提高。在实践中，多与教师交流学习，提高个人医德医风，常与病人沟通，锻炼口头表达能力及交际能力。

进入21世纪后，随着科学技术的进步，医学模式已由生物医学模式转变为生物心理社会医学模式，中医肿瘤医学人才的需求及质量要求不断提高，肿瘤科带教工作亦发生相应变化，如何培养高质量人才需要我们不断探索新的临床带教方法，提高实习带教水准，改革临床带教模式，完善“医院—实习生—教师”三位一体教学模式，才能培养出具有较强实践能力、较好思维能力的综合型中医肿瘤人才。

本文原载《中国中医药现代远程教育》，2011，9（20）：44－45，有删改.

［参考文献］

［1］郝小波．构建中医眼科“三维一体”教学模式，提高学生的综合素质［J］．广西中医学院学报，2003，6（3）：136－137.

“案例教学法”在肿瘤科实习带教的运用举隅

陈壮忠　林丽珠　黄学武

“案例教学法”（case method）又称“苏格拉底式教学法”（So-ratlc method），是英美法系国家法学院最主要的教学方法[1]。教师在课堂上通过对典型案例的解剖分析，组织学生有针对性地进行讨论，在实际案例中引导学生理解和掌握理论知识，具有高度的拟真性、鲜明的针对性、学生的主动性、过程的动态性等特征[2]。20 世纪 80 年代初，我国的一些高等院校开始引入案例教学法，经过多年的实践和探索，案例教学法的运用日趋规范，对我国高校教学的改革和发展起到了很大的促进作用，对培养提高医学生的理解及实际操作能力起到积极的推动作用[3]。但是从文献报道上来看，目前我国案例教学法应用大多数只停留在课堂教学上，针对实际应用的研究仍比较少。

临床肿瘤学研究内容包括肿瘤发病的病因病机、临床表现、辅助检查、诊断分期、鉴别诊断分期，手术、化疗、放疗、生物治疗、中医药治疗、心理治疗、支持治疗等方案的选择，治疗时机等，是一门专业性很强的学科，实习内容多、难点多、时间短。如何让实习生尽可能学习到更多的知识，应用课本知识解决实际问题，向成熟的医生迈进，一直是临床带教思考的问题。采用案例教学法进行临床实习带教，病例典型，形象客观，让学生积极发挥主观能动性，规范临床工作，严格要求自己，动手解决问题，让实习生逐步建立起严谨的临床思维，有利于学生更好地成长。本文就案例教学法在肿瘤科临床实际带教的运用谈谈体会，探讨该方法的实际应用价值。

1　注重综合临床思维培养

案例 1：李某，女性，31 岁，化工厂工人，因“反复咳嗽 1 年余”入院。患者 2009 年无明显诱因下出现反复咳嗽，伴有盗汗，曾多次于当地医院就诊，对症处理好转不明显，行胸部 X 光示见右中上肺有结节块影，伴有空洞形成，考虑为肺结核，行标准抗结核。2 个月症状未见好转，胸部 X 光示肺部肿物较前增大，考虑中央型肺癌。

患者长期接触化学物质后，出现反复咳嗽，X 光片示右中上肺结节块伴空洞形成，考虑肺结核，而按结核标准治疗结节反而增大，最后考虑为肿瘤。这就提出许多实际问题：患者出现哪些症状要注意可能患肺癌？肺癌和肺结核应如何鉴别？如何诊断肺癌？这些问题形象客观，可让实习生进行思考，查找相关书籍，解决问题。

恶性肿瘤患病率和死亡率逐年上升，其病情往往复杂，治疗也比较棘手，临床知识面广。如何诊断是不是肿瘤？要跟什么鉴别诊断？应该怎么治疗？有哪些治疗手段？患了肿瘤要注意什么？预后转归怎么样？面对这么多问题，实习生往往难以一下子接受，毕竟恶性肿瘤的诊治跟其他疾病不同，如果出现漏诊或误诊对患者的影响是终身的。临床上需要教予学生熟悉常见恶性肿瘤的症状，由症状、体征，然后再到辅助检查，最后到治疗转归，都要让学生有一个比较明确的认识。

2 注重临床动手能力的培养

案例2：罗某，女性，65岁，因“反复腹胀伴消瘦乏力2月余”入院。患者2月前无明显出现腹胀，伴消瘦、乏力、纳差，行B超示大量腹水，肝胆脾未见明显异常。CT示：子宫后方、直肠前方可见一大小约5 cm×6 cm的肿物。

晚期恶性肿瘤往往有许多兼症及危重症，是导致患者生活质量低下的主要原因。除了注意原发病的治疗，也要注重对这些症状加以消除，提高生活质量。晚期腹部肿瘤可引起癌性腹水，常常需要行腹腔抽液术；而肺部肿物又可引起癌性胸水，需要行胸腔穿刺抽液术；而恶性淋巴瘤、白血病则常常需要行骨髓穿刺术等。在实习带教中应该教会学生进行这些常见操作。

以腹腔穿刺为例，进行操作之前要让学生明白为什么要行腹腔穿刺抽液术，有什么适应证及禁忌证，要如何与患者及家属沟通，做哪些准备，如何消毒铺巾，如何行局部麻醉，穿刺部位的选择，抽液的次数和每次抽液量的把握，腹水是否行病理检查等处理，什么时候可行注药术，哪些药物能够注入腹腔，其药理和效果如何，需要防止哪些并发症等。带教教师带着学生完成操作，边带教边讲习，给学生一个实际规范的操作锻炼机会，学生更容易上手，印象深刻就达到带教的目的。

3 注重规范化思维的培养

案例3：李某，男性，56岁，因“发现肺部肿物15月”入院。患者2009年初因“反复咳嗽伴咯血丝痰1月”发现肺部肿物，支气管纤维镜查病理：小细胞肺癌。胸部CT示：肺部肿物伴纵隔淋巴结转移。患者遂行肺部肿物放疗，前后共25次；6月份患者再次出现咳嗽咯血，CT示肺部肿物较前增大，行顺铂单药化疗3程；10月因胃肠道反应较大，改用伊力替康单药化疗，又间断再化疗了3程。2010年3月再次出现咯血，复查CT示肺部肿物、纵隔淋巴结较前增大，患者因不愿行肺部介入治疗转至肿瘤科。

肺部肿物需考虑哪些疾病，如何明确诊断？其敏感治疗手段有哪些？首选哪些治疗方案？“不以规矩，不成方圆”，疾病的发展治疗也是有一定的规律可循的。拿小细胞肺癌来说，目前临床上常用的诊治标准有《中国恶性肿瘤诊治标准》、NCCN指南等，在临床带教中，要尽量引导学生向指南或规范取经，用最规范、标准的方案来解决问题。

为了培养实习生规范的临床思维，实习生全程管患者，从入院到出院，从诊断到治疗，在教员的指导把关下完成医疗工作，逐步形成规范的临床思维。以肺癌为例，让学生详细询问患者有无咳嗽咯痰，有无咯血胸痛，有无气促消瘦等症状及其持续时间，有没有呼吸音消失或者啰音等体征，影像学示肿物情况如何，CEA等肿瘤指标高低，病理是什么，有没有行手术、化疗、放疗等治疗，反应如何，这些治疗是否规范，接下来应该怎么诊治。对于不明白的地方，让实习生查阅文献，教科书上是如何讲的、而指南是如何讲的、自己的见解又是如何的，再据情况给予讲解、规范。实习生由于全程参与了对患者的诊治工作，大大提高了积极性和责任感，变被动为主动。

4 注重循证医学思维培养

案例4：钟某，45岁，男性，因“大便排出不畅8月余，腹胀腹痛3月”入院。2009年7月患者开始出现排便不畅伴有腹胀，8月份入住当地医院，经过一系列检查，诊断是结肠癌，于是行“结肠癌根治术+腹部淋巴结清扫术”。术后病理示：乙状结肠溃疡型印戒细胞癌，伴有腹腔淋巴结转移。术后断断续续行“5-FU+EPI+NVP”方案化疗5程。2010年2月患者再次出现腹痛腹胀，腰痛，大便不通，腹部CT示：肠癌术后复发并腹腔淋巴结、双肾及输尿管转移，肠梗阻，腹腔中量积液。

近几年，临床医疗模式正从传统的经验治疗向循证医学转变，循证医学[4]即“慎重、准确、公正地根据当前所能获得最好的证据，结合临床医生的临床经验，考虑患者的价值和愿望，制定出患者的诊疗措施”。临床带教中，我们要运用循证医学的观点培养学生的临床思维，除了询问患者的病史、症状、体征、辅助检查、诊疗经过等问题之外，更要让学生从既往的诊疗过程去体会治疗方案是否合理，评价疗效。对于不明白的地方，让其查阅文献，评价治疗方案的疗效。在整个诊疗过程中，培养其循证医学理念，为今后临床工作打好基础。

5 注重中医临床思维培养

案例5：董某，56岁，男性，因“反复吞咽不畅3月余，发热9天”入院。患者2010年1月无明显诱因下出现吞咽不畅，伴有消瘦，对症治疗后效果不明显，3月CT示：食管癌。医院要求患者行放疗治疗，家属要求加服中医药，放疗第5天患者出现恶寒发热，最高体温40.2℃，给予退热、抗生素、激素等治疗后仍反复发热。家属咨询主管医生时，被告知“中药是不能治疗肿瘤的”“发热为服用中药所引起”。停服中药后，患者仍反复发热，遂转至广州中医药大学第一附属医院。查血常规示WBC 18.59×10^9/L，NEU 15.63×10^9/L；胸部X片示：食管癌肺转移，肺部感染。详询病史，患者于放疗途中不慎淋雨后才发热的，仔细查看患者，予银翘散加减服用，3天后体温恢复正常。

食管癌在中医学中相当于“噎膈”等病范畴，其发病是内外多种因素相互影响，形成阴亏热结、痰瘀内阻，导致食道梗阻、食道哽噎不下而发病。本病患者在放疗过程中不慎淋雨后出现恶寒发热，属于体虚遇寒、风寒入里化热，临床过程中，一定要详问患者病情，根据病证遣方用药才能更好地解决问题，而不能戴有色眼镜，出现问题就简单归于某一原因。

中医能不能治病？中医能不能治肿瘤？中医该如何治疗肿瘤？由于各种因素的影

响，中医理论及临床受到一定挑战，甚至有人提出取消中医的想法；很多人不理解中医，不会运用中医解决问题，真正主要运用中医理论和技能诊治病人者只有少数几人；而中医又存在各家学说，有时难以达成一致。这使学生难以适从，甚至产生迷茫。中医学是临床学科，除了课堂讲授外，还要带领学生临床实习。通过实践，让其了解中医理、法、方、药如何有机地结合运用于实践中，引导其掌握中医辨证论治的规律和方法，从实际出发，运用中药解决问题，取得较好的疗效，这样才能取信学生，获得较好的教学效果。

6　注重医学心理学思维培养

案例6：徐某，75岁，女性，因“反复咳嗽1年，惊恐失眠2月”入院。患者于2009年4月无明显诱因下开始出现咳嗽，夜晚明显，症状逐渐加重，当地医院对症处理效果不理想。2010年3月胸部X片示：右上肺及中肺可见7.9 cm×7.5 cm肿物。CT示：右上肺及中肺可见8.0 cm×7.5 cm×6.3 cm肿物，双侧肺门及纵隔淋巴结转移，右侧少量胸腔积液。支纤镜病理活检示：鳞癌。患者惊恐万分，近1年来经常失眠，哭闹，纳差，消瘦。

人是有情感的。群众会问：“肿瘤有没有得治疗？”家属会说：“如果是肿瘤，千万别告诉患者。”患者会说：“如果是肿瘤的话，我不想活了。”这是肿瘤科最常见的问题。调查显示，肿瘤患者往往伴有不同程度的情志变化，如乳腺癌患者有80%伴有忧郁情绪。患者从怀疑得了肿瘤到明确诊断，再到接受治疗，以及后来的路程，生活就大打折扣，心理也起了很大的变化，心理路程多表现为恐惧—怀疑—回避—无奈—妄想—认可—绝望，在不同类型、不同疾病阶段的患者身上又有不同的表现[5]。对于肿瘤患者，无论是医护人员，还是家属亲戚，或是社会有关部门，在治疗肿瘤、关注疾病的同时，也必须关注其心理变化，进行心理调护，减轻心理压力，使其以一种最佳心理接受这个疾病并进行治疗，才能取得更满意的效果。在临床带教过程中，同时要注意注重培养学生的临床医学心理学和关爱病人的思维，引导其在治疗的过程中注重对患者及家属，乃至自身心理的调节。

总之，肿瘤科实习是内科实习的重点和难点，如何让实习生在这短短几周时间里有更大收获，还需要我们不断地探索。

本文原载《中国中医药现代远程教育》，2010，8（21）：56－58，有删改.

［参考文献］

［1］韦荣耀，黄敏，邓树嵩，邓．案例教学法在口腔解剖生理学教学中的设计与应用［J］．右江民族医学院学报，2007（4）：669.

［2］余晓齐，郑延芳．案例教学法在临床护理教学中的应用［J］．中国误诊学杂志，2005，5（12）：2334－2335.

[3] 吴晓露. 试论“案例教学法”在医学伦理学教学中的应用 [J]. 大众科学：科学研究与实践，2007 (18)：27.
[4] 王江，祝善俊，聂凌，等. 心血管内科实习带教的几点体会 [J]. 山西医科大学学报（基础医学教育版），2007，9 (2)：186 - 187.
[5] 常凤云. 不同病程阶段肿瘤心理变化及护理浅识 [J]. 实用中医内科杂志，2007，21 (7)：102 - 103.

藏珠集